臨床必備操作指引

肩關節物理治療實務

肩關節代表性障礙「**檢查評估**」與「**介入治療方法**」

監修 **村木孝行**
東北大學醫院 復健部主任

編輯 **甲斐義浩**
京都橘大學 健康科學部
理學療法學科 副教授

翻譯 **黃品玫**

本書中記載了嚴謹的指示、副作用、用藥時程等內容，但前述皆有變更的可能性。有關本書中提及的藥品，請充分參閱製造商標注在製品上的資訊。

肩關節物理治療實務

出　　版／楓葉社文化事業有限公司
地　　址／新北市板橋區信義路163巷3號10樓
郵政劃撥／19907596 楓書坊文化出版社
網　　址／www.maplebook.com.tw
電　　話／02-2957-6096
傳　　真／02-2957-6435
監　　修／村木孝行
編　　輯／甲斐義浩
翻　　譯／黃品玟
企劃編輯／陳依萱
校　　對／黃薇霓
港澳經銷／泛華發行代理有限公司
定　　價／800元
出版日期／2021年5月

國家圖書館出版品預行編目資料

肩關節物理治療實務 / 村木孝行監修；甲斐義浩編輯；黃品玟翻譯. -- 初版. -- 新北市：楓葉社文化事業有限公司, 2021.05

ISBN 978-986-370-274-0（平裝）

1. 肩部 2. 物理治療 3. 個案研究

416.613　　110003824

監修序

筆者從MEDICAL VIEW的小松先生收到本書和其他《物理治療實務系列》企劃協力的委託時，和同樣參與企劃的石井慎一郎教授提出一個主旨，即「想要閱讀更多的文獻」。二十幾年前筆者還在當學生的時候，關於肩關節及運動器官物理治療的相關文獻及書籍並不常見，只能相互對照有限的資訊與臨床實務，或參觀文獻作者的臨床作業，一邊嘗試錯誤一邊累積知識和技術。近幾年，物理治療師的增加及進入資訊社會等背景，使得文獻及書籍的數量已經到了不計其數的程度，不如說變得不知該如何選擇閱讀的資料。結果，陷入只閱讀恰好看見的東西，或者難以選擇而乾脆不讀的情況，這點筆者也感同身受。

因此，本物理治療實務系列彙整以證據為主的內容。如此一來，了解的不僅是關於物理治療評估與治療的證據，也帶來閱讀證據基礎論文的機會。同時，也自動選擇應當閱讀的論文，能夠有效率地讀到所需的論文。閱讀論文一事不僅能夠增加知識，也能夠發現許多可當作臨床實務上的證據。另一方面，當然有些論文得到不同的結論，無法獲得共識。這是由於母集團出現小幅度水準的差異，或觀點相異等各種不同的原因造成的影響。由於也有這種情況，本書從評估、治療的理論到案例研究皆極力保持一致性，只邀請少數的執筆者。每一位都是肩關節障礙的臨床及研究方面位於第一線的醫療人員。

本書的另一個特徵，就是關於物理治療的評估、治療，是依各種功能障礙分門別類。這是基於何為能夠提供更加合宜物理治療的分類，即另一個主旨下而採用的項目。透過這種編排，對於肩關節的物理治療感到困難的讀者也容易理解，且令人期待對物理治療的成效帶來助益。

回應這類委託而執筆的各位醫療人員、在本書完成之前長期提供支援的MEDICAL VIEW的小松朋寬先生和北條智美先生，以及最重要的，對本書主題有所共鳴而拿出毅力致力於編輯作業的甲斐義浩副教授，我對這些人深表感謝。

2019年6月

村木孝行

編著序

肩關節的運動是由胸鎖關節、肩鎖關節、肩胛胸廓關節及肩肱關節的協調運動而成立的，這點毋須多言。肩關節的運動範圍在人體的關節中最大，另一方面也是最不穩定的構造。構成肩關節的一連串關節群，最具有廣範圍活動性的肩肱關節中，為了確保肱骨可自由移動，肩胛骨的關節窩窄而淺，也就是缺乏骨頭支撐的構造。為了彌補作為代價產生的不穩定性，對於使肱骨頭附著於關節窩之旋轉肌袖的作用也是不可或缺的。同時，浮動於胸廓的肩胛骨，則作為承受施加於肱骨重量的基盤，且必須一邊自由地移動，一邊持續追蹤肱骨頭。再者，連接肩胛骨與軀幹骨頭的鎖骨，也在近側與遠側形成滑膜關節，各自（胸鎖關節、肩鎖關節）需要三次元的運動。也就是說，在肩關節物理治療中，運動性及穩定性，意即如何維持兩者功能上的平衡是為關鍵，甚至必須妥善掌握使得這些功能缺損的原因。

另一方面，肩關節疾病（病情）的重症程度與功能障礙的程度，並不一定一致。譬如，在廣範圍旋轉肌袖斷裂的案例中，有不少情況雖然呈現主動上舉受限的假性麻痺，即使病情的嚴重程度相等，也有許多案例可以主動上舉。同時，到底是作為肩關節疾病的結果而出現的功能障礙，抑或是可能導致肩關節疾病的功能障礙？現狀是常有該因果關係及狀況不明的案例。

而在本書，聚焦於肩關節的代表性「功能障礙」，彙整與該功能障礙相關的病狀及各功能障礙的關聯性，簡潔明瞭地解說多種功能障礙的判斷（評估）與物理治療。同時，除了盡可能基於科學根據書寫，也加入基於執筆者豐富臨床經驗的看法。本書物理治療的概念並非基於疾病，而是基於功能障礙分類，為前所未見、獨特且以嶄新的觀點彙整而成的專業書籍。這是多虧了贊同本書的主旨，而在百忙之中抽空執筆的各位醫療人員的幫忙。我想在此表達由衷的感激。同時，MEDICAL VIEW的小松朋寬先生和北條智美先生從企劃到出版的過程中盡心盡力，而最重要的，就是為了我不完善的編輯作業，經常在一旁用心扶持、負責監修的村木孝行主任。

希望本書能夠為每個讀者打開「肩關節物理治療」的大門，為每一天的臨床作業做出微薄的貢獻。

2019年6月

甲斐義浩

執筆者一覽

■監修

村木孝行　東北大學醫院　復健部　主任

■編輯

甲斐義浩　京都橘大學　健康科學部　物理治療學科　副教授

■執筆者(依內容順序)

村木孝行　東北大學醫院　復健部　主任

甲斐義浩　京都橘大學　健康科學部　物理治療學科　副教授

山本宣幸　東北大學研究所　醫學系研究科　外科病態學講座骨科學領域　講師

森原　徹　丸太町復健診所　院長

菅谷啓之　船橋骨科　運動醫學、關節中心長

上田泰之　信原醫院　復健科／京都大學研究所　醫學研究科　人間健康科學系專攻

河上淳一　九州營養福祉大學　復健學部　物理治療學科

山內弘喜　龜田醫學中心　復健室　主任

石川博明　東北大學醫院　復健部

坂　雅之　八王子運動骨科　復健中心

烏山昌起　田原骨科醫院　復健科

穐山大輝　八王子運動骨科　復健中心

序

III章 各功能障礙的管理

I

肩關節物理治療的概要

1 肩關節物理治療的思考

Abstract

■ 對於各肩關節疾病的物理治療，雖然基本的做法是沿著肩關節構造及病情的特徵思考，不過隨著關於肩關節及病情研究的發展，越來越需要更加仔細、合宜的應對。

■ 觀察到患部的構造異常，以及與健肢的肩關節運動不同的情況，並非輕易地視作案例的病狀，而必須驗證是何種的關聯之後，再思考介入的內容。

■ 進行肩關節物理治療時，基本的做法是大致掌握發生於肩關節的功能障礙，鎖定引起該功能障礙的原因，配合病狀、病程、預後執行物理治療。

肩關節物理治療的變遷

➤對於肩關節攣縮的物理治療

肩關節功能的特徵，果然是有大幅度的活動範圍吧。包含肩胛胸廓關節在內的廣義肩關節，是人體中活動範圍最大的關節。由於有這種功能特徵，對於肩關節障礙的物理治療，要從對攣縮的物理治療開始也不為過。因為肩關節是球窩關節，為了改善攣縮，將肩關節往各種不同方向之末端移動的伸展運動，一般認為是基本的治療手技。作為輔助的方法進行的，有使用棍棒的伸展運動（棍棒體操）以及用肩輪的旋轉運動[1,2]。

無論是現在還是以前，對於肩關節攣縮的物理治療中，「疼痛」與「肌肉緊繃」可說是最大的阻礙。若只思考不引起疼痛的話，固定肩關節也是一種做法。實際上，以前固定和安靜休養，是不僅限於肩關節疾病的治療而廣泛被運用。不過，由於不需要的固定會導致關節組織的縮短及周圍肌群的萎縮，因此變得從早期鼓勵運動。這是近幾年在復健的領域廣為流傳、為人所知的看法。

此時，攣縮、疼痛、肌肉張力的相互關係就會產生矛盾。打算預防攣縮而活動肩關節，若出現疼痛就會產生防禦性肌肉收縮，活動度受限；若不活動就會產生攣縮。因此，介入時要以何種目的為優先，將使得治療內容產生大幅差異。肩關節疾病的急性期（炎症期）或從術後早期進行肩關節運動容易伴隨疼痛發生，是廣為人知的事實，不過也有觀點認為，在早期復健中以攣縮的預防最為優先，最好容許疼痛的誘發，被動進行伸展。

1934年，寇德曼（Codman）[3,4]介紹腰椎前傾姿勢的鐘擺運動（寇德曼運動），其中一個理由也是擔心固定肩膀保持安定而引發的壞處。另一方面，將肩關節周圍肌群的肌肉收縮抑制在最小限度，在不引起疼痛的情況下使上肢能夠上舉也受到重視。這個情況表示，若不抽掉上肢力量、去除肌肉張力的影響，便難以改善攣縮。一般認為，使用自古以來所用的滑車進行的上肢上舉運動，也因另一側上肢做的輔助運動變得容易進行，而得以一邊抑制患肢肩膀的肌肉活動一邊進行關節運動。

另外，作為將疼痛的誘發抑制在最低、改善活動的方法，關節鬆動術廣泛受到使用。這種治療手法，比起進行生理性關節運動，是用關節的牽引及滑動運動，對於欲改善的副動作及設為目標的組織選擇性地治療介入。由於不進行生理性的關節運動，肌肉幾乎不會被伸展，肌肉不會有器質性縮短的影響。不過，由於肌肉張力亢進及防禦性收縮等功能性縮短阻礙副動作，因此一般認為重要的是如何從早期就一邊讓關節放鬆一邊運動。

像這樣一直以來建議從早期積極介入，然而從2000年代中期開始偶爾可見意見相左的研究[5)]。在那之後，關於引起疼痛的積極介入重新被檢討，近年來，在炎症期不引起疼痛範圍內的運動，逐漸被視為合宜的治療。這在以疼痛及攣縮為主體的肩周炎中，與病期的判斷被視為重點的近年主流有關。

簡單來說，就是必須配合患者的病情及狀態合宜地介入才行。因此，對於可能引起攣縮的疾病，並非一貫地進行早期介入，首先需要的是評估患者病情及狀態的能力，以及基於這些情況訂定何種方針的判斷能力。

➤對於旋轉肌袖斷裂的物理治療

●旋轉肌袖修復術後的物理治療

旋轉肌袖斷裂在肩關節疾病中也是具代表性的疾病，主症狀為疼痛、肌力降低、活動度受限。治療方法有保守治療與手術治療，而過去對於旋轉肌袖斷裂的物理治療，幾乎作為術後的恢復期養護進行，關於術後物理治療的研究也有許多文獻。在以往的文獻中，大多為影響術後實績的原因，以及應該使用的術後結果（**表1**）。

表1　影響旋轉肌袖斷裂術後實績的原因與術後結果

原因	年齡 術式 斷裂尺寸 旋轉肌袖萎縮、脂肪浸潤	術前活動度 固定輔具的種類 固定期間 物理治療計畫
結果	疼痛 關節活動度 肌力 有無再度斷裂 各種分數 客觀評估（JOA score、Constant score、ASES Shoulder Index等） 主觀評估（WORC、Shoulder 36等）	

JOA：
Japanese Orthopaedic Association

ASES：
American Shoulder and Elbow Surgeons

WORC：
Western Ontario Rotator Cuff Index

在手術的變遷中，最大的轉變是關節鏡微創手術的登場。過去都用手術刀透過肉眼動手術，切開三角肌、露出旋轉肌袖，進行修補。相對的，關節鏡微創手術對三角肌的侵入，變得只有插入切口的部分，能夠一邊看著關節鏡一邊在皮下進行旋轉肌袖的修復。這種侵入變小，不僅能夠幫助疼痛減輕，也有比起過往，能夠更早期開始主動輔助運動及主動運動的益處[6]。

不過，即使手術轉變為微創手術，並不代表修復的旋轉肌袖不會再度斷裂。因此，無論用肉眼或用關節鏡動手術，為了不再度斷裂而進行物理治療的地方並沒有改變。旋轉肌袖斷裂修復術後的物理治療中，要點在於①再度斷裂的預防，以及②同時促進肩關節的疼痛減輕及功能恢復。

由於肩關節功能的恢復包含關節活動度的維持、改善，與前述對於攣縮的物理治療一樣，建議從術後早期介入。對於這個過程，即使術後早期不做被動運動而只安靜固定的計畫，長期的術後實績沒有改變，從2010年開始可見這類研究[7]。這種長時間安靜固定的目的是盡力預防再度斷裂，不過現在並沒有決定性的根據顯示長期安靜固定與早期介入哪個做法較好[8,9]。

影響術後實績的因子，分為醫療人員無法操作的背景因子，以及醫療人員能夠操作的介入因子。背景因子有年齡及斷裂尺寸，介入因子則包含手術方式、固定用具和期間、物理治療計畫。介入因子中物理治療師需要探討的就是物理治療計畫，這點毋須多言，不過也必須基於背景因子及其他介入因子考量物理治療計畫。

旋轉肌袖修復術後的物理治療計畫，是基於上述的術式及固定期間而構成。因此，用循著術式的時間軸容易決定物理治療內容，2000年以後，從住院日數縮短的流向中導入臨床路徑。因此，將對於術後日數的關節活動度、肌力、各種分數視為目標而進行物理治療的情況變多了。這並非是為了達成目標而胡亂做關節活動度運動和肌力強化運動。也有一定人數的案例無法達成目標，評估其原因後進行介入，正是物理治療的本質。在旋轉肌袖修復術後病例中，肱骨頭的異常運動及肩關節周圍肌群的肌肉功能降低正是原因。將這些原因當作評估指標採用，是旋轉肌袖修復術後物理治療可否奏效的關鍵。

●反置式人工肩關節置換術後的物理治療

在過去的人工肩關節都是為肩風溼痛以及在日本罹患率低的退化性肩關節炎而設計，幾乎沒有旋轉肌袖斷裂可用的類型。不過，1980年代法國開發出反置式人工肩關節，是對於旋轉肌袖的功能障礙顯著、具有關節破壞、難以上舉上肢案例而用的人工關節。這種人工關節，是原本凹面的關節窩變成半球形的凸面、原本為凸面的肱骨頭變成凹面，就算旋轉肌袖無法保持肱骨頭的向心性，只要有三角肌的肌力，就能夠上舉手臂。在日本自2014年獲得承認後，相關的術後物理治療研究便逐漸增加。

物理治療的重點為預防術後的合併症，促進功能恢復。術後合併症有脫臼及術部周圍骨折等，必須一邊注意這些情況一邊進行物理治療。具體而言，要避免過度的關節活動度運動及對於三角肌和剩餘旋轉肌群的早期負重。由於主要的目的為恢復肩關節的上舉肌力，雖然有時也不會期待旋轉肌力充分恢復，不過剩餘旋轉肌群的功能能夠恢復多少，便是關鍵。

●旋轉肌袖斷裂的保守治療

旋轉肌袖修復術後的物理治療備受議論，另一方面作為對於旋轉肌袖斷裂的保守治療，物理治療也備受矚目。這是在1995年左右開始，即使肩關節沒有出現症狀，在MRI及超音波等影像檢查中卻出現一定比率的旋轉肌袖斷裂，可說此事實浮現後成為一大契機[10，11]。沒有症狀的旋轉肌袖斷裂存在，代表旋轉肌袖斷裂並不一定會引起症狀，有症狀的旋轉肌袖斷裂和無症狀的旋轉肌袖斷裂皆有可能發生。

實際上，作為對於旋轉肌袖斷裂的保守治療之物理治療計畫顯示成效的論文變得偶爾可見。不過，這些計畫幾乎是綜合性的，無法特定對哪種功能障礙有所成效。雖然關於研究有症狀和無症狀旋轉肌袖斷裂的功能上不同之處的論文逐漸增加（**表2**），卻沒有出現一定的見解。原因之一，便是難以判斷有症狀與無症狀的不同是作為病因引起的，或是作為症狀的結果產生的。因此，對於功能障礙的介入會帶來何種症狀的變化，需要逐一驗證。

●肩關節夾擠症候群的物理治療

在1972年尼爾（Neer）作為旋轉肌袖的損傷機制而提倡肩峰下夾擠症候群以來，肩關節夾擠症候群變得備受矚目[16]。診斷上被分為旋轉肌袖斷裂，物理檢查上，有夾擠徵兆的症狀通常會被診斷為肩峰下夾擠症候群。在日本若有旋轉肌袖斷裂，主病名會是旋轉肌袖斷裂，若有攣縮，則有診斷成肩周炎的傾向。因此，診斷為肩峰下夾擠症候群的頻率相對較少，容易被當作隨著旋轉肌袖斷裂而引發的症狀。也因為有此背景因素，關於肩峰下夾擠症候群的物理治療，國外的研究報告壓倒性地多。

表2　有症狀旋轉肌袖斷裂患者的特徵（與無症狀旋轉肌袖斷裂的比較）

- 上舉30°時肱骨頭往上方位移[12]
- 上舉運動時外旋運動減少[13]
- 內旋運動時肩胛下肌活動降低[14]
- 上舉運動時棘上肌、棘下肌、斜方肌上部纖維肌的活動增加[14]
- 重複上舉運動時的三角肌活動降低、斜方肌上部纖維肌的活動增加[15]

在國外的研究，大多著重在肩峰下夾擠症候群患者的肩關節運動與健康者之間有何種差異，也以其為基礎訂定了物理治療的內容。研究提到，肩峰下夾擠症候群患者的肩關節運動異常的特徵，有肱骨頭往上方位移與肩胛骨的運動降低（**表3**）。對於這些運動異常相關功能降低的介入，以對於肩峰下夾擠症候群的物理治療為中心。

不過，近幾年肩峰下夾擠症候群的病名，有被曖昧地定義而使用的問題。根據不同的文獻，有時會被視為「肩關節」夾擠症候群，有廣範圍包含的傾向。其中一個原因，就是如前述，沒有確認有無旋轉肌袖斷裂。另一個原因，就是肩峰下夾擠症候群與肩關節夾擠症候群被混為一談。根據1992年沃克（Walch）等人當時的研究，將產生關節外展、外旋姿勢視為肩關節夾擠症候群[17]，不過現也逐漸知道，作為肩峰下夾擠症候群的診斷基準而用的尼爾或霍金斯夾擠徵候，也可能產生肩關節夾擠症候群[18]。

對於這種現狀，對肩峰下夾擠症候群的介入如**表3**所示，大多採用網羅功能降低的物理治療計畫。這種全面性的物理治療計畫雖然能夠獲得一定的成效，比較物理治療的內容後，在成效上並沒有明確的不同。同時，由於矯正與健康者的不同之處，並不一定有助於改善夾擠的情況[19]，因此需要從案例身上掌握更加詳細的病情及病狀後再介入。

表3　肩峰下夾擠症候群患者出現的與肩關節運動異常的功能降低

運動異常	相關功能降低
肱骨頭往上方位移	背面關節囊攣縮 旋轉肌群（棘下肌、小圓肌、肩胛下肌）肌力降低 三角肌過度張力
肩胛骨後傾降低	胸小肌伸展性降低 背面關節囊攣縮 斜方肌下部纖維肌力降低 前鋸肌下部纖維肌力降低 胸椎後彎
肩胛骨上旋轉降低	胸小肌伸展性降低 前鋸肌下部纖維肌力降低 斜方肌下部纖維肌力降低 胸椎後彎
肩胛骨外旋降低	胸小肌伸展性降低 斜方肌中部纖維肌力降低 胸椎後彎

➤對於肩關節不穩定的物理治療

肩關節不穩定為主體的脫臼，是肩關節疾病中最早開始治療的。物理治療為脫臼後的固定或動手術為主流。關於此情況的思維及其變遷與旋轉肌袖修復術後的物理治療有許多類似點。脫臼後及手術後的物理治療，要點在於因脫臼而損傷的部位以及因手術而修復的部位要避免早期過度負重，逐漸恢復肩關節活動度及肌力。同時，與旋轉肌袖修復術同樣變得可用關節鏡手術進行修復（關節鏡班卡氏修補術），最大的不同就是不再對肩胛下肌侵入。在不造成修復部位過度負擔的活動範圍內，從早期進行旋轉肌袖收縮練習以提高動態穩定性，之後逐漸擴大活動度的進展方式是現在標準的術後物理治療[20]。

在肩關節不穩定中沒有構造上的破損，非外傷性產生的脫臼、半脫臼（肩關節多向不穩定（multi directional instability）、鬆弛肩等）用手術難以獲得改善，經常將物理治療列為第一選擇。物理治療的對象為脫臼不穩定感及肱骨頭的向心性降低導致活動度受限，以及夾擊造成的疼痛。這類案例往各方向的肩關節運動有時會出現肌力降低，1980年代各肩關節運動相關肌群的肌力強化受到推廣。不過根據案例的狀態，有時會使得肱骨頭的向心性受損，也有妨礙肩胛骨運動的肌肉，在充分的評估下選擇、且調節負重量，使肌肉收縮變得越來越受到重視[21]。

同時，無構造破損的不穩定症狀，在肩關節運動時肱骨頭的位置容易位移，或大幅超過參考活動度移動，也有因夾擊的疼痛產生肩峰下夾擊症候群或肩關節夾擊症候群之一的可能。因此必須充分評估疼痛的機制，思考介入部位及介入內容。

➤對於投球障礙肩的物理治療

投球障礙肩是以「投球」這種全身動作為契機而引起的肩關節障礙，有著各種不同的病情。在關節鏡導入前，一般認為肩峰下夾擠症候群及前向不穩定為投球障礙肩的主因。對於這個情況，雖然也會進行肩峰切除術和前向不穩手術，不過經常無法獲得充分的競技回歸率，建議以降低肱骨頭向心性之旋轉肌群運動為主體的物理治療。

關節鏡導入後，得知投球障礙肩有上關節盂唇損傷及旋轉肌袖關節面斷裂。之後報告的肩關節夾擠症候群，作為這些損傷的發生機制被列入為投球障礙肩。再加上有研究證實，過度外旋使得上臂二頭肌長頭肌腱大幅被扭曲的peel-back mechanism也是使得上關節盂唇出現損傷的機制[22]。這些是投球動作中肩關節的過度水平外展及外展外旋姿勢而產生，成為認識投球姿勢重要性的契機。

關節鏡及MRI等的普及，使得出現於投球障礙肩的各種不同病情逐漸被釐清，另一方面，也得知即使是無症狀的選手，有時在影像診斷上也確認到有多數的構造異常[23]。遇到這種情況，若為構造異常，並非動手術便可改善的單純情況，顯示有必要充分思索何為投球障礙肩的原因。

GIRD：
glenohumeral
internal rotation
deficit

關於功能障礙，也可說是同樣的情況。由於投球動作為全身動作，對身體的各部位都可能產生功能障礙的影響。若只談到肩關節的功能障礙，有前向不穩定、內旋受限（GIRD）、背面緊繃、旋轉肌袖肌力降低、肩胛骨運動異常等。不過，並非所有症狀皆為投球障礙肩的原因，其中也有各種競技適應的症狀。要盡可能明確產生疼痛及異樣感的機制，必須從肩關節及全身各部位中的功能障礙檢查出相關的症狀。

另外，投球姿勢也有各種不同的檢查要點，並非所有的症狀都與投球障礙肩直接相關。應該思考姿勢是如何與有問題的肩關節運動產生關聯的。同時，介入姿勢的情況，必須充分考量對比賽造成的影響。

肩關節物理治療的思考

至今為止解說了對於各種肩關節疾病之物理治療的變遷，不過近幾年則提倡用別種觀點的分類法進行物理治療的必要性。路德維希（Ludewig）[24]提出的分類法，並非旋轉肌袖斷裂及肩關節夾擠症候群之病理解剖學而做，而是活用按照功能障礙的分類法。關於這種分類法，在美國肩關節物理治療診斷指南中的「肩關節疼痛與活動度受限：沾黏性關節囊炎」也被使用[25]。**表4**雖然提到關於按照病理解剖學診斷而分類的問題，簡單來說，問題在於從病名無法直接顯示特定的物理治療內容。

在前述的指南中，雖然將「肩關節痛」與「活動度受限」視為功能障礙而列舉，不過這些症狀在過去作為物理治療評估後舉出的問題點而用。不過，這樣終究只是起點，為了決定實際上的物理治療內容，必須釐清造成功能障礙的原因。從這個觀點來看，本書並非以疾病，而是以「各功能障礙管理」對於代表性功能障礙的評估與物理治療嘗試進行解說。

表4　物理治療中用於病態解剖學診斷的問題點

①物理治療無法對特定的組織損傷進行直接的修復
（例：旋轉肌袖斷裂）
②病名即使只有一個，也包含複數的病情
（例：肩周炎、旋轉肌袖斷裂）
③醫療人員沒有用一致的定義
（例：肩關節夾擠症候群、肩周炎）
④按照病名所顯示的解剖學異常並不僅限於症狀的原因
（例：旋轉肌袖斷裂）

不過，並不可完全無視病名。訂定物理治療方針，要點在於了解疾病的特徵、病程、預後。正如同在對於各種肩關節疾病物理治療的變遷中所陳述的內容。

要查明帶來功能障礙的原因，經常用到觀察對於物理治療介入反應以判斷的方法。路易斯（Lewis）提倡對於肩關節周圍各部位介入，診斷是出現症狀完全消失、一部分改善、不變還是惡化，即包含性的評估方法[26)]。應當關注的是，評估項目也包含透過介入是否會惡化。單就著重與健康者不同的地方，容易盲目地將健康者視為範本地介入。與健康者的不同之處是症狀的原因，還是作為結果引起的，這種思考是不可或缺的。此時，從功能解剖即生物力學的觀點來評估引起症狀機制的方法，避免因為介入而惡化是可用的[27)]。

總結來說，①要大致掌握肩關節引起的功能障礙，②查明引起該功能障礙的原因，③配合病狀、病程、預後而進行物理治療之流程。治療師的經驗、知識和技術的差異最容易產生的是②的過程。對於經驗尚淺的物理治療師，特別建議將以解剖、生理為中心的基礎醫學，各關節及全身的生物力學，假設驗證中的理論知識銘記於心，予以實踐。

文獻

1) Christman LD, et al：An improved shoulder wheel. Phys Ther Rev, 30(8)：327-328, 1950.
2) 野々垣嘉男, ほか：五十肩に対する器械器具を用いた関節可動域訓練の効果について. 理学療法学, 13(2)-(3)：199-202, 1986.
3) Codman EA, et al：The Shoulder, Thomas Todd, Boston, 1934.
4) 津村 弘：リハビリテーション用語の起源を訪ねる　Codman exercise. J Clin Rehabil, 25(8)：802-803, 2016.
5) Diercks RL, et al：Gentle thawing of the frozen shoulder: a prospective study of supervised neglect versus intensive physical therapy in seventy-seven patients with frozen shoulder syndrome followed up for two years. J Shoulder Elbow Surg, 13(5)：499-502, 2004.
6) Ghodadra NS, et al：Open, mini-open, and all-arthroscopic rotator cuff repair surgery: indications and implications for rehabilitation. J Orthop Sports Phys Ther, 39(2)：81-89, 2009.
7) Kim YS, et al：Is early passive motion exercise necessary after arthroscopic rotator cuff repair? Am J Sports Med, 40(4)：815-821, 2012.
8) Li S, et al：The clinical effect of rehabilitation following arthroscopic rotator cuff repair: A meta-analysis of early versus delayed passive motion. Medicine(Baltimore), 97(2)：e9625, 2018.
9) Gallagher BP, et al：Early versus delayed rehabilitation following arthroscopic rotator cuff repair: A systematic review. Phys Sportsmed, 43(2)：178-187, 2015.
10) Sher JS, et al：Abnormal findings on magnetic resonance images of asymptomatic shoulders. J Bone Joint Surg Am, 77(1)：10-15, 1995.
11) Milgrom C, et al：Rotator cuff changes in asymptomatic adults. The effect of age, hand dominance and gender. J Bone Joint Surg Br, 77B：296-298, 1995.
12) Keener JD, et al：Proximal humeral migration in shoulders with symptomatic and asymptomatic rotator cuff tears. J Bone Joint Surg Am, 91(6)：1405-1413, 2009.
13) Kijima T, et al：In vivo 3-dimensional analysis of scapular and glenohumeral kinematics: comparison of symptomatic or asymptomatic shoulders with rotator cuff tears and healthy shoulders. J Shoulder Elbow Surg, 24(11)：1817-1826, 2015.
14) Kelly BT, et al：Differential patterns of muscle activation in patients with symptomatic and asymptomatic rotator cuff tears. J Shoulder Elbow Surg, 14(2)：165-171, 2005.
15) Shinozaki N, et al：Differences in muscle activities during shoulder elevation in patients with symptomatic and asymptomatic rotator cuff tears: analysis by positron emission tomography. J Shoulder Elbow Surg, 23(3)：e61-e67, 2014.

16) Neer CS : Anterior acromioplasty for the chronic impingement syndrome in the shoulder: a preliminary report. J Bone Jt Surg, 54 : 41-50, 1972.
17) Walch G, et al : Impingement of the deep surface of the supraspinatus tendon on the posterosuperior glenoid rim: An arthroscopic study. J Shoulder Elbow Surg, 1(5) : 238-245, 1992.
18) Pappas GP, et al : In vivo anatomy of the Neer and Hawkins sign positions for shoulder impingement. J Shoulder Elbow Surg, 15 : 40-49, 2006.
19) Muraki T, et al : The effect of scapular position on subacromial contact behavior: a cadaver study. J Shoulder Elbow Surg, 26(5) : 861-869, 2017.
20) Gaunt BW, et al : The American Society of Shoulder and Elbow Therapists' consensus rehabilitation guideline for arthroscopic anterior capsulolabral repair of the shoulder. J Orthop Sports Phys Ther, 40(3) : 155-168, 2010.
21) Jaggi A, et al : Rehabilitation for Shoulder Instability - Current Approaches. Open Orthop J, 11 : 957-971, 2017.
22) Burkhart SS, et al : The peel-back mechanism: its role in producing and extending posterior type II SLAP lesions and its effect on SLAP repair rehabilitation. Arthroscopy, 14(6) : 637-640, 1998.
23) Miniaci A, et al : Magnetic resonance imaging of the shoulder in asymptomatic professional baseball pitchers. Am J Sports Med, 30(1) : 66-73, 2002.
24) Ludewig PM, et al : What's in a name? Using movement system diagnoses versus pathoanatomic diagnoses. J Orthop Sports Phys Ther, 43(5) : 280-283, 2013.
25) Gaunt BW, et al : The American Society of Shoulder and Elbow Therapists' consensus rehabilitation guideline for arthroscopic anterior capsulolabral repair of the shoulder. J Orthop Sports Phys Ther, 40(3) : 155-168, 2010.
26) Lewis J : Rotator cuff related shoulder pain: Assessment, management and uncertainties. Man Ther, 23 : 57-68, 2016.
27) 村木孝行：肩関節痛を分類するための評価. 肩関節痛・頸部痛のリハビリテーション(村木孝行 編), p42-54, 羊土社, 2018.

2 肩關節複合體的功能解剖與生物力學

Abstract

- 理解肩關節的物理治療管理後，針對一般認為特別重要的功能解剖及生物力學的基礎進行解說。
- 肩關節的運動，由胸鎖關節、肩鎖關節、肩肱關節及肩胛胸廓關節的協調運動而成立。
- 肩關節具有人體關節中最大的運動範圍，同時也是最不穩定的構造。
- 在肩關節，運動性（活動性）及穩定性，也就是具有不可兼得關係的兩種功能，才能夠發揮原本肩關節的作用。

骨頭形態的特徵

➤肱骨（近側）（圖1）

被關節軟骨覆蓋的半球為肱骨頭，其基部較細的部分為解剖頸。從正面看解剖頸，內側有小結節，外側有大結節，旋轉肌袖附著於此。大結節與小結節之間有二頭肌溝（bicipital groove），肱二頭肌長頭肌腱分布於此。大結節上有三個旋轉肌袖附著面，為二頭肌溝上面（superior facet）、中面（middle facet）、下

圖1　肱骨（右）

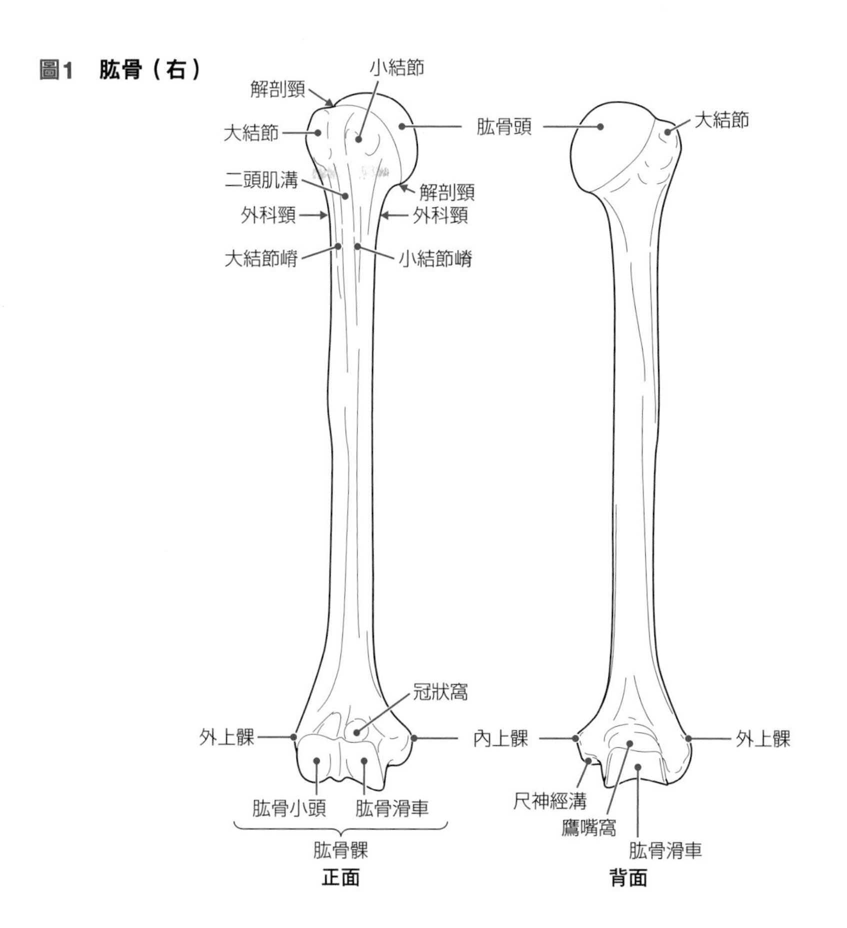

面（inferior facet）[1]（**圖2**）。肱骨直向與肱骨頭軸心的交叉角大約130～150°，這叫做頸體角[2]。同時，從水平面來看肱骨頭軸，對於肱骨內側到外側上髁的連線往後方扭轉約20～30°，這叫做後旋角[2]（**圖3**）。

➤肩胛骨（圖4）

這是肱骨及鎖骨所連接的三角形扁平骨。背面上1/3處有肩胛棘隆起，其內側有肩胛棘基底，外側形成肩峰。肩峰的形狀是從下面分成平坦狀、杯狀和勾狀三種[3]（**圖5**）。肩胛骨有上緣、內側緣及外側緣，各邊緣由上角及下角形成。在上緣，有著前方隆起的喙突和稍微凹陷的肩胛切跡，外側緣上方有與肱骨連接的

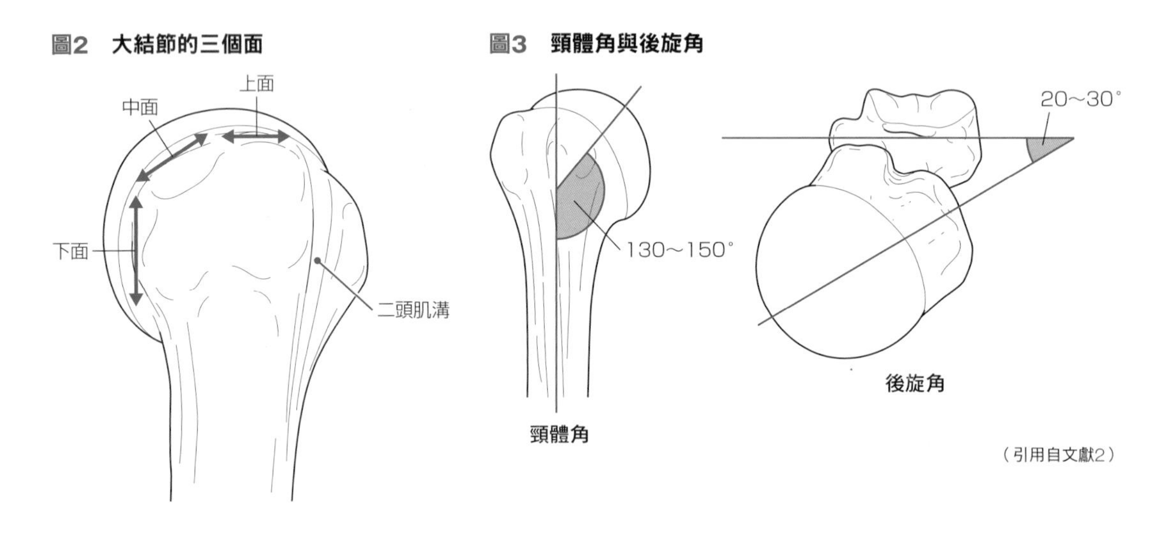

圖2　大結節的三個面

圖3　頸體角與後旋角

（引用自文獻2）

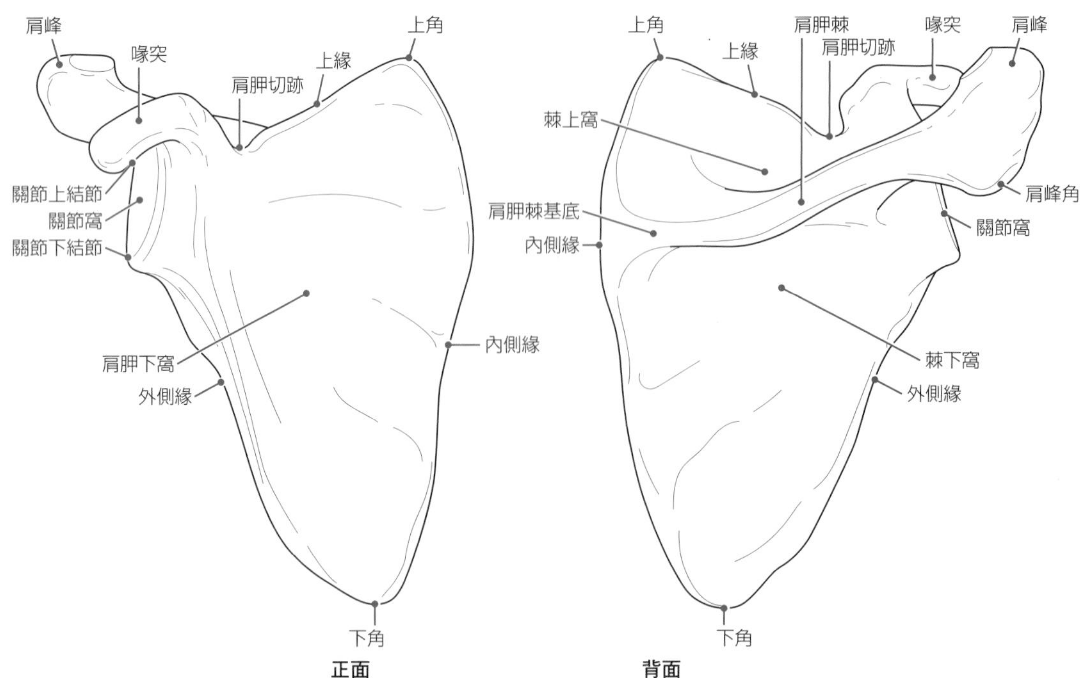

圖4　肩胛骨（右）

關節窩。關節窩對肩胛骨體部約往上方傾斜3～5°，且約往後方傾斜7°，與肱骨頭的下穩定性有關（**圖6**）[2]。一般而言，上角位於第1～2胸椎、肩胛棘位於第3胸椎、下角位於第7胸椎處。同時，肩胛骨對冠狀面往前方內旋約30°，該平面為肩胛骨平面（scapular plane）[4]（**圖7**）。

➤鎖骨

這是連接胸骨及肩胛骨，長而扁平的骨頭。鎖骨內側稱作胸骨端，形成胸骨與胸鎖關節；外側稱作肩峰端，形成肩峰與肩鎖關節。從水平面看到的鎖骨，呈現內側往前方突起，外側凹陷的S型，對於冠狀面往後方傾斜約30°。另外，肩胛骨與鎖骨的交叉角約60°，稱作棘鎖角[4]（**圖7**）。

圖5　肩峰下面的形狀

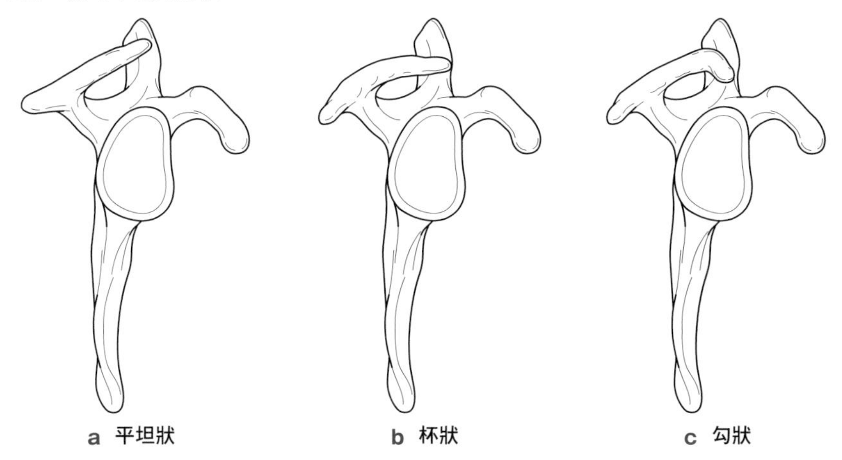

圖6　關節窩的傾斜

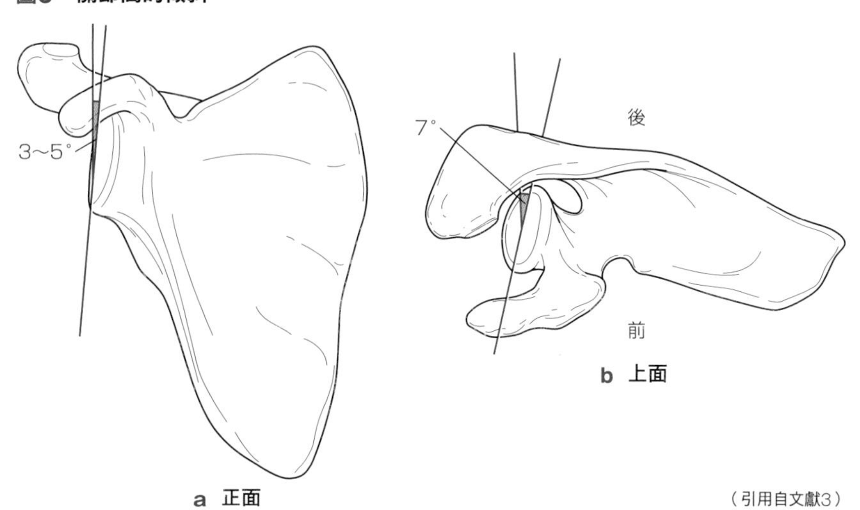

（引用自文獻3）

圖7　肩胛骨面與棘鎖角

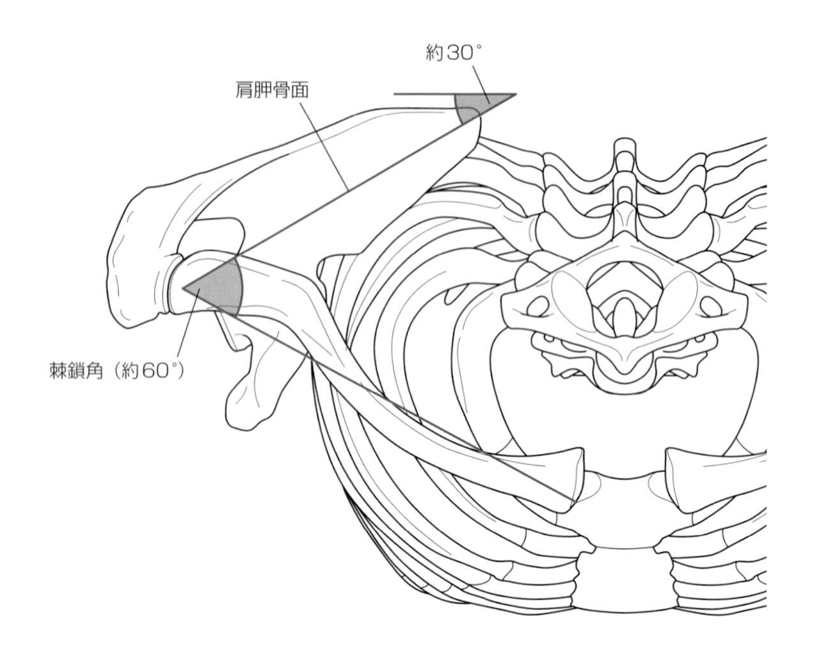

肩關節複合體的功能解剖（圖8）

➤肩肱關節（glenohumeral joint）

肩肱關節是由肱骨頭（humeral head）與肩胛骨關節窩（glenoid）形成的球窩關節，是具有三種運動自由度的多軸關節。對於肩胛骨關節窩，肱骨頭的關節面具有約3倍的面積，因而擁有廣範圍的活動性，相對的與同為球窩關節的髖關節相比，缺乏骨頭支撐，為不穩定的構造。為了補強這種不穩定的構造，關節周圍有纖維性組織如關節盂唇、關節囊、肩盂肱韌帶、喙肱韌帶以及旋轉肌袖[5]（**圖9**）。而且這些組織在靜態、動態的環境下擔任將肱骨頭的中心往關節窩中央配置（發揮肱骨頭向心性）的作用。

●關節盂唇（glenoid labrum）

關節盂唇為覆蓋關節窩周圍的纖維性（軟骨）組織。其作用為補強淺關節窩的深度，使其與肱骨頭的接觸面積增加，以防止肱骨頭脫離關節窩（**圖10**）。關節盂唇為關節窩軟骨（透明軟骨）連續的半月狀纖維性（軟骨）組織，附著於關節囊[6]。關節窩與關節盂唇的深度，前後方向平均為5㎜（關節窩：2.4㎜，關節盂唇2.6㎜），上下方向平均為8.8㎜（關節窩4.6㎜，關節盂唇4.2㎜），關節盂唇的深度約關節窩的2倍[7]。若這種關節盂唇消失，肱骨頭的穩定性將減少約20％[8]。

圖8　構成肩關節複合體的關節

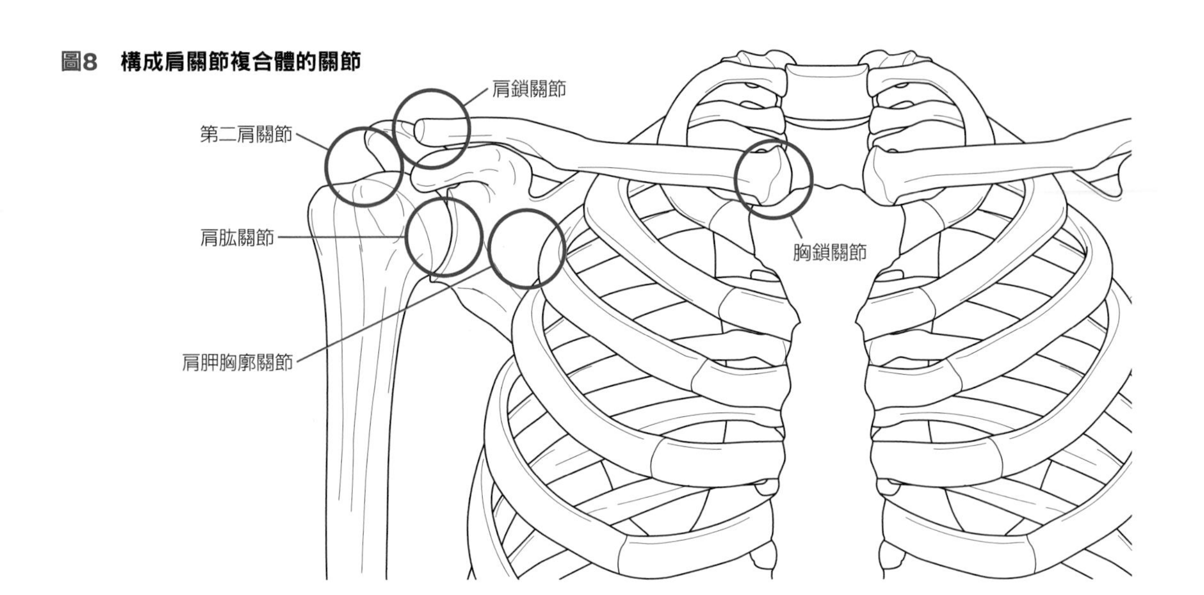

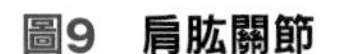

圖9　肩肱關節

圖10　關節盂唇的作用

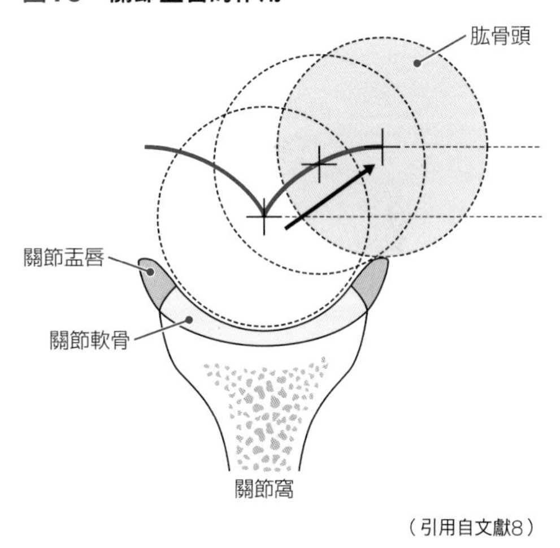

（引用自文獻8）

● 關節囊（joint capsule）

包覆肩肱關節的關節囊，在關節窩附著於關節盂唇，在肱骨頭廣泛附著於肱骨解剖頸的外緣[9]。在關節囊的前上方，有著往肩胛下肌腱的下方延續的圓形開口（Weitbrecht's孔）[10]。上肢下垂姿勢的腋窩囊，呈袋狀彎曲，不過肩肱關節上舉40°（或上肢上舉角度60°），彎曲就會消失[11]。關節囊為膠原纖維網狀分布的緻密結締組織，具有伸展性。因此，上肢上舉60°以上，伸展的腋窩囊便呈現網狀支撐著肱骨[11]。

GHL：
glenohumeral ligament

SGHL：
superior glenohumeral ligament

MGHL：
middle glenohumeral ligament

IGHL：
inferior glenohumeral ligament

AIGHL：
anterior inferior glenohumeral ligament

PIGHL：
posterior inferior glenohumeral ligament

因關節囊而密閉的關節內，產生關節內壓（負壓）。若將手臂往下方牽引，關節內壓降低（負壓增加），若這種關節內壓消失，肱骨頭將往下方脫臼[12, 13]。關節內壓同時也會拮抗肱骨頭往下方位移。

●肩盂肱韌帶（glenohumeral ligament）

前方的關節囊，有著肉眼也能看見肥厚呈索狀的部位，稱作肩盂肱韌帶（GHL）。肩盂肱韌帶分成上盂肱韌帶（SGHL）、中盂肱韌帶（MGHL）、下盂肱韌帶（IGHL）。另外，下盂肱韌帶分為前下側盂肱韌帶（AIGHL）與後下側盂肱韌帶（PIGHL），這兩種韌帶之間有腋窩囊（axillary pouch），稱作下側盂肱韌帶複合體[14]（**圖9**）。肩盂肱韌帶，主要擔任肩肱關節的前向及下方的靜態穩定性，有制動肱骨頭在各種姿勢過度位移的作用[15]（**圖11**）。SGHL有助於在上肢下垂時前向、下方位移的制動[16, 17]，以及下垂外旋時前向位移的制動[18]；MGHL在輕度外旋姿勢有助於前向位移的制動，以及輕度外展姿勢、外旋時前向位移的制動[19]；IGHL在外展姿勢有助於下方位移的制動[15]，以及在外展姿勢、外旋時對前向位移的制動[19]。

圖11　盂肱韌帶的作用

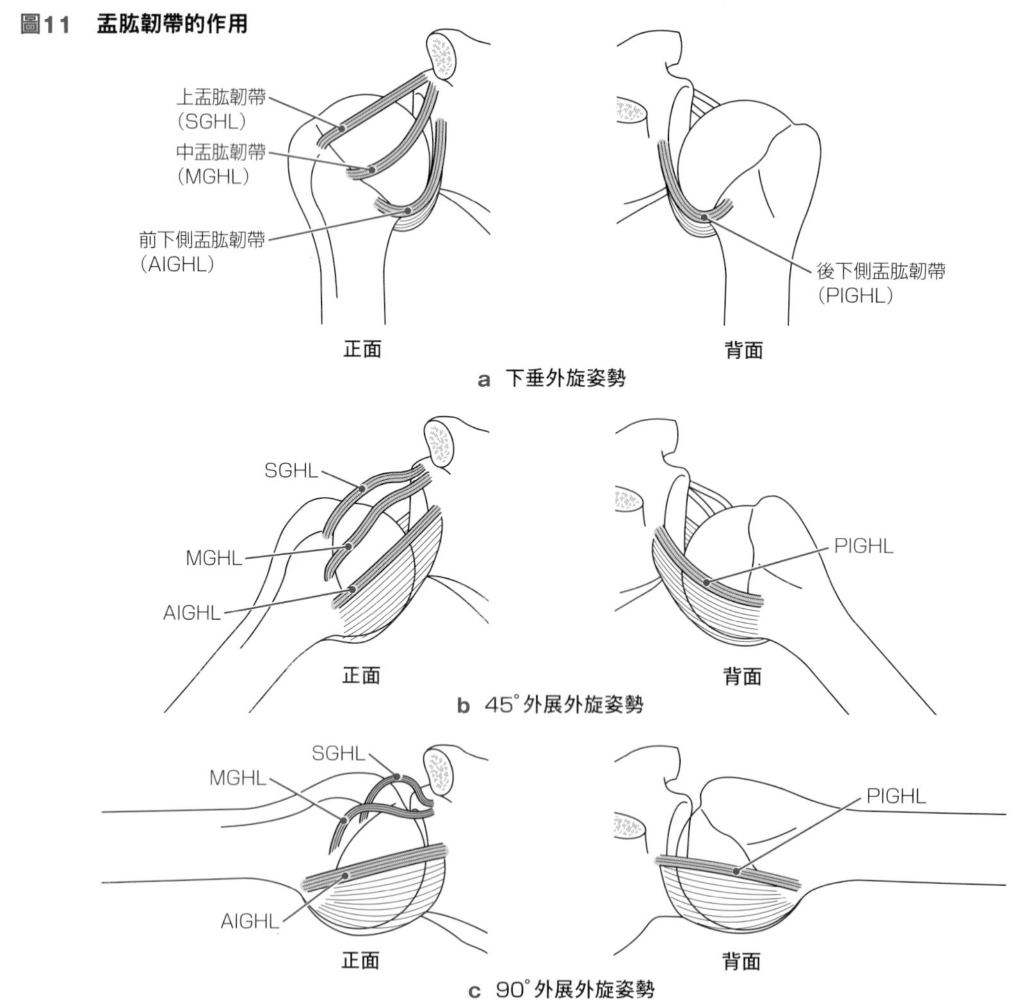

（引用自文獻15，變更部分內容）

CHL：
coracohumeral
ligament

●喙肱韌帶（coracohumeral ligament）

喙肱韌帶（CHL）從喙突的底部至肱骨大結節及小結節呈扇形分布，補強旋轉肌間隔（rotator interval）。面向小結節的前方纖維包覆肩胛下肌，而面向大結節的後方纖維包覆棘上肌和棘下肌，以維持這些旋轉肌袖[20]。而前方的纖維隨著SGHL朝向肱二頭肌長頭肌腱的下方形成皺褶（**圖12**）。這種構造支撐著肱二頭肌長頭肌腱，也具有作為reflection pulley的作用[21]。喙肱韌帶制動肩肱關節的外旋及伸展[16, 18]，在外旋姿勢負責肱骨頭的下方制動[17]。

●旋轉肌袖

旋轉肌袖由棘上肌、棘下肌、小圓肌和肩胛下肌四種肌肉組成，肉眼上形成一塊板狀，附著於肱骨大結節及小結節。棘上肌、棘下肌、小圓肌為各自具有一條肌內腱的羽狀肌，相對的肩胛下肌被分類為具有好幾條不同分布的肌內腱之多羽狀肌[22]。在過去一般認為，旋轉肌袖附著部的大結節，從形狀區分成上面、中面、下面，上面有棘上肌附著，中面有棘下肌附著，下面有小圓肌附著。不過在這幾年也有研究指出，棘上肌只附著於大結節上面的前方部分，其中約2成附著於小結節上[23]。同時，棘下肌宛如從外側包覆棘上肌般分布，加上大結節的中面，朝向上面前方部分，附著的範圍廣泛[23]（**圖13**）。

圖12　旋轉肌間隔的構造

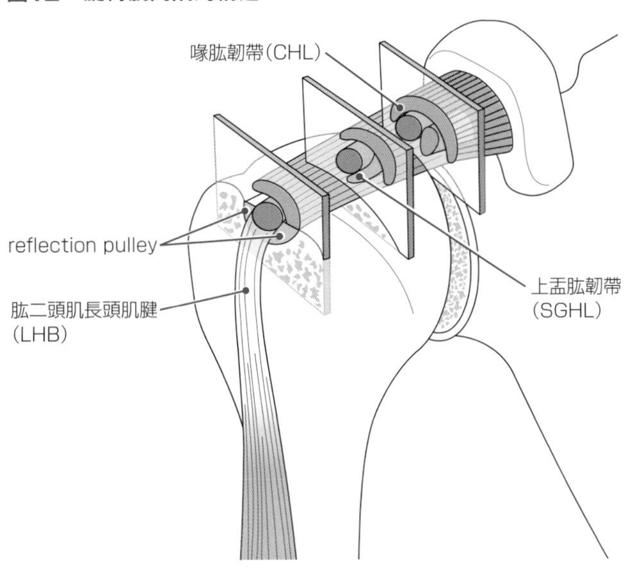

（引用自文獻21）

圖13　棘上肌與棘下肌的附著部

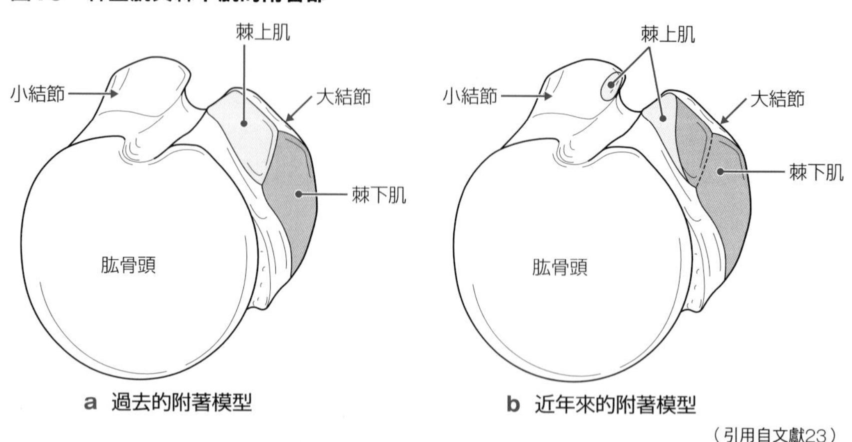

a　過去的附著模型　　**b**　近年來的附著模型

（引用自文獻23）

> **Memo**
>
> **旋轉肌袖的5層構造**
>
> 旋轉肌袖的附著部為5層構造，從淺層開始為喙肱韌帶（第1層），旋轉肌袖淺層（第2層），旋轉肌袖深層（第3層），喙肱韌帶（第4層），以及關節囊（第5層）（**圖14**）。其中，第2層與肌內腱的纖維方向一致，從形成粗壯的肌腱纖維束來看，可以認為擔任將旋轉肌袖的力傳達至肱骨的重要作用[24]。
>
> **圖14　旋轉肌袖的5層構造**
>
> 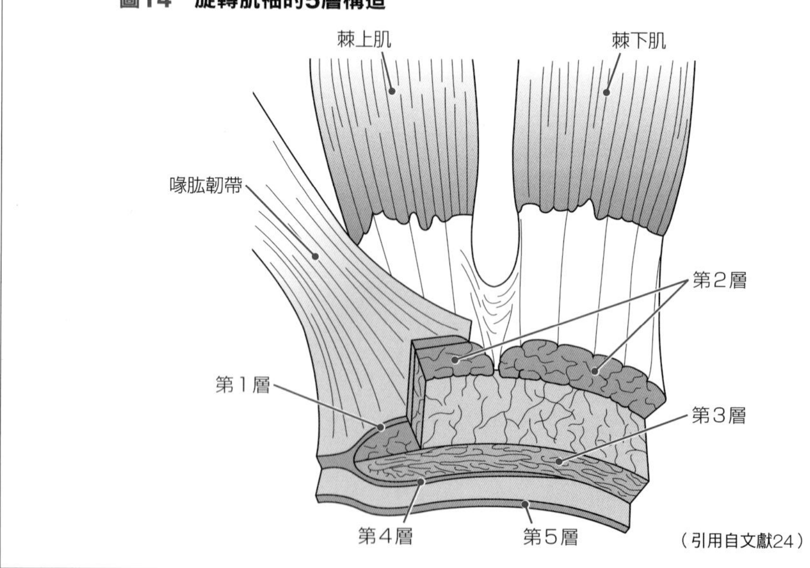
>
>
> （引用自文獻24）

➤胸鎖關節（sternoclavicular joint）

胸鎖關節為胸骨與鎖骨形成的鞍狀關節，是唯一連結上肢與軀幹的骨頭。同時，鎖骨的胸骨側與胸骨關節面，在下方與第1肋骨形成關節。一般而言，鞍狀關節被分類為雙軸關節，由於隔著彼此的關節面有著關節盤，因此與球窩關節同樣具有多軸關節的功能。胸鎖關節的關節囊由前、後的胸鎖韌帶補強。同時胸鎖關節的上面，由單側的鎖骨越過胸骨的頸切跡分布至另一側鎖骨的鎖骨間韌帶來補強。再者，肋鎖韌帶連接鎖骨的胸骨側下面與第1肋骨的軟骨部。這些韌帶具有制動胸鎖關節過度動作的作用。

胸鎖關節的運動（胸鎖關節軸旋轉的鎖骨運動：**圖15**），有前－後軸旋轉的上舉（elevation）、下降（depression），垂直軸旋轉的前向突出（protraction）、後退（retraction），內－外側軸旋轉的後向旋轉（posterior rotation）[25,26]。同時，上肢上舉時的胸鎖關節，出現上舉、後退以及後向旋轉。胸鎖關節為透過鎖骨的肩胛骨運動的支點。

➤肩鎖關節（acromioclavicular joint）

肩鎖關節為鎖骨外側與肩峰形成的平面關節，具有各式各樣形狀的關節盤。肩鎖關節的關節囊薄，肩鎖韌帶從上方及下方補強。同時，位於肩鎖關節內側，有雙束的喙鎖韌帶（圓錐韌帶、菱形韌帶），外側有喙肩韌帶附著，補強肩鎖關節不穩定的構造[27]。

肩鎖關節的運動（肩鎖關節軸旋轉的肩胛骨運動：**圖16**），有前－後軸旋轉的上旋轉（upward rotation）、下旋轉（downward rotation），內－外側軸旋轉的前向傾斜（anterior tilt）、後向傾斜（posterior tilt），垂直軸旋轉的內旋（internal rotation）、外旋（external rotation）[28]。同時，在上肢上舉時的肩鎖關節，出現上旋轉、後向傾斜以及內旋。

圖15　胸鎖關節的運動

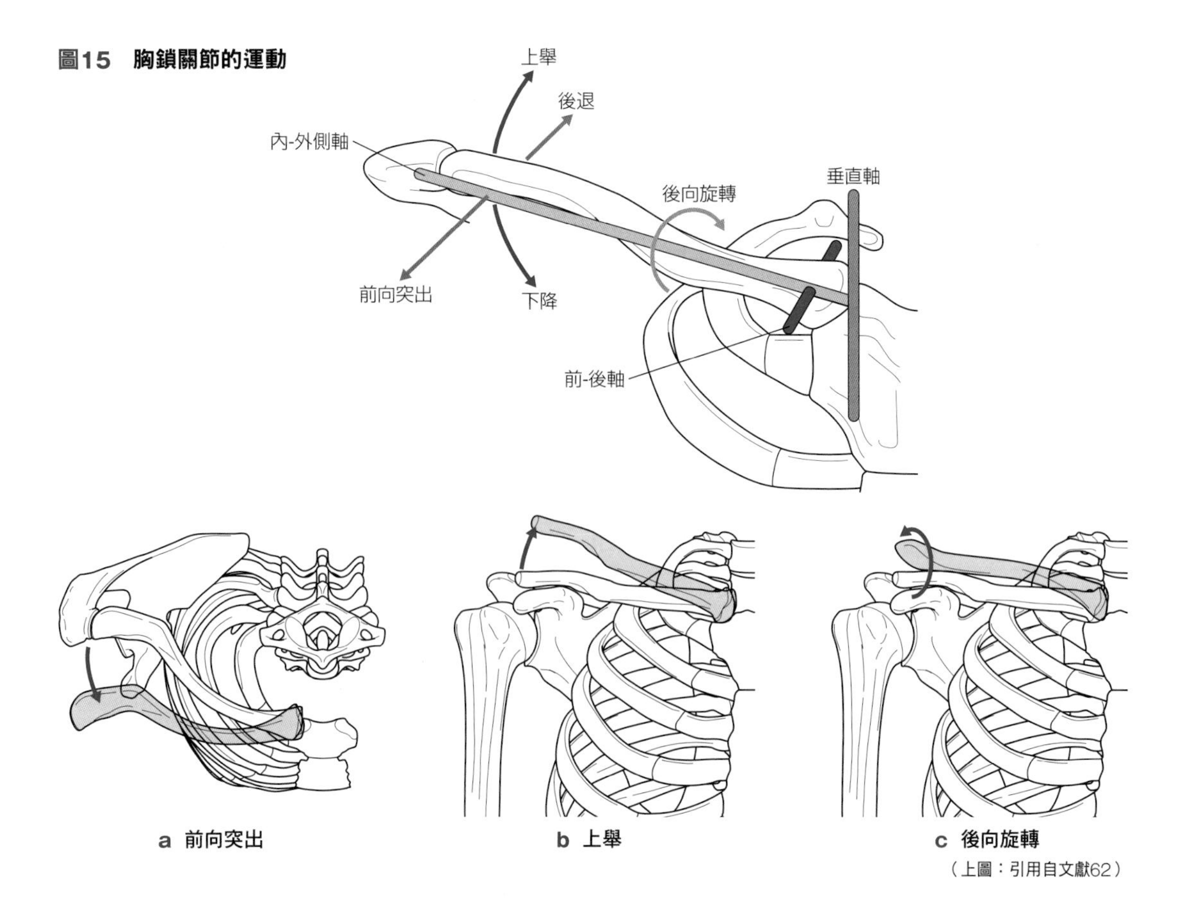

（上圖：引用自文獻62）

➤肩胛胸廓關節（scapulothoracic joint）

前述的三種關節（肩肱關節、胸鎖關節、肩鎖關節）都被關節囊包覆，解剖學上是骨頭彼此連接的關節。另一方面，肩胛骨與胸廓之間的肩胛胸廓關節，不具有關節囊，也沒有骨頭彼此連接，肩胛骨就像活動關節般於胸廓上滑動，因此被稱作功能關節。

從體表觀察的肩胛關節（肩胛骨）運動，作為胸鎖關節及肩鎖關節軸旋轉的運動結果產生[25, 29]，主要區分為移動（translation）與旋轉（rotation）（**圖17**）。肩胛骨的移動，分為上舉（elevation）和下降（depression），外展（abduction）和內收（adduction），各自應對胸鎖關節軸旋轉的運動（上舉與下降，前向突出與後退）[26]。肩胛骨的旋轉，分為上旋轉（upward rotation）和下旋轉（downward rotation），前向傾斜（anterior tilt）和後向傾斜（posterior tilt），內旋（internal rotation）和外旋（external rotation），各自應對肩鎖關節軸的旋轉運動（**圖18**）。

圖16　肩鎖關節的運動

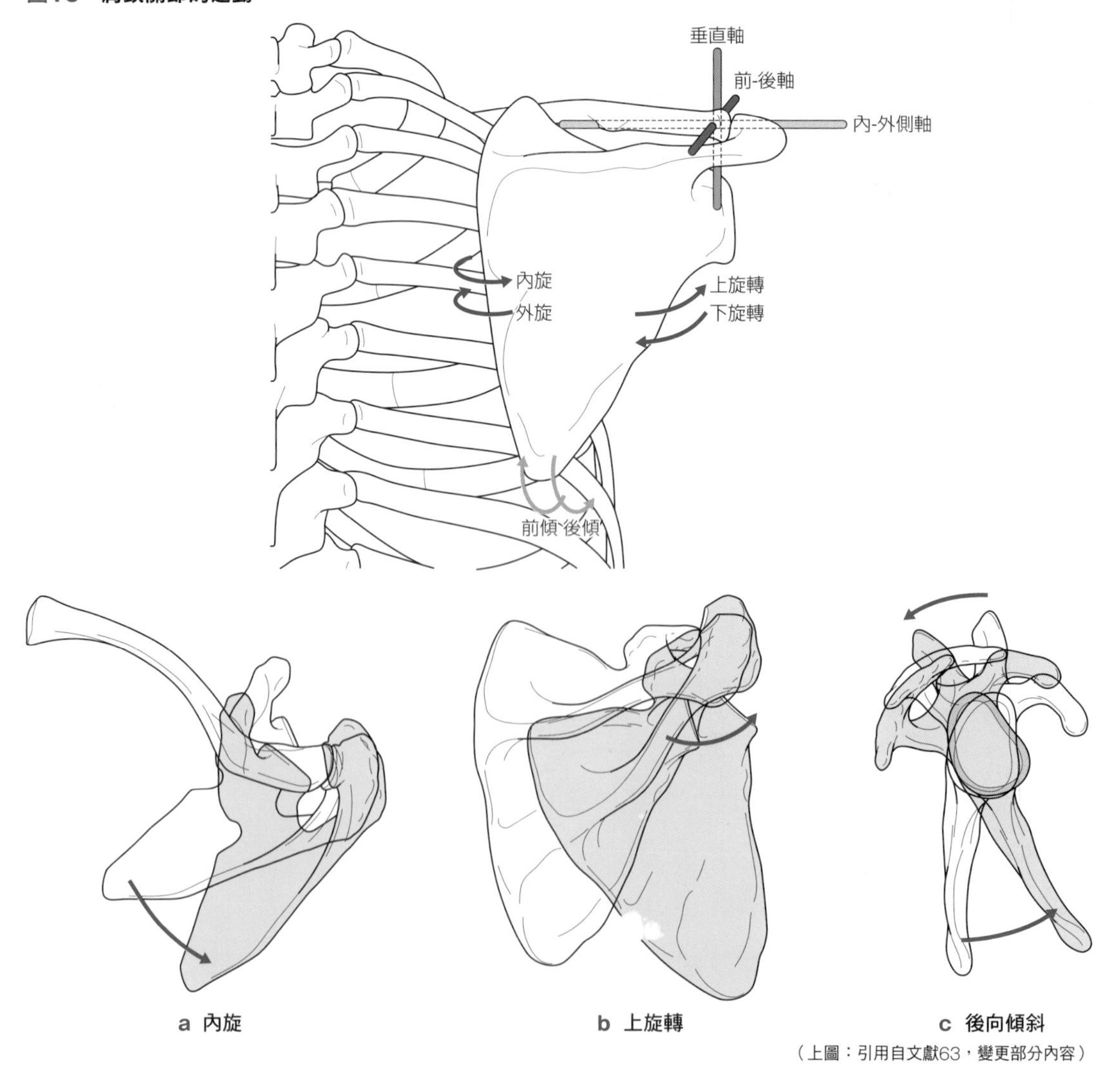

（上圖：引用自文獻63，變更部分內容）

圖17　肩胛胸廓關節（肩胛骨）的運動

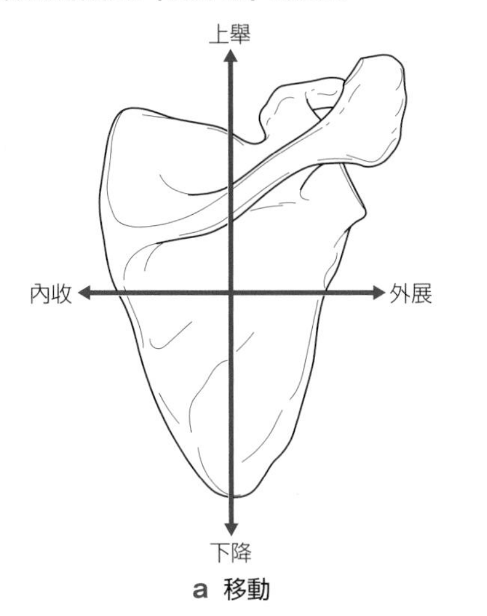

a 移動

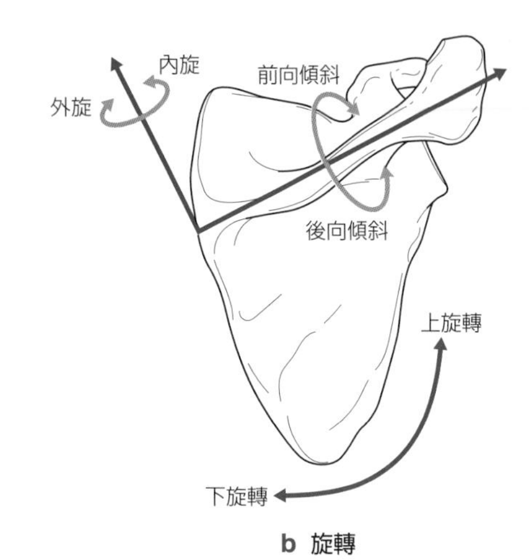

b 旋轉

（摘自日本肩關節學會網站）

圖18　胸鎖關節與肩鎖關節的協同運動

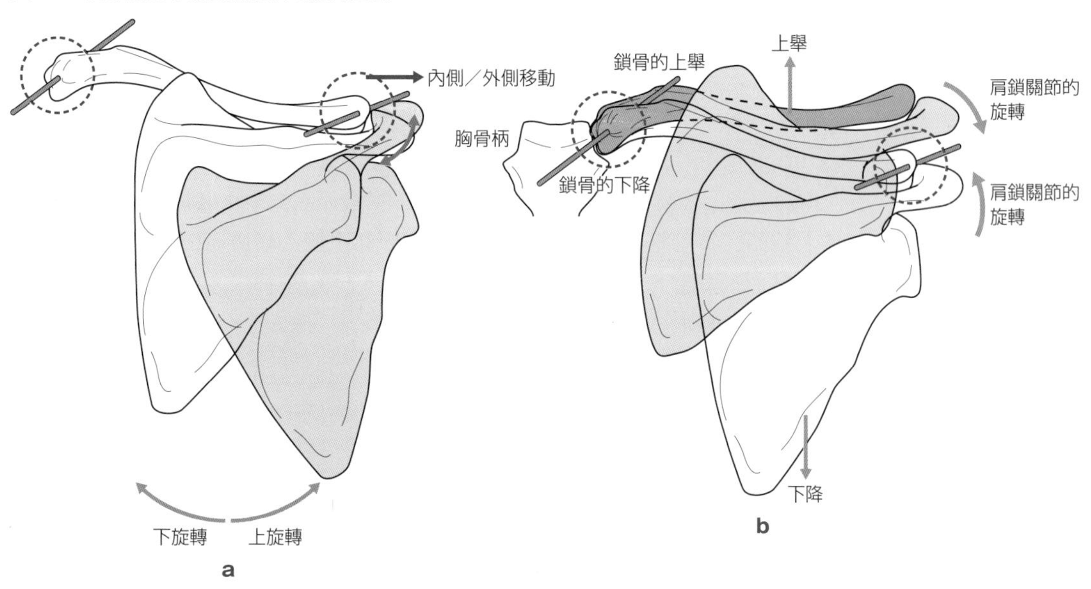

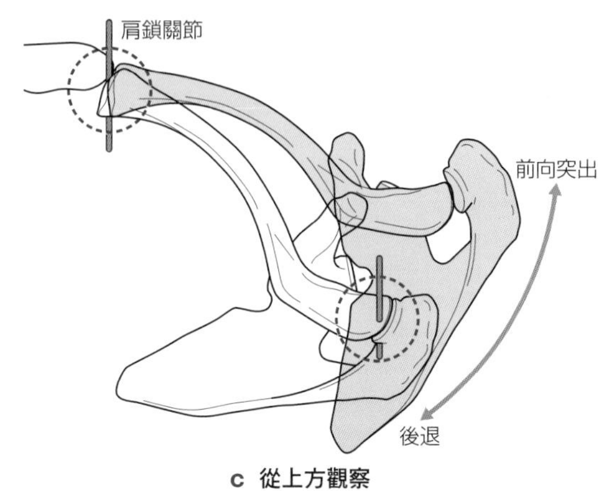

c 從上方觀察

（引用自文獻62，變更部分內容）

生物力學

➤肩肱關節的穩定化組織

關於肩肱關節的穩定化，大致上分為靜態穩定組織與動態穩定組織。靜態穩定組織主要與關節盂唇、關節囊、關節內壓、韌帶（肩盂肱韌帶、喙肱韌帶）、關節窩的形狀有關，前述已講解這些部位功能的作用。而動態穩定組織主要與旋轉肌袖與肱二頭肌長頭肌腱有關。

旋轉肌袖作為肩關節運動的主動作肌作用，同時在上肢上舉時形成力偶（force couple），具有帶來對肱骨頭安定支撐點的作用[30，31]。棘上肌雖然與三角肌同樣與肩關節的上舉運動有關，不過棘下肌、小圓肌與肩胛下肌則作為緩衝（depressor）抑制三角肌造成的肱骨頭往上移動（**圖19**）。肱二頭肌長頭肌腱除了有抑制肱骨頭往上移動的作用，尚有對於往前方、後方以及下方的制動作用[32]。這些肱二頭肌長頭肌腱的穩定作用，比起健康者，在旋轉肌袖斷裂及前向不穩定肩的貢獻度大[33，34]。

➤肩肱關節的旋轉運動

上肢上舉時的肩肱關節，最大可上舉約100～120°，不過此時肱骨會產生自然的外旋運動。自古以來，這種肱骨的外旋被視為「強制性外旋（obligatory external rotation）」，一般認為是迴避大結節與肩峰的衝撞，為了最大角度的上舉而需要的移動[35]。另外，也有從肱骨頭與關節窩的形狀來看，為了迴避附著於大結節的棘上肌肌腱（關節面側）與關節窩上緣的衝撞而使肱骨外旋的意見[37]。然而，安定下垂時內旋姿勢的肱骨，由於上舉運動的主動作肌之棘上肌的收縮而必然產生外旋。同時，由於最大角度上舉時二頭肌溝的位置，與肱二頭肌長頭肌腱起始的關節窩上緣大約一致[38]，也有肱二頭肌長頭肌腱成為領導而誘導肱骨外旋的可能。也就是說，隨著上舉的肱骨外旋，可認為並非為了迴避肩峰下及關節內的衝撞而引起，而是棘上肌及肱二頭肌長頭肌腱造成的結果。同時，調查

圖19　力偶

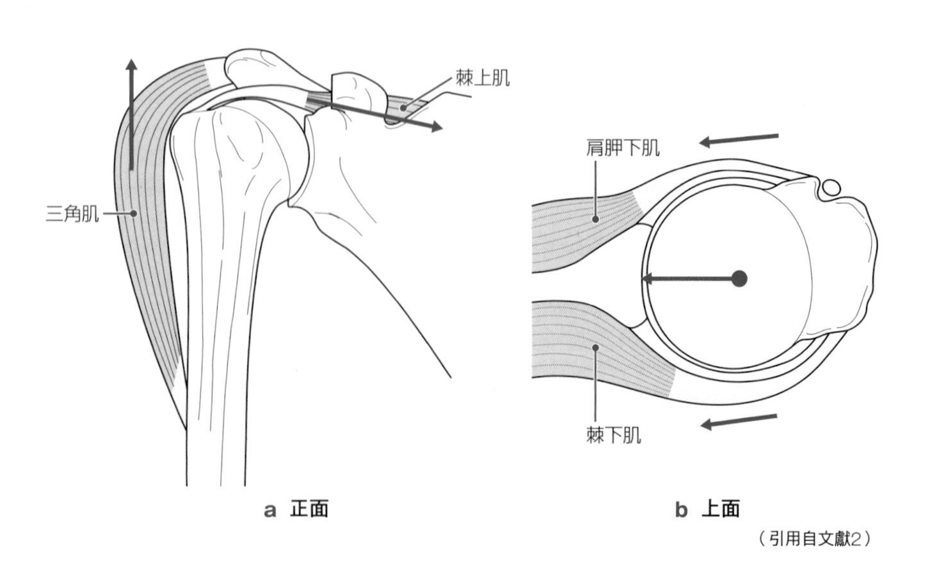

（引用自文獻2）

屍體肩膀的最大角度上舉時的外旋角，顯示在比肩胛骨面約20°前方的上舉面上，出現約35°的外旋[36]。

Memo 零號姿勢

薩哈（Saha）[39]將無關乎上舉的方向，難以產生旋轉及關節面的滑動，且功能的軸心與解剖學上的軸心一致的姿勢命名為零號姿勢（zero position）。同時，在這個姿勢不會引起肱骨的內旋及外旋，雖然有個人差異，大致上為165°上舉的姿勢。雖然關於零號姿勢的角度（姿勢）眾說紛紜，不過一般認為，用「最為輕鬆的上肢上舉姿勢」肱骨軸與肩胛棘長軸一致的姿勢就是零號姿勢。

➤肱骨頭對於關節窩的運動

肱骨頭對於關節窩的運動，有轉動（rolling）、滑動（sliding）以及旋轉（spinning）（**圖20**）。上舉時的肱骨頭中心，幾乎在一定的運動軸周圍做旋轉運動，在上舉以外的動作，即使為水平面上的運動（水平內外展、內外旋）及施加外部負荷，肱骨頭中心會保持在關節窩中央（保持肱骨頭向心）[40-42]。此時肱骨頭（凸面）對於關節窩（凹面）引起相反方向的「轉動」和「滑動」，而得以維持一定的肱骨頭中心的旋轉運動。假設旋轉肌袖斷裂造成骨頭向心性降低，由於肱骨頭的「轉動」和「滑動」對同方向引起，因此肱骨頭對於關節窩將呈現往上移動的情況。

圖20　肱骨頭對於關節窩的運動

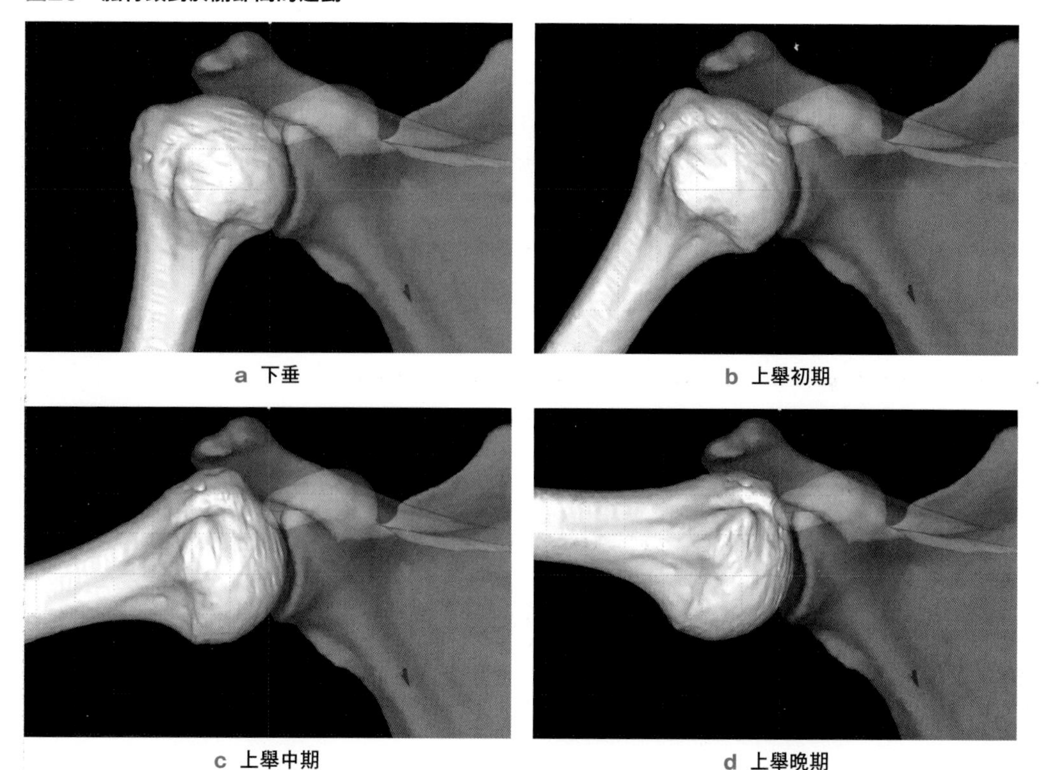

a 下垂　b 上舉初期　c 上舉中期　d 上舉晚期

Memo

關節運動的定量化

近幾年，由於三次元可測量的影像分析技術進步，肱骨頭的運動變得可在動作時測量精密的骨頭位移量[43-45]。小園（Kozono）等人[45]用2D/3D registration methods分析健康者肱骨頭的運動，顯示當上舉前半期往前上方移動（前方：0.4±0.9mm，上方：0.6±0.9mm），上舉後半期往後下方移動（後方：1.0±2.1mm，下方：1.7±2.6mm）（**圖21**）。也就是說，上舉時的肱骨頭並非經常位於關節窩中央的地方，即使是健康者也會有些許移動。

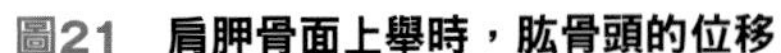

圖21　肩胛骨面上舉時，肱骨頭的位移

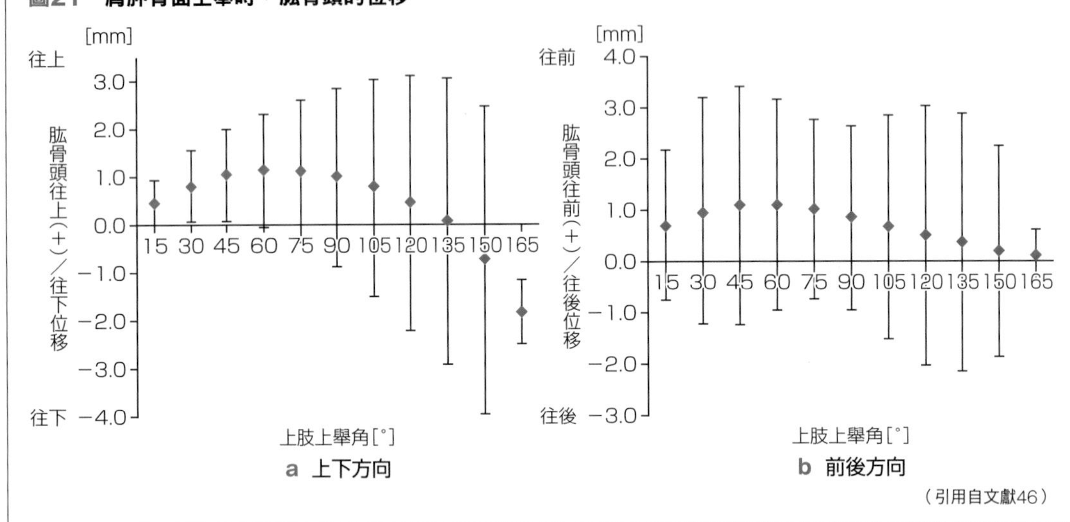

（引用自文獻46）

➤肩胛胸廓關節（肩胛骨）的運動

肩胛骨對胸廓的位置，從水平面來看，對於冠狀面約往前旋轉30°，從矢狀面來看約往前傾斜20°[2]。上肢上舉時的肩胛胸廓關節，前－後軸心約50°上旋轉，內－外側軸心約30°後向傾斜，以及垂直軸心旋轉約20°外旋[46]。如前所述，這些肩胛骨運動作為胸鎖關節及肩鎖關節的運動結果產生（**圖18**）。也就是說在胸鎖關節，引起上舉、後退及後向旋轉；在肩鎖關節，引起上旋轉、後向傾斜及內旋。根據使用open MRI的研究[47]，顯示最大角度上舉時的胸鎖關節，約上舉7°，約後退30°，以及約後向旋轉33°；在肩鎖關節，約上旋轉21°，約後向傾斜22°，以及約內旋15°。同時，上舉時的肩胛骨，在肩鎖關節雖然對鎖骨內旋，但由於在胸鎖關節鎖骨對著胸骨後退，因此作為肩胛胸廓關節呈現相對的外旋。

肩胛骨的運動會受到上舉方向及外部負重的影響嗎？根據用磁性動作感應器的研究[28]，比較各關節運動3個上舉面（屈曲、外展、肩胛骨面上舉）的結果，顯示胸鎖關節的運動外展比屈曲更大，肩鎖關節的運動屈曲比外展更大，肩胛胸廓關節的運動外展比屈曲大了一點。不過一般認為，從體表觀察的肩胛骨運動，除了外旋，上舉方向造成的影響並不大。同時，即使施加5kg左右的外部負重，肩胛骨的運動也沒有變化[48]。

SHR：
scapulo-humeral rhythm

➤肩胛肱骨節律（scapulo-humeral rhythm）

若上舉上肢，肩胛骨會與肱骨的運動連動而進行有規則的運動。寇德曼[49]將此現象命名為肩胛肱骨節律（SHR），而英曼（Inman）[25]的研究證實，這個肱骨與肩胛骨的運動在整個上舉運動中，大約佔2：1的比率出現。肩胛肱骨節律為上肢上舉時肱骨（肩肱關節）的外展角與肩胛骨（肩胛胸廓關節）上旋轉角的比率。譬如，若將上肢外展90°的情況，表示肩肱關節上舉60°，肩胛胸廓關節上旋轉30°（**圖22**）。同時，比起肩胛骨的上旋轉，肱骨的外展角越大，代表肩胛肱骨節律越大。

肩胛肱骨節律的比率依上舉角度而有所不同。英曼[25]指出，到外展30°（屈曲60°）為止有肱骨的運動不牽動肩胛骨的靜止期（setting phase），有個人差異，肱骨與肩胛骨依一定的比率運動是在靜止期以後。同時薩哈[50]提到，靜止期以後的肩胛肱骨節律在上舉90°前，肱骨與肩胛骨雖然依2：1的比率運動，不過90°以後便逆轉為1：2。其他也有用各種不同的測量手法做的分析結果[40，51-53]，其比率為1.25～4.3：1不等，不過上舉運動在整體大約為2：1的想法仍受到廣泛支持。

圖22　肩胛肱骨節律

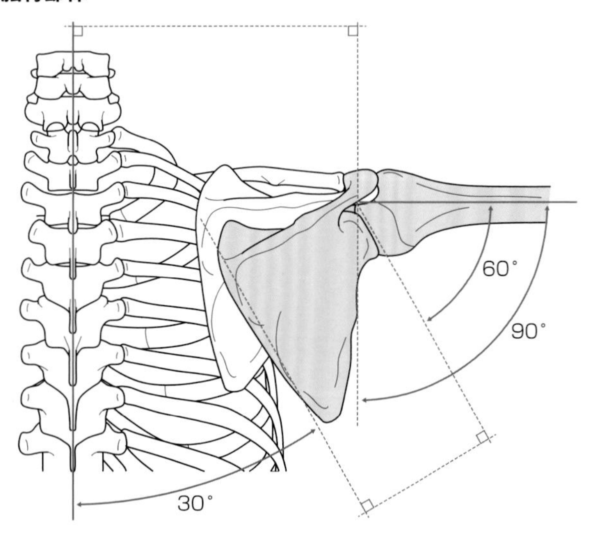

> **Memo　在靜止期的肩胛骨運動**
>
> 靜止期（0～30°）的肩胛骨運動有個人差異。耶諾（Yano）等人[54]指出，上肢上舉初期的肩胛骨運動，分為肩胛骨一度下旋轉後再上旋轉的類型，以及不做下旋轉而直接進行上旋轉的類型。信原[4]提到，關於在靜止期出現的肩胛骨下旋轉，為應對肱骨頭對關節窩求向心位（接觸點）的現象之情況，將此稱為floating phenomenon（指乘坐停靠船隻時出現的現象）。

➤肩關節運動相關的力

肩關節運動相關的肌肉，大致上可依起點與止點區分為連接胸廓與肩胛骨的肌肉、連接胸廓與肱骨的肌肉，以及連接肩胛骨與肱骨的肌肉。這些肌群的功能作用，依各肌肉的大小（生理斷面面積）、力矩臂及肌肉活動性決定。

●肌肉的大小（生理斷面面積）

肌肉所發揮的力，依肌肉的生理斷面面積而定。巴賽特（Bassett）等人的研究[55]指出，三角肌的生理斷面面積最大，佔全體約18％（若含後部纖維則為23％），其次為肩胛下肌（15.9％），棘下肌＋小圓肌（13.4％），胸大肌（13.0％），背闊肌（11.7％）的順序排列，棘上肌（5.6％）與其他旋轉肌袖相比較小（**表1**）。同時，基延（Keating）等人的研究[56]顯示，外旋肌的棘上肌（14％），棘下肌（22％），以及小圓肌（10％）的生理斷面面積總和，與內旋肌的肩胛下肌（53％）的生理斷面面積幾乎相同。另外，每cm^2的發揮肌力眾說紛紜，不過約90N／cm^2的看法備受支持。

●肌肉的力矩臂

肌肉的力矩臂，指關節的旋轉中心（支點）至肌肉作用線（力點）的距離，此距離越長，所發揮的旋轉力矩越大。即使有著同樣的生理斷面面積，肌肉的力矩臂越長，則對力的發揮更有利。肩關節肌肉具有複雜的分布以及附著部，且活動範圍廣大，若肩關節的姿勢（上舉角度）改變，力矩臂的大小也會跟著變化。奧克蘭（Ackland）等人的研究證實[57]，三角肌的前部、中部纖維具有最大的外展力矩，大圓肌、背闊肌中部和下部纖維，以及胸大肌中部和下部纖維具有最大的內收力矩。同時，胸大肌上部纖維、三角肌前部纖維以及棘上肌具有最大的屈曲力矩，大圓肌及三角肌後部纖維具有最大的伸展力矩（**表2**）。

表1　各肌肉的生理斷面面積

肌肉	生理斷面面積與比例	
	平均（cm^2）	%
肱二頭肌長頭	2.01	1.9
肱二頭肌短頭	2.11	2.0
喙肱肌	1.60	1.6
三角肌	18.17	17.7
三角肌後部纖維	5.00	4.9
棘下肌及小圓肌	13.74	13.4
背闊肌	12.00	11.7
胸大肌	13.34	13.0
肩胛下肌	16.30	15.9
棘上肌	5.72	5.6
大圓肌	8.77	8.5
肱三頭肌長頭	2.96	3.8

（引用自文獻56）

表2　各上舉面上的力矩臂

肌肉	肩胛骨面上舉				冠狀面上舉（外展）				矢狀面上舉（屈曲）			
	最大	θ	最小	θ	最大	θ	最小	θ	最大	θ	最小	θ
肩胛下肌上部纖維	9.8	2.5	2.2	120	−9.5	94	7.2	2.5	35.3	2.5	−5.4	120
肩胛下肌中部纖維	−2.4	120	1.8	30	−12.7	94	1.3	2.5	24.2	2.5	−0.6	120
肩胛下肌下部纖維	−9.5	94	−1.5	15	−16.6	90	−2.2	15	10.4	2.5	−3.4	109
棘上肌前部纖維	32.4	2.5	9.2	120	23.2	10	5.6	120	41.8	2.5	0.6	120
棘上肌後部纖維	31.9	2.5	13.8	120	26.8	2.5	10.4	120	43.5	2.5	2.7	120
棘下肌上部纖維	22.2	2.5	7.1	120	13.4	28	5.6	120	7.1	33	1.7	120
棘下肌下部纖維	12.2	2.5	1.9	120	10.9	75	1.1	120	−6.8	23	4.2	120
小圓肌	2.0	25	−0.8	120	5.1	120	−3.3	18	−18.7	2.5	2.2	120
大圓肌	−47.3	87	−18.6	15	−46.1	83	−12.1	10	−54.4	56	−19.7	120
三角肌前部纖維	39.3	120	2.1	2.5	30.2	120	2.0	2.5	40.0	120	11.6	2.5
三角肌中部纖維	33.1	120	6.7	2.5	29.1	86	8.3	2.5	12.2	120	0.0	2.5
三角肌後部纖維	−14.9	34	3.0	120	−15.9	5	2.0	120	−33.0	30	−16.3	120
胸大肌上部纖維	30.2	120	3.1	2.5	11.2	120	−3.0	2.5	53.7	71	9.6	2.5
胸大肌中部纖維	−12.7	38	−2.9	120	−32.9	41	−17.7	120	15.9	45	4.4	2.5
胸大肌下部纖維	−22.2	68	−12.4	120	−33.6	64	−16.2	120	−9.3	98	1.9	2.5
背闊肌上部纖維	−31.5	71	−7.8	10	−29.9	71	−4.4	10	−22.1	45	−0.1	120
背闊肌中部纖維	−21.0	10	−6.4	120	−38.6	64	−16.9	10	−7.8	30	−0.7	98
背闊肌下部纖維	−28.9	10	−9.9	120	−38.1	71	−3.3	10	−10.8	53	−2.9	120

最大：最大力矩臂長
最小：最小力矩臂長
θ　：最大或最小力矩臂長的上舉角度
正值：外展力矩臂
負值：內收力矩臂

（引用自文獻58）

再者，棘上肌、棘下肌、小圓肌、肩胛下肌及三角肌後部纖維具有肱骨頭對關節窩使其壓迫（穩定）的作用線；另一方面，胸大肌上部纖維（往上）、背闊肌下部纖維（往下）、三角肌前部和中部纖維（往上）具有將肱骨頭往上下方向之剪應的作用線，而肩胛下肌下部纖維與背闊肌下部纖維具有抵抗這種剪應力的作用線（**圖23**）[58]。

●肌肉活動

肩關節的運動，是由參與該運動肌群的協同作用而成立的。其中，上肢上舉的主動作肌三角肌，從上舉初期就開始活動，在90～120°時其活動為最大。雖然旋轉肌袖也從上舉初期便開始活動，不過在上舉中期為止該活動為最大，之後便逐漸減少[59，60]。令人感興趣的是，棘上肌開始活動，比起上舉（骨頭運動）開始早了一點（約0.1秒），因此可認為具有作為上舉運動starter而牽動肱骨頭的作用。與肩胛骨的運動及支撐有關的斜方肌、前鋸肌以及菱形肌也從上舉初期開始活動，上舉100～130°時為最大[60]（**圖24**）。

圖23　使肱骨頭穩定的肌肉與承受剪應力的肌肉

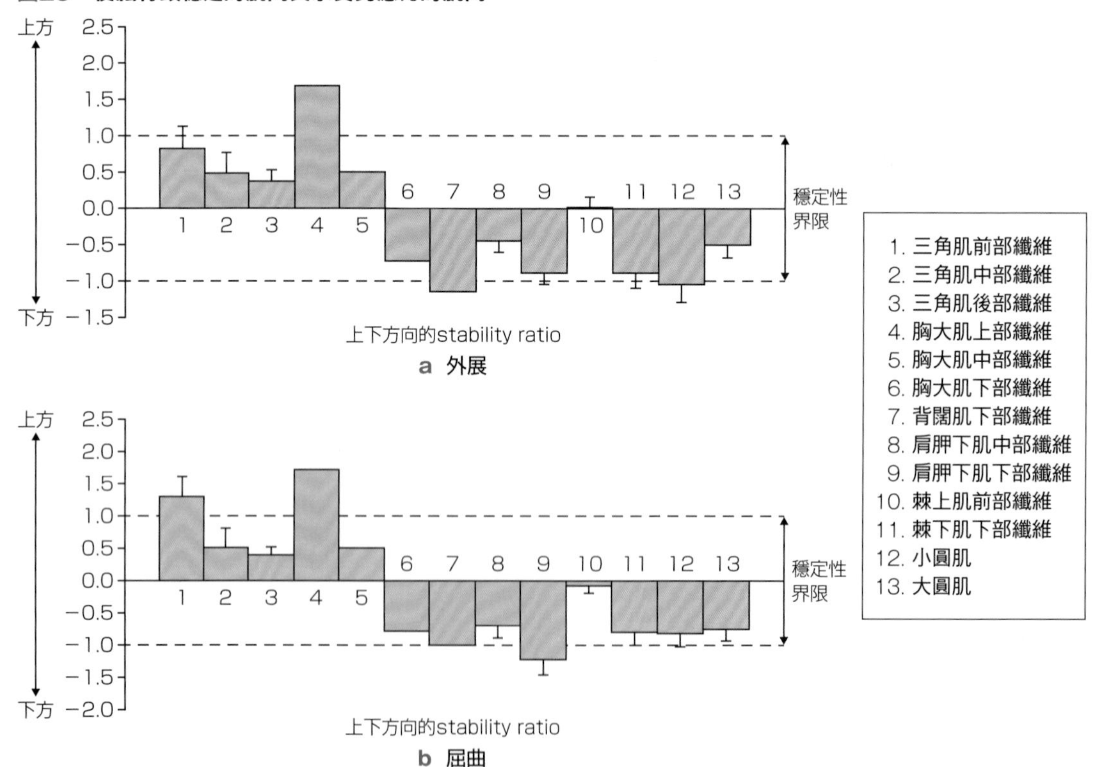

stability ratio的範圍若為1到－1，對關節窩具有使肱骨頭穩定的作用。1以上往上，－1以下往下，具有使肱骨頭承受剪應力的作用。

（引用自文獻59）

圖24　上肢上舉時的肌肉活動

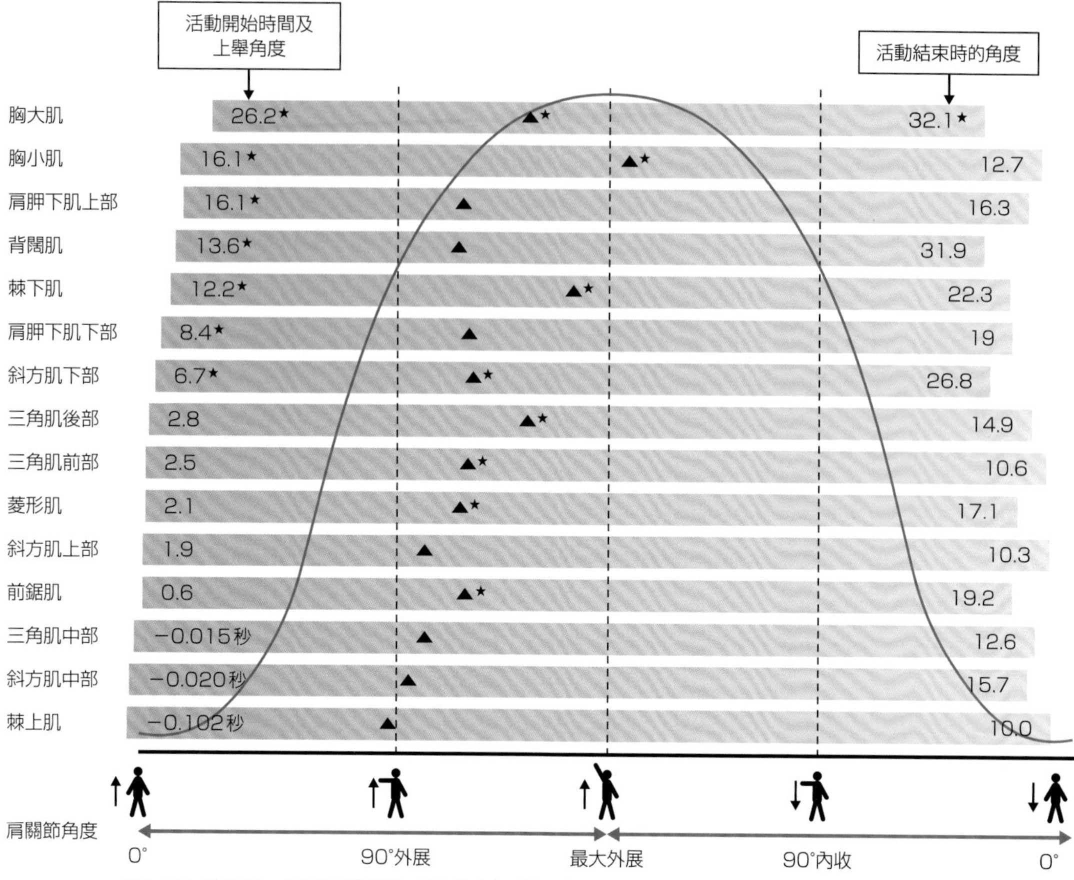

圖為國內的數值，顯示活動開始（及結束）時間（秒）及上舉角度。▲表示各肌肉的最大肌活動。★表示與棘上肌比較後確認有意義差異的肌肉。

（引用自文獻61）

➤骨頭合力

上肢上舉時的骨頭合力，在外展90°對關節窩的垂直分力最大（約為體重的90%），在外展30～60°肱骨頭往上方的剪應力為最大（約體重的40%）[61]。也就是說，根據三角肌的收縮力，由於上舉60°為止肱骨頭往上的剪應力為最大，為了拮抗該剪應力而將肱骨頭停留在關節窩，旋轉肌袖在上舉60°前必須發揮最大的力。

文獻

1）Minagawa H, et al : Humeral attachment of the supraspinatus and infraspinatus tendons : an anatomic study. Arthroscopy, 14(3) : 302-306, 1998.
2）Rockwood CA, et al : The shoulder 4th edition. Philadelphia. Saunders, 2009.
3）Bigliani LU : The morphology of the acromion and its relationship to rotator cuff tears. Orthop Trans, 10 : 228, 1986.
4）信原克哉：肩 その機能と臨床 第4版. 医学書院, 2012.
5）O'Brien SJ, et al : Capsular restraints to anterior-posterior motion of the abducted shoulder : a biomechanical study. J Shoulder Elbow Surg, 4(4) : 298-308, 1995.
6）Cooper DE, et al : Anatomy, histology, and vascularity of the glenoid labrum. An anatomical study. J Bone Joint Surg Am, 74(1) : 46-52, 1992.
7）Howell SM, et al : The glenoid-labral socket. A constrained articular surface. Clin Orthop Relat Res, (243) :

122-125, 1989.
8) Lippitt SB, et al : Glenohumeral stability from concavity-compression : A quantitative analysis. J Shoulder Elbow Surg, 2(1) : 27-35, 1993.
9) Nimura A, et al : The superior capsule of the shoulder joint complements the insertion of the rotator cuff. J Shoulder Elbow Surg, 21(7) : 867-872, 2012.
10) 中村耕三 監訳：運動器臨床解剖アトラス. 医学書院, 2013.
11) 高濱 照, ほか：運動器の機能解剖 肩関節(4). 理学療法, 21(5) : 684-687, 2004.
12) Kumar VP, et al : The role of atmospheric pressure in stabilising the shoulder. An experimental study. J Bone Joint Surg Br, 67(5) : 719-721, 1985.
13) Itoi E, et al : Intraarticular pressure of the shoulder. Arthroscopy, 9(4) : 406-413, 1993.
14) O'Brien SJ, et al : The anatomy and histology of the inferior glenohumeral ligament complex of the shoulder. Am J Sports Med, 18(5) : 449-456, 1990.
15) Warner JJ, et al : Static capsuloligamentous restraints to superior-inferior translation of the glenohumeral joint. Am J Sports Med, 20(6) : 675-685, 1992.
16) O'Connell PW, et al : The contribution of the glenohumeral ligaments to anterior stability of the shoulder joint. Am J Sports Med, 18(6) : 579-584, 1990.
17) Ovesen J, Nielsen S : Stability of the shoulder joint. Cadaver study of stabilizing structures. Acta Orthop Scand, 56(2) : 149-151, 1985.
18) Harryman DT 2nd, et al : The role of the rotator interval capsule in passive motion and stability of the shoulder. J Bone Joint Surg Am, 74(1) : 53-66, 1992.
19) Turkel SJ, et al : Stabilizing mechanisms preventing anterior dislocation of the glenohumeral joint. J Bone Joint Surg Am, 63(8) : 1208-1217, 1981.
20) Arai R, et al : The anatomy of the coracohumeral ligament and its relation to the subscapularis muscle. J Shoulder Elbow Surg, 23(10) : 1575-1581, 2014.
21) Walch G, et al : Tears of the supraspinatus tendon associated with "hidden" lesions of the rotator interval. J Shoulder Elbow Surg, 3(6) : 353-360, 1994.
22) 皆川洋至, ほか：腱板を構成する筋の筋内腱-筋外腱移行形態について. 肩関節, 20(1) : 103-109, 1996.
23) Mochizuki T, et al : Humeral insertion of the supraspinatus and infraspinatus. New anatomical findings regarding the footprint of the rotator cuff. J Bone Joint Surg Am, 90(5) : 962-969, 2008.
24) Clark JM, et al : Tendons, ligaments, and capsule of the rotator cuff. Gross and microscopic anatomy. J Bone Joint Surg Am, 74(5) : 713-725, 1992.
25) Inman VT, et al : Observations of the function of the shoulder joint. 1944. Clin Orthop Relat Res,(330) : 3-12, 1996.
26) Ludewig PM, et al : Three-dimensional clavicular motion during arm elevation : reliability and descriptive data. J Orthop Sports Phys Ther, 34(3) : 140-149, 2004.
27) Fukuda K, et al : Biomechanical study of the ligamentous system of the acromioclavicular joint. J Bone Joint Surg Am, 68(3) : 434-440, 1986.
28) Ludewig PM, et al : Motion of the shoulder complex during multiplanar humeral elevation. J Bone Joint Surg Am, 91(2) : 378-389, 2009.
29) Fung M, et al : Scapular and clavicular kinematics during humeral elevation : a study with cadavers. J Shoulder Elbow Surg, 10(3) : 278-285, 2001.
30) Saha AK : Dynamic stability of the glenohumeral joint. Acta Orthop Scand, 42(6) : 491-505, 1971.
31) Thompson WO, et al : A biomechanical analysis of rotator cuff deficiency in a cadaveric model. Am J Sports Med, 24(3) : 286-292, 1996.
32) Itoi E, et al : Stabilizing function of the long head of the biceps in the hanging arm position. J Shoulder Elbow Surg, 3(3) : 135-142, 1994.
33) Kido T et al : Electromyographic activities of the biceps during arm elevation in shoulders with rotator cuff tears. Acta Orthop Scand, 69(6) : 575-579, 1998.
34) Itoi E, et al : Stabilising function of the biceps in stable and unstable shoulders. J Bone Joint Surg Br, 75(4) : 546-550, 1993.
35) Johnston TB : The movements of the shoulder-joint a plea for the use of the 'plane of the scapula' as the plane of reference for movements occurring at the humero-scapular joint. BJS, 25(98) : 252-260, 1937.
36) Browne AO, et al : Glenohumeral elevation studied in three dimensions. J Bone Joint Surg Br, 72(5) : 843-845, 1990.
37) Jobe CM, Iannotti JP : Limits imposed on glenohumeral motion by joint geometry. J Shoulder Elbow Surg, 4(4) : 281-285, 1995.
38) Sahara W, et al : The three-dimensional motions of glenohumeral joint under semi-loaded condition during arm abduction using vertically open MRI. Clin Biomech (Bristol, Avon), 22(3) : 304-312, 2007.
39) Saha AK : Zero position of the glenohumeral joint : its recognition and clinical importance. Ann R Coll Surg Engl, 22(4) : 223-226, 1958.
40) Poppen NK, et al : Normal and abnormal motion of the shoulder. J Bone Joint Surg Am, 58(2) : 195-201, 1976.
41) Deutsch A, et al : Radiologic measurement of superior displacement of the humeral head in the impingement

syndrome. J Shoulder Elbow Surg, 5(3) : 186-193, 1996.
42) Howell SM, et al : Normal and abnormal mechanics of the glenohumeral joint in the horizontal plane. J Bone Joint Surg Am, 70(2) : 227-232, 1988.
43) Nishinaka N, et al : Determination of in vivo glenohumeral translation using fluoroscopy and shape-matching techniques. J Shoulder Elbow Surg, 17(2) : 319-322, 2008.
44) Matsuki K, et al : Dynamic in vivo glenohumeral kinematics during scapular plane abduction in healthy shoulders. J Orthop Sports Phys Ther, 42(2) : 96-104, 2012.
45) Kozono N, et al : In vivo kinematic analysis of the glenohumeral joint during dynamic full axial rotation and scapular plane full abduction in healthy shoulders. Knee Surg Sports Traumatol Arthrosc, 25(7) : 2032-2040, 2017.
46) McClure PW, et al : Direct 3-dimensional measurement of scapular kinematics during dynamic movements in vivo. J Shoulder Elbow Surg, 10(3) : 269-277, 2001.
47) Sahara W, et al : Three-dimensional clavicular and acromioclavicular rotations during arm abduction using vertically open MRI. J Orthop Res, 25(9) : 1243-1249, 2007.
48) Kai Y, et al : Analysis of scapular kinematics during active and passive arm elevation. J Phys Ther Sci, 28 (6) : 1876-1882, 2016.
49) Codman EA, Akerson IB : The pathology associated with rupture of the supraspinatus tendon. Ann Surg, 93 (1) : 348-359, 1931.
50) Saha AK : Theory of shoulder mechanism. Charles C Thomas, 1961.
51) McQuade KJ, et al : Dynamic scapulohumeral rhythm : the effects of external resistance during elevation of the arm in the scapular plane. J Orthop Sports Phys Ther, 27(2) : 125-133, 1998.
52) van der Helm FC, et al : Three-dimensional recording and description of motions of the shoulder mechanism. J Biomech Eng, 117(1) : 27-40, 1995.
53) Ludewig PM, et al : Three-dimensional scapular orientation and muscle activity at selected positions of humeral elevation. J Orthop Sports Phys Ther, 24(2) : 57-65, 1996.
54) Yano Y, et al : Different scapular kinematics in healthy subjects during arm elevation and lowering : Glenohumeral and scapulothoracic patterns. J Shoulder Elbow Surg, 19(2) : 209-215, 2010.
55) Bassett RW, et al : Glenohumeral muscle force and moment mechanics in a position of shoulder instability. J Biomech, 23(5) : 405-415, 1990.
56) Keating JF, et al : The relative strengths of the rotator cuff muscles. A cadaver study. J Bone Joint Surg Br, 75(1) : 137-140, 1993.
57) Ackland DC, et al : Moment arms of the muscles crossing the anatomical shoulder. J Anat, 213(4) : 383-390, 2008.
58) Ackland DC, et al : Lines of action and stabilizing potential of the shoulder musculature. J Anat, 215 : 184-197, 2009.
59) Kronberg M, et al : Muscle activity and coordination in the normal shoulder. An electromyographic study. Clin Orthop Relat Res, (257) : 76-85, 1990.
60) Wickham J, et al : Quantifying 'normal' shoulder muscle activity during abduction. J Electromyogr Kinesiol, 20 (2) : 212-222, 2010.
61) Poppen NK, et al : Forces at the glenohumeral joint in abduction. Clin Orthop Relat Res, (135) : 165-170, 1978.
62) Peggy AH, ほか著, 武田　功, ほか監訳 : ブルンストローム臨床運動学, 原著第6版, 医歯薬出版, 2013.
63) 弓岡光徳, ほか監訳 : エッセンシャル・キネシオロジー, 原著第2版, 南江堂, 2015.

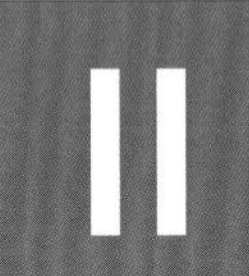

理解肩關節疾病

1 中高齡者出現的肩關節退化性疾病

Abstract

- 中高齡者因肩關節痛而前來看診時，首先要想到三種疾病（冰凍肩、旋轉肌袖斷裂、肩鈣化性肌腱炎）。
- 由於「影像診斷＝疼痛原因」並非必然的情況，除了影像診斷，也必須診斷身體以便確認。
- 理解疾病的流行病學及生物力學，可得知適合保守治療或手術治療。

序

中高齡者因有肩關節痛而前來受診時，首先應該考慮的疾病有冰凍肩、旋轉肌袖斷裂和肩鈣化性肌鍵炎。這些是肩關節痛為主因的三種代表性疾病，佔了許多掛號患者的人數。實際上，來本院看肩膀的患者中，這三種疾病就佔了約6～7成。在本節，將對這三種代表性疾病的診斷與治療，加入過去發表的證據來解說。同時，也針對從生物力學角度來看的病情及手術簡單地說明。

Memo

冰凍肩

過去，英語的「frozen shoulder」及「adhesive capsulitis」記為「五十肩」、「肩周炎」或「冰凍肩」。不過近幾年日本肩關節學會提倡用相當於「frozen shoulder」以及「adhesive capsulitis」用語的「冰凍肩」。在本節，也統一寫作「冰凍肩」。

旋轉肌袖斷裂

➤病情

從福馬林固定標本的觀察之前，就有人指出常有旋轉肌袖斷裂卻不會疼痛的情況。不過，到底在世上有多少旋轉肌袖斷裂呢？我們為了解開這個疑問，在秋田縣人口約3000人的小阿仁村，用可攜式超音波儀器調查旋轉肌袖斷裂的發生率[1)]。結果，在參加健檢的664名居民中，有21％的居民願意接受檢查。調查的結果，50多歲就開始有旋轉肌袖完全斷裂的情況（10.7％），隨著年齡增長，斷裂的頻率增加，到80多歲就有36.6％（**圖1**）。在80多歲的人口中，每3人就有1人的旋轉肌袖斷裂。而且，此調查僅有完全斷裂的數值，排除了不完全斷裂，因此若包含的話，數值則會更大。在50多歲的族群中，約半數有不會痛的旋轉肌袖斷裂，隨著年齡增長，該比率也增加，到了80多歲約有2/3的旋轉肌袖斷裂無伴隨疼痛（**圖2**）。在此調查中，得知了兩件事。其一為旋轉肌袖的發生率，特別了解了各年齡層的頻率。另一點為無症候旋轉肌袖斷裂的發生率。

> **Memo 並不是「旋轉肌袖斷裂＝疼痛的原因」**
>
> 旋轉肌袖斷裂隨著年齡增加的事實，能夠理解成斷裂的原因為隨著老化的變化而產生。同時「旋轉肌袖斷裂並非疼痛的原因」，則代表即使有斷裂，用保守治療有使疼痛消失的可能。理解這些事實，在進行旋轉肌袖斷裂的治療上是非常重要的。

➤病因

旋轉肌袖斷裂的原因大致上可分為兩種，為外傷性斷裂與退化性斷裂。外傷性指跌倒或交通事故等外傷為契機而產生的斷裂，而退化性斷裂指旋轉肌袖老化的變化而造成的斷裂。比起外傷性斷裂，退化性斷裂較常見，約佔所有斷裂的8成[2]。綜觀其他關節，也找不到這麼多肌腱斷裂的關節。那麼，為什麼肩膀會有如此高頻率旋轉肌袖斷裂的情況？現在雖然尚未釐清，不過一般認為，旋轉肌袖與其他肌腱相比，處在容易斷裂的環境下。

退化性斷裂的原因，分為血流減少、彈性變化、吸菸等內因性因素，以及肩峰下夾擠，大型的critical shoulder angle[3]以及過度使用等外因性因素。

➤臨床症狀

症狀大致上分為疼痛與功能障礙。疼痛有運動時痛、夜間痛和安靜時痛三種。夜間痛的頻率高（約手術患者的7成），會在半夜或早晨因疼痛而醒來。許多患者在仰臥姿勢及側臥姿勢出現疼痛，改成坐姿及站姿減輕[4-7]。不過，現在仍不曉得為什麼有那麼多旋轉肌袖的患者會有夜間痛。肩關節疾病中除了旋轉肌袖斷裂，冰凍肩及肩鈣化性肌腱炎同樣也出現高頻率的夜間痛。恐怕與肩膀的解剖學構造有關，不過直到現在仍是一大謎題。功能障礙為難以上舉，以及難以使出外旋力等症狀的患者常見。

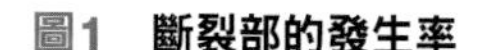
圖1　斷裂部的發生率

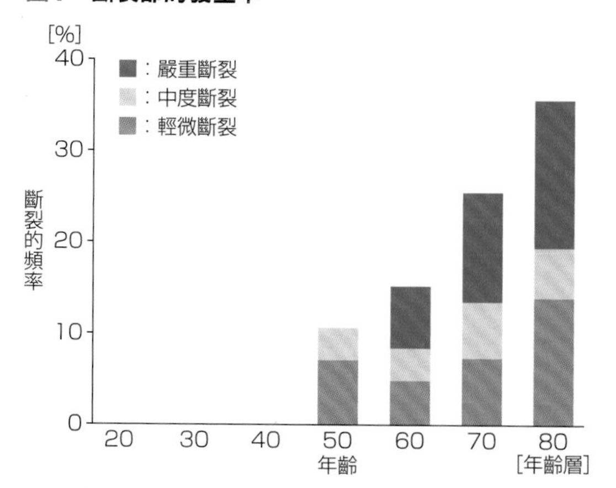

從50多歲的族群開始出現旋轉肌袖完全斷裂（10.7%），隨著年齡增加，斷裂的頻率增加，80多歲為36.6%。80多歲族群每3人就有1人旋轉肌袖斷裂。

圖2　有症狀及無症狀旋轉肌袖斷裂的頻率

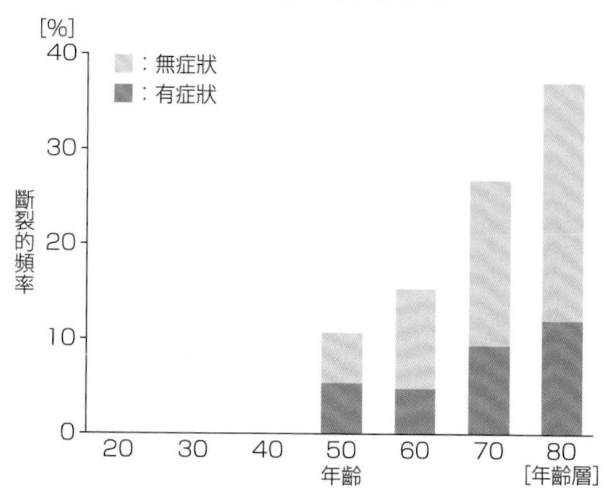

無症狀的頻率隨著年齡增長而增加，80多歲族群有2/3的斷裂為無症狀的斷裂。

➤診斷

從物理檢查能夠推測有無某種程度的斷裂與斷裂的肌腱。首先做視診，確認有無翼狀肩胛或肌肉萎縮（特別是棘上肌、棘下肌）。肩胛骨為了避免疼痛，在肩關節外展時呈現翼狀肩胛。若斷裂呈現慢性化將出現肌肉萎縮，因此容易識別斷裂的肌肉。確認旋轉肌袖的哪一條肌腱斷裂之代表性物理檢查測試，有棘上肌測試、棘下肌測試、lift off test。雖然在本節不會講解具體的手法，不過這些測試比起疼痛，皆在肌力降低時有較大的精確度。

旋轉肌袖斷裂的影像診斷為MRI檢查（**圖3**）或超音波檢查（**圖4**）。超音波檢查簡便又可馬上進行，因此便於對掛號患者固定檢查。不過，卻有無法看到肩峰下展開的大型斷裂，以及難以用於肌肉萎縮及脂肪變性的評估之缺點。在本院若預計動手術，則會追加MRI檢查。

➤治療

旋轉肌袖斷裂的治療基本上為保守治療。保守治療可分為三種類型（投藥、注射、復健）。投藥有消炎鎮痛藥、含Tramadol及Acetaminophen複方藥品、Pregabalin等。輕度的疼痛有成效，不過若疼痛嚴重及有夜間痛的情況則無法期待效果。注射分為肩肱關節內注射與肩峰下滑液囊注射。若為關節面的不完全斷裂則進行肩肱關節內注射，若為完全斷裂及滑液囊側的不完全斷裂則進行肩峰下滑液囊注射。使用的藥液因疼痛的強度而改變。若有夜間痛、運動時痛的嚴重情況用類固醇，其他情況則用玻尿酸。注射對於改善疼痛有很大的成效。在上舉有困難的案例（即假性麻痺）、發生攣縮、出現夾擠症狀的情況則進行復健。約7成案例的保守治療有效[2)]。保守治療通常至少進行3個月，對於保守治療有抵抗的情況則適合手術。

圖3　旋轉肌袖斷裂的MRI

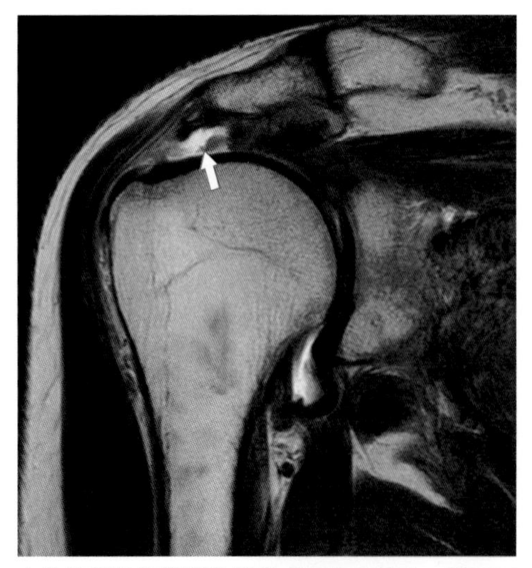

由於旋轉肌袖斷裂的斷裂處有許多積水，用MRI（T2強調影像）能看出斷裂部呈現高亮（⇨）。

圖4　旋轉肌袖斷裂的超音波檢查影像

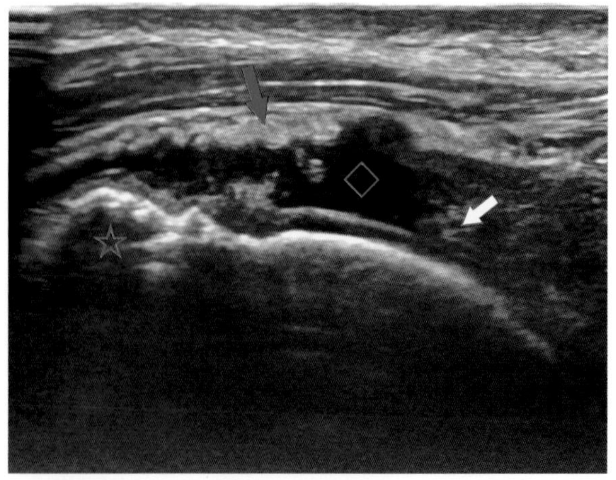

本案例為棘上肌的中度斷裂。由於斷裂處（◇）有積水，也能看出滑膜的增生（➡）。旋轉肌袖從大結節（☆）斷裂，斷裂邊緣（⇨）緊縮。

手術的基本為微創肩關節鏡旋轉肌袖修補手術（**圖5**）。斷裂嚴重、旋轉肌的肌肉萎縮或脂肪變性嚴重的情況，則選擇微創肩關節囊重建手術（**圖6**）或反置式人工肩關節置換術（**圖7**）。在本院，70歲以上的患者選擇用反置式人工肩關節置換術，未滿70歲的患者用微創肩關節囊重建手術。這兩種手術對假性麻痺亦有成效。

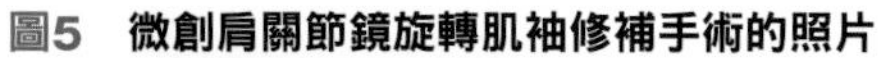

圖5　微創肩關節鏡旋轉肌袖修補手術的照片

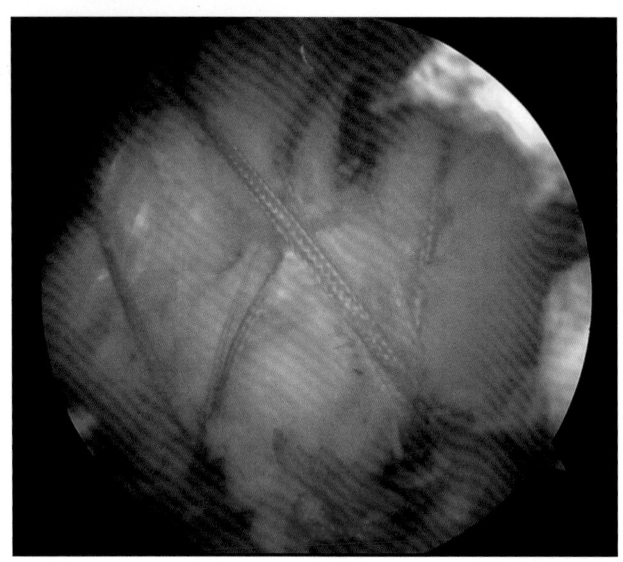

用transosseous equivalent法修補嚴重斷裂旋轉肌袖的照片。

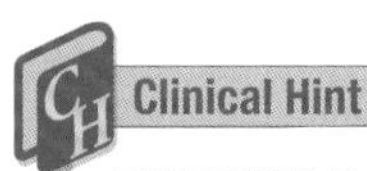

Clinical Hint

肩膀手術的生物力學

從生物力學的觀點來看，微創肩關節囊重建手術可說是為了不讓肱骨頭往上移動、保持向心的意義上合理的手術。反置式人工肩關節置換術將旋轉中心往內側、下方移動。結果，三角肌的力矩臂增加，即使旋轉肌袖沒有功能，肩關節也能夠上舉。

Memo

旋轉肌袖斷裂的手術適應

就算是旋轉肌袖斷裂，也有情況是最好早期動手術。那就是相對年輕的案例（50歲以下）、外傷性斷裂、上舉困難及肌力顯著降低而影響日常生活的情況。疼痛嚴重或具有顯著功能障礙的情況，不要只是拉長保守治療，最好建議動手術。

圖6　微創肩關節囊重建手術

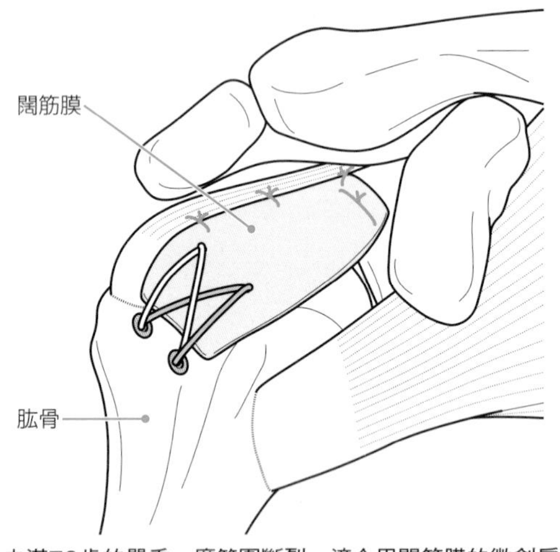

未滿70歲的嚴重、廣範圍斷裂，適合用闊筋膜的微創肩關節囊重建手術。

圖7　反置式人工肩關節置換術

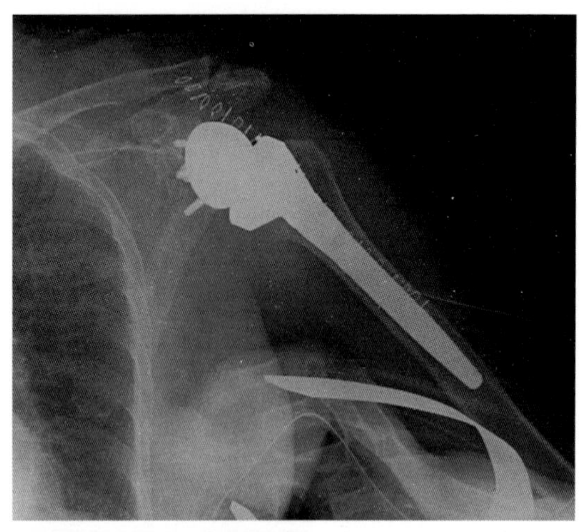

70歲以上的嚴重、廣範圍斷裂，適合反置式人工肩關節置換術。

冰凍肩

➤病情

如「五十肩」、「肩周炎」、「冰凍肩」等有各種不同病名這件事所象徵的，本疾病的病情尚不明瞭。由於根據我們肩關節專科醫師的經驗，肩肱關節內的注射經常有成效，因此認為肩肱關節的炎症為主因。不過，由於也有肩峰下滑液囊注射有成效的案例，因此無法用單一的病情說明。同時，也有案例是一開始診斷為冰凍肩而施加治療，即使改善症狀，經過數個月疼痛復發，重新用MRI攝影後發現有微小的旋轉肌袖斷裂。也就是說，也有在初期的MRI檢查中無法掌握的微小斷裂的情況。亦有治療其中一側的冰凍肩後，經過半年，另一側出現類似症狀的情況。同時，偶爾也會遇到兩側同時發病的案例。這種情況必須做糖尿病等基礎疾病的檢查[8]。

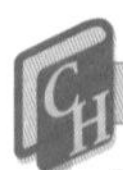
Clinical Hint

關節囊的攣縮部位與活動度受限的關係

經由實驗，得知關節囊在生物力學方面如何攣縮，以及何種活動度將會受限。譬如有研究指出，在右肩縫合7點到9點鐘方向的關節囊，內旋活動度平均減少14°[9]，另有研究指出縫合3點到6點鐘方向的關節囊時，外展活動度減少19°，外旋活動度減少21°[10]。

Memo

為什麼冰凍肩的病情解析沒有進展？

為什麼冰凍肩的病情解析比起其他疾病慢了一步呢？能夠想到好幾個理由。其中一個是稱作self-limiting disease，即就算不治療，症狀也會自然恢復的情況。若有許多難以醫治的案例就會成為研究對象，不過經常自然痊癒的話，就難以成為研究對象。而另一個理由是動手術的患者並不多。雖然骨科醫師對於可動手術的疾病表示興趣，對於用保守治療的疾病似乎有不感興趣的傾向。

➤病因及病期分類

研究指出，不僅在日本，在海外的好發年齡亦為40歲～60多歲族群，其中約70%為女性[11]。有許多案例是沒有特別誘因便發病，不過也有情況是因輕微外傷（扭到手、把手伸到汽車後座之類）而發病。一般而言分為攣縮進行期（freezing phase）、攣縮期（frozen phase）、緩解期（thawing phase）三個病期[12]。攣縮進行期為疼痛導致運動受限以外，也出現安靜時痛和夜間痛，關節的攣縮逐漸惡化的時期。攣縮期為疼痛雖然逐漸減輕，依舊有活動度受限的時期。緩解期為活動度逐漸改善的時期。

➤臨床症狀

症狀與旋轉肌袖斷裂類似。疼痛為運動時痛、夜間痛和安靜時痛。不過多少有不同的地方。那就是疼痛的部位和疼痛的出現方式。旋轉肌袖斷裂的患者大多為上臂外側疼痛，相對的冰凍肩的患者大多為肩膀整體的疼痛。這與疾病的病灶位於何處有關。也就是說，旋轉肌袖斷裂疼痛的原因大多來自肩峰下滑液囊，這種情況在活動度的中間將產生疼痛。另一方面，冰凍肩主要為關節攣縮及關節炎症產生的疼痛，在活動度最末端感受到肩膀整體的疼痛。

➤診斷

物理檢查上，並無「有這種情況」就能夠診斷為冰凍肩的症狀。影像檢查亦然，並無「有這種情況」就能夠診斷為冰凍肩的症狀。只不過，在臨床上偶然會遇到可視為冰凍肩的症狀。譬如肩肱關節內及肱二頭肌腱鞘內的水腫（**圖8**）、關節囊下方的肥厚、腋囊變狹窄（**圖8**）、旋轉肌間隔的滑膜炎及肥厚（**圖9**）等，如果在其他疾病看到這些症狀出現，也無法確實地診斷。

圖8　冰凍肩出現的關節內水腫、腋囊變狹窄

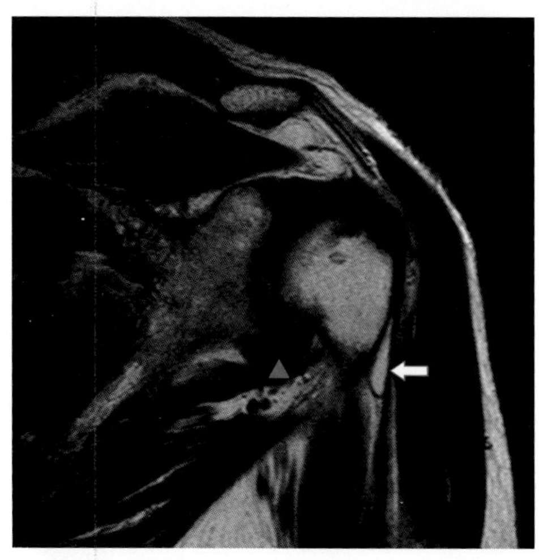

冰凍肩的MRI中有時會出現肩肱關節內及肱二頭肌腱鞘內的水腫（⇨）、關節囊下方的肥厚、腋囊變狹窄（▲）。

圖9　冰凍肩出現的旋轉肌間隔的肥厚

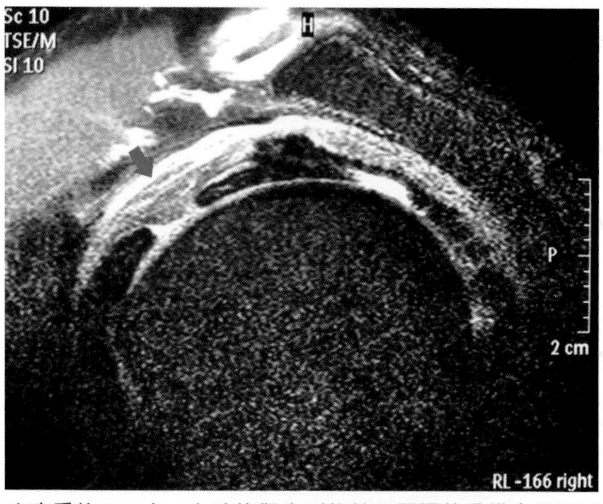

冰凍肩的MRI中，有時能觀察到旋轉肌間隔的滑膜炎及肥厚（➡）。

➤治療

首先進行保守治療。患者的主要訴求為疼痛還是運動受限？以及其程度有多嚴重，皆會影響治療的選擇。若疼痛輕微、主要為攣縮的話，便進行肩關節活動度訓練等復健。若疼痛嚴重、有夜間痛及安靜時痛的情況，便用類固醇進行關節內注射。雖然也有只要減輕疼痛亦能改善活動度的患者，若留有攣縮的情況，就必須進行活動度的訓練。

Clinical Hint

微創肩關節囊切除術

即使進行6個月以上的復健也沒有改善活動度，上舉在90°以下的情況適合神經根阻斷術及微創肩關節囊切除術（**圖10、11**）。由於在術後若不好好復健則會再度引起攣縮，因此在術前必須不厭其煩地教導患者復健。

圖10　微創肩關節囊切除術的照片

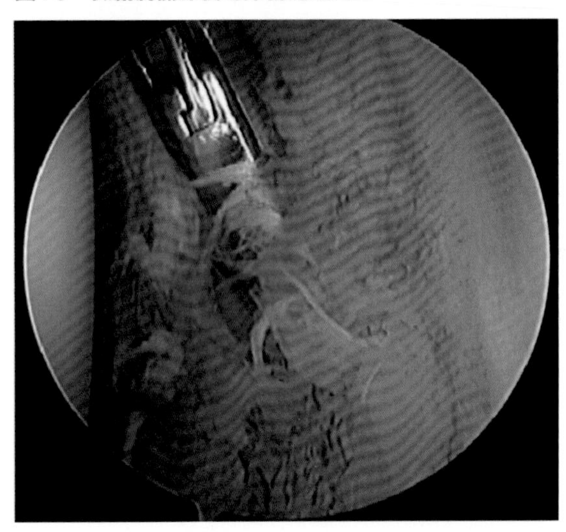

即使進行6個月以上的復健也沒有改善活動度，上舉在90°以下的情況適合微創肩關節囊切除術。用鉗子切除關節囊周圍。

圖11　微創肩關節囊切除術前後的上舉變化

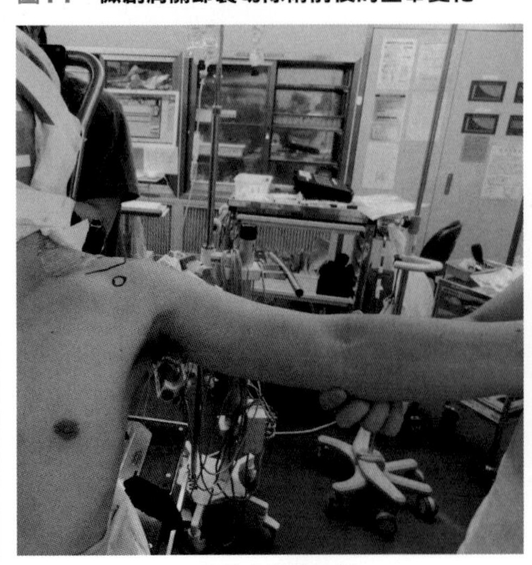

a　術前（上舉80°）

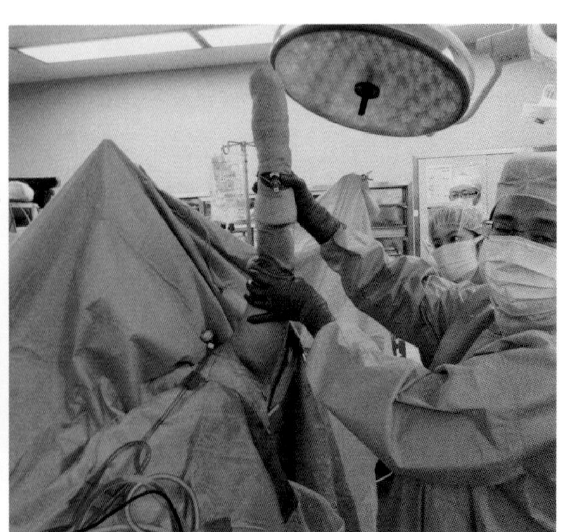

b　術後（上舉160°）

進行微創肩關節囊切除術前上舉為80°（**a**），切除後改善至上舉160°（**b**）。

肩鈣化性肌腱炎

➤病情

此為沉積在肌腱的磷灰石使得滑液囊和旋轉肌腱產生炎症的疾病。用X光影像確認旋轉肌袖有鈣鹽沉積人口的頻率為2.7～7.5%，其中有35～45%的人出現疼痛[13，14)]。

➤病因

雖然肌腱出現鈣鹽的詳細機制尚未明朗，一般認為是在肌腱的退化過程中產生鈣鹽。高齡者除了肩膀以外的部位也經常有鈣鹽沉積，因為推測是軟組織在退化過程中出現的。因此，並不表示有鈣鹽就一定出現疼痛。生物力學上肌腱內有鈣鹽的情況，就不用擔心肩峰下的夾擠。只不過就算只有幾毫米，肌腱也會腫脹，若鈣鹽往滑液囊側突出就會產生肩峰下夾擠。現已釐清即使正常也會產生肩峰與旋轉肌袖的接觸現象[15)]，已知些許的肌腱腫脹或鈣鹽突出就會成為夾擠的原因。

Memo

有鈣鹽並不代表就是疼痛的原因

用X光影像檢查到有鈣鹽時，雖然很想認為這就是疼痛的原因，不過並非一定如此。由於一般人身上都有幾%的鈣鹽，因此說不定就只是X光影像的檢查結果而已。由於旋轉肌袖斷裂和冰凍肩也是疼痛的原因，因此有鑑別的需要。

➤臨床症狀

50多歲女性在某天晚上肩膀突然疼痛、無法動彈，這就是典型的病狀。出現夜間痛、安靜時疼痛、運動時疼痛，疼痛經常在上臂外側出現。特徵為沒有誘因，急性發病而有強烈的疼痛。在慢性期出現疼痛的患者和急性期的患者不同，並不是安靜時痛及夜間痛，大多因運動時痛的主症狀而受診。

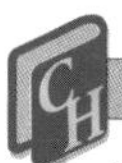

Clinical Hint

鈣鹽導致的炎症

若產生鈣鹽將對鈣鹽周圍的肌腱造成炎症，合併肌腱炎的狀態。肌腱將腫脹、變厚。若肌腱變厚，則容易與肩峰產生衝撞，呈現夾擠症狀。鈣鹽的大小及炎症的波及程度，將影響肌腱的腫脹程度。

➤診斷

診斷時觀察X光影像即一目瞭然（**圖12**）。最常看到鈣鹽的雖為棘上肌（整體的51%）和棘下肌（44%），但有時也會在肩胛下肌出現（3%）[13]，因此X光影像除了正面影像，也必須注意橫斷影像。慢性期患者的情況呈現肩峰下夾擠的症狀。意即為疼痛弧徵候、尼爾及霍金斯手法的夾擠徵候。

➤治療

治療首先可用超音波指引下的穿刺、吸引（**圖13**）。超音波指引下用生理食鹽水抽取、除去沉積的鈣鹽（**圖14**）。在急性期形成的鈣鹽幾乎能夠用這種方法去除。抽取後注入類固醇。鈣鹽慢性化而變硬的情況，則用18G的針頭穿刺。有時穿刺幾個洞後，鈣鹽就消失了。即使抽取和穿刺，在外展時仍留有疼痛、肩峰下夾擠徵候為陽性的情況則適合手術。手術用關節鏡去除鈣鹽（＋旋轉肌袖的修補）（**圖15**）。

圖12　X光影像上看到的鈣鹽沉積

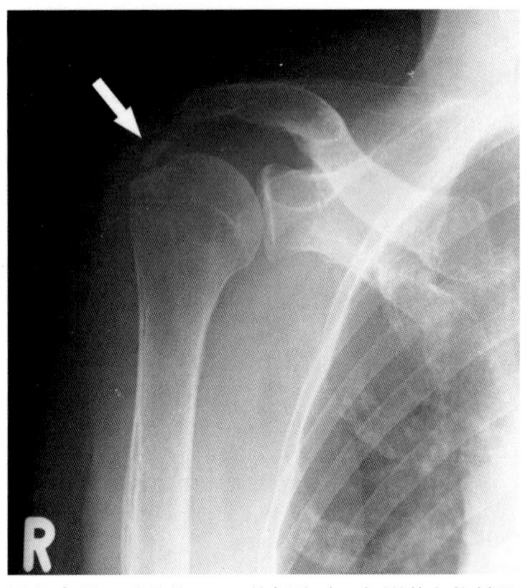

這個案例可看見約1.5cm的鈣鹽（⇨）附著在旋轉肌袖上。

圖13　進行穿刺、吸引中的照片

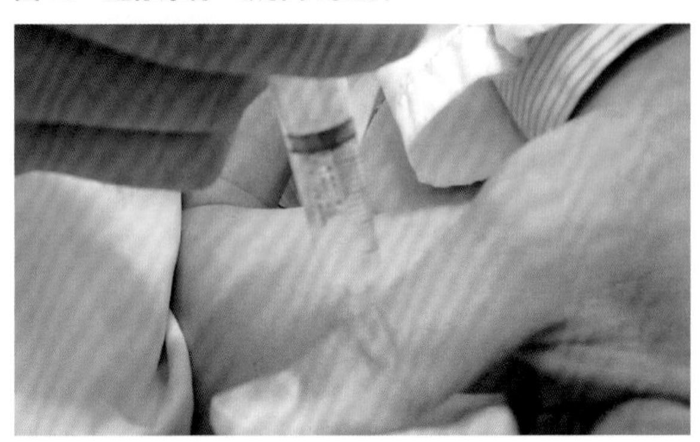

在超音波指引下用生理食鹽水抽取沉積的鈣鹽。針筒中可見的白色物體為吸取出的鈣鹽。

圖14　穿刺、吸引中的超音波影像

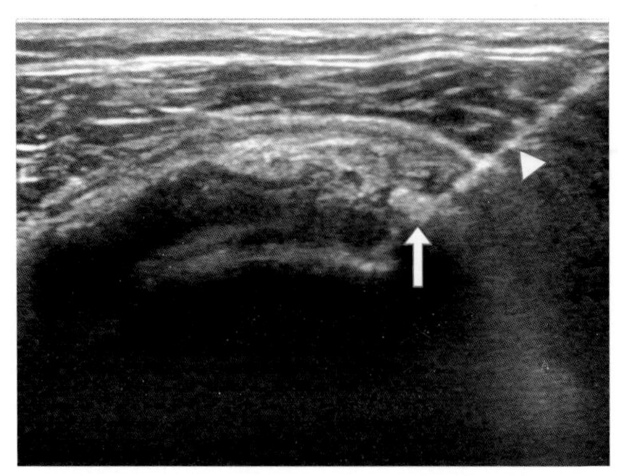

18G針的尖端（△）有鈣鹽（⇨），正要開始吸引。

圖15　關節鏡下鈣鹽去除手術的照片

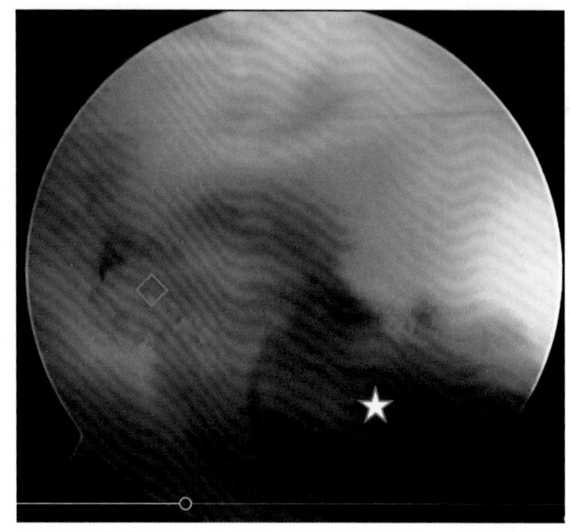

正在將刨削刀（☆）伸入切開的肌腱內，以切除鈣鹽（◇）。

文獻

1) Minagawa H, et al : Prevalence of symptomatic and asymptomatic rotator cuff tears in the general population : From mass-screening in one village. J Orthop, 10(1) : 8-12, 2013.
2) Yamamoto N, et al : Risk Factors for Tear Progression in Symptomatic Rotator Cuff Tears : A Prospective Study of 174 Shoulders. Am J Sports Med, 45(11) : 2524-2531, 2017.
3) Shinagawa K, et al : Critical shoulder angle in an East Asian population : correlation to the incidence of rotator cuff tear and glenohumeral osteoarthritis. J Shoulder Elbow Surg, 27(9) : 1602-1606, 2018.
4) 山本宣幸, ほか : 腱板断裂患者の夜間痛について－患者背景ならびに関節鏡所見との関係－, 関節鏡, 27(2) : 169-172, 2002.
5) 山本宣幸, ほか : 腱板断裂患者の夜間痛について－アンケート調査ならびに肩峰下滑液包の圧測定による五十肩との比較－, 日整会誌, 77 : S610, 2003.
6) 山本宣幸, ほか : 腱板断裂患者の夜間痛について－アンケート調査ならびに肩峰下滑液包の圧測定－, 肩関節, 27(2) : 259-262, 2003.
7) 山本宣幸, ほか : 腱板断裂患者の夜間痛について－術前・術後の肩峰下滑液包圧の変化－, 肩関節, 28(2) : 279-282, 2004.
8) Reeves B : Arthrography of the shoulder. J Bone Joint Surg Br, 48(3) : 424-435, 1966.
9) Muraki, et al : Effect of posteroinferior capsule tightness on contact pressure and area beneath the coracoacromial arch during pitching motion. Am J Sports Med, 38(3) : 600-607, 2010.
10) Gerber C, et al : Effect of selective capsulorrhaphy on the passive range of motion of the glenohumeral joint. J Bone Joint Surg Am, 85-A(1) : 48-55, 2003.
11) Hannafin JA, et al : Adhesive capsulitis. A treatment approach. Clin Orthop Relat Res, (372) : 95-109, 2000.
12) Harryman DT, et al : The stiff shoulder. In Rockwood CA, et al eds, The Shoulder 2nd ed, WB Saunders, Philadelphia : 1064-1112, 1998.
13) Bosworth BM : Calcium Deposits In The Shoulder And Subacromial Bursitis Survey of 12,122 Shoulders. JAMA, 116(22) : 2477-2482, 1941.
14) Welfing J, et al : Les calcification de l'épaule. La maladie des calcifications tendineuses multiples. Rev Rhum Mal Osteoartic, 32(6) : 325-334, 1965.
15) Yamamoto N, et al : Contact between the coracoacromial arch and the rotator cuff tendons in nonpathologic situations : a cadaveric study. J Shoulder Elbow Surg, 19(5) : 681-687, 2010.

2 運動相關的肩關節疾病

Abstract

■ 雖然運動時在特定的姿勢（投球或發球動作等）會出現肩關節痛，在日常生活動作中一般不會有肩關節痛。

■ 骨骺閉合前的選手有肱骨近端骨骺分離，骨骺閉合後的選手有肩峰下夾擠症候群與肩關節夾擠症候群。有時胸廓出口症候群會導致投球上肢的麻痺及肌力降低的情況。

■ 雖然停止運動、讓肩關節保持安定的話就能夠減緩疼痛，不過常有再度開始運動就會復發的情況。作為治療，一般以物理治療為中心的保守治療，較少用手術治療。

■ 在物理治療時，不僅要從各疾病的病情、症狀及影像診斷來理解肩關節組織的損傷部位，釐清其損傷原因之患部外的功能異常很重要。

序

患者因為運動導致肩關節痛而前來受診時應該想到的疾病，骨骺閉合前的選手有肱骨近端骨骺分離，骨骺閉合後可舉出肩峰下夾擠症候群與後上及前上的肩關節夾擠症候群。有時也會發生胸廓出口症候群造成的投球手臂的麻痺、沉重及肌力降低。除了棒球、軟式棒球等做投球動作的選手，其他如排球、網球、手球、游泳等反覆上舉上肢的選手偶爾也會出現問題。

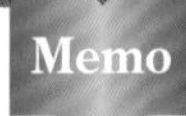

投球動作的特徵

投球動作為牽動下肢、髖關節、體幹、上肢的全身運動。思考投球運動選手肩關節痛的原因，重要的是理解下肢、髖關節功能的影響大，和投球動作的特徵。

總論

投球動作分為準備期（Wind up）、初期揮臂期（Early cocking）、揮臂期（Late cocking）、加速期（Acceleration phase）和完成動作期（Follow through）（**圖1**）。理解各階段的下肢、軀幹、上肢的功能很重要。

➤初期揮臂期

投球臂下肢的髖關節內收肌使得平移運動與投球側髖關節外旋運動發生，非投球側的下肢踏地。軀幹伸展，一邊將投球側的肩胛骨內收、上旋轉，一邊使肩關節外展。

圖1　投球動作

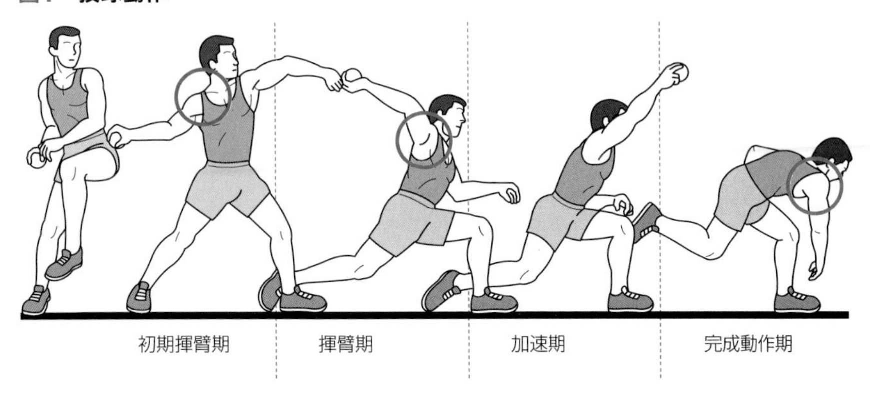

●肩關節前、側邊痛（三角肌疼痛）

將手臂往後拉時，投球側的肩關節逐漸外展，下臂旋前，同時非投球側的腳踏著地面。肩關節過度水平外展、內旋（手肘過於往後拉扯），肩關節前方過度伸展。肩關節前方的三角肌前部、中部纖維及前方的關節囊韌帶過度伸展（圖2的⇔），出現疼痛。

圖2　肩關節前方疼痛的病狀（將手後拉時）

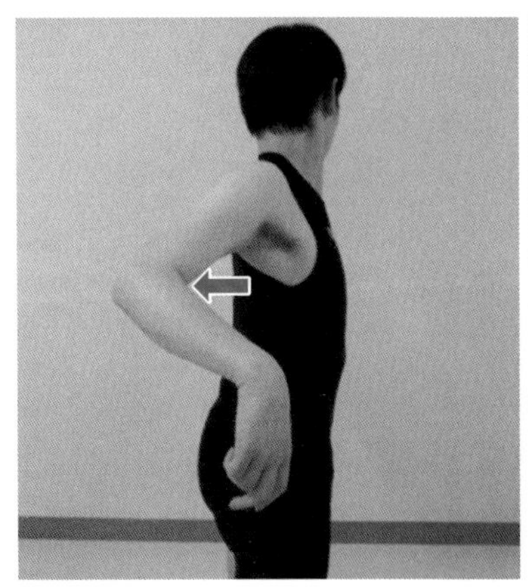

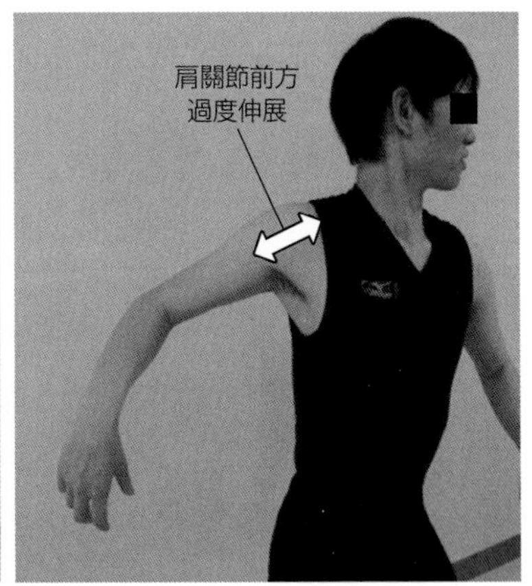

●肩關節側邊痛（肩峰下夾擠症候群）

手臂後拉造成肩關節伸展、外展時，有時棘上肌大結節附著部與肩峰發生夾擠的情況（尼爾徵候）。

➤揮臂期

投球側肩關節外展，進行最大外旋。

●肩關節後方痛（肩關節夾擠症候群（後上方））

若投球側肩關節過度水平外展、外旋，肩關節內關節窩邊緣的關節盂唇（特別是後上方）將與關節囊側棘上肌大結節附著部夾擠，出現肩關節後方疼痛。若繼續投球，將對關節盂唇及旋轉肌袖造成損傷。

● **投球側上肢的痲痺與握力降低（胸廓出口症候群）**

由於肩關節過度水平外展（過度將手肘往後方後扯）而牽引到臂神經叢，血管的壓迫使得小指痲痺、握力降低。亦會血流異常，造成手指冰冷。

➤加速期

肩關節最大外旋，隨著胸椎伸展，將球投出。

● **肩關節前側方痛（肱骨近端骨骺分離）**

骨骺閉合前的選手，除了上述的肩關節夾擠症候群，也會因為重複肩關節外旋、內旋的動作而對骨骺施加扭曲的力量，造成損傷。

➤完成動作期

體重往非投球側下肢移動，進行髖關節內旋運動。

● **肩關節前方痛（肩峰下夾擠症候群、肩關節夾擠症候群（前上方））**

體重往非投球側下肢的移動不充分時，投球側肩關節過度水平內收、內旋，喙肩韌帶與旋轉肌袖衝撞（霍金斯徵候）。關節內發生包含pulley lesion（肱二頭肌長頭肌腱病變）前上方的肩關節夾擠症候群。

● **肩關節後方痛（關節窩Benett lesion造成的骨贅（圖3））、上關節盂唇損傷（牽引性上關節盂唇（SLAP）損傷）**

SLAP：superior labrum anterior and posterior

體重往非投球側下肢的移動不充分時，投球側上肢被過度往前方牽引，對於肱三頭肌及三角肌後部纖維造成壓力，關節窩後方的三頭肌附著部出現牽引性骨贅。而在關節內，對肱二頭肌長頭肌腱造成牽引應力，造成關節盂唇損傷。

圖3　肩關節後方痛的病狀

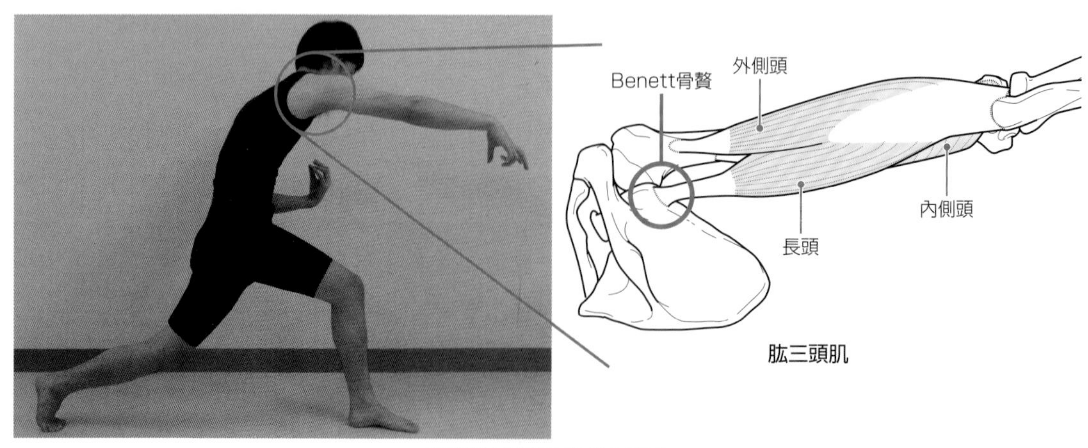

投球側上肢過度往前方牽引

肱骨近端骨骺分離

➤病情

多特威（Dotter WE）（1953年）將少年棒球投手肱骨近端骨骺分離的情況稱作Little leaguer's shoulder[1]。此疾病從加速期到完成動作期急遽的肩關節外旋、內旋動作，導致對肱骨近端軟骨施加過度壓力（圖4a）。重複做投球動作，成長期的肱骨近端軟骨產生扭曲和張力的作用，對於骺軟骨造成骨化異常。主因為下肢與軀幹的柔軟度降低造成上半身中心的投球動作及不良姿勢下產生的不成熟投球動作。不只是投手、捕手，內外野手也會出現此疾病。

➤症狀

主症狀為投球動作造成的肩膀疼痛，通常不會有肩關節活動度受限。

➤診斷

HERT：
hyper external rotation test

在肱骨近端骨骺的外側偶爾可見壓痛。HERT為陽性[2,3]（圖4b）。在X光檢查，肩關節外旋姿勢正面影像中，出現骺軟骨寬度擴大與不整齊的影像（圖

圖4　肱骨近端骨骺分離的病情與局部診斷

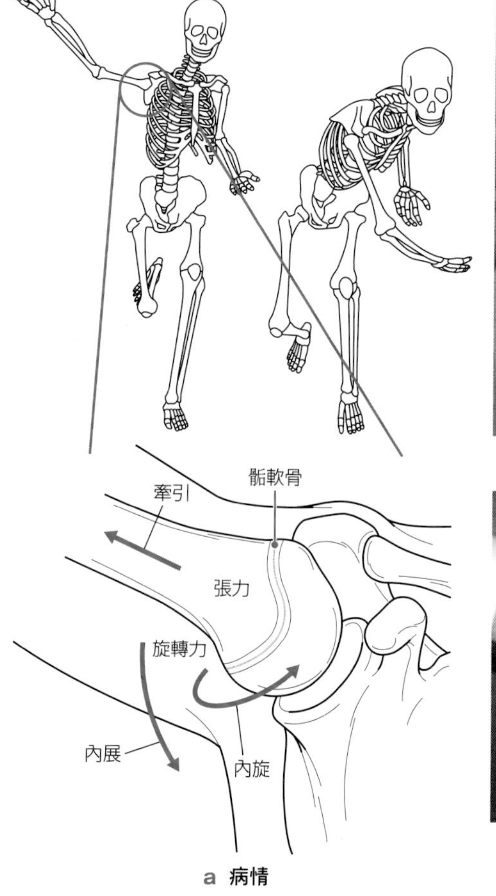

a　病情

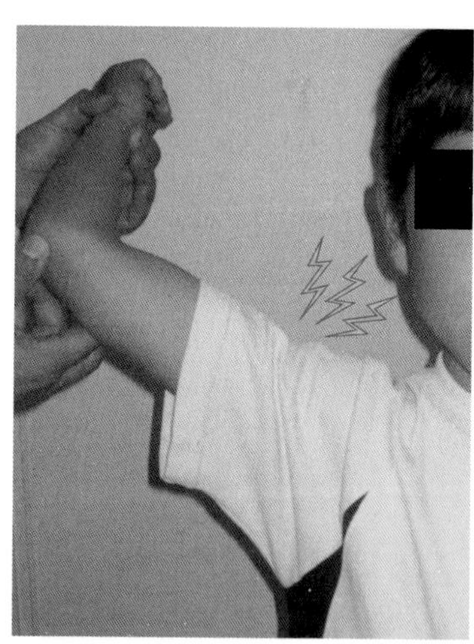

HERT

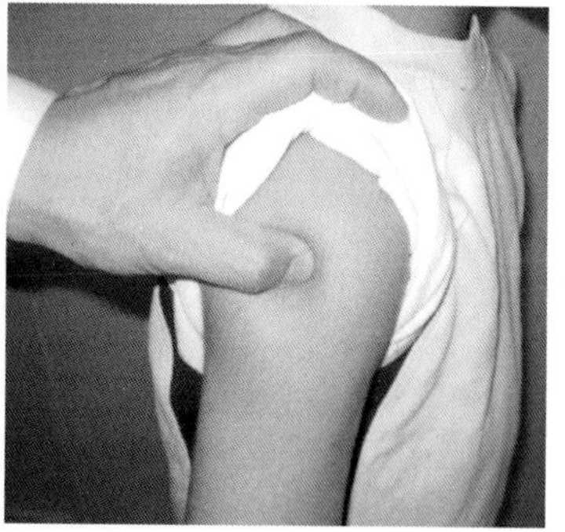

壓痛部位

b　局部診斷

5a）。在初期，骺軟骨寬度擴大與不整齊的影像從外側及前方開始出現，到了進行期擴大至骺軟骨全體。若更加惡化，骨骺將往內、後側滑動。在超音波影像中，骺軟骨與X光影像一樣，與健肢相比寬度和深度擴大（**圖5d**）。MRI的T2強調影像中，骺軟骨呈現高信號影像（**圖5c**）。

➤治療

指示患者禁止投球，局部保持安定。通常3到4週內疼痛消失，在投球禁止期間除了肩關節，也以改善軀幹與下肢柔軟度為目的進行復健。若壓痛及HERT呈現陰性便開始投球動作，一邊持續調整，在1到2個月左右便許可全力投球。

圖5　肱骨近端骨骺分離的代表案例

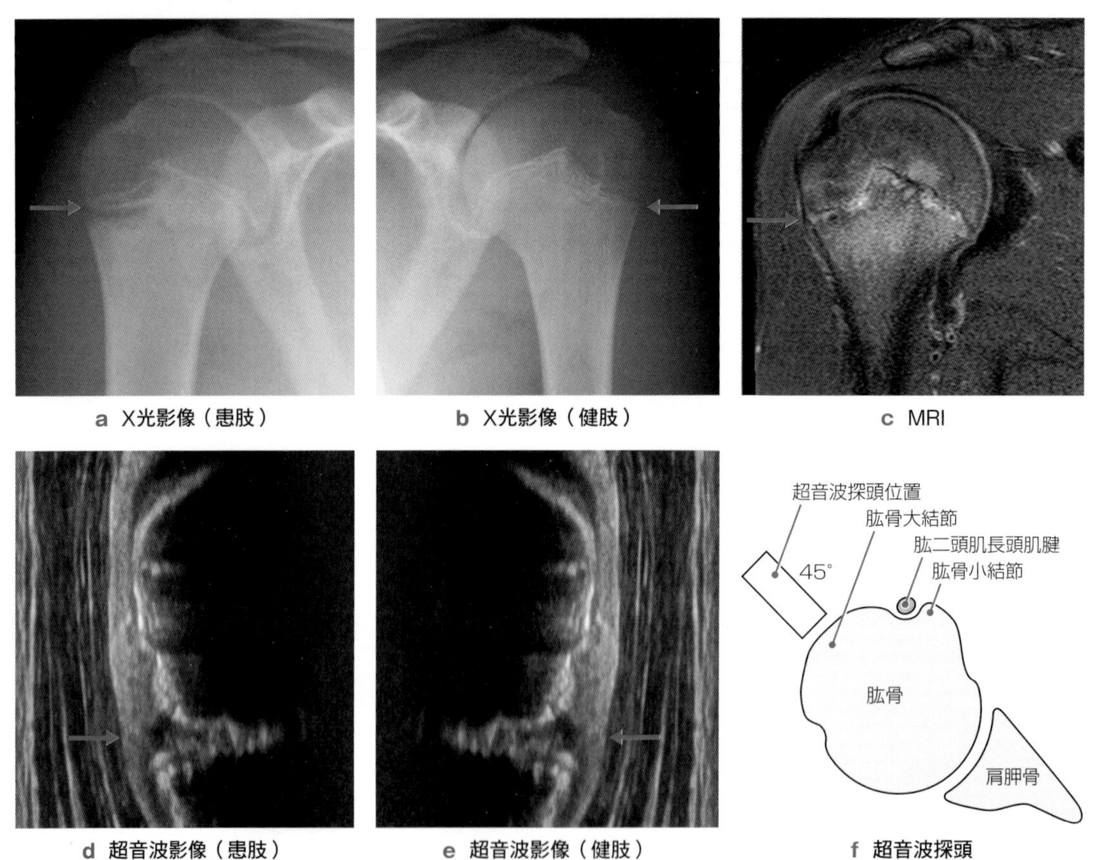

a　X光影像（患肢）　b　X光影像（健肢）　c　MRI

d　超音波影像（患肢）　e　超音波影像（健肢）　f　超音波探頭

> **Memo　對於指導者與保護者的啟發**
>
> 運動為成長期的身體發育及發達所不可或缺的要素，其品質和運動量必須合理。發作機制雖然與脆弱的軟骨、未發達的肌力及未成熟的投球技術等有關，主因為過度反覆進行的投球動作。作為預防的對策，每日的投球量在50以下，且一週限制在300球以內，培育兩位以上的投手和捕手，排定不連續上場的比賽行程，以及非賽季的設定等（日本臨床運動醫學會提議，1995）。

在初期，損傷的骺軟骨逐漸復原，平均3個月後X光影像的左右差異消失。在進行期，需要6個月以上的復原時間，有時也會復發。

肩關節夾擠症候群（後上方）

➤病情

安德魯（Andrews）等人（1985年）的研究指出在投球的完成動作期，肱二頭肌長頭肌腱被牽引，產生上關節盂唇損傷[4]。史奈德（Snyder）等人（1990年）將不局限於投球障礙的SLAP損傷分類成四種[5]（圖6）。之後摩根（Morgan）等人聚焦於外傷群體與投球障礙群體的差異，將SLAP損傷type II分類成三種，指出投球障礙的選手中有許多背面（posterior）的類型[6]。沃克等人（1992年）提出肩關節外展、外旋姿勢時旋轉肌袖的關節囊面與關節窩後上緣衝撞而導致旋轉肌袖關節面與後上方的關節盂唇損傷的機制，指出肩關節夾擠症候群的概念[7]（圖7）。

圖6　SLAP損傷

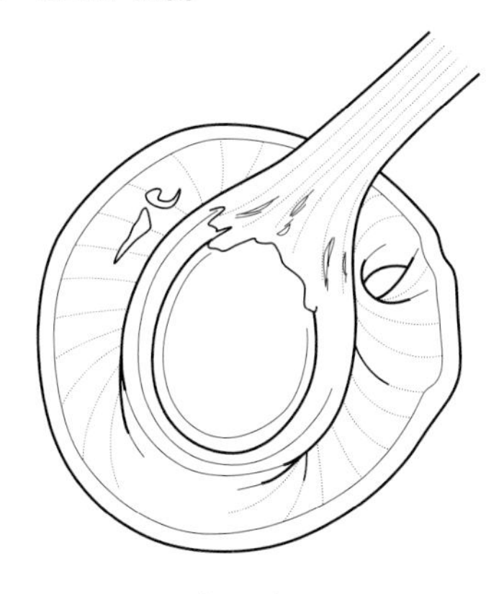

a　type I
上關節盂唇雖然出現毛屑般的東西，上關節盂唇並沒有剝離。

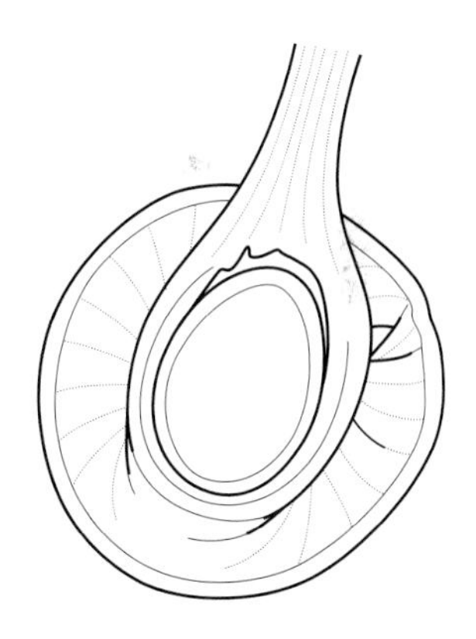

b　type II
上關節盂唇從肩胛骨頸部剝離的情況。

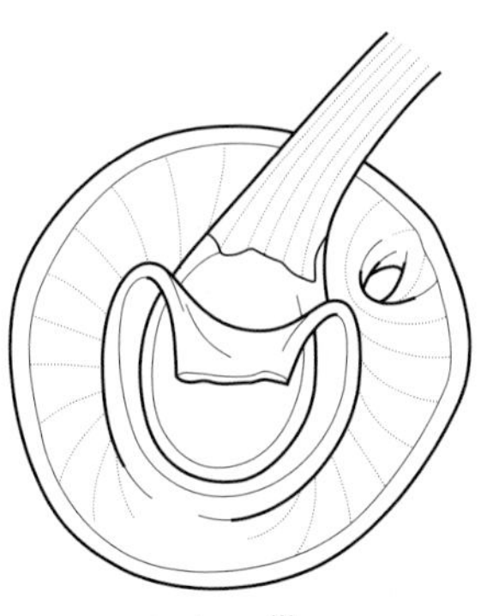

c　type III
上關節盂唇的邊緣斷裂。

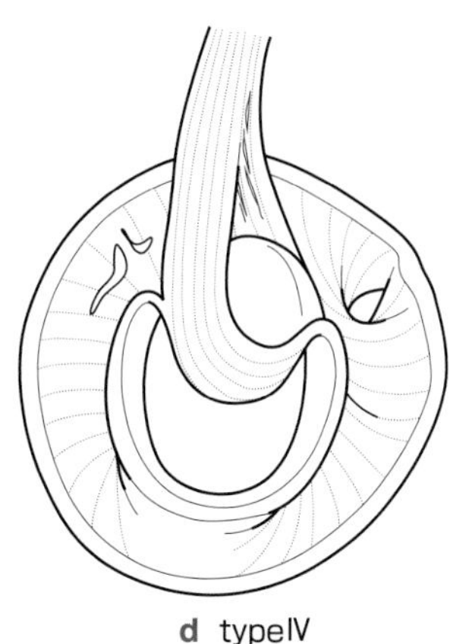

d　type IV
上關節盂唇的邊緣斷裂擴大到肱二頭肌的長頭肌腱。

圖7　肩關節夾擠症候群

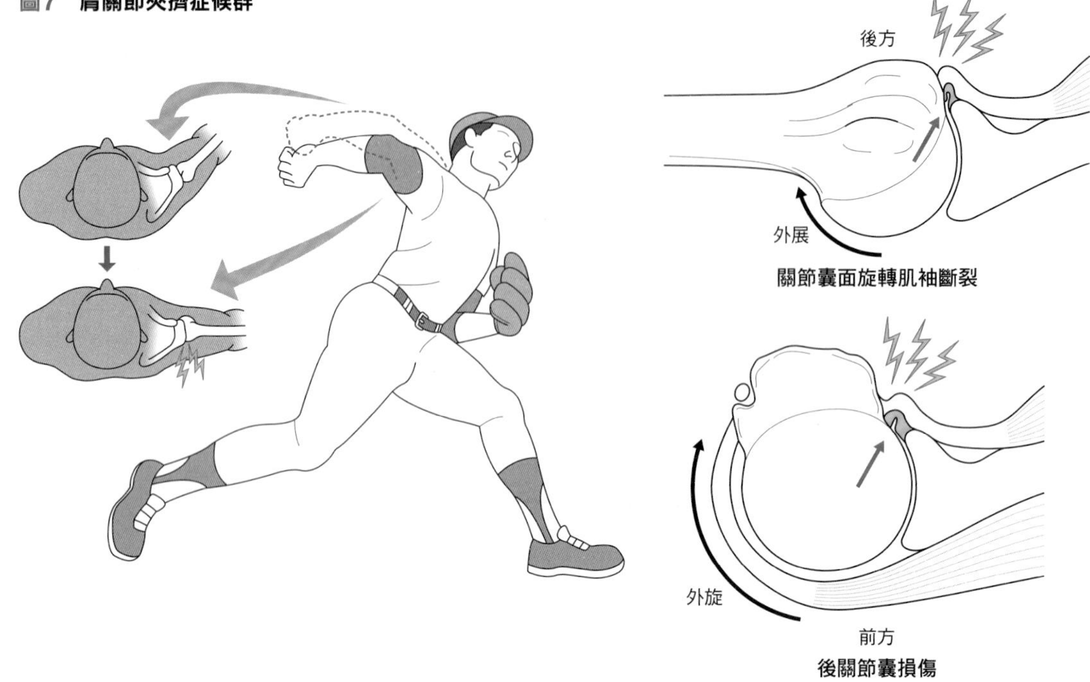

布克哈特（Burkhart）等人的研究指出，後方關節囊的攣縮及後方肌的過度張力，使得肩關節外展外旋時肱骨頭往後上方位移，後上方關節盂唇的翻轉現象（peel back phenomenon）導致從關節窩剝離[6，8-10]。由於過度的肩關節水平外展（揮臂期勉強將手肘往後方拉扯的動作），在肩關節內前關節囊出現鬆弛也是誘發因子[11-14]。旋轉肌袖功能衰退[15]及肩胛骨位置異常之SICK scapula[16，17]也是惡化因子。安德魯等人指出，這是投球完成動作的減速期所施加的肱二頭肌長頭肌腱的離心性牽引導致的病情[4]。

➤症狀

主症狀為投球動作時出現的肩膀疼痛，通常不會出現肩關節活動度受限。

➤診斷

HERT為陽性[2，3]（**圖8**）。有時X光檢查在肱骨頭後上方出現骨囊腫陰影。MRI中，T2強調影像在後上方的關節盂唇內出現高亮度影像。若持續和關節囊後上方夾擠，肱骨後上方的骨囊腫將出現變化，確認為鄰近後上方的旋轉肌袖關節面的損傷（**圖9**）。

➤治療

指示患者禁止投球，保持局部安定。一般在3到4週時疼痛消失。投球禁止期間，積極進行肩關節、軀幹和下肢柔軟度的改善。若HERT呈現陰性，逐漸開始做投球動作，一邊持續調整，在1到2個月後便可全力投球。

圖8　疼痛誘發測試（HERT）

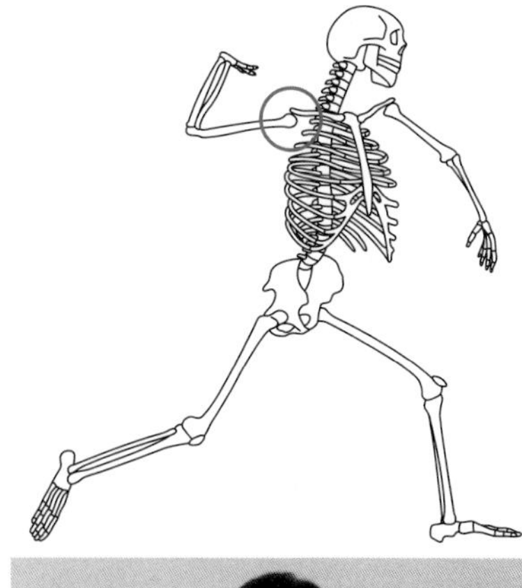

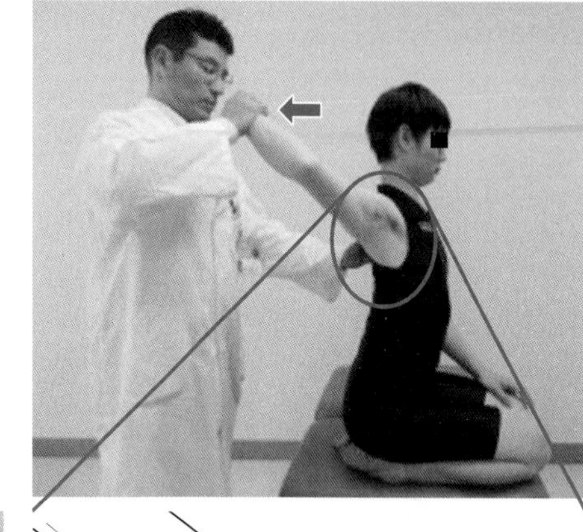

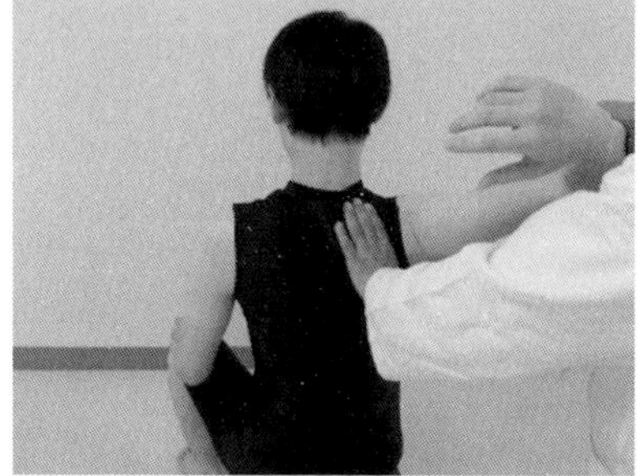

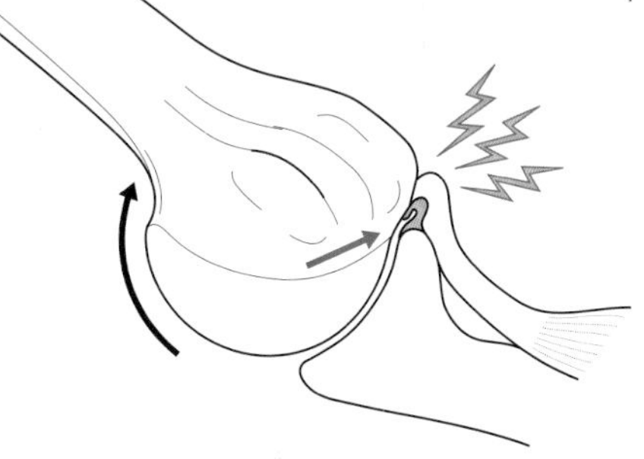

肩關節90°、120°、150°外展→強制水平伸展

圖9　肩關節夾擠症候群（MRI）

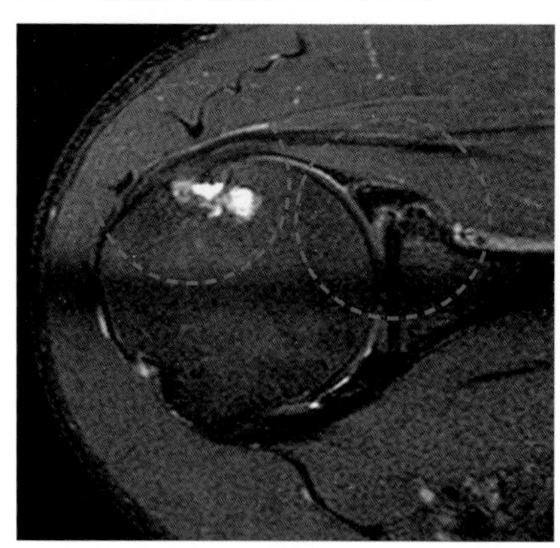

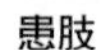

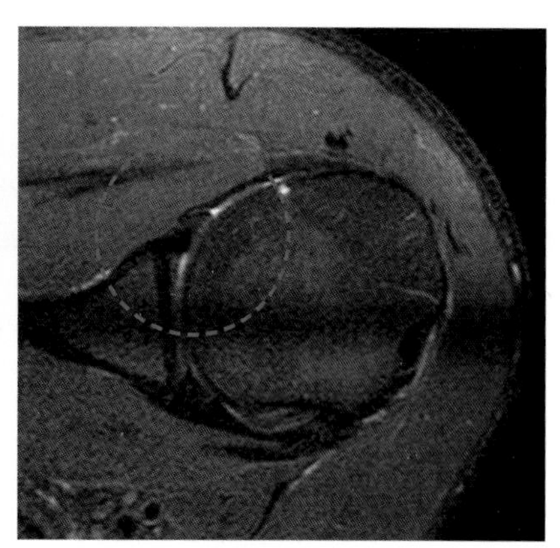

患肢　　　　健肢

●保守治療（復健）

作為上述病情出現的原因，有隨著胸椎後彎產生的不良姿勢。好的姿勢為下垂姿勢到肩關節上舉姿勢的肩胛骨呈現上旋轉與內收，肩關節可上舉最大角度。在不良姿勢中，肩胛骨呈現下垂並外展，即使在上舉姿勢中肩胛骨內收，上旋轉不足，肩關節出現上舉受限（**圖10**）。因此，不良姿勢中的抬球動作與好的姿勢相比，為對肩肘關節造成負擔的狀態而產生疼痛（**圖11**）。

筆者用評估姿勢異常（胸椎後彎）為起因軀幹、下肢功能與肩關節功能關聯性的篩選測試決定治療方針。在坐姿進行HERT後，在使骨盆前後傾正常的跪坐姿

圖10　好的姿勢與不良姿勢（肩關節上舉）

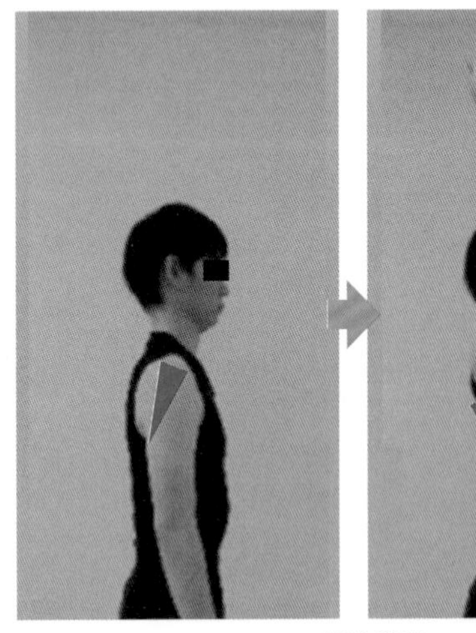

a 好的姿勢
肩胛骨呈現後傾姿勢，肩關節可能做出最大的上舉角度。

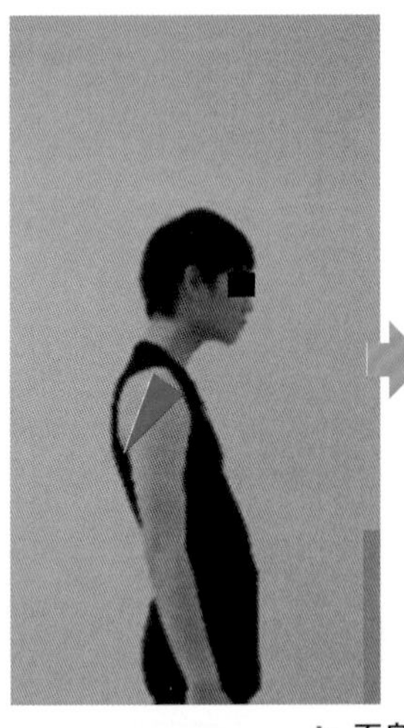

b 不良姿勢
肩胛骨呈現前傾姿勢，肩關節上舉受限。

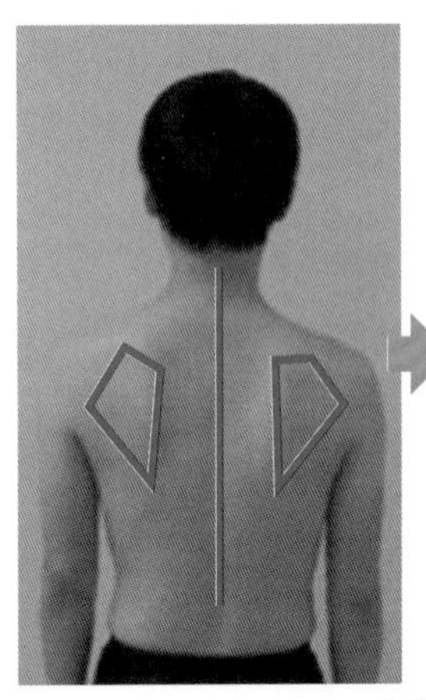

c 好的姿勢
肩胛骨內收、上旋轉，肩關節可能做出最大的上舉角度。

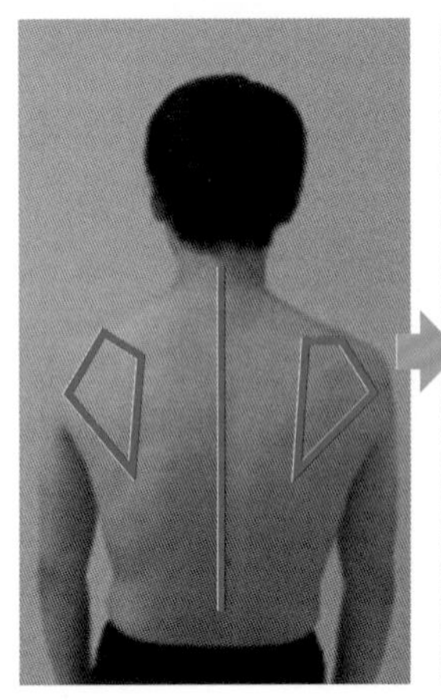

d 不良姿勢
肩胛骨呈現外展，上旋轉不足，肩關節上舉受限。

圖11　好的姿勢與不良姿勢（投球動作）

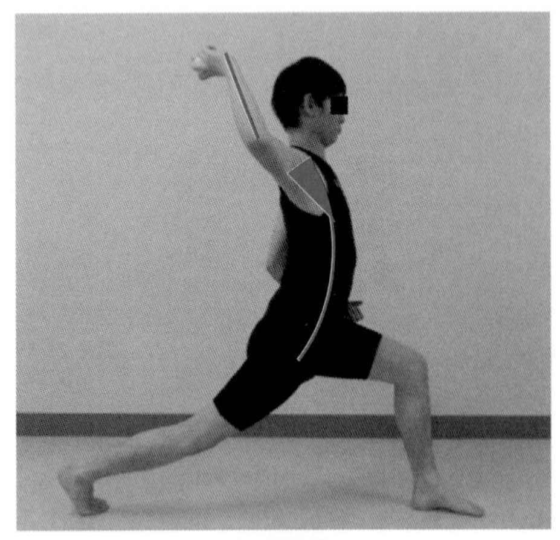

好的姿勢
外展外旋角度最大

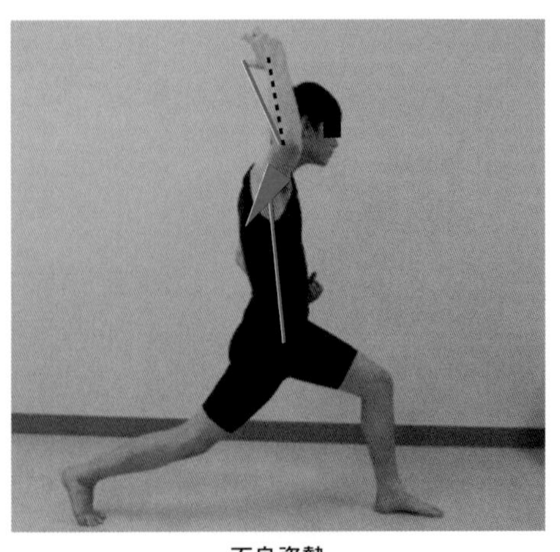

不良姿勢
外展外旋角度受限

勢確認HERT是否為陰性（**圖12a**），在仰臥姿勢做HERT後在背部放入直徑20 cm的瑜伽球，確認是否增加胸椎的前彎、呈現陰性（**圖12b**），以區別復健是否有獲得治療的成效[2]。同時，關於保守治療與手術治療的選擇，要全面性從仔細的篩選測試[18]、影像診斷、肉眼局部診斷中判斷後決定（**圖13**）。

圖12　篩選測試（評估姿勢與肩關節功能關聯的方法）

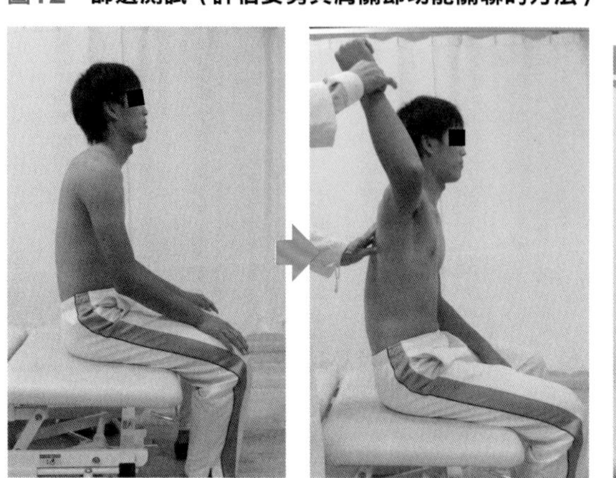

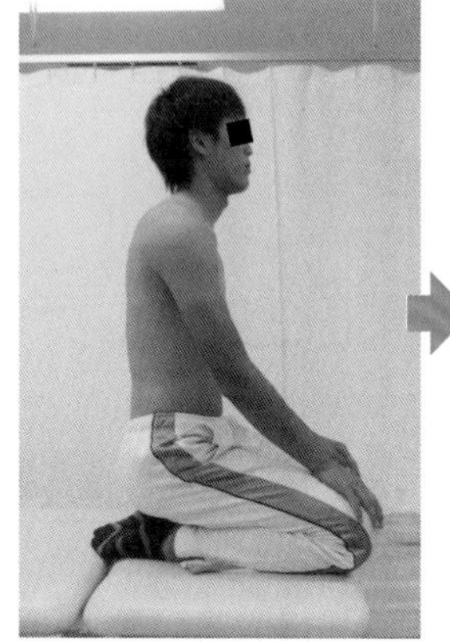

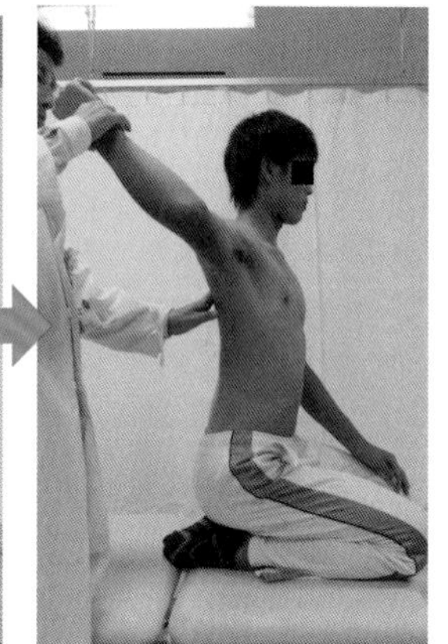

坐姿：HERT＋　　　　跪坐：HERT＋ or －？

a　坐姿與跪坐時的HERT

用跪坐排除髖關節與下肢的影響，區別HERT是否變為陰性。

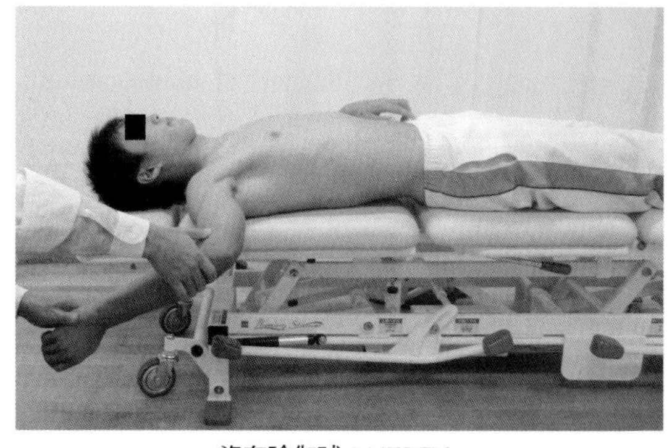

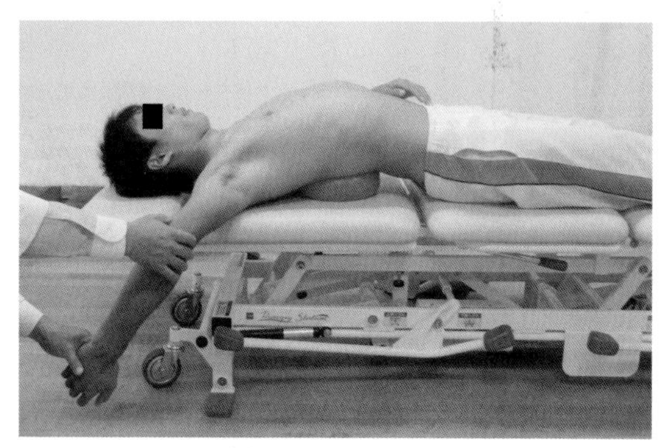

沒有瑜伽球：HERT＋　　　　有瑜伽球：HERT＋ or －?

b　仰臥姿的HERT

將球放入背部，使胸椎伸展，以區別HERT是否呈現陰性。

圖13　治療方針圖

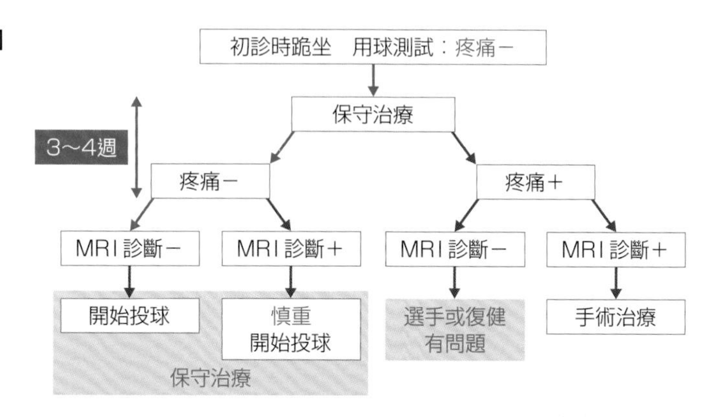

● 手術治療

關於手術治療，用關節鏡手術切除後上方關節盂唇的損傷部（**圖14a**）與旋轉肌袖的斷裂部（**圖14b**），重點在於關節鏡下肩關節外展外旋姿勢的夾擠消失。SLAP損傷type II、III則切除後上方關節盂唇的部分。上關節盂唇的不穩定性嚴重的情況，有時也對一部分的關節盂唇修復關節窩。

圖14　關節鏡診斷

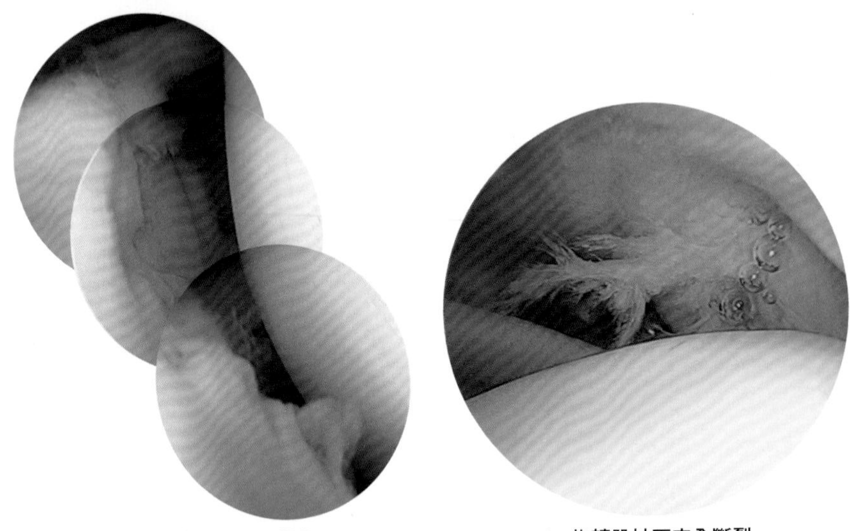

a　後上方關節盂唇損傷　　b　旋轉肌袖不完全斷裂

肩關節夾擠症候群（前上方）

➤病情

此為肩關節屈曲內旋時，肩胛下肌腱附著部的關節面，或肱二頭肌長頭肌腱的結節二頭肌溝入口處與關節窩前上緣衝突而受損的狀態[19]，也稱pulley lesion。投球動作的完成動作期，體重往非投球側下肢的移動不充分為原因之一。

➤症狀

在投球動作的完成動作期，肩關節前上方出現疼痛。

➤診斷

根據物理診斷，O'Brien test（active compression test，主動壓迫測試）（**圖15**）及水平內收測試（**圖16**）呈現陽性[20]。在MRI中，二頭肌長頭肌腱的二頭肌溝入口處確認有高訊號影像（pulley lesion）。

Memo

O'Brien test（圖15）

維持手肘伸展使肩關節90° 屈曲，稍微水平內收。在拇指朝下的下臂最大旋前姿勢，檢者對手臂施加往下的負重，患者抵抗這股力而保持上舉姿勢。接著在手掌朝上的下臂旋後姿勢，用同樣的手法來檢查。在下臂旋前姿勢誘發喀嚓聲及疼痛，並在下臂旋後姿勢消失或減輕則為陽性。

圖15　O'Brien test

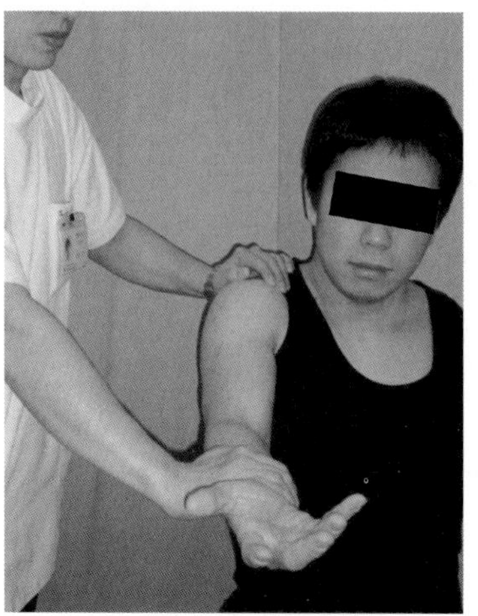

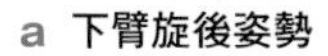

a　下臂旋後姿勢

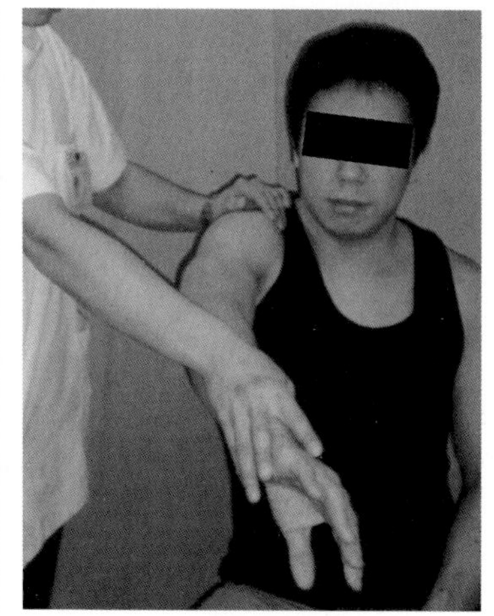

b　下臂旋前姿勢

Memo

水平內收測試（圖16）

在肩關節上舉90°，肘關節伸展時，在上臂內旋、下臂旋前姿勢與上臂外旋、下臂旋後姿勢被動使水平內收。在下臂旋前時，肩關節前上方誘發喀嚓聲或疼痛，在下臂旋後時沒有誘發症狀的情況為陽性。由於上臂內旋姿勢時，水平內收將使得肱二頭肌被牽引，若上關節盂唇損傷將誘發疼痛。

圖16　水平內收測試

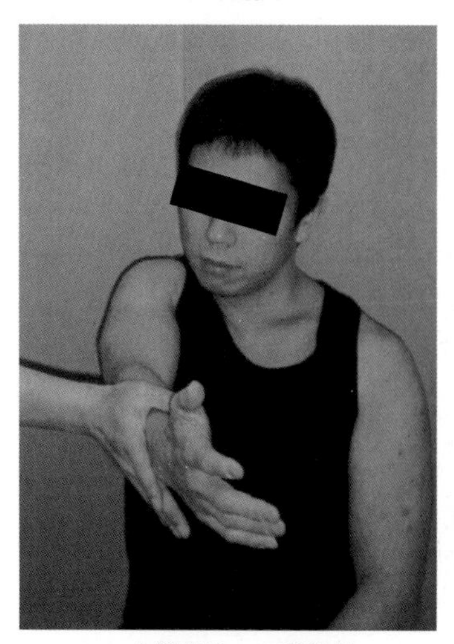

a　上臂外旋、下臂旋後

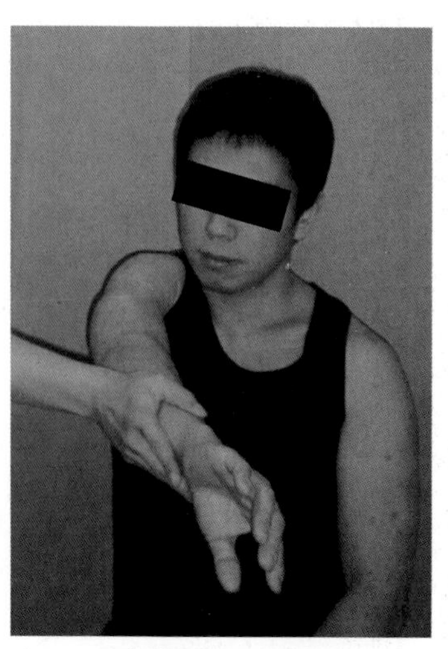

b　上臂內旋、下臂旋前

➤治療

●保守治療

要點在於完成動作期改善體重往非投球側下肢移動。為此，要對投球側下肢的內收肌進行離心收縮訓練。在初期揮臂期，進行改善軀幹後向傾斜的訓練。評估選手的投球動作，為了找出病灶必須與物理治療師合作。

●手術治療

在關節鏡下用pulley確認肱二頭肌長頭肌腱的滑動狀態。對於二頭肌溝前方的肩胛下肌不完全斷裂，進行包含上外側的喙肱韌帶之棘上肌附著部的修復，重建pulley。

肩峰下夾擠症候群

➤病情

將手後拉時，肩關節伸展、外展的情況，在尼爾姿勢出現肩峰下夾擠的情況[21]（**圖17a**）。經常為後下方的肩關節囊攣縮、肥厚，後方的肱三頭肌、三角肌後部纖維的過度張力而造成的情況。

在完成動作期，體重往非投球側下肢移動不充分的情況，投球側肩關節呈現過度水平內展、內旋，在霍金斯姿勢產生肩峰下夾擠[22]（**圖18a**）。揮臂期常見肩關節過度內旋的情況[23]。

➤症狀

將手後拉時，若肩關節伸展、外展便會產生肩關節疼痛[21]（**圖17a**）。在完成動作期肩關節前上方出現疼痛。

➤診斷

物理診斷中，尼爾測試（Neer test）（**圖17b**）及霍金斯測試（Hawkins test）（**圖18a**）為陽性。用MRI確認肩峰下滑液囊內出現水腫。

➤治療

若將手後拉時一邊使肩關節過度伸展一邊外展，肩關節將難以外展。透過復健，指導患者一邊控制肩關節伸展一邊使肩關節外展。進行胸椎的伸展活動度改善亦有成效。為了改善完成動作期的肩峰下夾擠，體重必須往非投球側下肢移動。進行改善非投球側下肢的踏地、胸椎後向移動的復健。要點在於從運動鏈的概念鎖定成因的投球期。

圖17　肩峰下夾擠（尼爾測試）

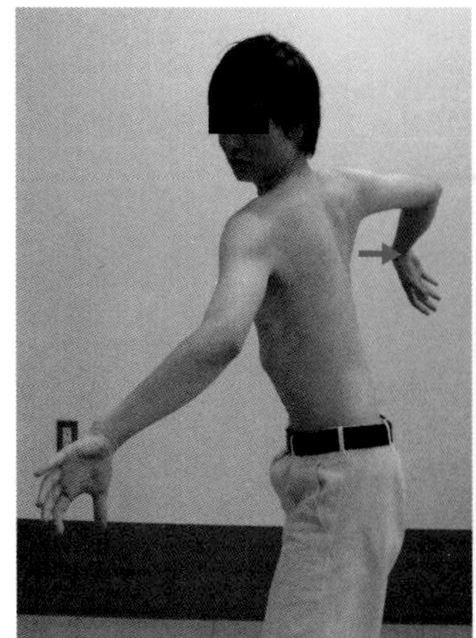

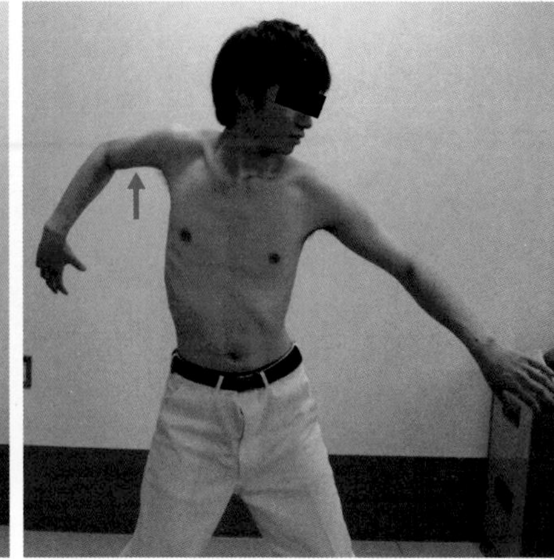

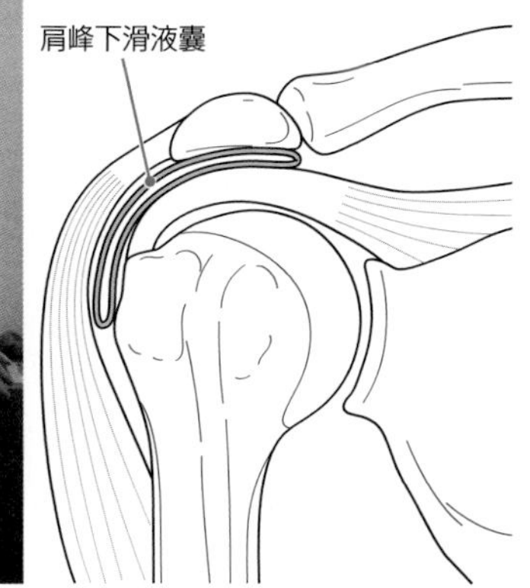

投球側肩關節過度水平伸展

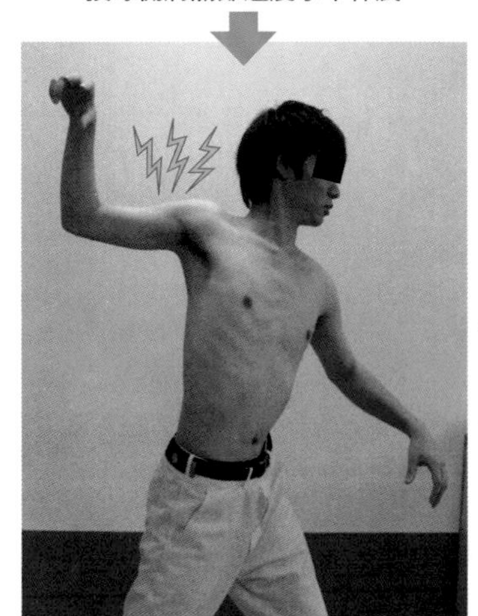

肩關節外展、外旋困難

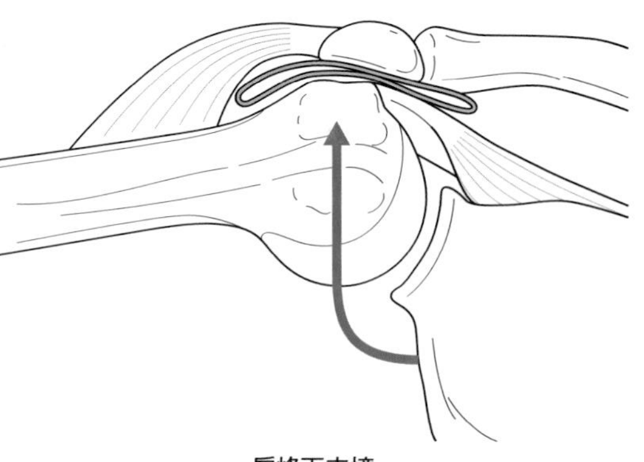

肩峰下夾擠

a

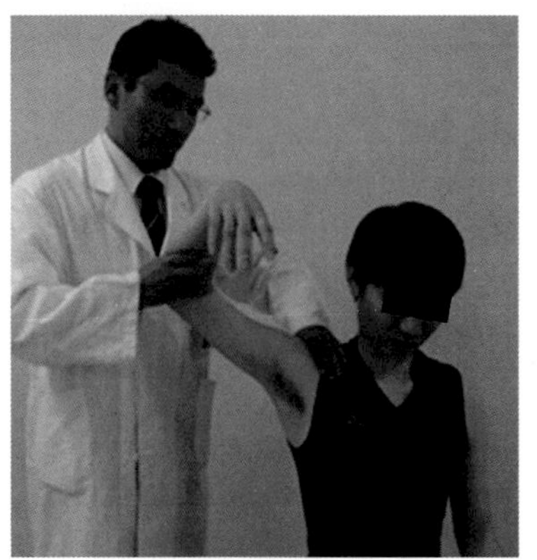

b 尼爾測試

圖18　肩峰下夾擠（霍金斯測試）

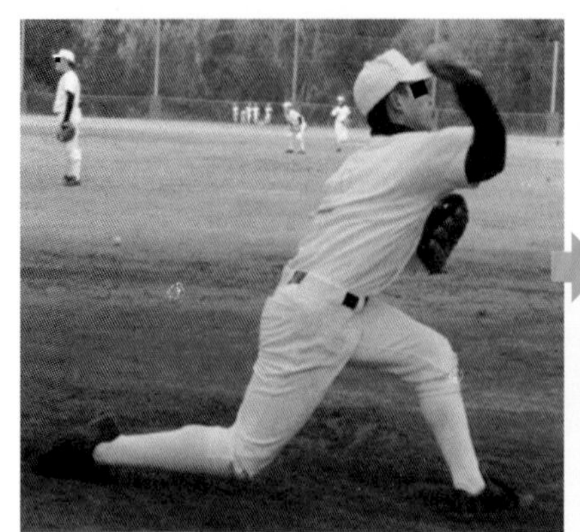

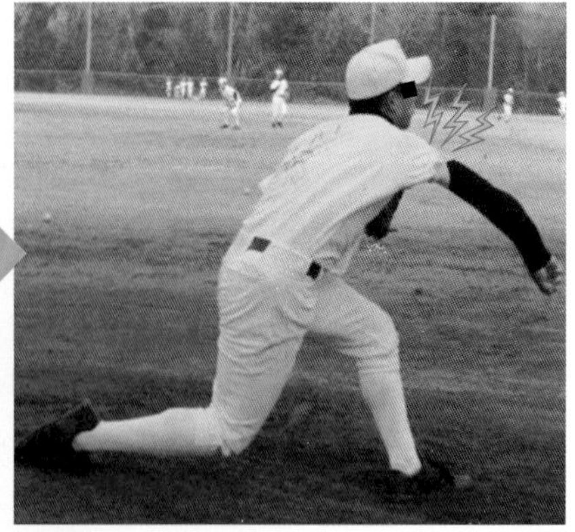

a 完成動作期

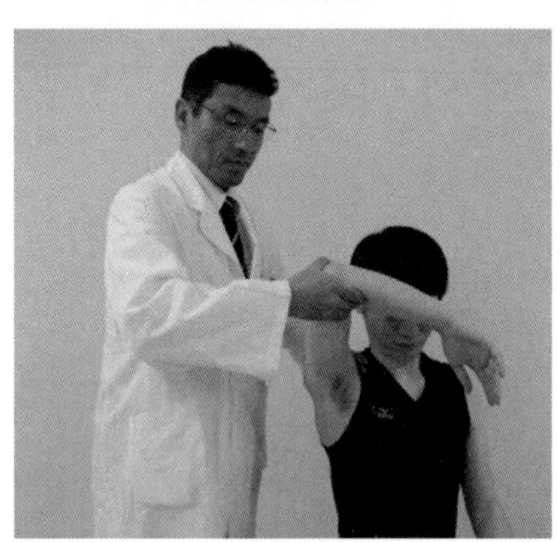

b 霍金斯測試

胸廓出口症候群（TOS）

TOS：
thoracic outlet syndrome

➤病情

擠壓性神經障礙之一，鄰近的骨頭、韌帶、肌腱等關節運動時的機械性刺激造成末梢神經與血流的障礙。反覆做肩膀上舉的運動選手容易發病。頸部的臂神經叢（由第5～8頸神經與第1胸神經形成）與鎖骨下動脈分布於①前斜角肌與中斜角肌之間，②鎖骨與第1肋骨之間的肋鎖間隙，③胸小肌的肩胛骨喙突止點的後方。由於擠壓部位，被稱作斜角肌症候群、肋鎖症候群、胸小肌症候群（過度外展症候群）（**圖19**）。

➤症狀

出現基於神經、血流障礙的上肢疼痛、上肢麻痺、肩頸臂疼痛。有時出現上肢麻痺、疼痛、下臂屈肌群的萎縮。特別是尺神經領域（C8）麻痺就會造成肌力降低。

圖19　臂神經叢的分布

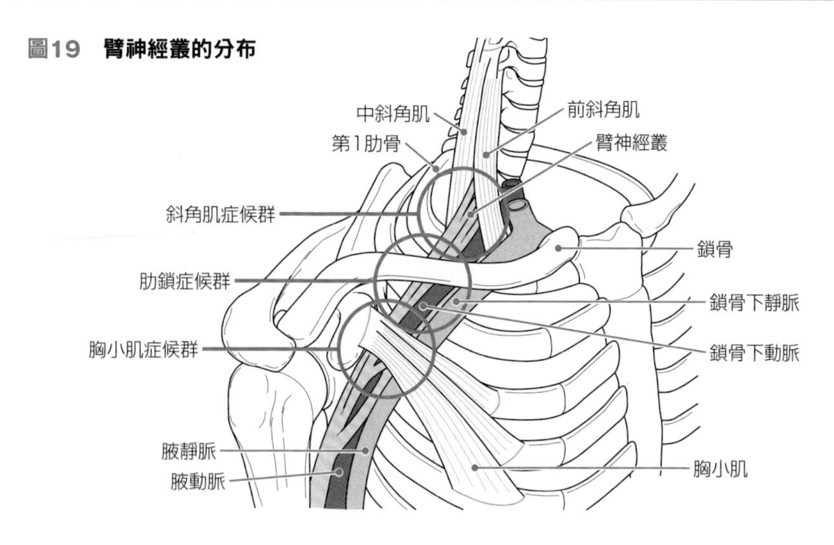

圖20　TOS

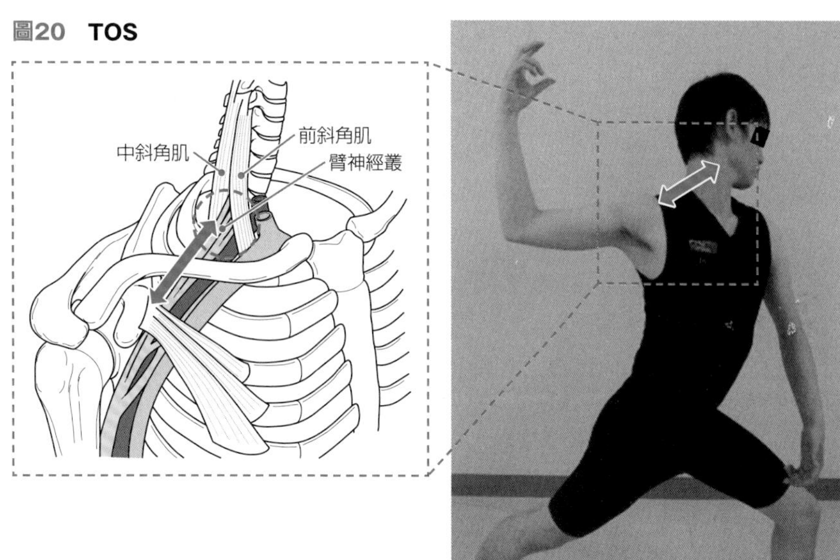

➤診斷

壓迫前斜角肌與中斜角肌之間的臂神經叢部（**圖20**的◌部），上肢就出現放射性疼痛（Morley test）。主要是尺神經側的肌力降低與麻痺。作為症狀誘發測試[20，24]，萊特測試（Wright test）（**圖21a**）、萊特投球測試（**圖21b**）、魯斯測試（Roos test）（**圖21c**）呈現陽性。在X光頸椎正面影像中，確認從第7及第6頸椎往外側伸出的頸肋。肋鎖間隙攝影中（鎖骨橫斷影像），鎖骨及第1肋骨的變形使得間隙變狹窄。在MRA中，對上肢下垂姿勢的鎖骨下動脈進行造影，在上舉姿勢出現血管影像中斷。必須與頸椎椎間盤突出、頸椎病變、肘隧道症候群、脊髓空洞症、臂神經叢腫瘤、脊髓腫瘤等疾病鑑別。

MRA：
MR angiography

➤治療

讓患部保持安定，在安定期間從運動鏈的概念鎖定病灶，改善各關節活動度及肌肉平衡，若症狀減輕便開始投球。症狀在復健後沒有出現改善的情況，就用手術治療進行第1肋骨切除與斜角肌切除。

圖21　症狀誘發測試

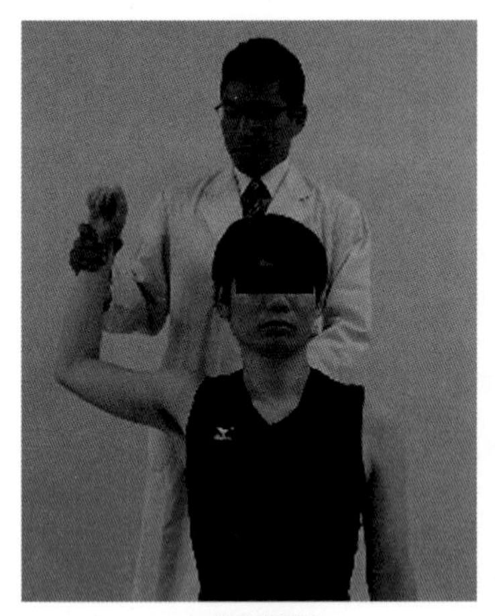

a　萊特測試

在坐姿使左右肩關節90˚外展、90˚外旋、肘關節90˚屈曲時，摸不到橈動脈，手由於血液循環障礙變得蒼白。在90˚外展、外旋姿勢使其水平伸展，就會出現麻痺及冰冷感的增加。

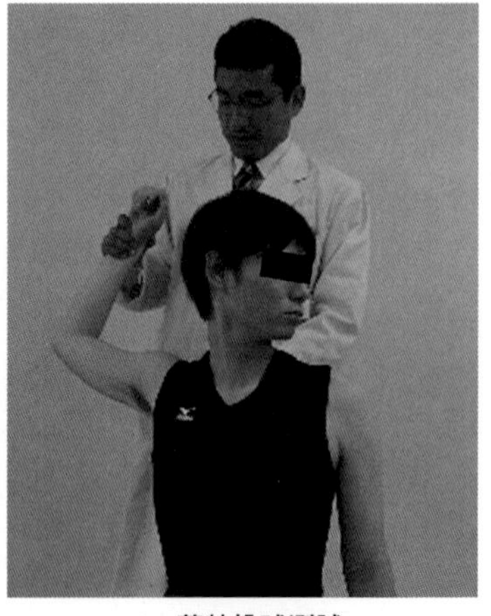

b　萊特投球測試

在萊特姿勢，將頸部往投球側旋轉，確認在萊特測試（a）顯示的症狀。若症狀增加，則考慮到頸部肌腱造成的壓迫。

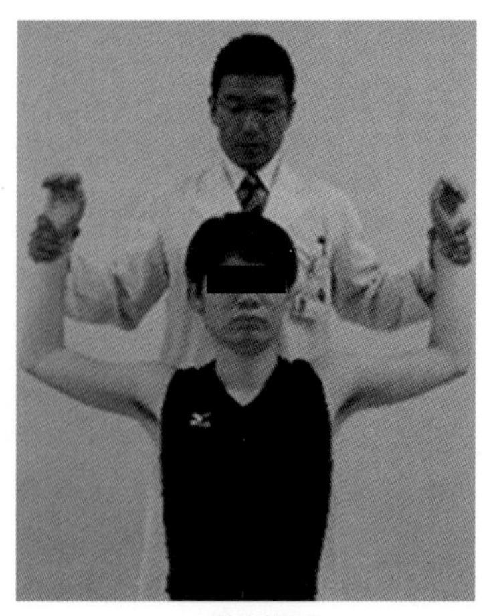

c　魯斯測試

在萊特測試的姿勢，將左右手的手指屈伸3分鐘，由於手指麻痺、下臂的鈍痛增加而無法持續。原因有胸大肌、胸小肌、斜角肌的過度張力和伸展性的降低、縮短。

Memo

小指、無名指的屈曲肌力檢查（圖22）

握住無名指與小指，使其屈曲，確認左右手的肌力差異[24]。

圖22　小指、無名指的屈曲肌力檢查

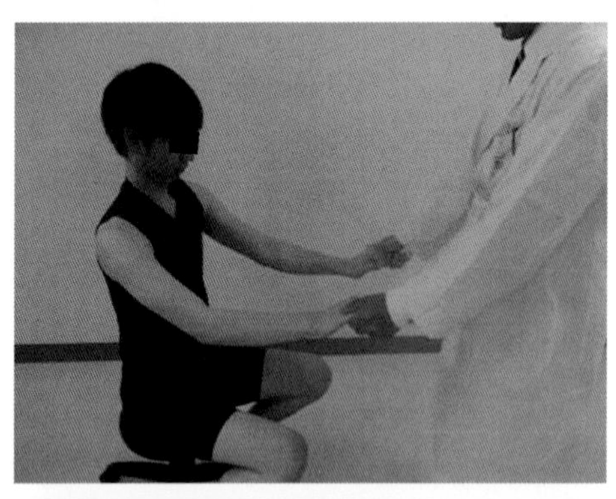

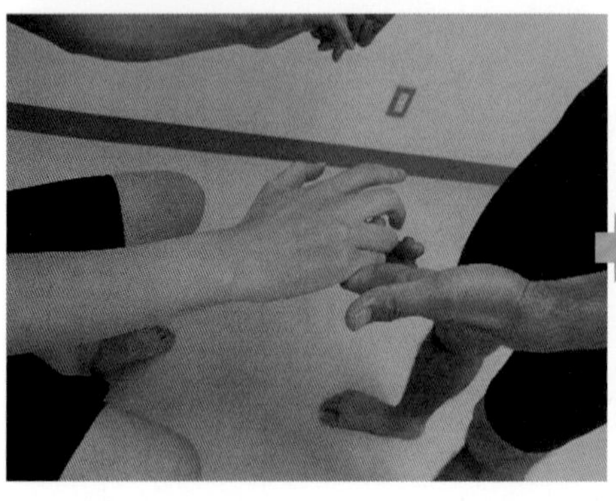

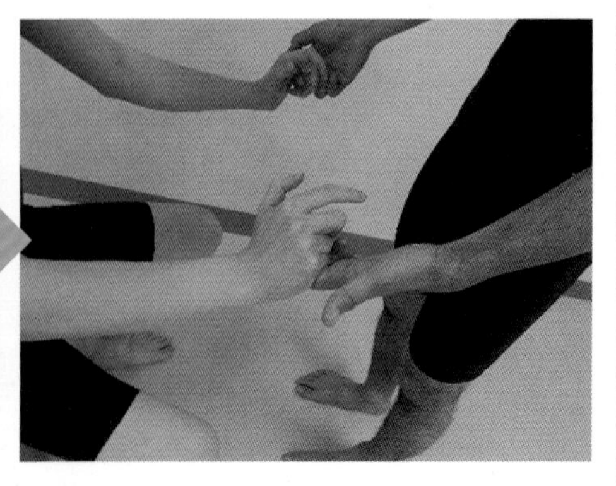

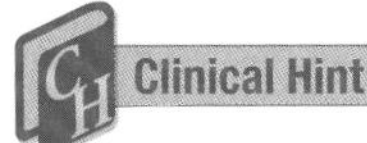

關於產生疼痛的動作

雖然需要理解各式各樣的評估方法，不過別忘記診斷患者在運動時的實際動作以進行治療也很重要。

文獻

1) Dotter WE : Little Leaguer's Shoulder. Guthrie Clin Bull, 23 : 68-72, 1953.
2) 森原　徹, ほか : 肩関節内インピンジメント症候群を認めた野球選手に対する治療選択のためのスクリーニングテスト. 肩関節, 38(2) : 666-670, 2014.
3) 森原　徹, ほか : 高校野球選手における肩関節のHyper External Rotation Test陽性率とそのセルフチェック法の有用性. 日本臨床スポーツ医学会誌, 23(1) : 20-24, 2015.
4) Andrews JR, et al : Glenoid labrum tears related to the long head of the biceps. Am J Sports Med, 13(5) : 337-341, 1985.
5) Snyder SJ, et al : SLAP lesions of the shoulder. Arthroscopy, 6(4) : 274-279, 1990.
6) Morgan CD, et al : Type Ⅱ SLAP lesions : three subtypes and their relationships to superior instability and rotator cuff tears. Arthroscopy, 14(6) : 553-565, 1998.
7) Walch G, et al : Impingement of the deep surface of the supraspinatus tendon on the posterosuperior glenoid rim : An arthroscopic study. J Shoulder Elbow Surg, 1(5) : 238-245, 1992.
8) Burkhart SS, et al : The peel-back mechanism : its role in producing and extending posterior type Ⅱ SLAP lesions and its effect on SLAP repair rehabilitation. Arthroscopy, 14(6) : 637-640, 1998.
9) Burkhart SS, et al : The disabled throwing shoulder : spectrum of pathology Part Ⅰ : pathoanatomy and biomechanics. Arthroscopy, 19(4) : 404-420, 2003.
10) Burkhart SS, et al : The disabled throwing shoulder : spectrum of pathology. Part Ⅱ : evaluation and treatment of SLAP lesions in throwers. Arthroscopy, 19(5) : 531-539, 2003.
11) Jobe CM : Posterior superior glenoid impingement : expanded spectrum. Arthroscopy, 11(5) : 530-536, 1995.
12) Mihata T, et al : Biomechanical assessment of Type Ⅱ superior labral anterior-posterior (SLAP) lesions associated with anterior shoulder capsular laxity as seen in throwers : a cadaveric study. Am J Sports Med, 36(8) : 1604-1610, 2008.
13) Mihata T, et al : Excessive humeral external rotation results in increased shoulder laxity. Am J Sports Med, 32(5) : 1278-1285, 2004.
14) Mihata T, et al : Excessive glenohumeral horizontal abduction as occurs during the late cocking phase of the throwing motion can be critical for internal impingement. Am J Sports Med, 38(2) : 369-374, 2010.
15) Mihata T, et al : Effect of rotator cuff muscle imbalance on forceful internal impingement and peel-back of the superior labrum : a cadaveric study. Am J Sports Med, 37(11) : 2222-2227, 2009.
16) Kibler WB : The role of the scapula in athletic shoulder function. Am J Sports Med, 26(2) : 325-337, 1998.
17) Burkhart SS, et al : The disabled throwing shoulder: spectrum of pathology Part III: The SICK scapula, scapular dyskinesis, the kinetic chain, and rehabilitation. Arthroscopy, 19(6) : 641-661, 2003.
18) 松井 知之, ほか : 投球障害肩の病因を探索するスクリーニング検査の試み. 肩関節, 38(3) : 1004-1007, 2014.
19) Gerber C, et al : Impingement of the deep surface of the subscapularis tendon and the reflection pulley on the anterosuperior glenoid rim: a preliminary report. J Shoulder Elbow Surg, 9(6) : 483-490, 2000.
20) 森原　徹, ほか : リハビリテーション医に必要な関節疾患みかたのコツ. MD Medical Rehabilitation, 130 : 19-28, 2011.
21) Neer CS : Impingement lesions. Clin Orthop, 173 : 70-77, 1983.
22) Hawkins RJ, et al : Impingement syndrome in the athletic shoulder. Clin Sports Med, 2(2) : 391-405, 1983.
23) Yanai T, et al : In vivo measurements of subacromial impingement : substantial compression develops in abduction with large internal rotation. Clin Biomech(Bristol, Avon), 21(7) : 692-700, 2006.
24) 森原　徹, ほか : パフォーマンスUP! 運動連鎖から考える投球障害, 全日本病院出版会, 2014.

3 肩關節不穩定

Abstract

■ 肩關節不穩定大致上可分為外傷性前向不穩定與非外傷性的後向不穩定，前者雖為單一方向，後者大多為後向或多方向性。同時，作為治療的原則，建議前者用手術治療，後者用物理治療。

■ 非外傷性不穩定中，脫臼方向及位置的有無等使得有各種不同的用語存在，而在本節關於這方面將簡潔明瞭地解說。

序

說到肩關節不穩定，頻率最常見的是復發性前肩關節脫臼（半脫臼），其次為慣性肩關節後半脫臼，偶爾會遇見被稱作MDI的多方向性肩關節不穩定。說到治療方法，若想完全治好復發性前肩關節脫臼（半脫臼）則需要用手術治療，不過慣性後半脫臼與MDI的第一選擇為保守治療，提升胸廓柔軟度、肩胛骨活動性等功能，特別是矯正不良姿勢與肩胛骨下旋轉的物理治療有不錯的成效。即使改善這些功能仍留有症狀的情況則選擇動手術。

MDI：multidirectional instability

雖然上述為肩關節專科醫師的常識，能夠不帶疑問地理解，不過我想對於本書讀者群的各位年輕物理治療師，以及以運動物理治療師為志向的學生而言，有不少氾濫的名詞十分難以理解。這是由於復發性和慣性，脫臼和半脫臼等來自治療者的觀點而造成言語上有所不同的緣故。

肩關節不穩定的分類法

➤脫臼與半脫臼

肩關節不穩定分為脫臼與半脫臼，由於教科書上沒有明確定義，接著介紹臨床現場最常用的分類法[1)]。脫臼和半脫臼雖然都是肱骨頭一度完全越過關節窩的脫離現象（脫臼）（**圖1**），不過脫臼需要由其他人動手整復，或者經過一段時間便自然整復。另一方面，定義上半脫臼一旦脫臼了，幾乎瞬間就會自然恢復，不需要經由他人動手整復[1)]。因此即使為半脫臼，若為外傷性則存在班卡氏病變（Bankart Lesion）或希爾沙克病變（Hill-Sachs lesion）。即使不到半脫臼程度的外傷，在外展外旋等特定姿勢出現疼痛或無力的案例，稱為UPS[2)]（**圖2**）。

UPS：unstable painful shoulder

➤外傷性與非外傷性（復發性與慣性）

外傷性當然為跌倒、撞擊手臂等明顯外傷為起因而發病的情況，非外傷性為無此類證據而發病的情況。外傷性的情況，大多為反覆脫臼及半脫臼而造成，也叫做復發性不穩定。也就是說，復發性脫臼（半脫臼）為針對外傷性所使用的詞彙。相對的，非外傷性且反覆出現的情況稱作慣性。除了肩關節專科醫師，外傷性的不穩定、應該稱作復發性的情況，有不少人也用慣性稱呼，因此需要注意。雖然在英語中，復發性譯為recurrent，而慣性譯為habitual，不過慣性為非外傷性，因此經常用atraumatic（非外傷性）代替habitual（**圖2**）。

➤脫臼方向的分類法

雖然外傷性肩關節不穩定幾乎為前脫臼，不過偶爾會出現外傷性後脫臼（若為復發性則為復發性後半脫臼）。另一方面，非外傷性不穩定中，最常見的是後半脫臼，稱作慣性後半脫臼。MDI為多方向性，意即會往前、往後、往下脫離後自然恢復的情況，雖不常見，不過為慣性多方向性半脫臼的狀態（**圖2**）。

圖1　肩肱關節外傷性脫臼的機制

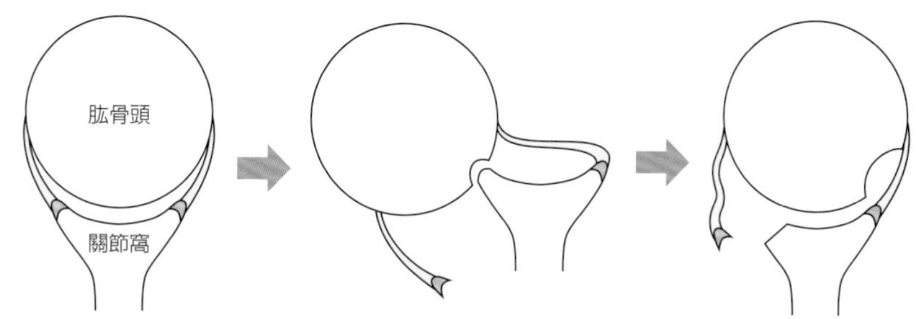

肱骨頭為關節囊的關節窩出現缺損而造成越過關節窩邊緣引起脫臼。整復後也留有班卡氏病變（來自關節窩的關節盂唇剝離）與希爾沙克病變（肱骨頭後上方的凹陷）。

圖2　外傷性肩關節不穩定（右）與非外傷性肩關節不穩定（左）的關聯印象圖

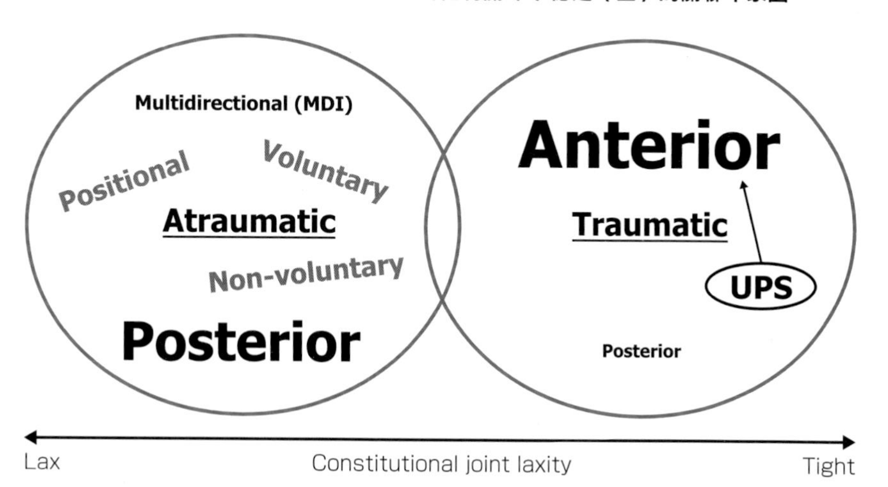

人類原本各自的關節柔軟度（Constitutional joint laxity）各不相同，有人僵硬（tight），也有人鬆弛（lax）。另外，也有難以區別外傷性不穩定與非外傷性不穩定的案例（圖示重疊的部分）。外傷性不穩定幾乎為前脫臼（anterior），其中也有叫做UPS的病情。另一方面，非外傷性不穩定大多為後半脫臼（posterior），也有MDI，若改變視角，也有位置性（positional）脫臼、隨意性（voluntary）及非隨意性（non-voluntary）的脫臼。

➤脫臼姿勢的分類法

MDI等在做出最大上舉姿勢時，有時肱骨頭會往下脫臼（由於實際馬上就復原了，因此是半脫臼），有時稱為上舉姿勢的位置性脫臼。同時，慣性後半脫臼為使肩關節屈曲（往前上舉），便往後方半脫臼，若上舉或加上水平外展，就會經常呈現如整復般的上舉模式，因此為位置性的後半脫臼。然而，在臨床上這類脫臼姿勢的分類法已經越來越不常用了。

➤是否有隨意性的分類法

雖然在非外傷性不穩定偶爾可見，也有人會使肩膀隨意性脫臼。分為使胸大肌收縮而往前方脫臼的案例，以及使背闊肌收縮而往後方脫臼的案例。左右側幾乎都可能發生，大多不會出現症狀。

➤有症狀的不穩定

外傷性的不穩定為全例不穩定感及疼痛的症狀，不過非外傷性不穩定有許多沒有症狀（不困擾的案例）的情況。非外傷性不穩定大多與左右側都有關，即使脫離也會馬上復原因此不困擾，不過最近也常見即使脫臼也難以復原，感到困擾而上醫院看病。

外傷性不穩定

➤疾病的概念（定義）

指以外傷為契機引起肩關節脫臼（首次脫臼），整復後也留有症狀的情況。復發性肩關節脫臼（半脫臼）在首次脫臼（半脫臼）後發生，在外展外旋等特定姿勢反覆出現脫臼及半脫臼，經常對ADL及運動造成影響。縱使UPS不到脫臼及半脫臼的程度，在外展外旋等特定姿勢出現疼痛及無力的狀態，在經常衝撞的運動選手身上[2)]常見到。

➤病因（發病原因）

SLAP：superior labrum anterior and posterior

外傷為契機，出現前關節盂唇損傷的班卡氏病變及上關節盂唇損傷的SLAP病變，甚至肱骨頭後上方凹陷的希爾沙克病變，成為復發性脫臼（半脫臼），或無脫臼及半脫臼自覺的UPS。

➤臨床症狀（自覺性、非自覺性）

平時雖無自覺症狀，不過一旦脫臼便產生劇痛，由於肱骨頭往前下方脫離，造成肩關節前方的變形。同時，即使沒有脫臼，在外展外旋等姿勢中出現脫臼不穩定感。UPS的情況是在特定的姿勢出現疼痛及無力感。非自覺性的，則有外展外旋姿勢的不穩定感（apprehension test）。

➤診斷（物理診斷、影像診斷）

物理診斷的結果雖然沒有關節活動度受限，不過患者在仰臥姿時強制外展外旋，會表示恐懼（apprehension）。受傷機制及希爾沙克病變的位置及大小等訴說不安感的姿勢雖然不同，不過大多情況為60°到120°的外展且外旋時便出現恐懼。後方脫臼時，在90°外展時的最大內旋姿勢，經常感到apprehension，而在90°屈曲時的內外旋正中姿勢，將肱骨頭往後方推擠，有時會出現疼痛及apprehension。

MRA：
MR arthrography

ABER：
abduction external rotation position

IGHL：
inferior glenohumeral ligament

影像診斷的結果，在X光影像確認內旋且肱骨頭後上方的凹陷（希爾沙克病變）（**圖3**）。同時，用Bernageau View之透視的方法雖然能夠在關節窩前下方看見骨頭的缺損[3]，不用透視的TV watching view之特殊的攝影方法也可能評估關節窩前方的骨頭形態（**圖4**）[1]。用MRI能夠確認前關節盂唇破損的班卡氏病變，不過要確實評估，將生理食鹽水注入關節內進行MRA較為確實。特別是外展外旋時ABER姿勢的影像能夠評估班卡氏病變、下側盂肱韌帶（IGHL）

圖3　X光影像中的希爾沙克病變

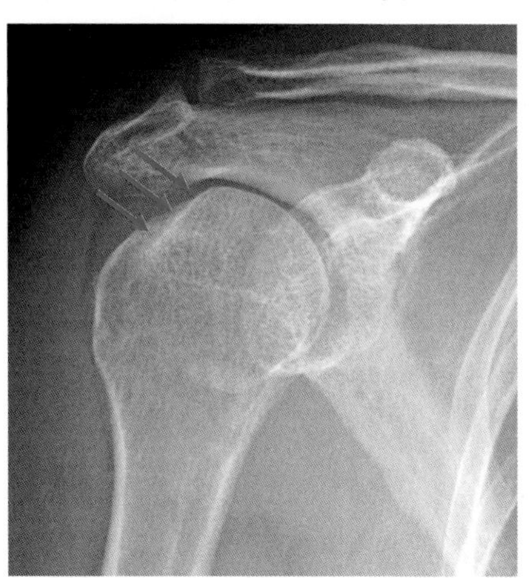

a　患肢

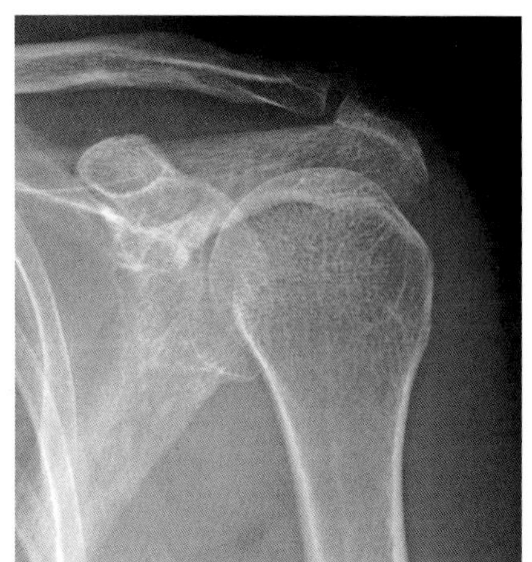

b　健肢

在肩關節內旋的正面影像可觀察到肱骨頭後上方的凹陷（a的→）。

圖4　X光的關節窩正面攝影法（TV watching view）

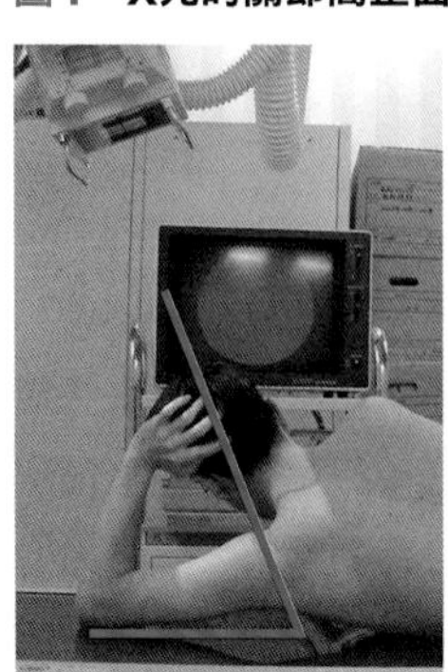

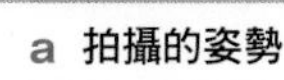

a　拍攝的姿勢

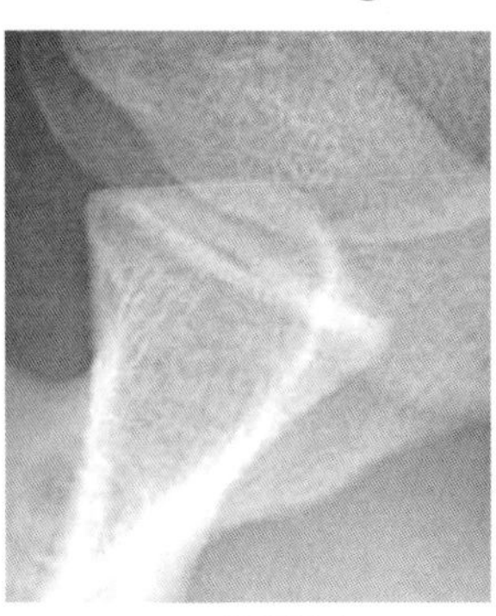

b　正常關節窩

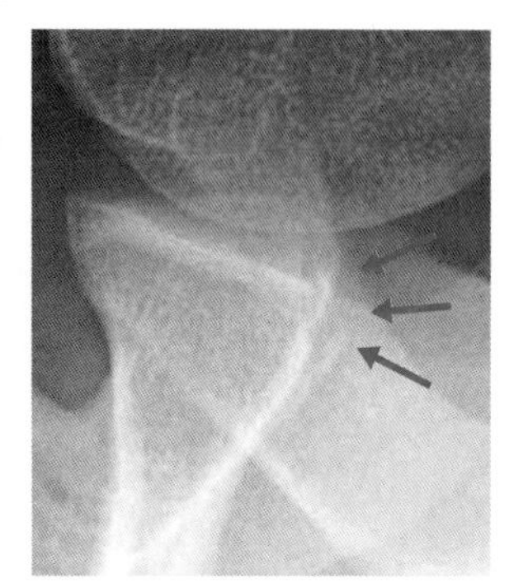

c　關節窩骨缺損案例（班卡式骨）

讓患者擺出看電視般的放鬆姿勢，如a從上方照射X光。若X光照射的位置準確，就能夠清楚地確認關節窩正面的骨頭形態（c的→）。

（轉載自文獻1）

的狀態及肱骨頭的前向位移，以及旋轉肌袖關節面有無異常，因此非常有用（**圖5**）。復發性肩關節前脫臼（半脫臼）的情況，骨頭缺損的評估很重要。雖然用X光的Bernageau view及TV watching view也能夠一定程度掌握到關節窩的骨頭缺損，不過正確的評估要用3D-CT進行。由於觀察肱骨頭移開的關節窩正面影像及前下方影像，能夠掌握正確的骨頭形態與骨頭缺損的定量化，因此作為術前影像診斷最為重要（**圖6**）[4,5]。

➤治療（保守治療與手術治療）

UPS的情況雖然在提升肩胛胸廓功能的物理治療上有時會出現成效，不過作為其他外傷性肩關節不穩定的原則，要優先手術治療。手術的關節鏡班卡氏修補術（Arthroscopic Bankart Repair）現在也被視為黃金標準手術（**圖7、8**）[6]，不過比賽時時常衝撞及接觸的運動員等術後再度受傷的風險高的情況，用旋轉肌間隔縫合及Hill-Sachs Remplissage等修補手術是不可或缺的（**圖9**）[7]。也有許多醫師對於術後再度受傷的高風險之常衝撞的運動員，將喙突移植（Bristow法及Latarjet法）視為第一選擇。

圖5　MRA（將生理食鹽水注入關節內後照射的MRI）

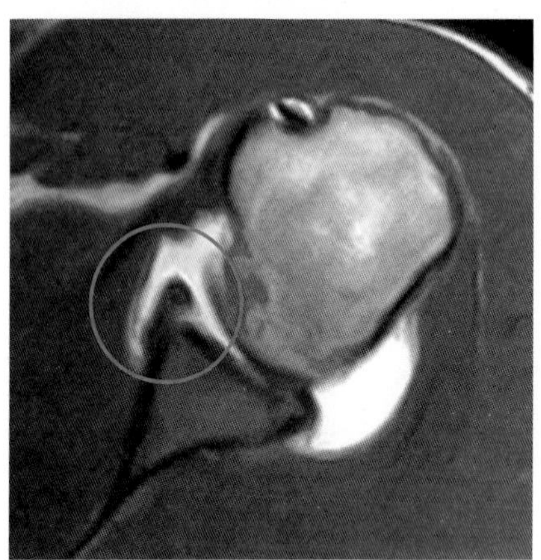

a　水平橫斷影像
能夠確認班卡氏病變（○）。

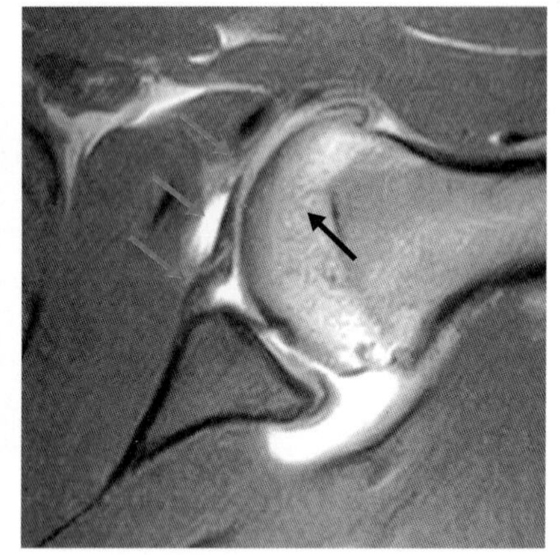

b　ABER姿勢（外展外旋姿勢）
除了班卡氏病變，IGHL的鬆弛（→）能夠確認肱骨頭的前向位移（→）。

圖6　肱骨頭脫離的關節窩3D-CT正面影像

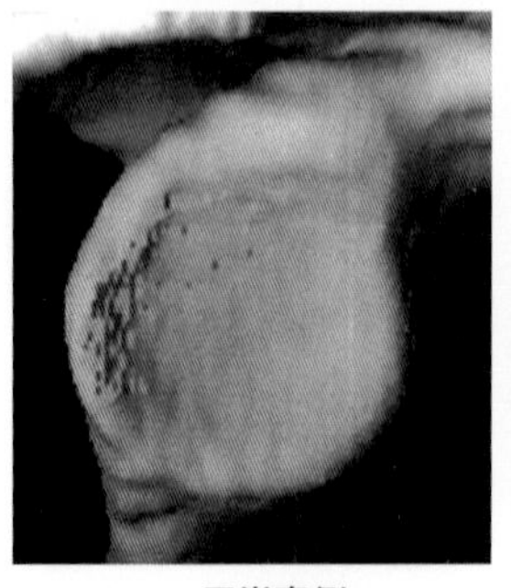

a　正常案例

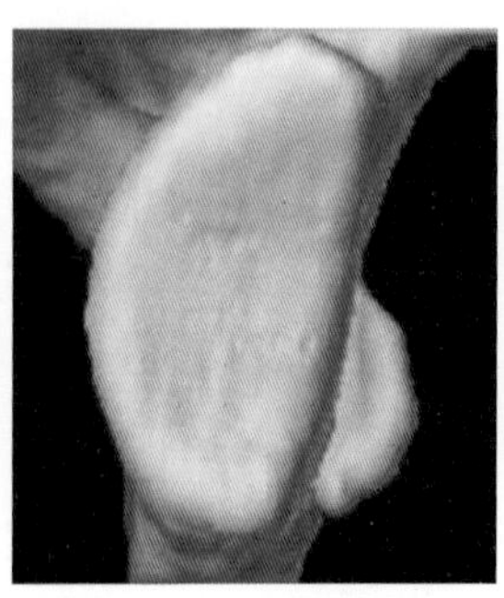

b　班卡氏骨案例

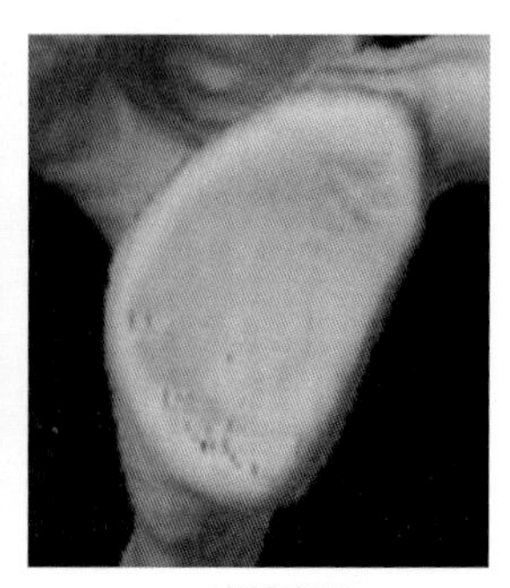

c　磨損案例

（轉載自文獻4）

圖7　右肩班卡氏修補術的印象（圖示）

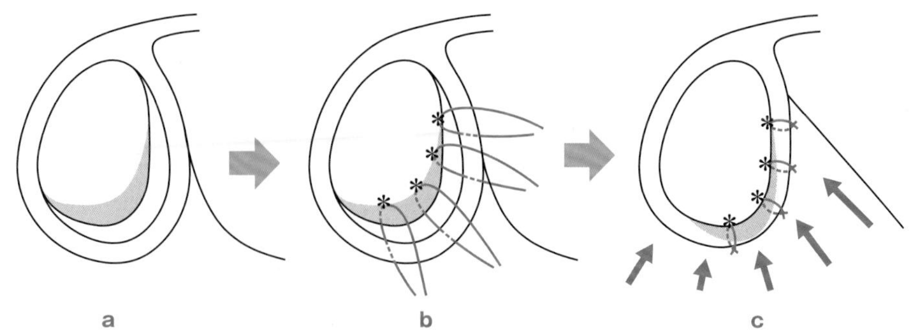

組織剝離時，由2點鐘方向到7點半鐘方向發生，做鬆動術的同時讓關節窩頸部翻新。同時，在關節窩的3點鐘到7點半鐘附近，也要去除關節窩面上的軟骨（灰色部分）。修復後，此部位變得能夠在組織上方，對IGHL施加充分的張力（**c**）。
＊印：針插入位置

（引用自文獻6）

圖8　關節鏡視下手術（右肩）的實務

上排：後方鏡視影像，下排：前方鏡視影像，G：關節窩，H：肱骨頭

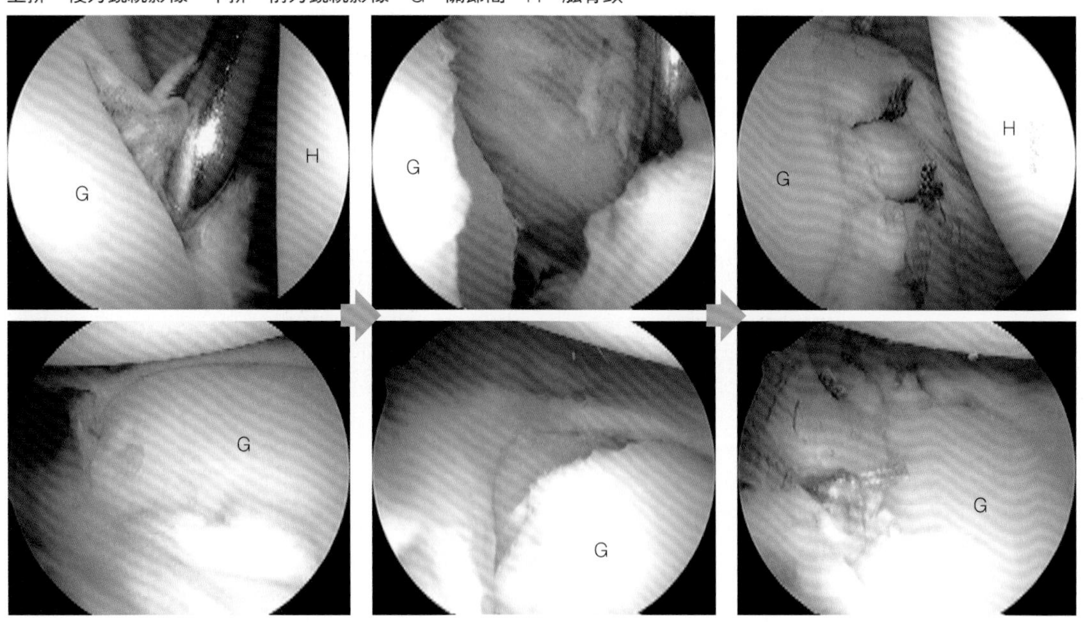

a　班卡氏病變　　**b　關節窩面的清創與鬆動術結束時**　　**c　班卡氏修補結束時**

從後方鏡視影像確認班卡氏病變。從前方鏡視影像確認班卡氏病變加上關節盂唇的鬆弛。

（**a**下排，**b**、**c**上排：轉載自文獻6）

圖9 旋轉肌間隔縫合

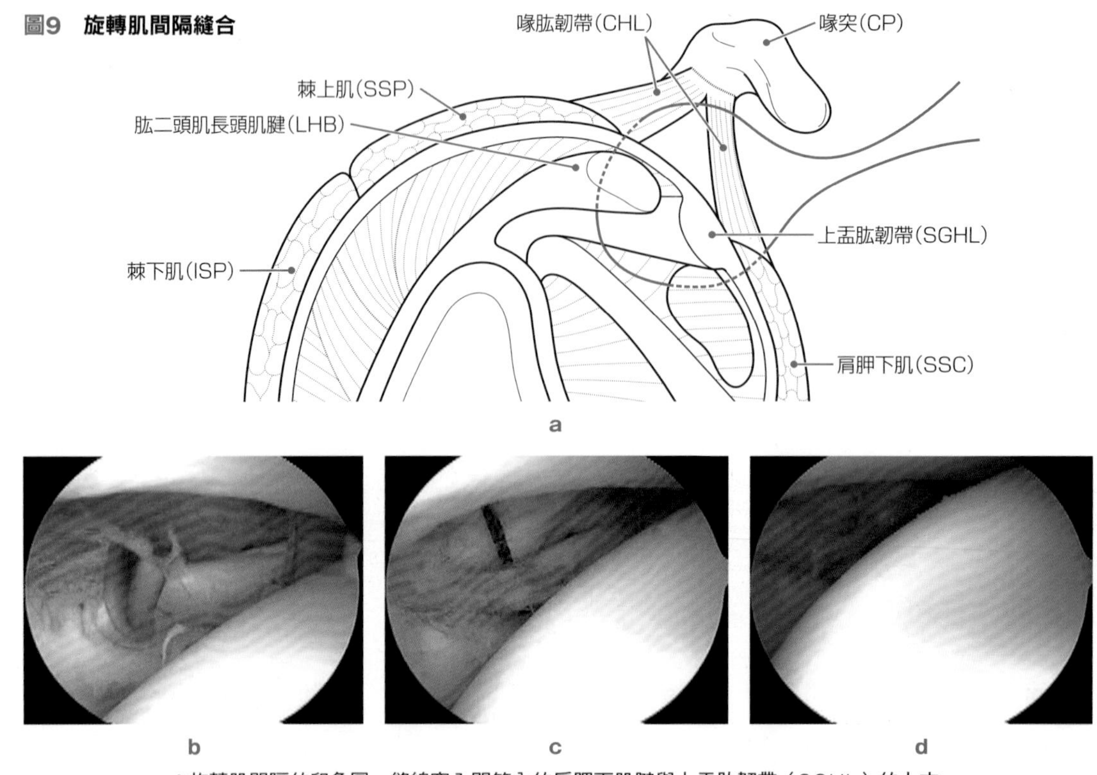

a：旋轉肌間隔的印象圖。縫線穿入關節內的肩胛下肌腱與上盂肱韌帶（SGHL）的上方，從關節外（肩峰下滑液囊）來看，縫線穿入由喙突基部起，附著於棘上肌腱與肩胛下肌肌腱之喙肱韌帶（CHL）的左右。
b：在肩關節下垂外旋時，為了固定內側的縫線，用16G的硬膜外針貫穿肩胛下肌腱。
c：高強度的線縫合完畢時（60°以上的下垂外旋姿勢）。
d：在前開口內的knot tying結束時。

CHL：coracohumeral ligament
SSP：supraspinatus
LHB：long head of biceps tendon
ISP：infraspinatus
CP：coracoid process
SGHL：superior glenohumeral ligament
SSC：subscapularis

非外傷性不穩定

➤疾病的概念（定義）

沒有外傷之類的契機，肩關節發生脫臼及半脫臼的狀態。由於大多在青春期發病，常出現在中學生以後的年紀。發病者大多為女性，偶有男性。即使反覆發生脫臼及半脫臼，由於大多可簡單地自行整復，經常不會有症狀。會前來看病的，大多為即使脫臼也無法輕易復原、雖為隨意性脫臼卻不隨意地脫離，或者在脫臼及半脫臼時感覺未曾出現的疼痛。同時，也有許多人上中學參加運動社團後感覺肩膀鬆弛而困擾，因此來院看診。

➤病因（發病原因）

由於先天性或遺傳等因素使得肩關節鬆弛，意即特徵為肩肱關節的關節囊廣而薄。用關節鏡觀察手術案例，關節囊廣而薄地分布在肩肱關節全體，能夠透過關節囊透視肩胛下肌及棘下肌、小圓肌等肌肉。同時，關節盂唇不會突起（意即緩衝），關節窩看起來有如炮台般，關節囊看似往下凹陷（**圖10**）。這些現象雖為先天性，但並非所有這類人等皆出現症狀而發病，而是由於某些功能上的問題、胸廓的移動變僵硬或肩胛骨呈下旋轉[8]，或以輕微的外傷為契機使症狀出現。同時，作為難醫治的非外傷性肩關節不穩定，有關節活動亢進型的Ehlers-Danlos氏症候群，對於保守治療和手術治療皆非適應，有時最終必須做關節的固定[9]。

➤臨床症狀（自覺、非自覺）

自覺症狀有①即使脫臼也無法簡單復原，②原為隨意性脫臼但會非隨意地脫離，③脫臼及半脫臼時感受到未曾有的疼痛，④中學的社團活動開始做手抬過頭的運動後，感覺肩膀鬆弛及容易脫離而困擾等。非自覺的情況，有視診上的不良姿勢與肩胛骨下旋轉等位置異常及後述的物理診斷呈現陽性。

圖10　非外傷性肩關節不穩定（右肩）的關節鏡視診斷

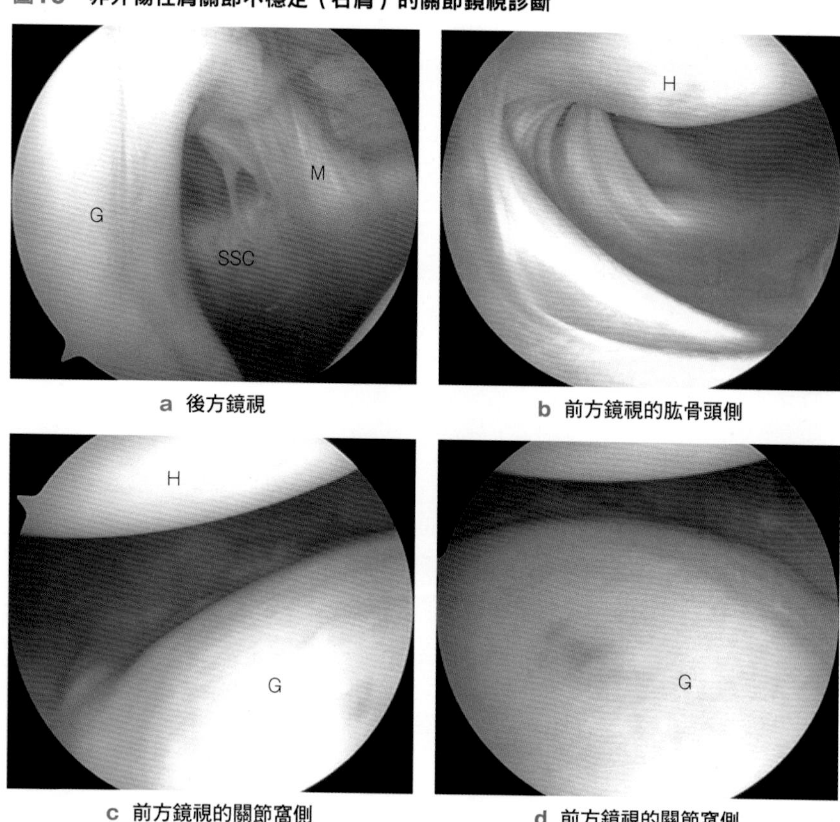

a 後方鏡視　b 前方鏡視的肱骨頭側　c 前方鏡視的關節窩側　d 前方鏡視的關節窩側

SSC：肩胛下肌腱，G：關節窩，H：肱骨頭，M：中盂肱韌帶（MGHL）

雖沒有破損的部位，不過關節鬆弛又薄，能夠看見深層的肌肉。MGHL（M）為低形成。

（轉載自文獻9）

MGHL：middle glenohumeral ligament

CAT：
combined abduction test

HFT：
horizontal flexion test

➤診斷（物理診斷、影像診斷）

作為物理診斷，雖然沒有關節活動度受限，不過視診上的不良姿勢，與肩胛骨下旋轉等位置異常，加上肩肱關節有鬆弛性（Sulcus sign陽性）（**圖11**）。由於肱骨頭對關節窩的向心欠佳，CAT與HFT皆為陽性[10]。讓患者呈現仰臥姿，在外展外旋時的anterior apprehension及外展內旋時的posterior apprehension幾乎不會出現特別的不穩定感，與外傷性不穩定的反應明顯不同。在外傷性後向不穩定中也經常呈現陽性的測試為Jerk test（或Kim's test）。讓患者保持坐姿，若為右肩，用左手維持患肢的肩胛骨，使患肢維持在肩胛平面上90°外展內外旋正中姿勢（neutral position），用右手扶著患肢手肘，一邊對關節窩施加軸壓一邊使患肢水平內收，將隨著喀嚓聲往後方脫臼[11,12]。不過，純粹為非外傷性不穩定的情況，在肩胛平面上自動上舉時將往後方半脫臼，若水平內收則隨著喀嚓聲整復的情況常見。

作為影像診斷，在X光正面影像中，肱骨對關節窩雖然略微下垂，但並非為必需的診斷。運動員的情況，在雙手舉高的正面影像中有時肱骨頭將大幅下垂（**圖12**）。在3D-CT的骨形態完全正常，在MRA並無如外傷性不穩定的異常現象，頂多為關節囊稍大的感覺（**圖13**）。

➤治療（保守治療與手術治療）

治療的第一選擇為矯正姿勢及肩胛骨下旋轉等肩胛胸廓關節功能的物理治療，成效良好。即使矯正肩胛胸廓功能也無法消除症狀的情況必須動手術，但並不常見。手術為IGHL緊縮手術（**圖14、15**）與旋轉肌間隔的縫合，若非Ehlers-Danlos氏症候群則能夠期待良好的術後實績。實際上用關節鏡診斷非適應保守治療而動手術的案例，即使術前的3D-CT及MRA上沒有確認到異常，卻有不少情況確認到些微的關節盂唇損傷（**圖16**）。雖然這是筆者主觀的看法，但恐怕原

圖11　Sulcus sign

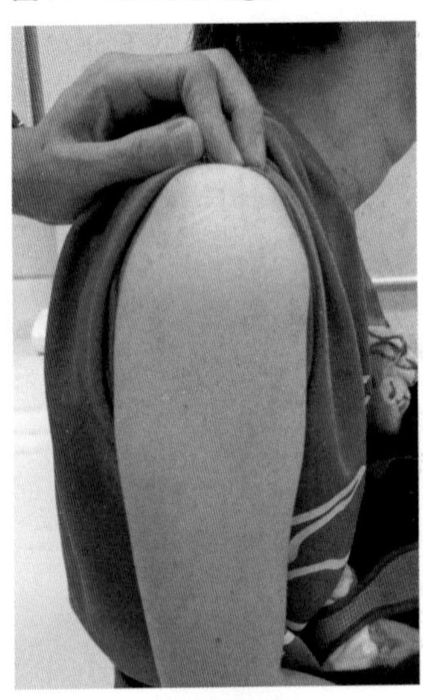

a　無負重時

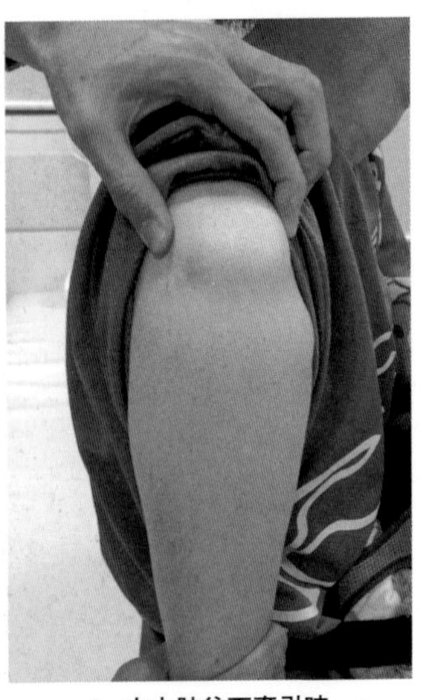

b　右上肢往下牽引時

（轉載自文獻9）

圖12　在雙手舉高姿勢的X光中肱骨頭的滑脫

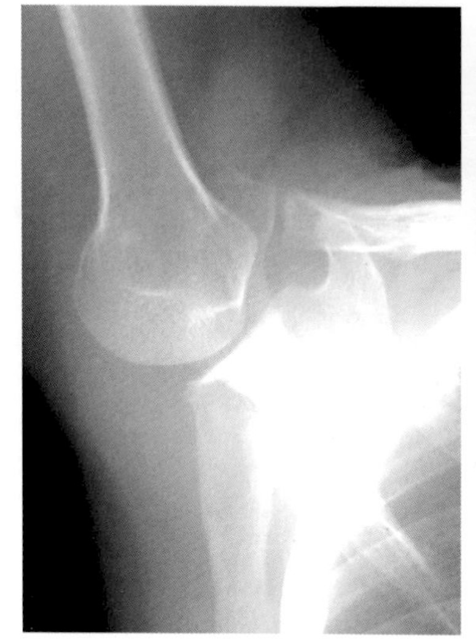

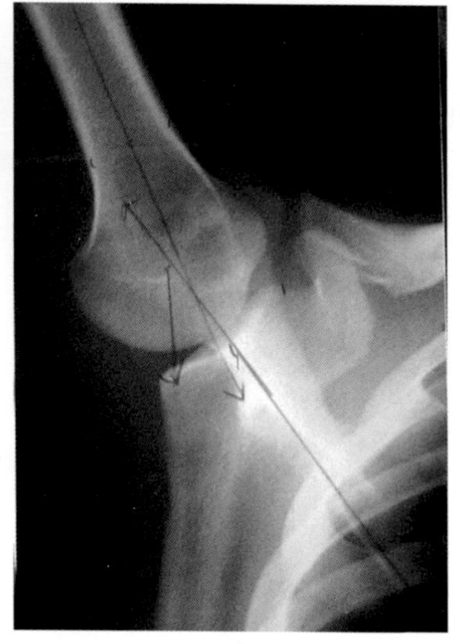

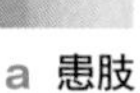

a 患肢　　b 健肢

（轉載自文獻9）

圖13　非外傷性不穩定中的ABER姿勢的MRA

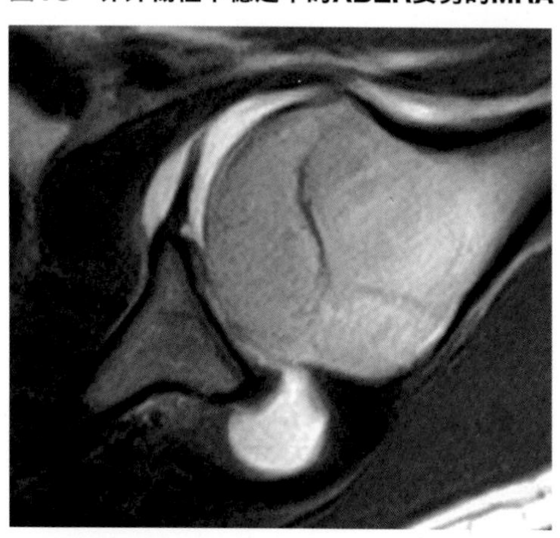

與圖5外傷性的情況相異，雖然不會出現班卡氏病變或肱骨頭往前方位移，不過有IGHL的鬆弛。

（轉載自文獻9）

圖14　關節鏡視下關節囊緊縮手術的圖示

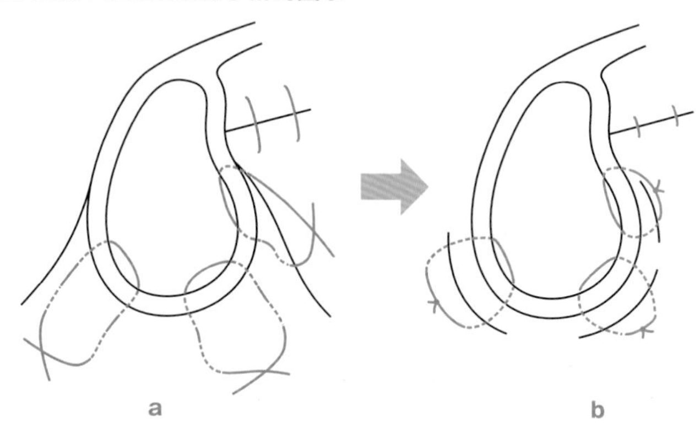

用一根2號高強度手術線對於關節囊與關節盂唇的三個地方（三根）各自縫合，進行IGHL的緊縮（a）。接著，用與圖9同樣的要領對旋轉肌間隔進行縫合（b）。

（引用自文獻9）

圖15　關節鏡微創關節囊緊縮手術的鏡視影像（與圖10為同一案例）

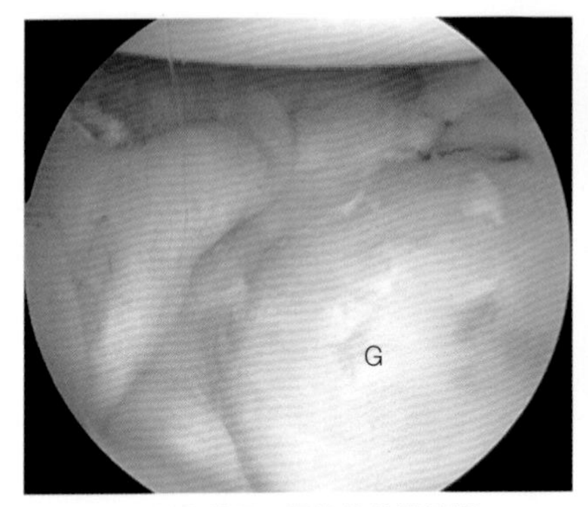

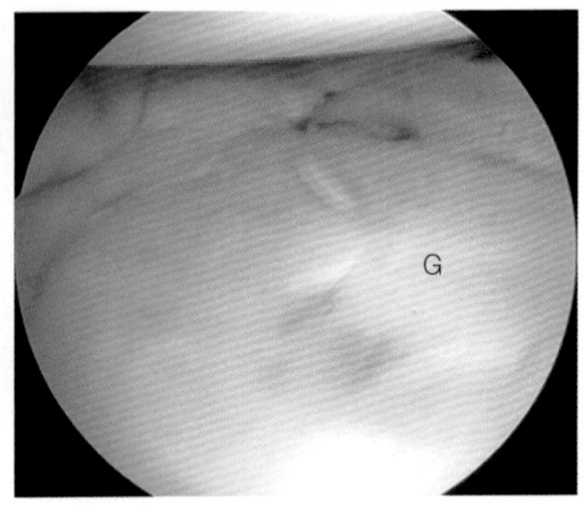

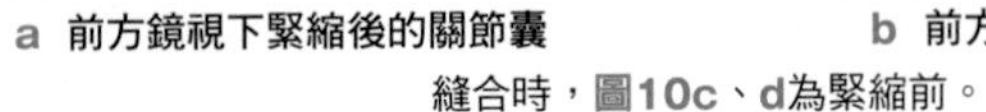

a　前方鏡視下緊縮後的關節囊　　**b**　前方鏡視下緊縮後的關節囊

縫合時，圖**10c**、**d**為緊縮前。

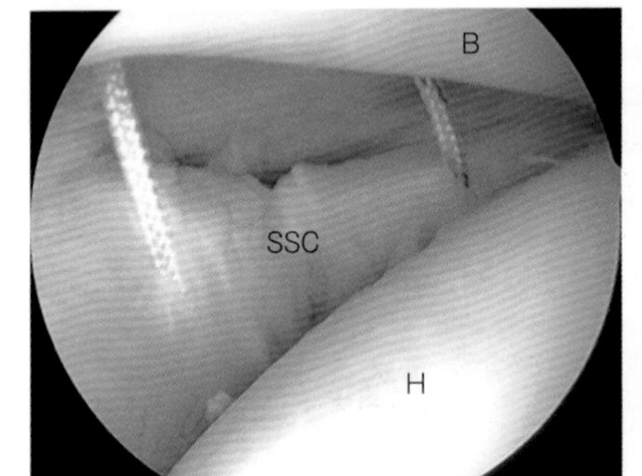

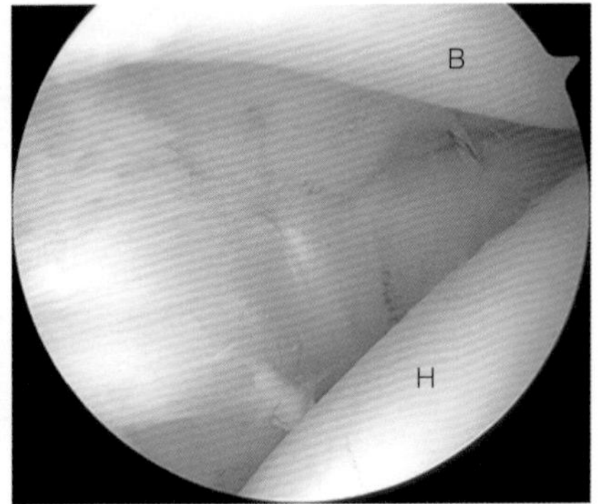

c　後方鏡視下旋轉肌間隔縫合的縫線　　**d**　同樣縫合後

G：關節窩，H：肱骨頭，SSC：肩胛下肌腱，B：肱二頭肌肌腱

（轉載自文獻9）

圖16　手術的非外傷性肩關節不穩定的後方鏡視影像（左肩）

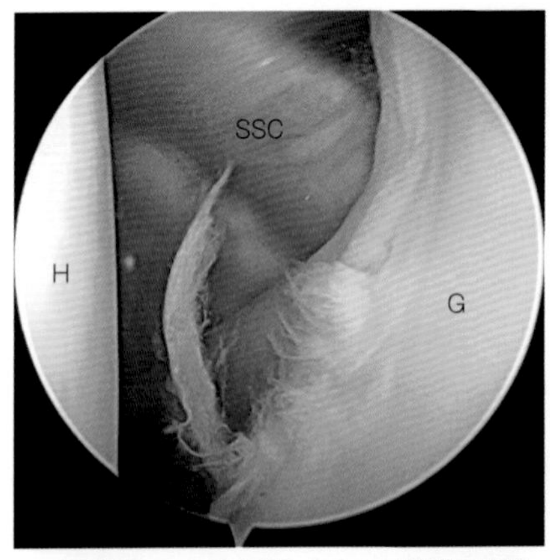

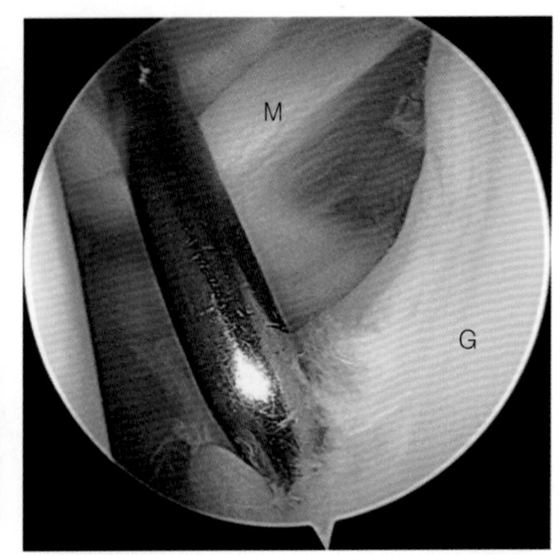

G：關節窩，H：肱骨頭，SSC：肩胛下肌腱，M：MGHL

影像診斷中可看到並不清楚的前關節盂唇的破損。這個案例，由於最終脫臼使得不穩定感極度惡化，經常為裝設吊環帶的狀態。手術只在前方部位用anchor，與圖**15**同樣進行關節囊的緊縮術與旋轉肌間隔縫合，症狀消失。

（轉載自文獻9）

本保守治療應該消除症狀，但本人毫無自覺程度的輕微外傷，有極高的可能性造成關節盂唇損傷及關節囊更加鬆弛。意即，可認為純粹的非外傷性不穩定需要動手術的案例其實更少。另一方面，Ehlers-Danlos氏症候群對於手術治療極度非適應，關節囊等軟組織的緊縮手術中，即使進行好幾次手術，在幾個月內會變得鬆弛，由於肱骨頭對關節窩經常呈現下垂的狀態，是難以處理的疼痛，因此最終不得不做關節固定術（**圖17**）。認為難以治療的案例以及有影響多關節之Ehlers-Danlos氏症候群家族史的案例，懷疑為此疾病則應該轉診至專科醫師，接受基因檢查。

圖17　關節活動亢進型Ehlers-Danlos氏症候群

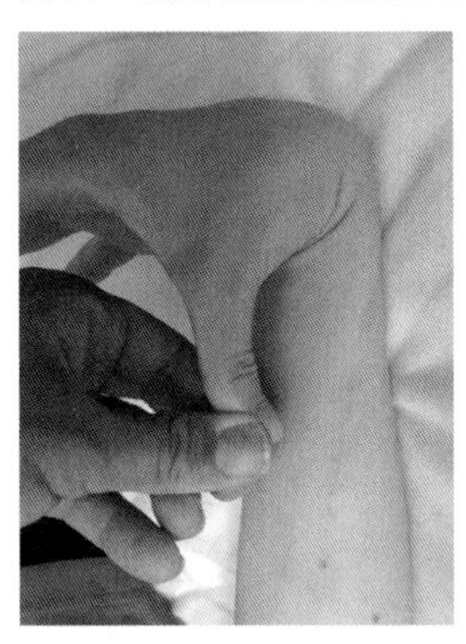

a

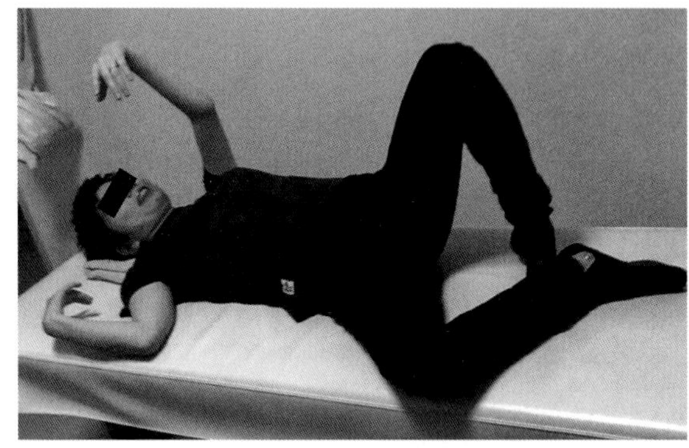

b

27歲的女性。全身（左右肩、左右髖關節、左右膝關節、兩腳關節）出現關節鬆弛性。由於左右肩已多次進行軟組織手術仍無法解除疼痛，最終進行左右肩關節的關節固定手術。

（引用自文獻9）

文獻

1) Sugaya H：Chapter 14. Instability with Bone Loss. AANA Advanced Arthroscopy：The Shoulder(Angelo RL, et al eds), p136-146, Elsevier, Philadelphia, 2010.
2) Boileau P, et al：The unstable painful shoulder(UPS)as a cause of pain from unrecognized anteroinferior instability in the young athlete. J Shoulder Elbow Surg, 20：98-106, 2011.
3) Edwards TB, et al ： Radiographic analysis of bone defects in chronic anterior shoulder instability. Arthroscopy, 19：732-739, 2003.
4) Sugaya H, et al：Glenoid Rim Morphology in Recurrent Anterior Glenohumeral Instability. J Bone Joint Surg Am, 85A：878-884, 2003.
5) Sugaya H, et al ： Arthroscopic Osseous Bankart Repair for Chronic Recurrent Traumatic Anterior Glenohumeral Instability. J Bone Joint Surg Am, 87A: 1752-1760, 2005.
6) 菅谷啓之：V. Bankart病変に対する鏡視下手術　3. 私のアプローチ. 実践 反復性肩関節脱臼　鏡視下バンカート法のABC(菅谷啓之 編), p100-106, 金原出版, 2010.
7) 高橋憲正, 菅谷啓之, ほか：反復性肩関節前方不安定症に対する鏡視下手術－補強手術としての鏡視下腱板疎部縫合術の有用性－. 関節鏡, 30：57-60, 2005.
8) Ogston JB, et al：Differences in 3-dimensional shoulder kinematics between persons with multidirectional instability and asymptomatic controls. Am J Sports Med, 35：1361-1370, 2007.
9) Sugaya H：21 Multidirectional Instability and Loose Shoulder in Athletes. Sports Injuries to the Shoulder and Elbow(Jin-Young Park ed), p237-250, Springer, Berlin, 2015.
10) 菅谷啓之：上肢のスポーツ障害に対するリハビリテーション. 関節外科, 29(4月増刊号)：148-158, 2010.
11) Kim SH, et al：The Kim test：a novel test for posteroinferior labral lesion of the shoulder-a comparison to the jerk test. Am J Sports Med, 33：1188-1192, 2005.
12) Cuéllar R, et al ： Exploration of glenohumeral instability under anesthesia ： the shoulder jerk test. Arthroscopy, 21：672-679, 2005.

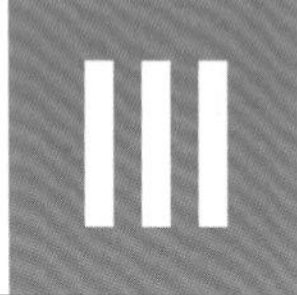

各功能障礙的管理

1 肩肱關節的動態穩定性降低（肱骨頭向心性的缺損）

Abstract

■ 肩旋轉肌袖肌群及肱二頭肌長頭，具有抵抗在上肢上舉時的肱骨頭往上方位移的作用，若這些功能下降，肱骨頭將可能往上方位移，引起肩峰下夾擠。

■ 在動態穩定性的評估中，可用超音波診斷儀器的方法。同時，肩旋轉肌袖肌群及肱二頭肌長頭的功能障礙，用影像診斷或骨科測試等進行評估。

■ 對於動態穩定性降低，要釐清其原因，一邊減輕患部的壓力。若原因為炎症的情況，進行消炎鎮痛；若原因為功能障礙的情況，則促進殘留部位動態穩定性的提升。

序

研究證實，肩旋轉肌袖肌群及肱二頭肌長頭對於肩肱關節的動態穩定性有所貢獻，這些組織破損將使穩定性降低，引起肩峰下夾擠及對其他肌群造成過度的負荷。本節將說明引起動態穩定性破損的機轉，以及其將引起何種功能障礙，闡述評估方法與治療。

關於功能障礙與肩膀疾病（病狀）之間的關係

➤肩旋轉肌袖肌群障礙導致的動態穩定性缺損

●肩旋轉肌袖斷裂與肱骨頭的位移

關於肩旋轉肌袖肌群對肩關節動態穩定性的影響，至今有許多用屍體的肩膀進行過的研究。其中，棘上肌具有在上肢上舉時將肱骨頭往下方牽引的作用，若其功能降低，將引起肱骨頭往上方位移[1-3]。沙基（Sharkey）等人[1]研究指出棘上肌單獨斷裂時，肱骨頭將往上位移0.1～1.8mm。同時，哈爾德（Halder）等人[3]分析對各旋轉肌袖施加負荷後肱骨頭位移量的結果，若對棘上肌施加負荷，在上肢下垂、肩關節30°、60°、90°各自外展姿勢時平均位移2.0mm，棘下肌位移4.6mm，肩胛下肌位移4.7mm，顯示各自往下方位移的情況（**圖1**）。從這些結果可認為，若棘上肌、棘下肌、肩胛下肌任一單獨出現功能降低，將引起肱骨頭往上方位移，不過關於將肱骨頭往下方擠壓的作用，棘下肌與肩胛下肌似乎比棘上肌的影響還大。

用人體進行的前人研究中，進行過用X光影像[4]和MRI[5]的靜態分析。山口（Yamaguchi）等人[4]用X光影像分析在靜止姿勢的肩胛骨面上肢上舉時肩胛骨上旋轉角度的結果，肩旋轉肌袖小斷裂症狀中（譯註：小斷裂指斷裂1到3cm的情況。）與健康群體相比顯示，在上肢上舉60°～150°時肱骨頭呈現有意義的往上位移。葛拉臣（Graichen）等人[5]的考察以健康者為對象，與被動的靜止姿勢相比，隨著主動肌肉活動的靜止姿勢中，由於肩關節外展時肱骨頭將更加往後下方

圖1　肩周圍肌群的肱骨頭下降功能比較

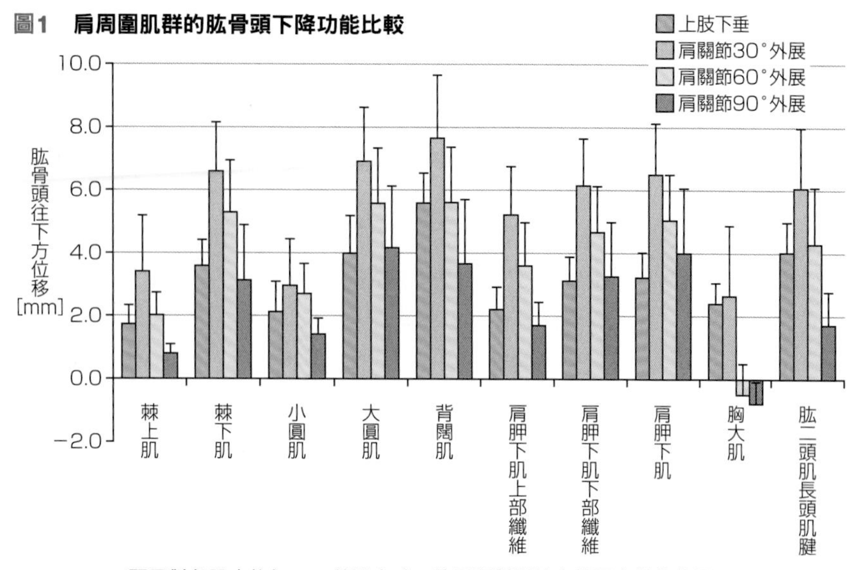

顯示對各肌肉施加20N的張力時，肱骨頭對關節窩往下方的位移量。

（引用自文獻3，變更部分內容）

位移，因此認為此變化為肩旋轉肌袖的功能所造成的現象。從這些研究可認為，即使人體的肩旋轉肌袖斷裂，與關於屍體肩膀的研究同樣在上肢上舉時肱骨頭往上方位移。

●多數旋轉肌袖斷裂與肱骨頭的位移

若兩條以上的旋轉肌袖出現功能降低，上肢上舉時肱骨頭往上位移將變得更加明顯[1,6]。沙基等人[1]究明，若棘下肌與肩胛下肌同時斷裂，在上肢上舉時肱骨頭將往上方位移0.5～2.3㎜，甚至在肩胛下肌、棘上肌與棘下肌斷裂的廣範圍斷裂中，肱骨頭將往上方位移1.1～2.8㎜。在同樣廣範圍斷裂案例的肱骨頭上方位移，康拉德（Konrad）等人[7]研究結果為4.7㎜，德那（Dyrna）等人[8]為8.3㎜，顯示隨著斷裂尺寸越大，上肢上舉時的肱骨頭往上方位移的距離就越大。

●對於肩旋轉肌袖斷裂與關節窩的骨頭壓縮力

關於將肱骨頭往關節窩推擠的壓縮力，帕森斯（Parsons）等人[9]指出正常肩為377N，相對的棘上肌不完全斷裂為296N，棘上肌完全斷裂為300N，從並沒有意義的變化來看，得知棘上肌單獨功能降低對壓縮力沒有影響。另一方面，棘上肌、棘下肌斷裂為149N，廣範圍斷裂為126N，隨著斷裂尺寸增加，壓縮力呈現有意義的減少。

●肩旋轉肌袖斷裂造成三角肌所需的力增加與肩關節上提角度的減少

若肩旋轉肌袖的斷裂尺寸越大，肩旋轉肌袖肌群所承受往上提方向的力矩減少，為了彌補這一點，對於三角肌的負荷將變大。德那等人[8]的研究指出，雖然上提時對正常肩三角肌所施加的力為193.8N，不過肩胛下肌斷裂為194.9N，棘上肌斷裂為251.5N，棘上肌、棘下肌斷裂為300.8N，棘上肌、肩胛下肌斷裂為403.3N（**圖2**）。湯普森（Thompson）等人[10]指出，在廣範圍斷裂時與正常肩相比，對三角肌的負荷增加300%。

另一方面，多數研究證實肱骨頭往上方位移與抬高力矩的減少，將造成肩關節外展角度減少[7,8,10]。德那等人[8]證實，正常肩肩胛骨面的肩肱關節最大外展角度為79.8°，不過肩胛下肌斷裂為72.6°，棘上肌斷裂為58.1°，棘上肌、棘下肌斷裂為56.5°，棘上肌、肩胛下肌斷裂為38.7°（**圖2**）。另外，關於廣範圍斷裂的最大外展角度，康拉德等人[7]指出為11.8°，湯普森等人[10]指出為25°。

就像這樣，與正常肩相比，多數旋轉肌袖斷裂時，三角肌所需的力增加，上提角度也降低。

●肩旋轉肌袖斷裂與肩峰下壓

派恩（Payne）等人[11]測量肩峰下壓，顯示正常肩的肩峰前外側為310kPa，後外側為48kPa，不過廣範圍斷裂時前外側增加為362kPa，後外側為638kPa。也就是說，廣範圍斷裂造成肱骨頭往上方位移時，特別是後外側的肩峰下壓增加。

圖2　肩旋轉肌袖斷裂尺寸與肩關節外展角度、對三角肌負荷的關係

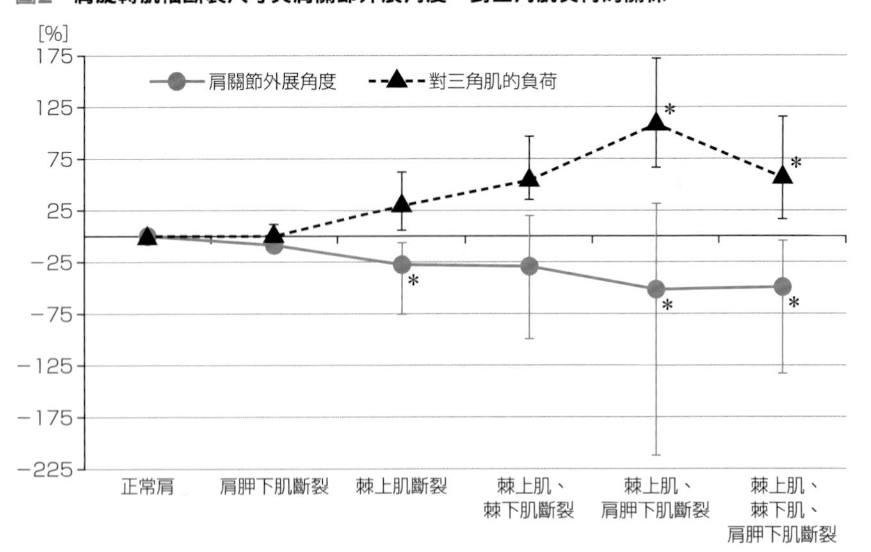

＊：與正常肩相比呈現有意義的差異（$p<0.05$）

與正常肩相比，棘上肌、肩胛下肌斷裂，以及棘上肌、棘下肌、肩胛下肌斷裂時對三角肌的負荷增加。而關於肩關節外展角度，棘上肌斷裂，棘上肌、肩胛下肌斷裂，和棘上肌、棘下肌、肩胛下肌斷裂皆出現降低的情況。

（引用自文獻8，變更部分內容）

➤肱二頭肌長頭的障礙造成動態穩定性的缺損

華納（Warner）等人[12]用X光影像的研究證實，肱二頭肌長頭肌腱斷裂案例的健側抬高90°姿勢時的肱骨頭往上方位移0.1㎜，不過患側為2.4㎜。同時木戶（Kido）等人[13]提出，對於肘關節屈曲方向施加1.5kg的負荷，在抬高0°及45°時肱骨頭往下方位移。基發（Giphart）等人[14]以肱二頭肌長頭肌腱炎的案例為對象，用影像透視儀器進行動態分析的結果，顯示外展時健側、患側的肱骨頭中心位置沒有出現差異，而肩關節90°外展、90°外旋姿勢時，患側呈現往前方位移0.9㎜的情況。

關於肌肉活動，基發等人[14]的研究顯示，肩關節外展時肱二頭肌長頭的肌肉活動，健康者為最大等長收縮的9.5%，肱二頭肌長頭肌腱炎案例為7.9%。同樣的，查摩斯（Chalmers）等人[15]指出以健康者為對象時，上肢上舉時的肱二頭肌長頭的肌肉活動為4.2～8.8%。這些前人研究顯示，肱二頭肌長頭的功能障礙，將造成肱骨頭往上方、前方位移。不過，也有研究指出上肢上舉時的肱二頭肌長頭的肌肉活動小，肱二頭肌長頭肌腱炎案例的肱骨頭中心位置與健康者群體並無出現差異[14]，肱二頭肌長頭對於肩關節的動態穩定性影響有可能並不大。

➤肩峰下夾擠與動態穩定性的缺損

●夾擠與肩峰骨頭間距離

肩旋轉肌袖肌群及肱二頭肌長頭的功能降低，將導致上肢上舉時骨頭往上方位移，使動態穩定性破損。結果在肩峰及喙肩韌帶，肩旋轉肌袖附著部及肩峰下滑液囊被壓迫出現疼痛，意即有引起肩峰下夾擠的可能。哈伯特（Hebert）等人[16]的調查指出夾擠案例的患側與健側的肩峰骨頭間距離，結果在肩關節屈曲時患側為2.8～8.3㎜，健側為4.1～8.3㎜，在屈曲70°～130°群體間出現差異。而肩關節外展時患側為3.4～8.1㎜，健側為4.6～8.8㎜，外展80°～110°群體間出現差異。同時，納瓦羅列德斯馬（Navarro-Ledesma）等人[17]同樣提到在肩關節外展60°肩峰骨頭間的距離，患側為6.3㎜，健側為6.8㎜，健側與患側有差異。不過米歇那（Michener）等人[18]在具有夾擠症候群的案例與健康者群體在上肢上舉時肩峰骨頭間距離的研究中，指出群體間並無有意義的差異。

經由上述內容可得知，具有夾擠症狀的案例，上肢上舉時的肩峰骨頭間距離與健側相比後雖然減少，與健康者群體並無差異。

無關乎肩峰骨頭間距離與健康者群體無差異，關於引起夾擠症狀的理由，根據米歇那等人[18]的考察，具有夾擠症狀案例，棘上肌的肌腱端與控制組相比增厚0.6㎜，此現象或許為疼痛的原因。根據筆者的想法，現有文獻指出的夾擠症狀之案例，由於是根據骨科測試的診斷分類，應該經超音波診斷儀器等確認人體的肩峰下夾擠情況後，再測量動態穩定性（測量方法將後述）。肩峰下夾擠到底是肱骨頭往上方位移而引起的？抑或雖然沒有發生往上位移，肩旋轉肌袖肌群的肌腱端部腫脹造成肩峰骨頭間的距離相對減少？期待日後的研究能解開這個現象。

●背面緊繃與肱骨頭的位移

作為上肢上舉時肱骨頭往上方位移的原因，有研究指出了肩關節背面的緊繃。哈利曼（Harryman）等人[19]用屍體的研究顯示，正常的關節囊中肩關節屈曲時，肱骨頭往上方位移0.35mm，往前方位移3.79mm，不過若在關節囊後方緊繃的條件下，則往上方位移2.13mm，往前方位移7.27mm。同時，泰勒（Tyler）等人[20]提出罹患夾擠症候群的案例具有肩關節後方緊繃。根據這些前人研究，可認為關節囊後方的緊繃引起肱骨頭往上方位移，結果導致肩峰下的夾擠現象。

功能障礙的判斷（評估與該流程）

➤動態穩定性的評估

肩關節的動態穩定性，一般常用X光透視儀器或MRI評估肱骨頭對肩胛骨關節窩的位移，不過在每日的臨床實務上用這些影像診斷儀器是有困難的。因此為了在臨床上盡可能客觀評估，將介紹筆者常實踐的用超音波診斷儀器的評估方法。

ICC：
intraclass correlation coefficients

SEM：
standard error of measurement

在上肢下垂與肩關節外展90°、外旋90°時，將超音波探頭放置於肩峰角與肩峰前方的中央，垂直於肩峰外側，進行攝影（**圖3**）。從拍攝的影像測量在下垂與肩關節90°外展姿勢時肱骨與肩峰上緣的距離，以評估肱骨頭往上方的位移。雖然這種測量法的缺點為靜態的評估，以及不清楚測量的是與肱骨哪個部分之間的距離，不過檢者間的信賴性（ICC）（1.1）為0.98～0.99，標準差（SEM）為0.23～0.35mm，具有高度信賴性[21]，認為可用在臨床實務的評估上。

圖3　用超音波診斷裝置評估肩峰骨頭間的距離

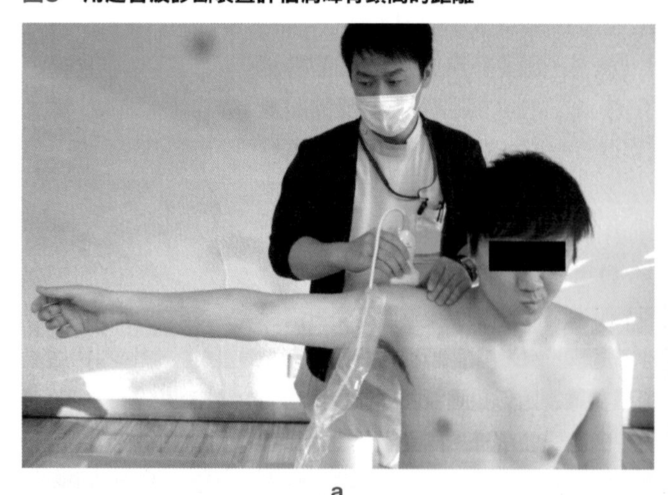

a

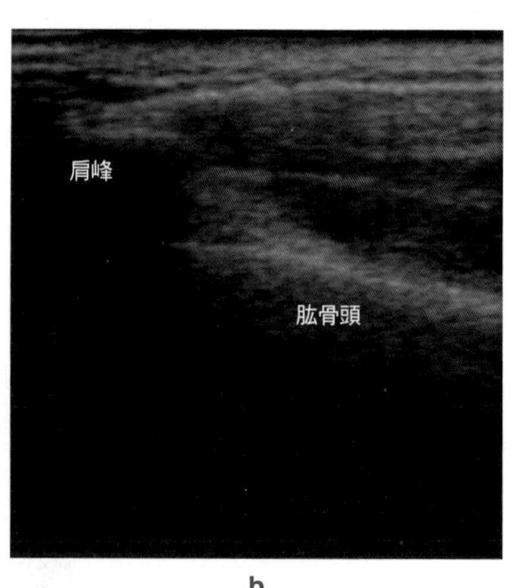

b

在肩關節外展90°、外旋90°的姿勢，用探頭在肩峰中央垂直碰觸肩峰外側（**a**）。用拍攝的影像計算肩峰上緣與肱骨之間的距離（**b**）。

➤肩旋轉肌袖斷裂的評估

●影像評估

作為肩旋轉肌袖斷裂的評估要點，首先便是正確評估斷裂尺寸、斷裂旋轉肌袖的萎縮和退化。要評估斷裂的旋轉肌袖，過去都用MRI，不過近幾年也會用超音波診斷儀器評估，文獻指出對於不完全斷裂的靈敏度為0.84，特異度為0.89，而對於完全斷裂為0.96，特異度為0.93，具有良好的實績[22]。

關於MRI的肩旋轉肌袖斷裂的評估，用脂肪抑制（fat suppression）影像大致上掌握斷裂之後，完全斷裂用T2影像，不完全斷裂用T1影像評估即可（**圖4**）。超音波診斷儀器的棘上肌斷裂的評估中，採取將手放在患側腰部的modified crass position，用探頭碰觸肩峰正面的下方進行評估（**圖5**）。肩旋轉肌袖的萎縮用MRI-T2斜側矢狀面斷面影像，用關節窩內側Level（肩峰與喙突呈現Y字交叉）評估。

圖4　MRI的棘上肌肌腱斷裂的評估

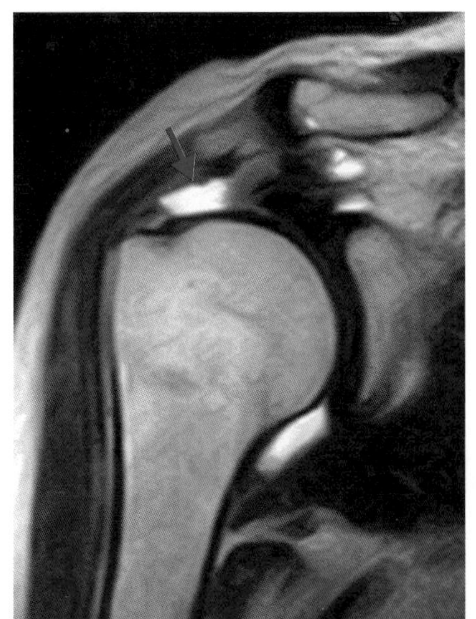

a 棘上肌完全斷裂（T2-斜側冠狀面影像）

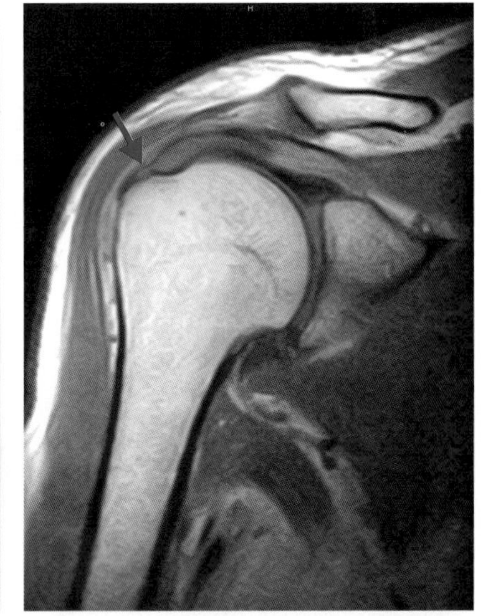

b 棘上肌不完全斷裂（T1-斜側冠狀面影像）

圖5　用超音波診斷儀器進行棘上肌斷裂的評估

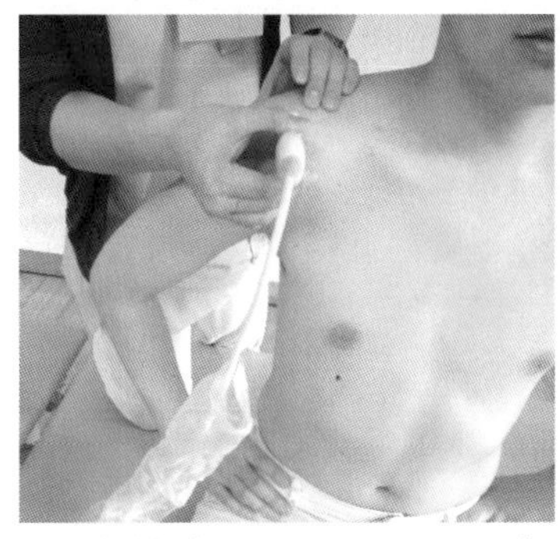

a 測定肢位（modified crass position）
在手放在腰上的姿勢時，將探頭碰觸肩峰正面的下方。

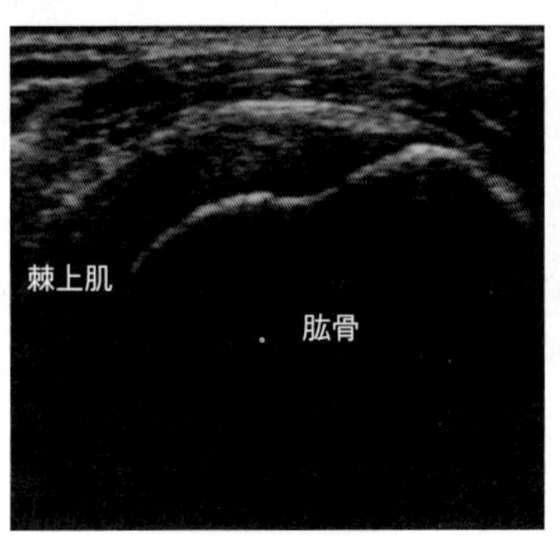

b 健康案例

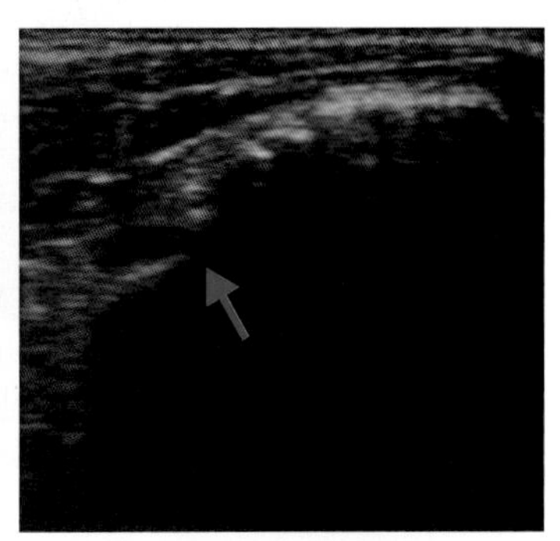

c 棘上肌關節面斷裂
棘上肌呈現不規則形狀（→）。

III 各功能障礙的管理

要正確進行評估，也有測量肌肉斷面面積的方法，不過在臨床實務上分析費時，難以執行。有文獻提到，tangent sign是簡易的評估方法[23]。這種評估方法，若為棘上肌，棘上肌的肌腹比喙突側與肩峰側肩胛骨的連線還下方的情況，或者若為棘下肌，棘下肌的肌腹比肩峰側與下角的肩胛骨連線位於內側的情況，萎縮則為陽性，做法簡單，可應用在臨床實務上（**圖6**）。

肌肉的脂肪變性和萎縮，同樣用MRI－T2斜側矢狀面斷面影像，關節窩內側Level用Goutallier grade[24]進行評估。說到Goutallier grade，若脂肪健康為grade 0，若有脂肪纖維化為grade 1，若脂肪對於肌肉的比例低於50％為grade 2，若脂肪的比例有50％為grade 3，若脂肪的比例高於50％為grade 4（**圖7**）。

有研究指出，肩旋轉肌袖斷裂的保守治療中Goutallier grade 2、tangent sign呈現陽性，則應該動手術治療[25]，另有研究指出從術後的脂肪變性沒有改善來看，術前的變性及萎縮嚴重則術後的成績將會變差[26]，評估萎縮及脂肪變性，從預後預測的觀點來看也很重要。

●骨科測試

接著說明用骨科測試評估有無肩旋轉肌袖斷裂的方法。同時，雖然許多測試會進行負荷阻力的評估，而能夠拮抗阻力的情況（相當於MMT5 Level）為陰性，無法拮抗的情況（相當於MMT4 Level）則判斷為陽性。

圖6　棘上肌、棘下肌萎縮的評估

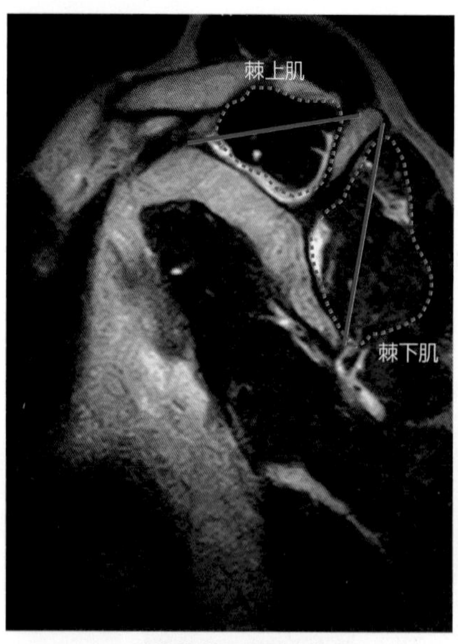

a　肌肉萎縮不嚴重的案例

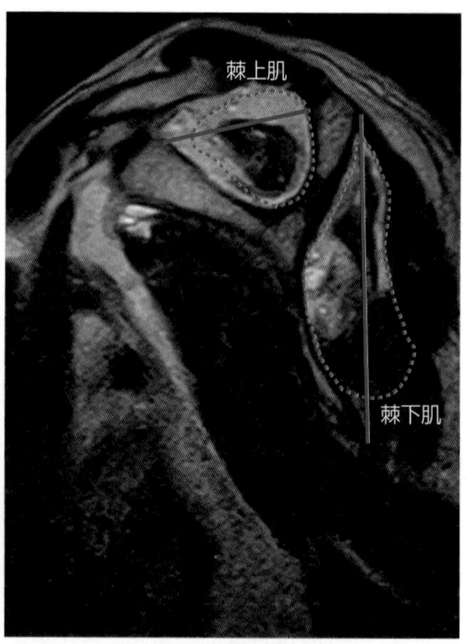

b　肌肉萎縮嚴重的案例

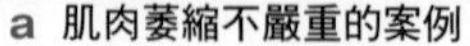

棘上肌：在圖a肌腹比連線還上方，不過圖b的肌腹位於連線的下方，評估為有萎縮。
棘下肌：在圖a肌腹多位於連線的右側，不過圖b肌腹多位於線的左側，評估為有萎縮。

圖7　棘上肌脂肪變性的評估（Goutallier grade）

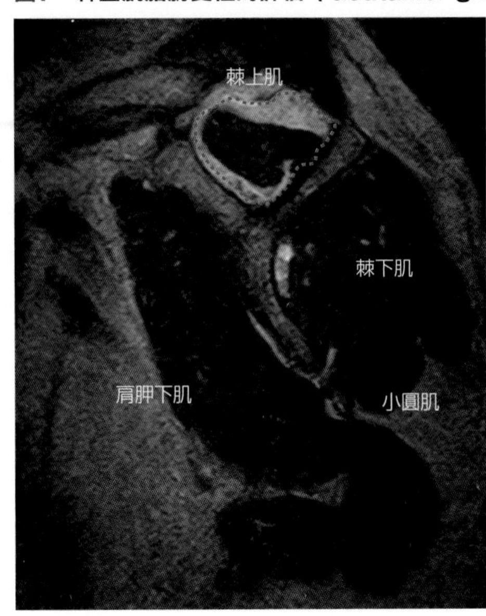

被點線包圍的部分為棘上肌，白色部分為脂肪變性，黑色部分為實際的肌肉。評估白色脂肪變性的部分對於被點線包圍部分的比例。

棘上肌的評估

在肩旋轉肌袖斷裂的案例中，要鎖定哪一條旋轉肌袖斷裂的評估法大多用骨科測試。棘上肌斷裂的評估顯示，full can test（**圖8a**）的靈敏度為77～83%，特異度為32～53%[27,28]；empty can test（**圖8b**）的靈敏度為76～87%，特異度為43～71%[27,28]；drop arm sign（**圖8c**）的靈敏度為45～73%，特異度為70～77%[29,30]；external rotation lag sign（**圖8d**）的靈敏度為7～56%，特異度為84～98%[31,32]。在本院用肩關節30°外展姿勢的阻力運動（**圖8e**）評估棘上肌斷裂，而田中等人[33]指出其靈敏度為93%，特異度為30%。

觀看這些前人研究，雖然並無靈敏度、特異度皆高的評估方法，不過作為本院採用方法的優點，則是容易評估代償性運動。肩關節外展30°時肩胛骨代償性上提、上旋轉的案例中，若限制其運動再度進行阻力運動，棘上肌的功能降低將變明顯。同時，雖為筆者的經驗法則，若drop arm sign及external rotation lag sign呈現陽性則懷疑為廣範圍斷裂，最好也對其他旋轉肌進行評估。

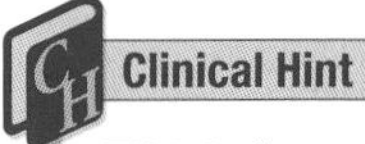

靈敏度（sensitivity）與特異度（specificity）

以drop arm sign當成例子來說明靈敏度和特異度（**表1**）。靈敏度顯示棘上肌斷裂案例中陽性受檢者的比例，用a／（a+c）×100表示。另一方面，特異度為沒有棘上肌斷裂的對象中，陰性受檢者的比例，用d／（b+d）×100表示。靈敏度越高，代表棘上肌斷裂案例的大部分案例為陽性，而特異度越高，則代表沒有棘上肌斷裂的大部分對象為陰性。

表1　棘上肌斷裂診斷中的drop arm sign例

	有棘上肌斷裂	無棘上肌斷裂
陽性（不可保持上提姿勢）	a名	b名
陰性（可保持上提姿勢）	c名	d名

棘下肌的評估

在棘下肌斷裂的評估，external rotation lag sign（**圖8d**）的靈敏度為97%，特異度為93%[31]；resisted external rotation test（**圖8f**）是在肩膀下垂、下臂正中姿勢對內旋方向施加阻力，評估是否能夠拮抗阻力的方法，其靈敏度為84%，特異度為53%[28]。

在本院雖然用resisted external rotation test，其靈敏度為89%，特異度為45%[33]。特異度雖然偏低，不過這種測試也能評估代償運動，而得以評估棘下肌的斷裂。在做阻力運動時，若能從肩胛骨內收、肩關節伸展、肩關節外展動作來看，最好限制這些代償性動作後再評估較佳。

圖8　棘上肌、棘下肌斷裂的評估

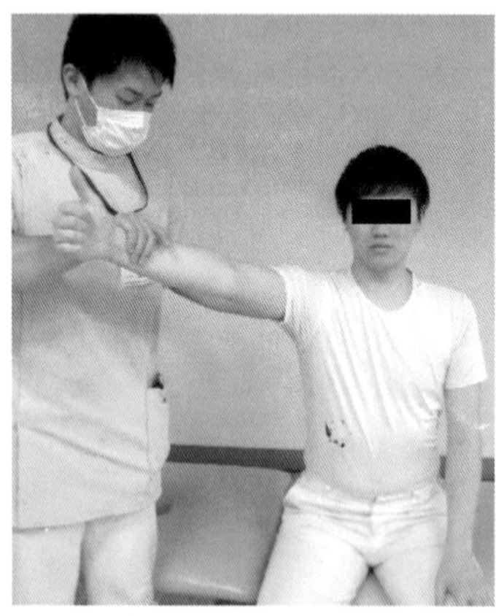

a full can test
在肩關節90˚上提、外展姿勢施加阻力（對於阻力無法維持上肢的情況為陽性。有時也會將疼痛出現視為陽性）。

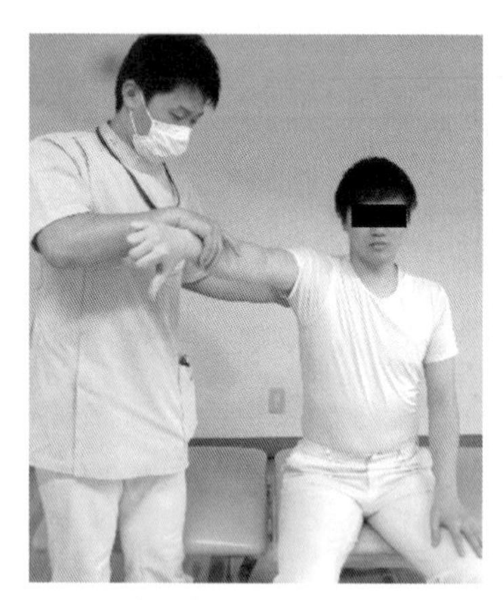

b empty can test
在肩關節90˚上提、內旋姿勢施加阻力（對於阻力無法維持上肢的情況為陽性。有時也會將疼痛出現視為陽性）。

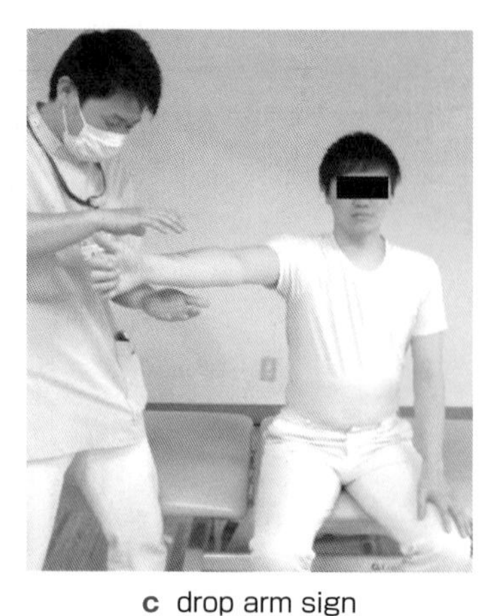

c drop arm sign
使肩關節保持90˚上提（肩關節上提90˚後放手，無法維持上肢的情況為陽性）。

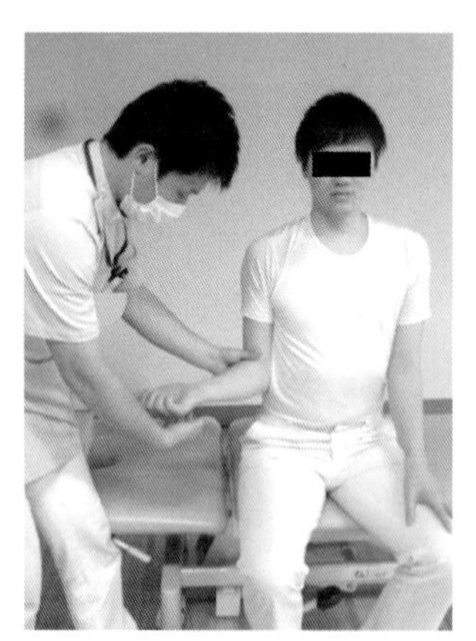

d external rotation lag sign
主動使下垂姿勢呈現外旋（主動運動與被動運動出現差異的情況為陽性）。

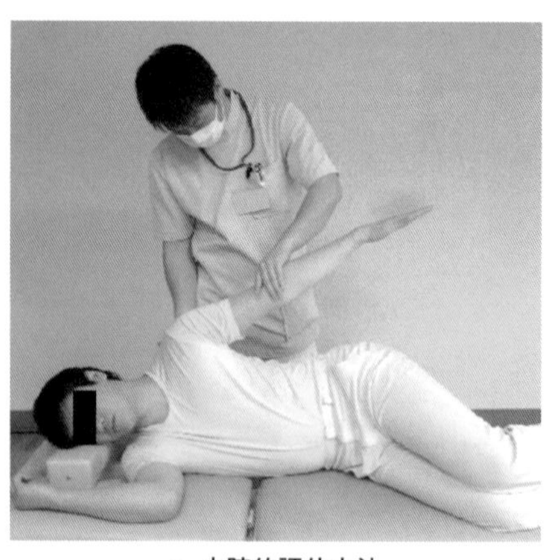

e 本院的評估方法
在肩關節30˚外展時施加阻力（以MMT為準，階段性執行）。

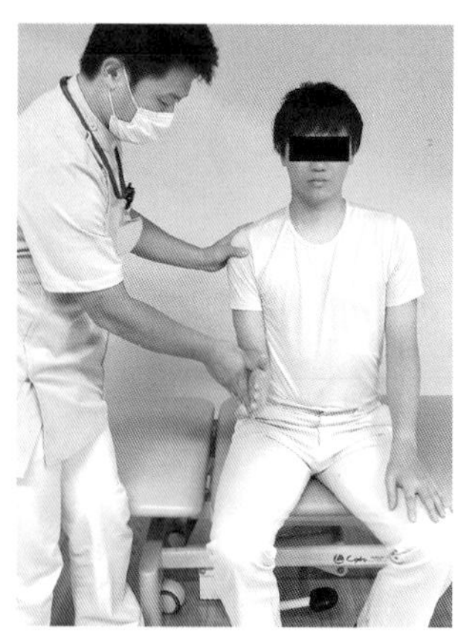

f resisted external rotation test
在肩膀下垂、下臂正中姿勢施加阻力（對於阻力無法維持上肢的情況為陽性。）。

肩胛下肌的評估

研究證實，在肩胛下肌斷裂的評估，resisted lift off test的靈敏度為79%，特異度為59%[28]；resisted belly press test的靈敏度為75%，特異度為97%[34]（**圖9**）。

在本院，將resisted belly press test用在臨床實務上。理由為有研究指出這個檢查方法可抑制胸大肌與背闊肌的收縮，使肩胛下肌選擇性收縮[35]。而另一個理由是，在resisted lift off test由於活動度受限而無法採取測量姿勢的情況，以及合併棘上肌斷裂的情況，測量姿勢將成為伸展棘上肌的姿勢而引起疼痛，因此難以測量。雖然這是筆者的經驗法則，不過belly press test拮抗重力而無法進行的情況，懷疑為包含肩胛下肌斷裂的廣範圍斷裂，必須更進一步進行評估。

圖9　肩胛下肌斷裂的評估

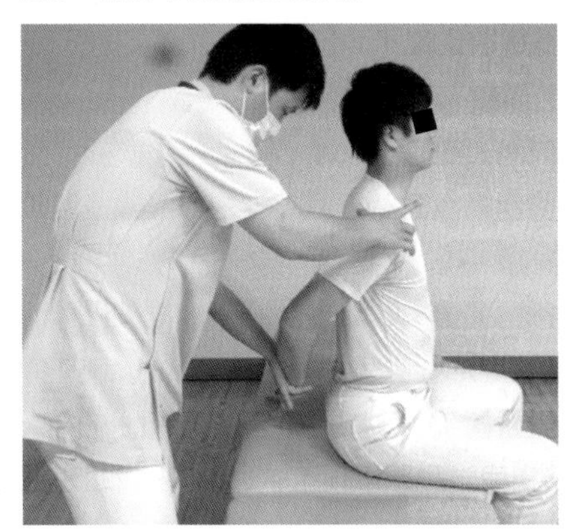

a resisted lift off test
從雙手伸向腰背的姿勢對外旋方向施加阻力。

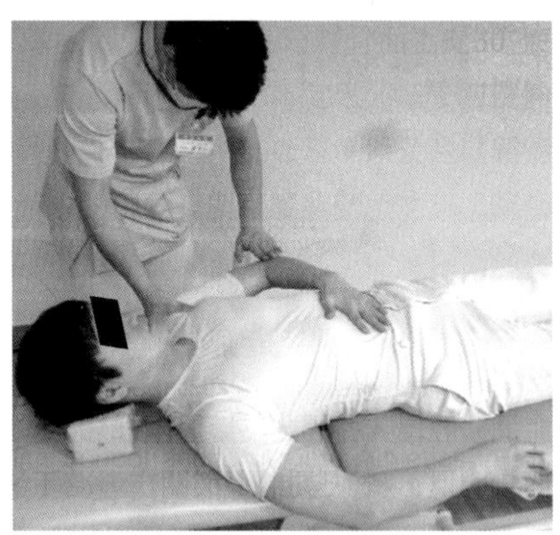

b resisted belly press test
讓患者肩膀內旋並壓著腹部，同時對手肘施加阻力。

＊**a**、**b**的測試中，任一對阻力無法維持上肢的情況則為陽性。

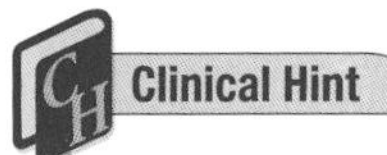

肩旋轉肌袖斷裂部位與疼痛部位的關係

井樋（Itoi）等人[28]分析棘上肌、棘下肌、肩胛下肌斷裂各個案例的疼痛部位在何處，研究結果證實，無關乎斷裂部位，肩關節的前方、外側（**圖10**的A、L）出現疼痛。因此，從案例的疼痛部位可說難以判定斷裂部位。

圖10　肩旋轉肌袖斷裂案例的疼痛訴說部位

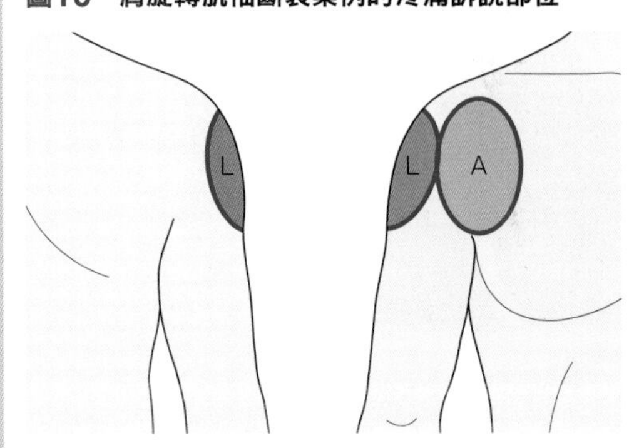

●徒手肌力檢查

為了在臨床實務上評估肩旋轉肌袖斷裂案例的肩關節功能，實施徒手肌力檢查。若出現肩旋轉肌袖斷裂，斷裂旋轉肌袖的功能降低將導致肩關節肌力下降。慕馬雅（Moosmayer）等人[36)]將沒有疼痛卻具有肩旋轉肌袖斷裂的案例與健康群體相比，提出等長肩關節屈曲肌力降低。同時，申（Shin）等人[37)]調查肩旋轉肌袖修復手術後肩關節上提、外旋、內旋方向的等長肌力恢復過程，調查結果清楚顯示，所有方向要達到與健側同樣水準，小斷裂案例需要術後6個月，中斷裂案例需要術後18個月。像這樣藉由檢查肩關節的肌力，能夠評估肩關節功能降低及術後的恢復過程。

具體的評估項目，最好以肩旋轉肌與三角肌為中心評估。肩旋轉肌袖肌群除了斷裂的旋轉肌，也務必要評估殘留的肩旋轉肌袖肌群。這是由於若引起旋轉肌斷裂，殘留的肩旋轉肌袖肌群將彌補其降低的功能。同時，在合併廣範圍斷裂案例及高齡的變形性肩關節炎的案例中，由於三角肌的肌力降低亦為問題，最好進行評估。評估時，要一邊注意肩胛骨的過度運動一邊進行，也要詢問測量時的疼痛，以及確認肌肉的收縮並一邊進行。

➤肱二頭肌長頭肌腱障礙的評估

肱二頭肌長頭肌腱炎的影像評估中，用MRI-T2橫向斷面影像（二頭肌溝Level）評估是否有炎症的症狀（**圖11**）。肱二頭肌長頭肌腱斷裂時，由於在此影像看不到肱二頭肌長頭肌腱，因此能夠同時評估。另外，肱二頭肌長頭肌腱斷裂在肘關節屈曲時，用視診也能評估肱二頭肌的肌腹下垂情況。

肱二頭肌長頭肌腱炎的骨科測試，有名的是Yergason test與Speed test（**圖12**）。Yergason test的靈敏度為14～75%，特異度為78～89%[38-41)]，而Speed test的靈敏度為49～71%，特異度為67～85%[32，35，42，43)]。對於肱二頭肌長頭肌腱的部分斷裂，吉兒（Gill）用Speed test的結果顯示靈敏度為50%，特異度為

圖11　肱二頭肌長頭肌腱炎的MRI（T2橫斷影像）

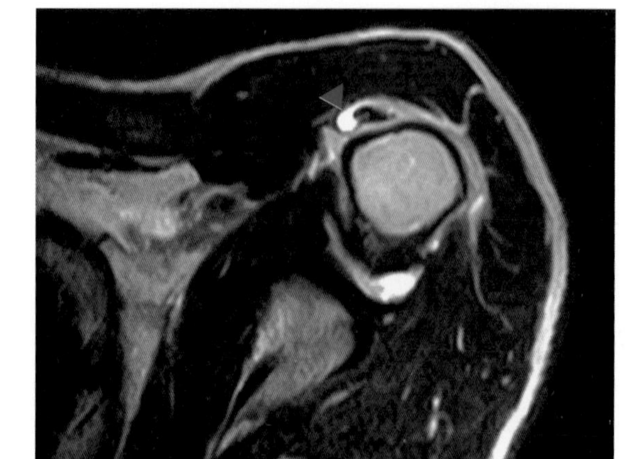

▲：白色部分為effusion

67%，二頭肌溝壓痛的靈敏度為53%，特異度54%[44]。根據這些前人研究，特異度雖高，靈敏度有各種不同的結果，見解並不一致。無影像診斷的情況，可用Yergason test及Speed test，用二頭肌溝的壓痛檢查及視診進行評估。

圖12　肱二頭肌長頭肌腱炎的骨科測試

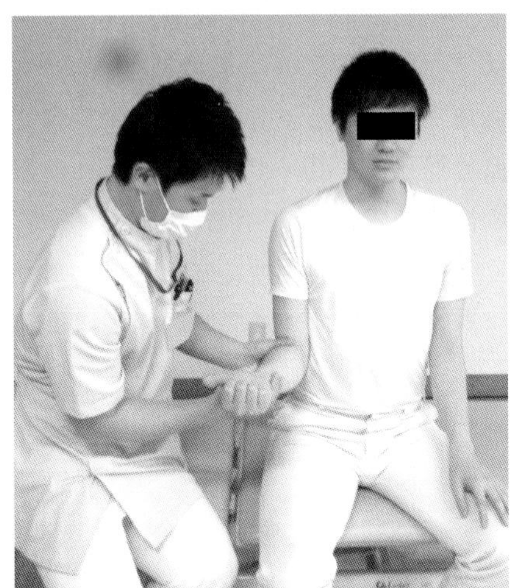

a Yergason test
肘關節屈曲，對於下臂旋前方向施加阻力，使其旋後。

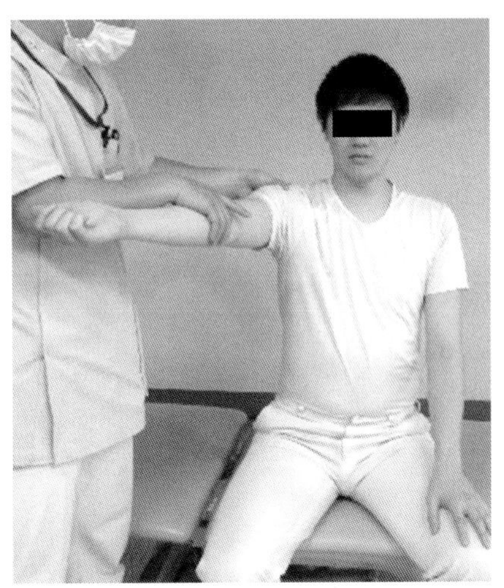

b Speed test
肩關節屈曲90°，在外旋、下臂旋後姿勢往下垂方向施加阻力。

＊**a**、**b**任一測試有誘發二頭肌溝疼痛的情況為陽性。

Memo　關於肱二頭肌長頭肌腱與肩胛下肌障礙的關聯

新井等人[45]指出，肩胛下肌的最前端位於小結節與其上方（**圖13**的◌部），這個最前端的止點（舌部）從下內側支撐肱二頭肌長頭肌腱。因此，最好留意肱二頭肌長頭肌腱與肩胛下肌的障礙有所關聯而出現。

肩胛下肌與肱二頭肌長頭肌腱的解剖學位置關係

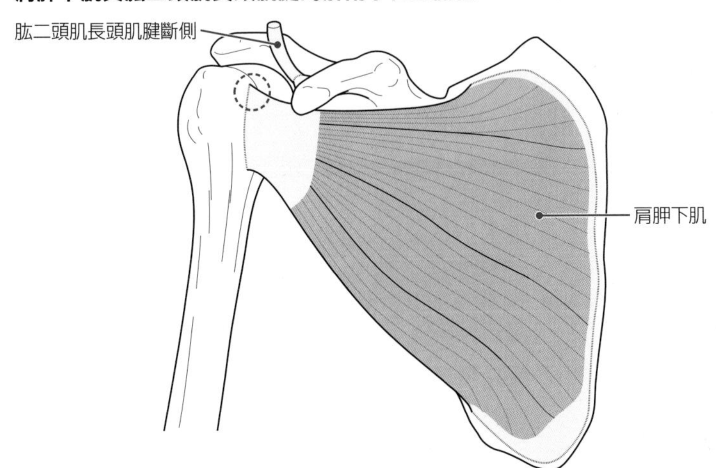

➤肩峰下夾擠的骨科評估

肩峰下夾擠的骨科測試，經常用尼爾夾擠測試（Neer impingement test）及霍金斯-甘迺迪夾擠測試進行（Hawkins-Kennedy impingement test ）（**圖14**）。已得知尼爾夾擠測試的靈敏度為54～81%，特異度為10～95%[46-49]，霍金斯-甘迺迪夾擠測試的靈敏度為63～74%，特異度為40～89%[43，46-49]。同時，研究指出肩關節上提90°左右的疼痛評估疼痛弧症狀（painful arc sign），靈敏度為49～75%，特異度為33～80%[46，47，49]。

每一種測試的敏感度、特異度都沒有獲得一定的見解。原因是這種測試容易受到炎症的程度及活動度受限等影響。因此，肱骨頭往上方位移，為了評估其結果引起肩峰下夾擠的情況，若骨科測試為陽性，則如「動態穩定性的評估」（見第80頁）所述，可用超音波對肩峰骨頭間距離做評估。此時，雖然在前人研究對於判斷夾擠陽性的基準並沒有獲得一定的見解，但由於研究指出夾擠徵兆陽性案例中，肩關節90°外展姿勢的肩峰骨頭間距離與健側相比減少了[17，18]，因此認為將此健患側差判斷為夾擠陽性，在現狀上並不妥當。缺少超音波診斷儀器的情況，由於從體表要評估此差異有困難，因此最好只用骨科測試判斷。

另外，研究證實肩峰下夾擠與肩關節後方緊繃有關[19，20]。因此，在肩關節屈曲90°及外展90°，最好在固定肩胛骨的姿勢評估肩關節內旋活動度。

圖14　肩峰下夾擠的骨科測試

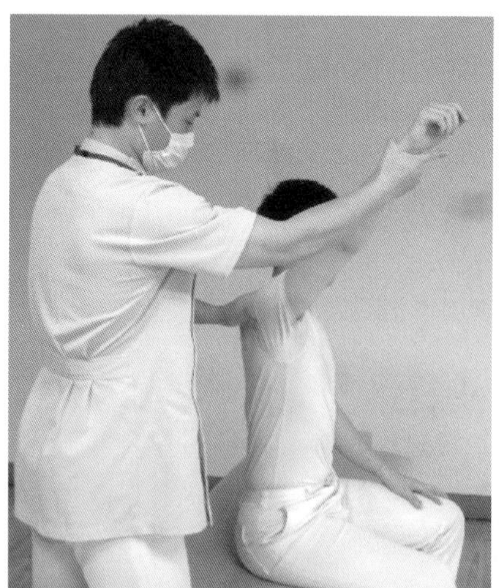

a　尼爾夾擠測試

一邊讓肩胛骨做上旋轉、抑制後傾，一邊被動讓肩膀屈曲。

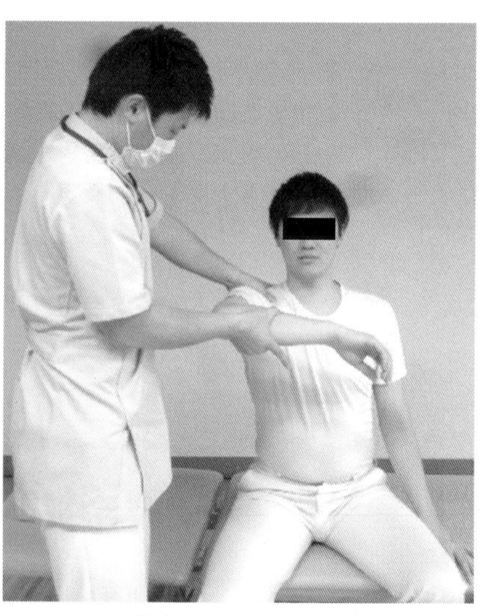

b　霍金斯-甘迺迪夾擠測試

一邊抑制肩胛骨的前傾、內旋，一邊被動讓肩關節從90°屈曲使其內旋。

＊a、b任一測試誘發肩峰下疼痛的情況為陽性。

對於功能障礙的物理治療介入

➤對於肩旋轉肌袖斷裂的物理治療

在肩旋轉肌袖斷裂的物理治療中，抑制斷裂旋轉肌袖及關節內的炎症，為了不對斷裂的旋轉肌施加應力，要實施活動度的增加及剩餘旋轉肌的肌力訓練。關於對肩旋轉肌袖斷裂案例的運動治療效果之系統性文獻回顧[50]，雖然並無將研究對象隨機化介入的文獻，不過關於其效果，顯示具有中等程度的證據，可認為對於肩旋轉肌袖斷裂的案例應該進行運動治療。

●肩旋轉肌袖肌群的伸展姿勢

對於斷裂旋轉肌袖的壓力，可舉出伸展應力。關於棘上肌的伸展姿勢，村木（Muraki）等人[51]指出肩關節伸展＋水平外展，西下（Nishishita）等人[52]指出肩關節上提45°及90°中最大水平外展姿勢的最大內旋，以及最大伸展姿勢下的最大內旋，棘上肌最為伸展。同時關於旋轉姿勢，奧克蘭等人[53]用屍體求棘上肌力矩臂的結果，顯示在肩關節外展姿勢的前部、後部纖維皆有在外旋方向、肩關節屈曲姿勢內旋方向的力矩臂。這些文獻指出在棘上肌肌腱斷裂案例的物理治療中，最好避免以擴大活動度為目的，從肩關節最大伸展姿勢的水平外展、肩關節水平外展姿勢的內旋，以及肩關節外展姿勢的內旋。指導患者在日常生活動作中避免將雙手伸到腰背。

同時，關於禁止對於斷裂旋轉肌袖牽拉的期間，由於一般認為用保守治療，斷裂旋轉肌袖不會自然痊癒，基本上不會許可進行。出現將手伸到腰背等日常生活的影響、對肩肱關節以外的部位治療沒有成效的情況，要留意斷裂尺寸的擴大及疼痛惡化的風險，有時與醫師、患者商量過後會對斷裂旋轉肌袖進行牽拉。關於術後的案例，從修復旋轉肌袖與骨頭的治癒課程來看，許可在術後6～8週對修復的旋轉肌袖進行牽拉。

關於棘下肌的伸展姿勢，村木等人[51]指出橫纖維在上提0°、30°，伸展姿勢的內旋，斜向纖維上提0°、30°、60°，伸展姿勢內旋時伸展。用屍體計算力矩臂的研究結果顯示，在肩關節屈曲、外展姿勢，橫纖維、斜向纖維皆具有外旋方向的力矩臂[53]。因此，對於棘下肌肌腱斷裂案例，往肩關節內旋的運動應該避免橫纖維、斜向纖維皆處在伸展姿勢。

關於肩胛下肌的伸展姿勢，村木等人[54]的研究證實，肩胛下肌上部、中部纖維雖然在肩胛骨面上提0°及30°的外旋時被伸展，不過在上提角度大的姿勢做外旋時，這些纖維並不會伸展。而關於下纖維，在肩關節上提30°以上的外旋會伸展。用屍體計算力矩臂的研究顯示，肩胛下肌在肩關節屈曲、外展時所有的纖維具有內旋方向的力矩臂，不過在肩關節外展120°的上部、中部纖維的內旋力矩臂小[53]。因此，對於肩胛下肌肌腱斷裂案例，應該避免往肩關節外旋的伸展壓力。不過，由於在肩關節外展120°時，對於上部、中部纖維的應力小，若要進行的話，可以用這個姿勢。

●肩旋轉肌袖肌群的肌力訓練

由於肩旋轉肌袖斷裂案例的動態穩定性降低，為了彌補這一點必須做肩旋轉肌袖肌力的訓練。不過，保守治療及術後早期的情況要避免對斷裂旋轉肌及修復的旋轉肌施加應力，要選擇性對欲復健的殘留旋轉肌群做肌力強化。由於術後6～8週以後對修復旋轉肌袖的肌力訓練被許可，因此進行以修復旋轉肌袖為對象的肌力訓練。

棘上肌的肌力訓練

棘上肌的上提方向力矩臂，在上提0°～40°的前部、後部纖維皆大。相對的，由於代償性作用的三角肌在這個角度的力矩臂小[55]，因此最好在這個範圍進行肌力訓練。同時，full can test、empty can test的姿勢（**圖8**），棘上肌的肌肉活動沒有差異，不過在full can test的姿勢顯示三角肌中部、後部纖維的肌肉活動量低[56]。因此，為了選擇性進行棘上肌的肌力訓練，最好在上提角度0°～40°範圍在下臂正中姿勢進行。

棘下肌的肌力訓練

棘下肌外旋方向力矩臂在橫纖維、斜向纖維皆比肩關節屈曲姿勢在外展時大[53]。同時，彼特（Bitter）等人[57]用肌電圖分析棘下肌的效率負荷量，以及肩關節外旋和配合內收而運動時的棘下肌肌肉活動。結果指出，抑制三角肌與胸大肌肌肉收縮、選擇性使棘下肌收縮的運動，最大等長收縮的40％以下出現使肩關節外旋內收的運動。因此，棘下肌的肌力運動最好在肩關節外展、最大等長收縮的40％以下進行。甚至為了抑制三角肌的收縮，可加入肩關節外旋、配合內收，進行選擇性肌力訓練。

肩胛下肌的肌力訓練

雖然肩胛下肌在肩關節屈曲的30°～120°的上提角度時，所有纖維皆具有往內旋方向的力矩臂，不過在肩關節外展120°的上部、中部纖維的內旋力矩臂小[51]，最好用微小上提角度進行往內旋方向的肌力訓練。同時，由於belly press test可抑制胸大肌、背闊肌的收縮，選擇性做肩胛下肌的上部、下部纖維的收縮[35]，可將belly press test應用於訓練。不過，進行這種運動時，必須注意肩關節內旋要穩穩壓住腹部，以及避免運動時肩胛骨前傾、肱骨頭往前方突出（**圖15**）。

圖15　用belly press test的肩胛下肌訓練

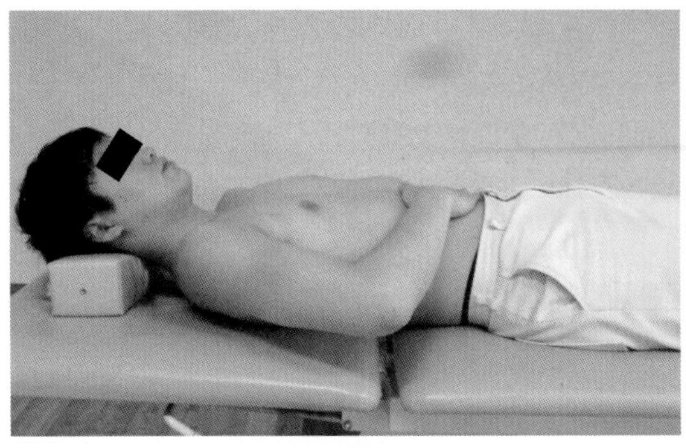

a　良好案例
可進行肩關節內旋。

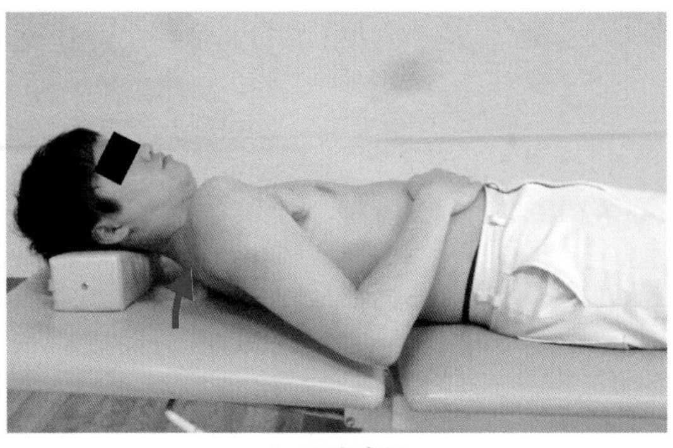

b　不良案例
以肩胛骨前傾來代償。

➤對於肱二頭肌長頭肌腱障礙的物理治療

對於肱二頭肌長頭肌腱障礙的物理治療，在急性期做局部注射、安定、冰敷以進行消炎鎮痛，同時盡力避免肱二頭肌的過度使用及伸展應力，若肱二頭肌長頭肌腱障礙造成動態穩定性降低留存的情況，要逐漸進行肩旋轉肌袖肌群的訓練。

由於肱二頭肌長頭具有肘關節屈曲，下臂旋後，肩關節屈曲、外展及內旋的作用，這些運動將在二頭肌溝引起肱二頭肌長頭肌腱的摩擦，考量到將會助長炎症，應該避免運動。同時，也不應該賦予進行與作用方向反方向運動的伸展應力。根據肱二頭肌旋後方向的力矩臂研究，在肘關節屈曲90°、下臂旋前40°～60°力矩臂為最大[58]，因此認為在肘關節伸展、下臂旋後姿勢的伸展應力增加。

而且，肱二頭肌長頭在上肢上舉初期的30°為止引起肌肉活動，拿著5磅（約2.7 kg）重量時肌肉活動將更加提高[59]，且在投球動作的加速期肱二頭肌長頭的肌肉活動增加等現象所顯示的[60]，必須注意這些運動。關於單純的上肢上舉動作，由於肱二頭肌長頭的肌肉活動小[14，15]因此認為這是可容許執行的運動。

SLAP：
superior labrum anterior and posterior

對於肱二頭肌長頭肌腱障礙運動治療的成效，在現狀上並不明顯[61]。作為理由，肱二頭肌長頭肌腱障礙大多合併肩旋轉肌袖斷裂及SLAP損傷，因此難以顯現對於單獨的肱二頭肌長頭肌腱障礙的治療效果，不過期待日後關於運動治療成效的證據能夠確立。

➤對於肩峰下夾擠的物理治療

對於動態穩定性的缺損為起因的肩峰下夾擠之物理治療，首先並須找出動態缺損的病灶。接著，若其原因為炎症造成的情況，便盡力於消炎鎮痛，不過具有功能障礙的情況，最好促進病灶以外部位的動態穩定性的提升。關於動態穩定性缺損的評估、治療，請參考前述「肩旋轉肌袖斷裂」、「肱二頭肌長頭肌腱障礙」的部分。

由於肩關節後方緊繃與上肢上舉時肱骨頭往上方位移有關，必須以改善為目標。明亨（Maenhout）等人[62]對於具有肩關節內旋受限的對象，每日實施3次、30秒以肩關節90°屈曲姿勢的內旋方向牽拉，進行6週的介入。結果證實，介入前後在肩關節90°外展的內旋活動度，從33.7°改善至47.5°，隨著這一點，肩關節外展0°、45°、60°的肩峰骨頭間距離呈現有意義地變大，顯示肩關節後方緊繃的改善對於肩峰下夾擠有所成效。另外，關於用系統性文獻回顧對於肩峰下夾擠之運動治療成效，特別是對於減輕疼痛有強烈的證據[63]，建議進行運動治療。

Memo **對於動態穩定性改善之物理治療的成效**

米勒（Miller）等人[64]對於5名症狀性棘上肌完全斷裂的案例，實施12週的物理治療，提出關於肩關節外展動作中動態穩定性變化的報告。結果，總長度減少關節窩縱徑的36%，肩峰骨頭間距離從0.9mm改善至1.3mm。雖然研究對象很少，不過顯示運動治療的介入能夠改善動態穩定性。

文獻

1) Sharkey NA, et al : The rotator cuff opposes superior translation of the humeral head. Am J Sports Med, 23(3) : 270-275, 1995.
2) Soslowsky LJ, et al : Active and passive factors in inferior glenohumeral stabilization : a biomechanical model. J Shoulder Elbow Surg, 6(4) : 371-379, 1997.
3) Halder AM, et al : Dynamic contributions to superior shoulder stability. J Orthop Res, 19(2) : 206-212, 2001.
4) Yamaguchi K, et al : glenohumeral motion in patients with rotator cuff tears. J Shoulder Elbow Surg, 9(1) : 6-11, 2000.
5) Graichen H, et al : Glenohumeral translation during active and passive elevation of the shoulder : a 3D open-MRI study. J Biomech, 33(5) : 609-613, 2000.
6) Su WR, et al : The effect of posterosuperior rotator cuff tears and bieps loading on glenohumeral translation. Arthroscopy, 26(5) : 578-586, 2010.
7) Konrad GG, et al : Decreasing glenoid inclination improves function in shoulder with simulated massive rotator cuff tears. Clin Biomech (Bristol, Avon), 21(9) : 942-949, 2006.
8) Dyrna F, et al : Relationship between deltoid and rotator cuff muscles during dynamic shoulder abduction; A Biomechanical Study of Rotator Cuff Tear Progression. Am J Sports Med, 46(8) : 1919-1926, 2018.
9) Parsons IM, et al : The effect of rotator cuff tears on reaction forces at the glenohumeral joint. J Orthop Res, 20(3) : 439-446, 2002.
10) Thompson WO, et al : A biomechanical analysis of rotator cuff deficiency in a cadaveric model. Am J Sports Med, 24(3) : 286-292, 1996.
11) Payne LZ, et al : The combined dynamic and static contributions to subacromial impingement. Am J Sports Med, 25(6) : 801-808, 1997.
12) Warner JJ, McMahon PJ : The role of the long head of the biceps brachii in superior stability of the glenohumeral joint. J Bone Joint Surg Am, 77(3) : 366-372, 1995.
13) Kido T, et al : The depressor function of biceps on the head of the humerus in shoulders with tears of the rotator cuff. J Bone Joint Surg Br, 82(3) : 416-419, 2000.
14) Giphart JE, et al : The long head of the biceps tendon has minimal effect on in vivo glenohumeral kinematics : a biplane fluoroscopy study. Am J Sports Med, 40(1) : 202-212, 2012.
15) Chalmers PN, et al : Glenohumeral function of the long head of the biceps muscle : An electromyographic analysis. Orthop J Sports Med, 26(2), 2014.
16) Hebert LJ, et al : Acromiohumeral distance in a seated position in persons with impingement syndrome. J Magn Reson Imaging, 18(1) : 72-79, 2003.

17) Navarro-Ledesma S, et al : Comparison of acromiohumeral distance in symptomatic and asymptomatic patients shoulders and thoes of healthy controls. Clin Biomech(Bristol, Avon), 53 : 101-106, 2018.
18) Michener LA, et al : Supraspinatus tendon and subacromial space parameters measured on ultrasonographic imaging in subacromial impingement syndrome. Knee Surg Sports Traumatol Arthrosc, 23(2) : 363-369, 2015.
19) Harryman DT, et al : Translation of the humeral head on the glenoid with passive glenohumeral motion. J Bone Joint Surg, 72(9) : 1334-1343, 1990.
20) Tyler TF, et al : Quantification of posterior capsule tightness and motion loss in patients with shoulder impingement. Am J Sports Med, 28(5) : 668-673, 2000.
21) Longo S, et al : Ultrasound evaluation of subacromial space in healthy subject performing three different positions of shoulder abduction in both loaded and unloaded conditions. Phys Ther Sport, 23 : 105-112, 2017.
22) Smith TO, et al : Diagnostic accuracy of ultrasound for rotator cuff tears in adults. A systematic review and meta-analysis. Clin Radiol, 66(11) : 1036-1048, 2011.
23) Zanetti M, et al : Quantitative assessment of the muscles of the rotator cuff with magnetic resonance imaging. Invest Radiol, 33(3) : 163-170, 1998.
24) Goutallier D, et al : Fatty muscle degeneration in cuff ruptures. Pre- and postoperative evaluation by CT scan. Clin Orthop Relat Res, 304 : 78-83, 1994.
25) Melis B, et al : Natural history of fatty infiltration and atrophy of the supraspinatus muscle in rotator cuff tears. Clin Orthop Relat Res, 468(6) : 1498-1505, 2010.
26) Gladstone JN, et al : Fatty infiltration and atrophy of the rotator cuff do not improve after rotator cuff repair and correlate with poor functional outcome. Am J Sports, 35(5) : 719-728, 2007.
27) Kim E, et al : Interpreting positive signs of the supraspinatus test in screening for torn rotator cuff. Acta Med Okayama,60 : 223-228, 2006.
28) Itoi E, et al : Are pain location and physical examinations useful in locating a tear site of the rotator cuff?. Am J Sports Med, 34(2):256-264, 2006.
29) Miller CA, et al : The validity of the lag signs in diagnosing full-thickness tears of the rotator cuff : a preliminary investigation. Arch Phys Med Rehabil, 89 : 1162-1168, 2008.
30) Bak K, et al : The value of clinical tests in acute full-thickness tears of the supraspinatus tendon : does a subacromial lidocaine injection help in the clinical diagnosis? A prospective study. Arthroscopy, 26 : 734-742, 2010.
31) Castoldi F, et al : External rotation lag sign revisited : accuracy for diagnosis of full thickness supraspinatus tear. J Shoulder Elbow Surg, 18(4) : 529-534, 2009.
32) Jia X, et al : Examination of the shoulder : the past, the present, and the future. J Bone Joint Surg Am, 91 (Suppl 6):10-18, 2009.
33) 田中公二, ほか : 腱板機能検査による腱板断裂のスクリーニング. 第44回日本理学療法学術大会 抄録集, 36(Suppl 2) : 1-414, 2009.
34) Bartsch M, et al : Diagnostic values of clinical tests for subscapularis lesions. Knee Surg Sports Traumatol Arthrosc, 18 : 1712-1717, 2010.
35) Chao S, et al : An electromyographic assessment of the "Bear-Hug":An examination for the evaluation of the subscapularis muscle. Arthroscopy, 24(11) : 1265-1270, 2008.
36) Moosmayer S, et al : Prevalence and characteristics of asymptomatic tears of the rotator cuff : an ultrasonographic and clinical study. J Bone Joint Surg Br, 91(2):196-200, 2009
37) Shin SJ, et al : Recovery of muscle strength after intact arthroscopic rotator cuff repair according to preoperative rotator cuff tear size. Am J Sports Med, 44(4):972-980, 2016.
38) Ben Kibler W, et al : Clinical utility of traditional and new tests in the diagnosis of biceps tendon injuries and superior labrum anterior and posterior lesions in the shoulder. Am J Sports Med, 37(9) : 1840-1847, 2009.
39) Chen HS, et al : A comparison of physical examinations with musculoskeletal ultrasound in the diagnosis of biceps long head tendinitis. Ultrasound Med Biol, 37 : 1392-1398, 2011.
40) Kim HA, et al : Ultrasonographic findings of painful shoulders and correlation between physical examination and ultrasonographic rotator cuff tear. Mod Rheumatol, 17 : 213-219, 2007.
41) Kim HA, et al : Ultrasonographic findings of the shoulder in patients with rheumatoid arthritis and comparison with physical examination. J Korean Med Sci, 22 : 660-666, 2007.
42) Goyal P, et al : High resolution sonographic evaluation of painful shoulder. Internet Journal of Radiology, 12 : 22, 2010.
43) Salaffi F, et al : Clinical value of single versus composite provocative clinical tests in the assessment of painful shoulder. J Clin Rheumatol, 16 : 105-108, 2010.
44) Gill HS, et al : Physical examination for partial tears of the biceps tendon. Am J Sports Med, 35(8) : 1334-1340, 2007.
45) 新井隆三, ほか : 肩胛下筋腱停止部の上腕二頭筋長頭腱安定化機構. 肩関節, 31(2) : 205-207, 2007.
46) Fodor D, et al : Shoulder impingement syndrome : correlations between clinical tests and ultrasonographic findings. Ortop Traumatol Rehabil, 11 : 120-126, 2009.
47) Michener LA, et al : Reliability and diagnostic accuracy of 5 physical examination tests and combination of tests for subacromial impingement. Arch Phys Med Rehabil, 90 : 1898-1903, 2009.

48) Silva L, et al : Accuracy of physical examination in subacromial impingement syndrome. Rheumatology (Oxford), 47 : 679-683, 2008.
49) Kelly SM, et al : The value of physical tests for subacromial impingement syndrome : a study of diagnostic accuracy. Clin Rehabil, 24 : 149-158, 2010.
50) Ainsworth R, et al : Exercise therapy for the conservative management of full thickness tears of the rotator cuff : a systematic review. Br J Sports Med, 41 : 200-210, 2007.
51) Muraki T, et al : The effect of arm position on stretching of the supraspinatus, infraspinatus, and posterior portion of deltoid muscles : a cadaveric study. Clin Biomech(Bristol, Avon), 21(5) : 474-480, 2006.
52) Nishishita S, et al : Effective stretching position for the supraspinatus muscle evaluated by shear wave elastography in vivo. J Shoulder Elbow Surg, 27(12) : 2242-2248, 2018.
53) Ackland DC, et al : Moment arms of the shoulder muscles during axial rotation. J Orthop Res, 29(5) : 658-667, 2011.
54) Muraki T, et al : A Cadaveric Study of Strain on the Subscapularis Muscle. Arch Phys Med Rehabil, 88(7) : 941-946, 2007.
55) Ackland DC, et al : Moment arms of the muscles crossing the anatomical shoulder. J Anat, 213(4) : 383-390, 2008.
56) Reinold MM, et al : Electromyographic analysis of the supraspinatus and deltoid muscles during 3 common rehabilitation exercises. J Athl Train, 42(4) : 464-469, 2007.
57) Bitter NL, et al : Relative contributions of infraspinatus and deltoid during external rotation in healthy shoulders. J Shoulder Elbow Surg, 16(5) : 563-568, 2007.
58) Bremer AK, et al : Moment arms of forearm rotators. Clin Biomech(Bristol, Avon), 21(7) : 683-691, 2006.
59) Levy AS, et al : Function of the long head of the biceps at the shoulder : electromyographic analysis. J Shoulder Elbow Surg, 10(3) : 250-255, 2001.
60) Digiovine NM, et al : An electromyographic analysis of the upper extremity in pitching. J Shoulder Elbow Surg, 1(1) : 15-25, 1992.
61) Krupp RJ, et al : Long head of the biceps tendon pain : differential diagnosis and treatment. J Orthop Sports Phys Ther, 39(2) : 55-70, 2009.
62) Maenhout A, et al : Quantifying acromiohumeral distance in overhead athletes with glenohumeral internal rotation loss and the influence of a streching program. Am J Sports Med, 40(9) : 2105-2112, 2012.
63) Kuhn JE, et al : Exercise in the treatment of rotator cuff impingement : A systematic review and a synthesized evidence-based rehabilitation protocol. J Shoulder Elbow Surg, 18(1) : 138-160, 2009.
64) Miller RM, et al : Effects of exercise therapy for the treatment of symptomatic full-thickness supraspinatus tear on in vivo glenohumeral kinematics. J Shoulder Elbow Surg, 25(4) : 641-649, 2016.

2 肩關節的活動度受限

Abstract

■ 呈現肩關節活動度受限的代表性疾病有冰凍肩，其主症狀為疼痛和攣縮。

■ 活動度受限的評估不只疼痛及活動度，掌握受限因子（關節囊、韌帶、肌肉等）也很重要。

■ 對於肩關節活動度受限的物理治療，要適度掌握可能成為受限因子的組織，用牽張等方法改善伸展性。

■ 不過，助長疼痛程度的伸展刺激，有可能使炎症惡化、復發，使治療實績降低。

序

肩關節在人體中具有最廣範圍的活動度，對於日常生活活動（ADL）的動作有所貢獻。由於ADL動作重複用到肩胛骨面的上提運動，必須獲得肩胛骨面上提的活動度。甚至在將手伸到腰背或綁頭髮等複合動作中，需要更大的活動性。因此，不只是肩肱關節，加上胸鎖關節、肩鎖關節、肩胛胸廓關節之肩關節複合體的活動度很重要。

ADL：
activities of daily living

對於肩關節活動度受限的物理治療，以容易造成結合組織（關節囊、韌帶）及肌肉組織伸展性降低的肩肱關節為主，重點是找出其受限因子。

在本節，解說肩關節活動度受限的要因，解說必要的評估、治療的流程。

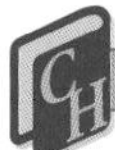

Clinical Hint

ADL動作所需的關節活動度

自我照護等ADL動作，需要約130°上提活動度[1)]，其中也會用到肩胛骨面上的上提[2)]。因此，上提動作受限的案例中，首先將目標訂為得以肩胛骨面上提130°，在途中促進綁頭髮或將手伸到腰背動作等必要的內外旋活動度的改善。

基本知識

➤概要

肩肱關節的活動度受限，將導致各種不同ADL動作的限制[3)]。滑膜關節的肩肱關節，主要是關節囊、韌帶（喙肱韌帶、盂肱韌帶等），以及以旋轉肌袖為主的肌腱伸展性降低，導致其活動度受限。其中，導致關節攣縮的冰凍肩，肩肱關節的上提及旋轉活動度明顯受限。對於活動度受限的物理治療評估，掌握可能成為受限因子的組織與受限運動方向的關係很重要。

➤肩關節活動度受限的原因

●冰凍肩

冰凍肩為導致肩關節顯著活動度受限的代表性疾病[4]。一般而言冰凍肩的病期，分為攣縮進行期（freezing phase）、攣縮期（frozen phase）、緩解期（thawing phase）。好發年齡為40～60多歲，大多為沒有明顯誘因而發病。也有案例是具有糖尿病及甲狀腺功能低下症等基礎疾病[5-9]。在攣縮進行期，主要為疼痛導致的運動受限，不只運動時痛，也出現安靜時痛和夜間痛。在攣縮期，疼痛逐漸減輕，變成以攣縮導致的活動度受限為主。

在冰凍肩，為了補強旋轉肌間隔的喙肱韌帶及關節囊形成新生血管，纖維芽細胞增生[10,11]。結果，關節囊、韌帶因肥厚、纖維化而引起攣縮[12]。即使在關節囊周圍的組織中，也有許多文獻指出特別是喙肱韌帶的肥厚、纖維化的情況常見[11,13]。

●續發性攣縮

續發性攣縮指旋轉肌袖斷裂及肩鈣化性肌腱炎續發出現的攣縮，隨著外傷引起的骨折、脫臼、外科手術造成一定期間的固定後所發生的攣縮[4]。續發性攣縮與關節囊、旋轉肌間隔、喙肱韌帶、肱二頭肌長頭肌腱及肩關節周圍肌肉有關，將產生這些組織的肥厚、纖維化、伸展性降低等情況[3,14-17]。

●冰凍肩與續發性攣縮活動度受限的不同

如前所述，冰凍肩與續發性攣縮的發生機轉並不同。不過，結果同樣出現活動受限，以肩肱關節為中心的軟組織攣縮，將導致往多方向的活動度受限。

➤活動度受限與其受限因子

●關節囊造成的受限

在冰凍肩造成的攣縮，纖維化的關節囊為受限因子[18]。源於關節囊的肩肱關節的活動度受限，可基於軟組織的位置關係，以關節窩為中心分為前後上下四塊（前上方，前下方，後上方，後下方），整理成受限因子的組織[19,20]（**圖1**）。也就是說，若前下方（3點鐘到6點鐘方向）的關節囊攣縮，外展時的外旋活動度受限，若後下方（6點鐘到9點鐘方向）的關節囊攣縮，外展時的內旋活動度受限[4]。

冰凍肩造成的活動度受限，以旋轉肌間隔為中心的肩關節前方組織的攣縮，將容易產生外旋受限。正常的肩關節上提運動，由於伴隨自然的肱骨外旋，外旋受限的存在與上舉受限有時也有關聯[21]。

圖1　肩關節活動度受限的攣縮部位

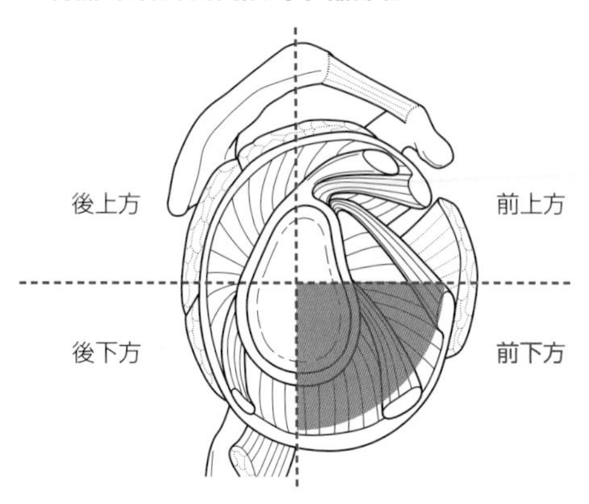

a　外展時的外旋活動度受限

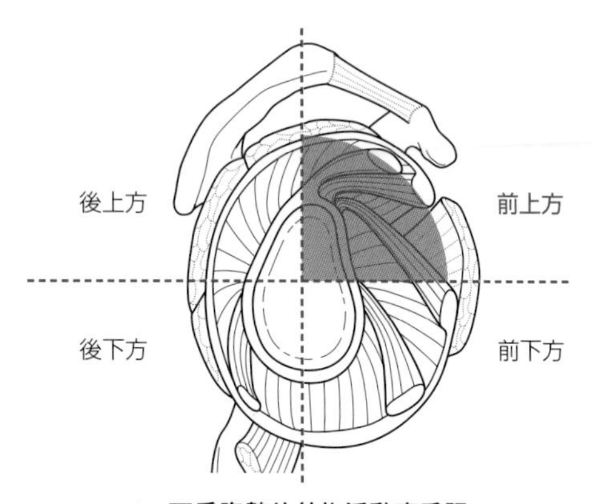

b　下垂姿勢的外旋活動度受限

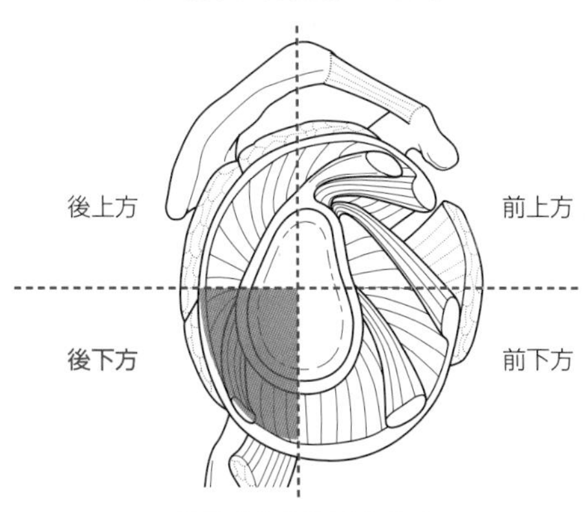

c　外展時的內旋活動度受限

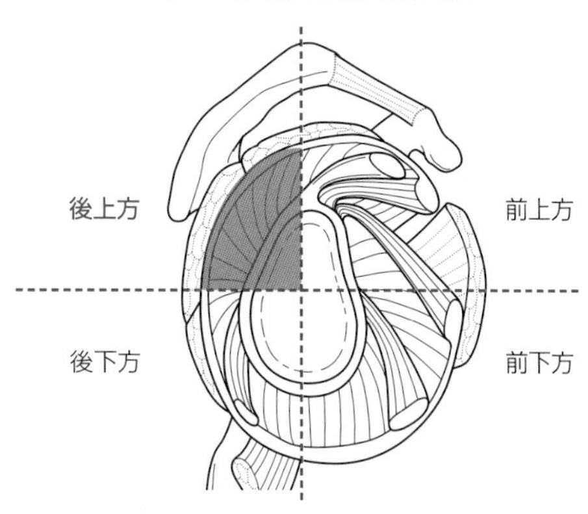

d　下垂姿勢的內旋活動度受限

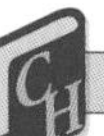

Clinical Hint

肩關節上提時肱骨的外旋運動

肩關節上提時，肱骨會自然產生外旋[2，24]。為了改善上提活動度，重點在於配合屈曲及外展，進行對於外旋的復健治療。

冰凍肩造成的活動度受限之基準

冰凍肩造成的活動度受限程度並無明確的基準。在前人研究中，有許多研究將被動外展活動度未滿90°，且外旋活動度未滿50°的攣縮作為基準，選擇對象進行研究[8]。

●韌帶造成的受限

與關節囊一樣，失去伸展性的韌帶也是受限因子。位於關節窩前上方的喙肱韌帶及上盂肱韌帶，限制外旋及伸展[22]。位於前下方的前下側盂肱韌帶，為外旋及外展的受限因子，而位於後下方的後下側盂肱韌帶，為內旋及外展的受限因子[5]。前、後下側盂肱韌帶，與位於其間的腋窩囊形成下盂肱關節韌帶複合體。下盂肱韌帶複合體，用三角巾等固定的下垂姿勢容易造成攣縮[23]。不過，要明確區分是肩盂肱韌帶及喙肱韌帶造成的受限，抑或是關節囊造成的受限很困難。

●肌肉造成的受限

無須多言，肩關節周圍肌肉的伸展性降低也會成為受限因子。大致上會限制與各肌肉運動作用拮抗方向的活動性。具體而言，胸大肌、肩胛下肌、大圓肌造成外旋，棘下肌及小圓肌造成內旋，三角肌及棘上肌造成內收，背闊肌、肩胛下肌、棘下肌、小圓肌等將造成上提受限[25，26]。除了肌肉伸展性降低，還會引起防禦性收縮或活動度受限[25]。因此，不僅活動度受限因子的攣縮，也必須考慮關於防禦性收縮的影響。

Memo **肌肉的防禦性收縮造成活動度受限**

針對冰凍肩接受肩關節囊擴張術的五個案例，在全身麻醉前後比較外展、外旋活動度的研究中，顯示從全身麻醉前到全身麻醉後外展活動度改善至最大為111°，外旋活動度最大為41°[25]。也就是說，能夠理解冰凍肩的受限因子不僅有關節囊及韌帶，也包含肌肉防禦性收縮的影響。

●疼痛造成的限制

在冰凍肩，特別是攣縮進行期（freezing phase）容易發生疼痛造成的活動度受限。在攣縮進行期，肩盂肱關節及旋轉肌間隔的炎症導致傷害性疼痛（nociceptive pain）產生。由於微弱的刺激也會有所反應，大多在活動度末端的阻力出現之前，就會產生強烈的疼痛所伴隨的運動受限。同時，不只局部的疼痛，經常出現肩膀整體的疼痛，比起被動運動，主動運動更加受限。

活動度受限的評估

➤概要

對於肩關節活動度受限的評估，進行①疼痛評估，②被動及主動活動度的評估，③受限因子的評估（末端感覺的評估），④關節囊內運動的評估，⑤臨床實績的判定等五項。②～④用於釐清活動範圍及受限因子，但由於與各組織相連接，有時也無法明確判斷受限因子。在這種情況，用各組織的觸診與關節囊內運動來推測與攣縮有關的組織。

➤疼痛評估

VAS：visual analogue scale

NRS：numerical rating scale

疼痛評估方面，要針對安靜時痛、夜間痛、動作時痛來評估。在冰凍肩的攣縮進行期（freezing phase），經常有隨著炎症的安靜時痛及夜間痛。因此要掌握疼痛惡化或減輕時的姿勢（position）、疼痛出現的模式（持續性或間歇性）、睡眠時間等。在攣縮期（frozen phase）以後，活動度末端的伸展刺激造成疼痛出現。除了疼痛的有無及程度，也要掌握疼痛出現的運動方向與運動的阻力。而疼痛的程度用VAS及NRS定量化[4]。

➤被動及主動活動度的評估

被動及主動活動度的評估，基本上使用日本骨科學會、日本復健醫學會建議的關節活動度測量法。不過，因攣縮引起問題的運動，為綁頭髮動作及將手伸向腰背等複合動作。複合動作難以做定量的評估，但若為將手伸向腰背的動作，就能夠測量拇指與左右髂骨後上棘連線的距離（**圖2a**的↔）以定量化[31]。不過，複合運動的綁頭髮、將手伸向腰背的動作，難以判斷哪個運動方向的活動度受限為問題[32]。此時，若為將手伸向腰背則為肩關節的伸展、內收、內旋運動（**圖2**），若為綁頭髮動作則為肩關節的屈曲及外旋運動（**圖3**），如此分開思考較容易掌握影響各動作的運動方向。

圖2　將手伸向腰背動作的受限因子

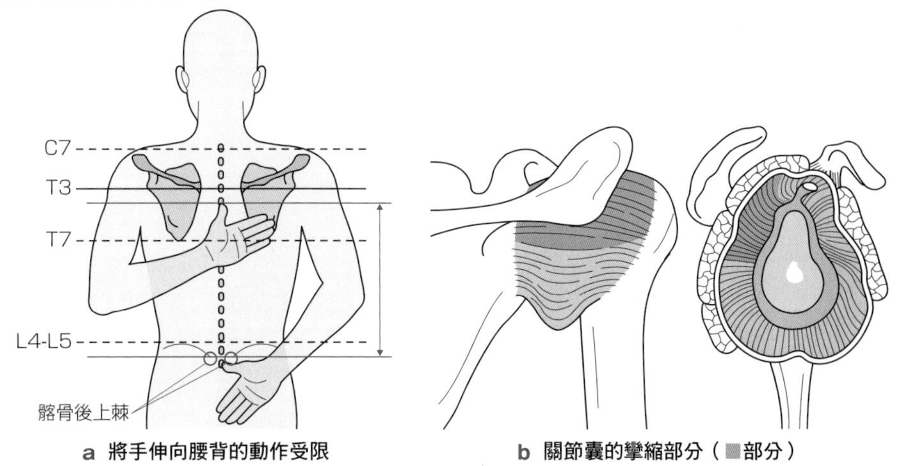

a 將手伸向腰背的動作受限　　**b** 關節囊的攣縮部分（■部分）

圖3　綁頭髮動作的受限因子

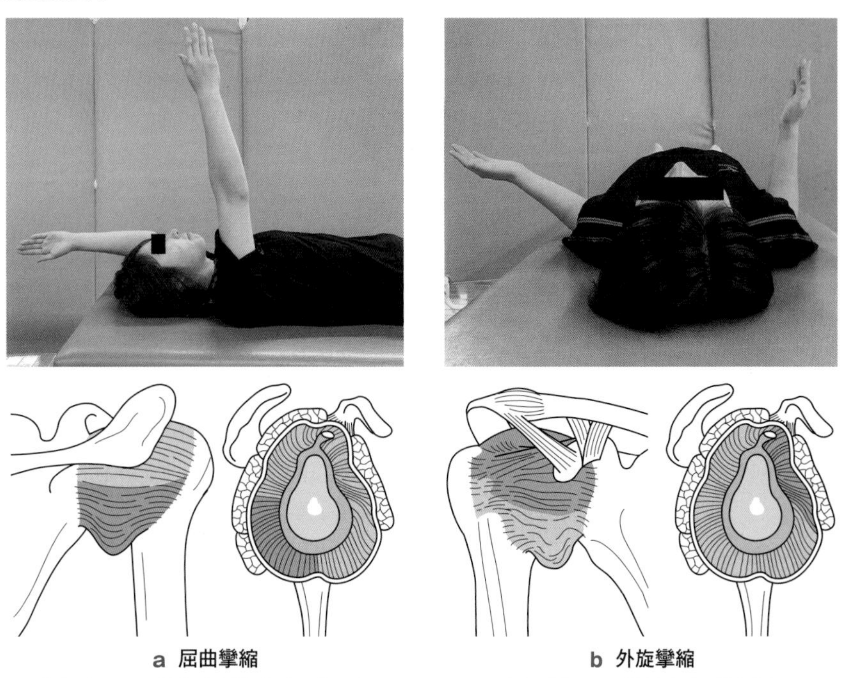

a 屈曲攣縮
成為受限因子的後方關節囊（■部分）

b 外旋攣縮
成為受限因子的前上方關節囊及喙肱韌帶（■部分）

關於冰凍肩的診斷與治療的指南，在物理治療評估的關節活動度檢查的推薦等級低，且只測量活動度並不容易找出受限因子[8，9，29，30]。因此，被動及主動活動度的評估，也必須加上觸診及關節囊內運動的評估等以鎖定受限因子。

Memo **shrug sign**

主動上提運動受限下，有時會觀察到肩胛胸廓關節過度的運動（shrug sign）（**圖4**）[27，28]。shrug sign指作為肩肱關節的攣縮、旋轉肌袖的出力降低、肩胛骨的不穩定性增加等代償性運動的現象。同時有研究指出，在33%的旋轉肌袖發炎、43%的旋轉肌袖不完全斷裂、62%的旋轉肌袖完全斷裂、74%的旋轉肌袖廣範圍斷裂、24%的SLAP損傷、17%的肩關節不穩定、90%的肩肱關節炎、94%的肩周炎出現shrug sign[33]。

圖4　shrug sign

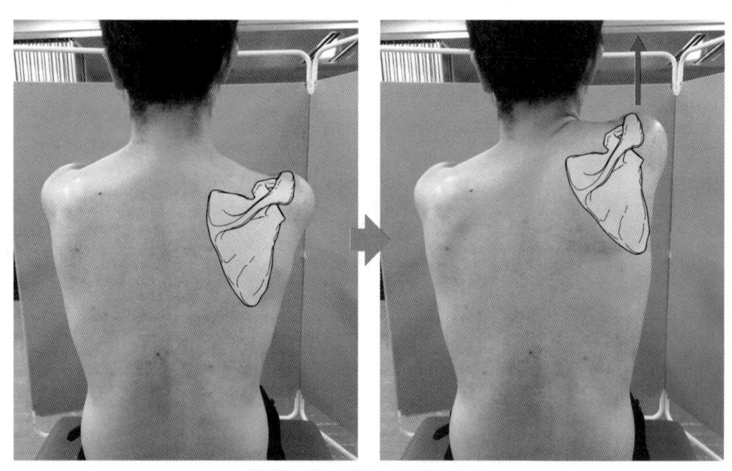

隨著上肢上舉，肩胛骨上舉

SLAP：superior labrum anterior and posterior

Memo **指南中關節活動度評估的建議等級**

在日本物理治療師協會的物理治療指南第一版中的建議等級C（等級的範圍：A～D），Journal of Orthopaedic & Sports Physical Therapy之指南的建議等級E（等級的範圍：A～F），兩指南的關節活動度評估的建議等級皆低[8，9]。

➤受限因子的評估（末端感覺評估）

透過被動運動的末端阻力及肌肉硬度（肌肉張力）的變化可推測受限因子[27，34]。探索肩胛關節受限因子的情況，可在固定肩胛骨的狀態下，往各種運動方向（屈曲、外旋、內旋）操作肱骨。譬如，固定肩胛骨時出現肱骨內旋受限的情況，位於肩關節後方的關節囊及外旋肌（棘下肌及小圓肌等）等可能成為受限因子。同時根據肱骨的操作，也可從肩胛骨引導的方向及肌肉張力的變化推測受限因子。關於肩胛骨握住的方法，用食指及中指扶住肩胛棘，用拇指觸碰喙突，便容易掌握肩胛骨的位移及肌肉張力的變化（**圖5**）。

● 屈曲

在屈曲時，由於棘下肌、小圓肌、肩胛下肌、胸大肌肋骨纖維、三角肌後部纖維、大圓肌、背闊肌、肱三頭肌等可能成為受限因子，確認肌肉張力是否有隨著屈曲角度的增加而提升[4]。

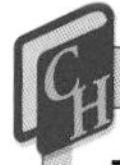

Clinical Hint

在肩胛骨固定時肩肱關節的角度測量

用PST探討在肩胛骨固定時肩肱關節的角度測量[35,36]。同樣的手法也可用在PST以外肩肱關節的活動度確認，藉由健側、患側差異的確認與伸展時的肌肉硬度來推測受限因子。

PST：posterior shoulder tightness

● 外旋

下垂姿勢的外旋，肩胛下肌上部纖維、喙肱韌帶伸展；在肩胛骨面上提30°使其外旋，肩胛下肌的中部、下部纖維伸展；肩關節伸展30°外旋時，喙肱韌帶伸展[37-39]。由於也有整個分布而無法感知的肩胛骨上部、中部纖維，以及難以感知的喙肱韌帶，在各姿勢與健側比較活動性減少的現象，與可觸診部位的資訊配合以鎖定受限因子（**圖6**）。

● 內旋

內旋的受限的因子，在肩胛骨面上提30°及60°的兩種姿勢做評估。肩胛骨面上提30°的內旋時，棘下肌下部纖維與中部、下部後方關節囊伸展[37,38]，肩胛骨面上提60°時小圓肌伸展（**圖7**）[40]。在這個姿勢容易感知棘下肌及小圓肌肌肉張力的變化。關於後方關節囊，在肩胛骨上提30°的內旋時伸展性減少的現象，以及在觸診時肌肉要素被否定的情況則懷疑為受限因子。

圖5　肩胛骨位移的確認

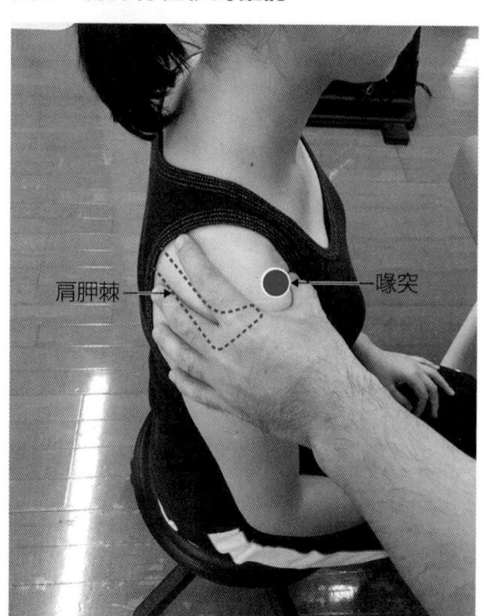

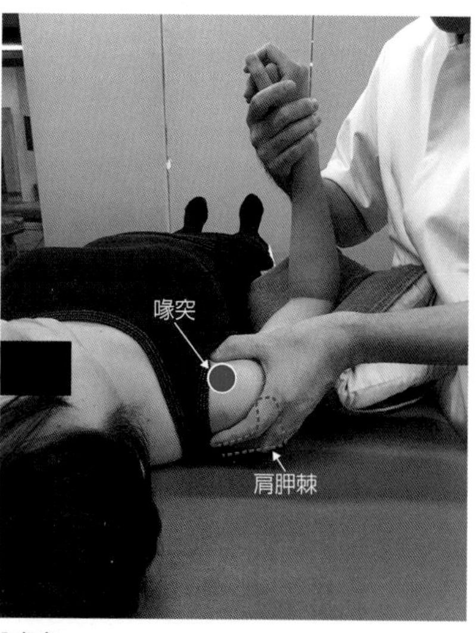

感覺肩胛棘與喙突。

圖6　外旋活動度與末端感覺的評估

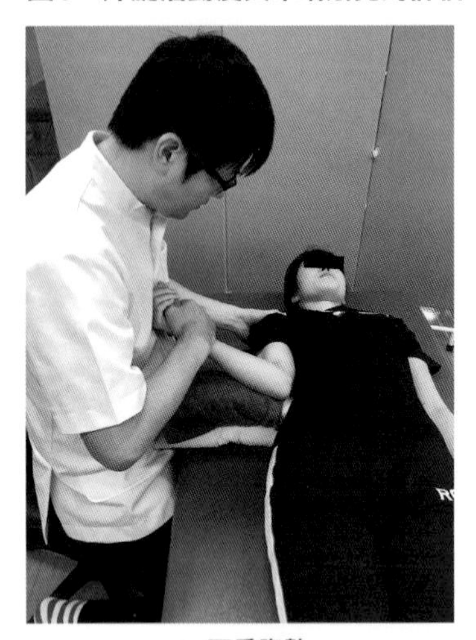

a　下垂姿勢
肩胛下肌上部纖維、喙肱韌帶伸展。

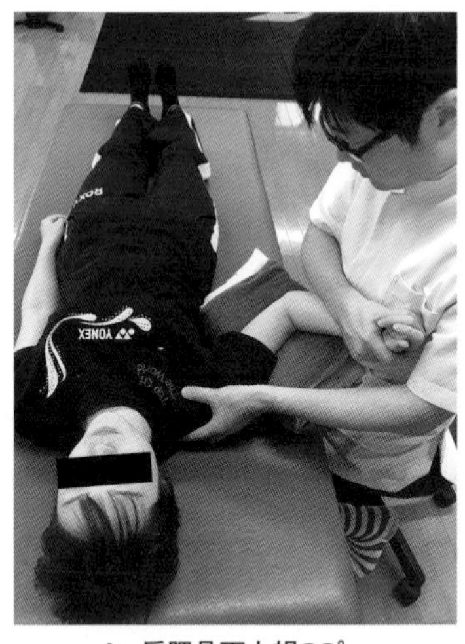

b　肩胛骨面上提30°
肩胛下肌中部、下部纖維伸展。

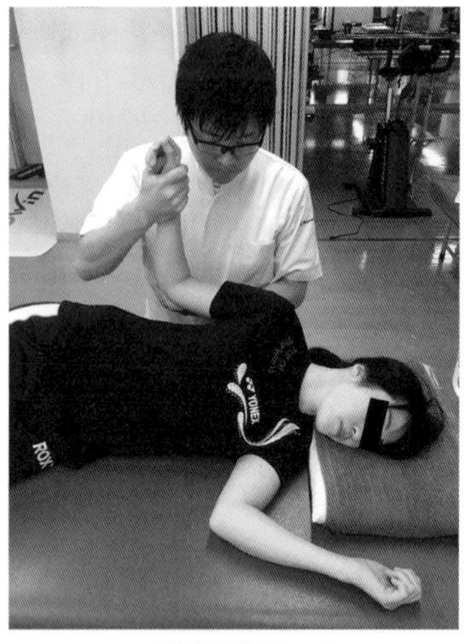

c　肩關節伸展30°
喙肱韌帶伸展。

圖7　內旋活動度與末端感覺的評估

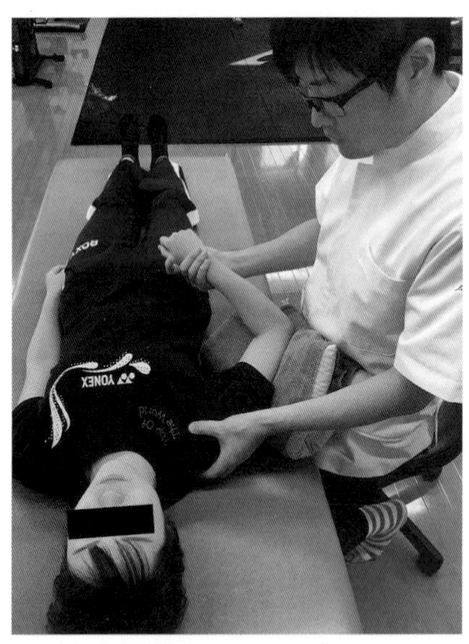

a　肩胛骨面上提30°
棘下肌下部纖維、中部後方關節囊、下部後方關節囊伸展。

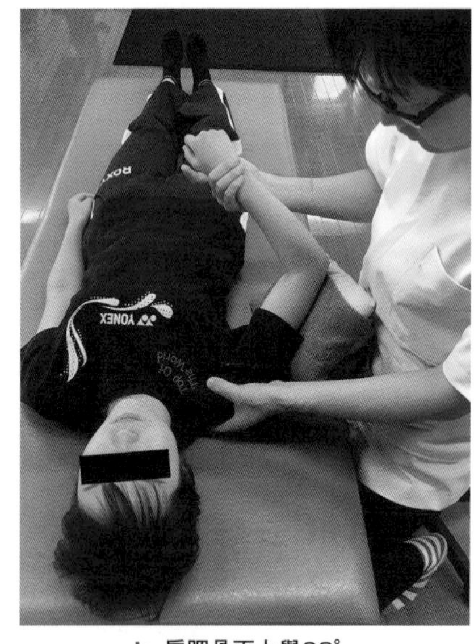

b　肩胛骨面上舉60°
小圓肌伸展。

●伸展姿勢的內收、內旋

在肩關節伸展姿勢使肱骨內收、內旋。在伸展、內收時棘上肌伸展，在伸展、內旋時棘下肌中部纖維伸展[37，38，41，42]。由於難以對棘上肌做直接的觸診，因此要觸診在伸展、內收姿勢可能成為受限因子的三角肌，若沒有確認到三角肌肌肉張力的提升，則能夠判斷是棘上肌。另外，關於棘下肌，由於容易觸診，若在活動最末端棘下肌肌肉硬度提升、受限，便可認為棘下肌就是主要的原因（**圖8**）。

➤關節囊內運動的評估

推測受限因子時，難以區別肌肉及關節囊等相連的軟組織。接著介紹筆者所實施的方法。譬如區別棘下肌與後方關節囊的情況，首先在仰臥姿勢確認肩胛骨面上提30°姿勢時的肩肱關節的內旋（**圖7**）。要注意的是，用觸診確認肱骨頭是否隨著內旋脫離向心位置。若出現肱骨頭隨著內旋往前位移的情況，懷疑是肩關節後方組織的攣縮[43)]。不過，這個階段尚無法判斷是棘下肌還是後方關節囊。接著，回到內旋時尚未到達末端的角度，在這個狀態使肱骨頭對關節窩往後方滑動以確認有無關節囊內的運動。在這個姿勢，雖然肌肉與關節囊鬆弛，不過比較健側與患側的關節囊內運動，便能夠確認關節囊的影響[4, 43)]（**圖9**）。

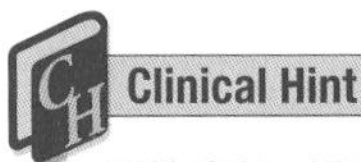

關節囊的受限

關節囊的面積約肱骨頭的2倍，為鬆弛的構造。因此關節囊在鬆弛的姿勢，關節囊內的骨頭有可能滑動。不過關節囊在緊繃的姿勢時，肱骨頭的滑動將受限[4)]。

圖8　在側臥姿勢的內收、內旋評估

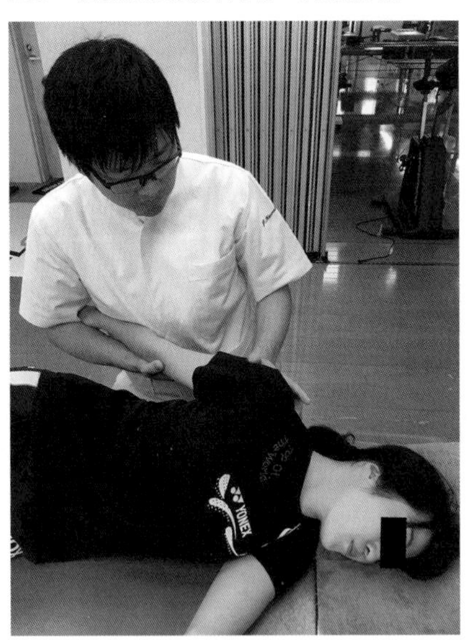

a 伸展、內收
棘上肌伸展。

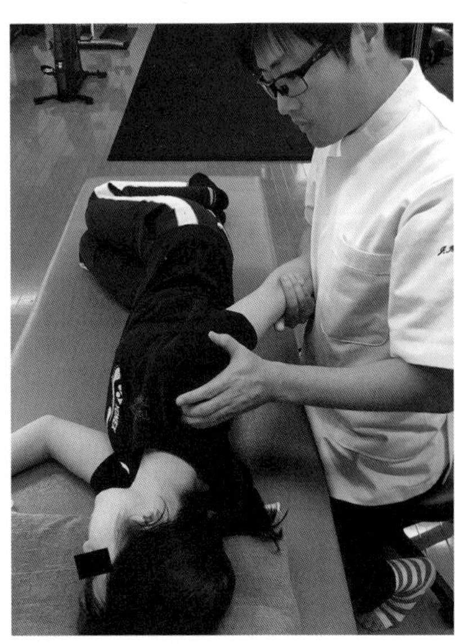

b 伸展、內旋
棘下肌中部纖維伸展。

圖9　關節囊內運動的評估

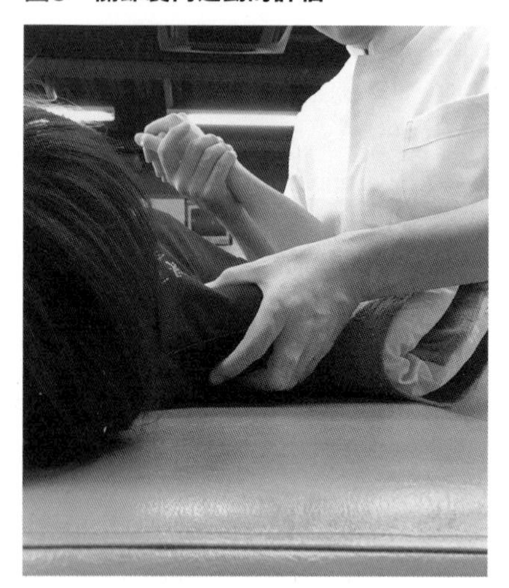

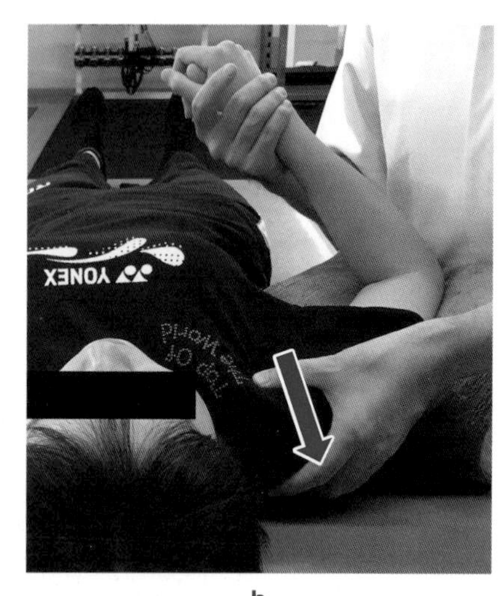

a　　　　　　　　　　　　　　b

a：感知肱骨頭與肩胛骨，確認肩肱關節的內旋。
b：從肩肱關節的最大內旋恢復角度，將肱骨頭沿著肩胛骨關節窩往後方移動，確認關節囊內運動。

DASH：
disabilities of the arm, shoulder and hand

SPDI：
shoulder pain and disability index

ASES：
the American shoulder and elbow surgeons shoulder scale

JOA：
the Japanese Orthopaedic Association

➤功能評估分數

臨床分數的判定，可用檢者站立型分數及患者站立型分數檢測[44]。文獻指出DASH、SPDI和ASES score對於冰凍肩臨床分數的可用性[8, 9]。不過其中有日語版評估分數的只有DASH。

在日本冰凍肩臨床分數的文獻，經常用日本骨科學會肩關節疾病治療成績判定基準（JOA score）及患者站立肩關節評估法Shoulder 36（V.1.3）。Shoulder 36在國際上的文獻並不多，但由於能夠仔細評估包含「活動度」的六個領域，期待能成為冰凍肩有效用的臨床分數評估[45-47]。

對於活動度受限的物理治療計畫

➤概要

活動度受限的治療目標，為透過肩關節活動度的提升，以改善所要求的能力障礙。作為基本的物理治療計畫，要進行①疼痛的控制，②放鬆術，③伸展性的改善，④自我運動，⑤物理治療。

➤疼痛的控制

問題在於關節構造疼痛的情況，必須考慮到疾病特異性。冰凍肩的病期分為freezing phase、frozen phase、thawing phase。在freezing phase，由於為炎症期基本上要保持安靜，同時透過姿勢及ADL指導促進炎症的舒緩。由於在這個時期，大多在旋轉肌間隔等關節窩的中央上方組織確認炎症，因此許多案例在上肢下垂時，上方的組織被伸展而出現疼痛。指導患者保持安靜時，不單只是注意避免移動上肢，而是指導有問題的組織維持不會伸展的姿勢。譬如，棘上肌的炎症在主動運動感到疼痛的案例，在夜晚禁止患側側臥姿勢，在仰臥姿勢時也讓患側些微外展且外旋。在白天活動時積極讓患肢放在桌上，且透過放在口袋、用輔具或三角巾抑制棘上肌的肌肉活動（**圖10**）。在frozen phase，疼痛隨著炎症的減輕而舒緩。不過，伴隨強烈疼痛的運動有可能使炎症復發[30，48]。

圖10　安靜姿勢的指導

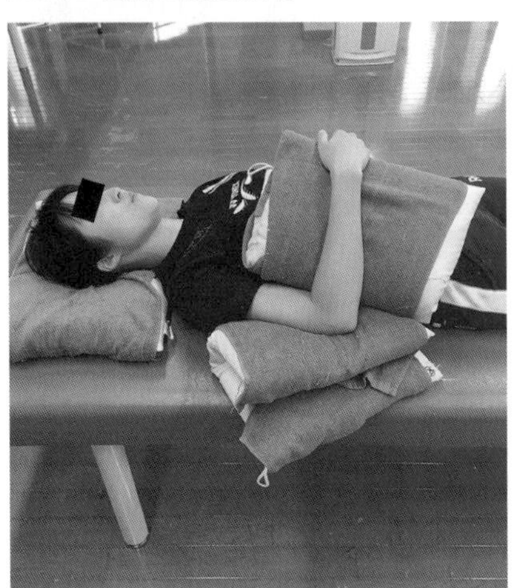

a　在仰臥姿勢保持安靜

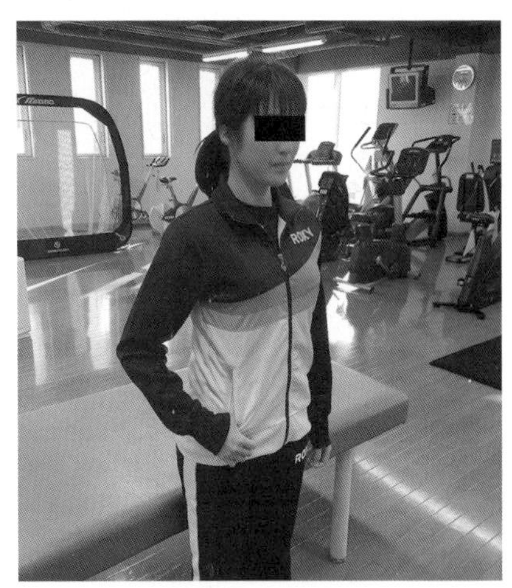

b　白天的放鬆姿勢（手放在口袋中支撐）

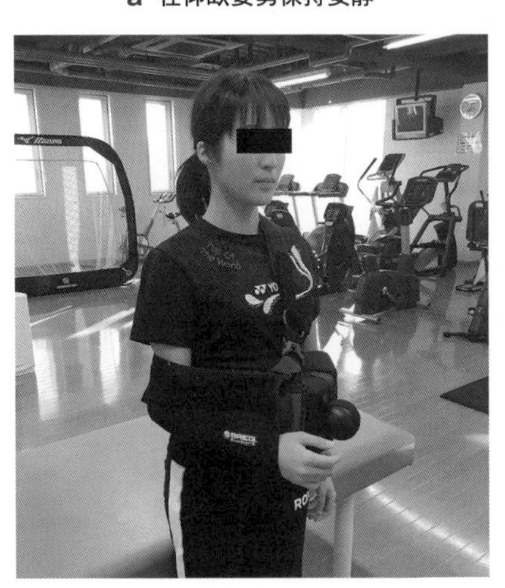

c　穿戴輔具保持安靜

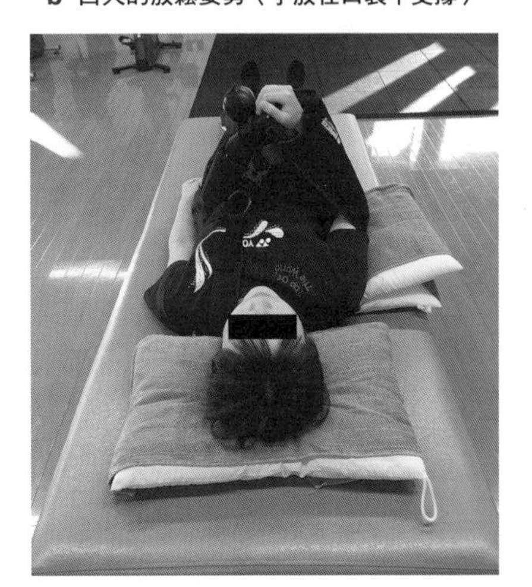

d　穿戴輔具的臥床姿勢

Memo　對於肩關節活動度運動治療的強度

以77名肩關節炎患者為研究對象，分為在沒有疼痛的範圍內主動做運動的群體（自我運動群體）與在疼痛極限實施牽拉的群體，進行為期24個月constant score的追蹤調查。結果，自我運動群體為80分以上，逐漸恢復原本的生活，但在疼痛極限實施牽拉的群體不到80分，出現有意義的差距[48]。

➤放鬆術

對於伸展受限因子的肌肉，在進行牽拉前實施放鬆術。放鬆術為直接按摩。

➤以改善伸展性為目的的復健

●對於肌肉的牽張

對於旋轉肌的牽張，用與「受限因子的評估」同樣的方法對確認受限的組織施加伸展（**圖6～8**）。注意的地方，為一邊確認隨著上肢旋轉，肱骨頭是否脫離向心位置一邊復健。骨頭脫臼的情況，要一邊幫助維持骨頭向心一邊伸展。譬如，在肩胛骨面上提30°確認骨頭往前方位移的情況，一邊抑制前向的位移一邊給予伸展刺激，能夠讓可能為原因的棘下肌伸展（**圖11**）。

●對於關節囊的牽張

對於關節囊的牽張，用與「關節囊內運動的評估」同樣的方法（**圖9**）。譬如，在肩胛骨面上提30°的內旋，肱骨頭往後方滑動與健側相比相對較低的情況，要考慮肩胛骨關節窩的方向，使肱骨頭往後方滑動以便伸展（**圖12**）。同時，判斷往前方的滑動降低的情況，透過讓肱骨頭往前方滑動以伸展前方關節囊等，預測伸展性低的攣縮部位，決定伸展姿勢與伸展方向（**圖1**）。

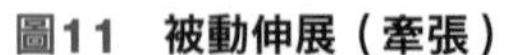

圖11　被動伸展（牽張）

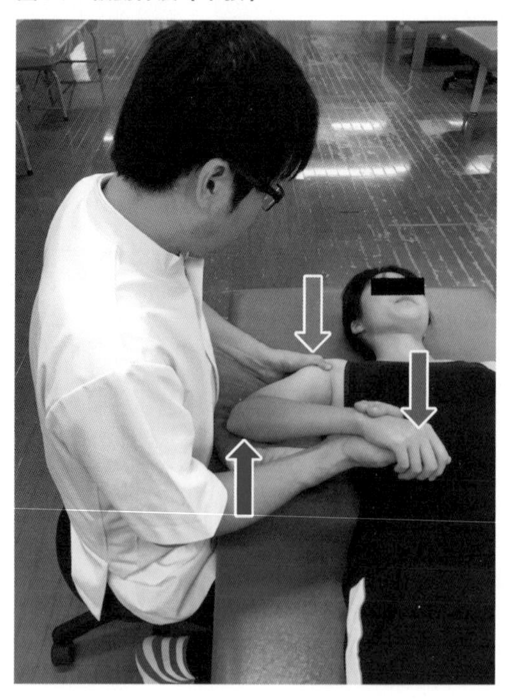

圖12　對於關節囊的牽張

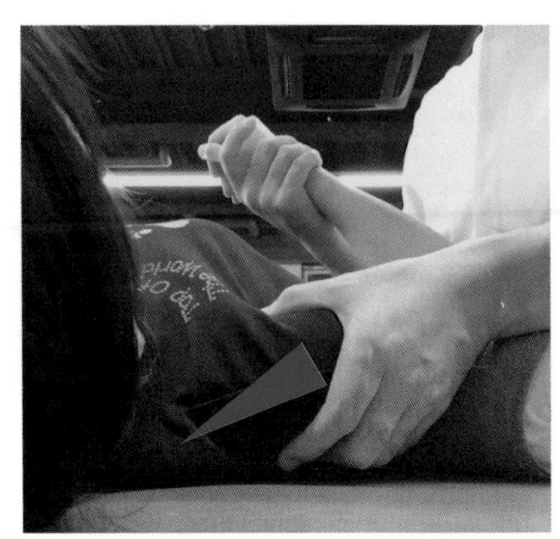

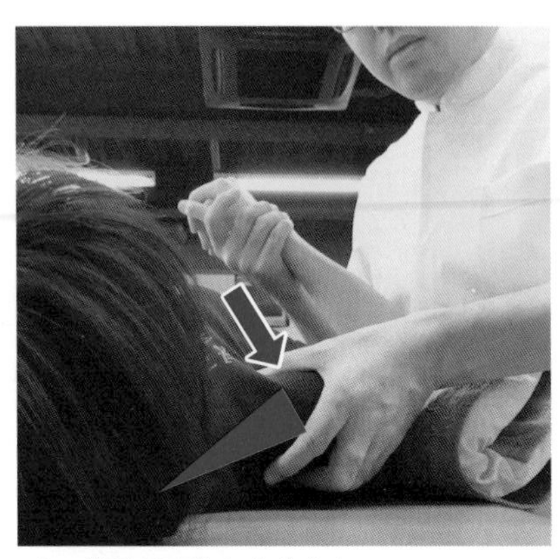

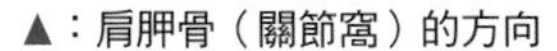

▲：肩胛骨（關節窩）的方向　　⬇：對肱骨頭施加力的方向

圖13　寇德曼運動

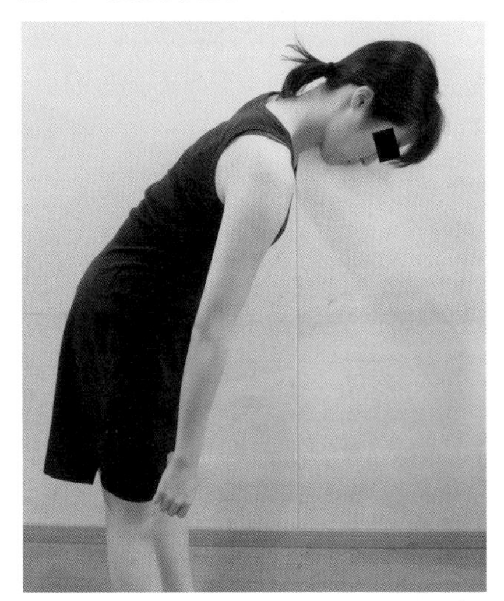

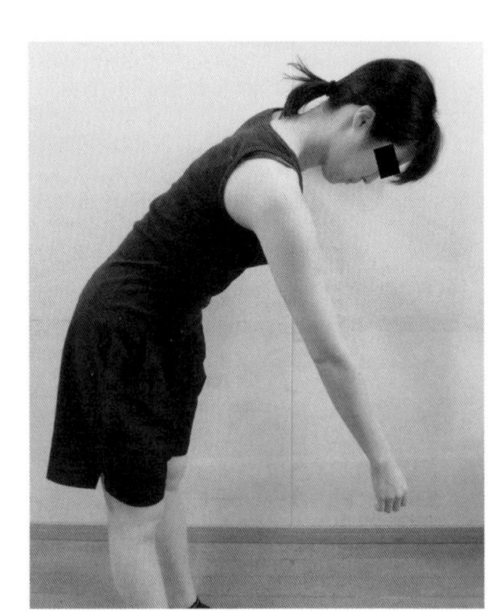

藉由活動軀幹使上肢運動。

➤自我運動

最具代表性的自我運動之一就是寇德曼運動。雖為單純的運動，由於容易調整運動範圍及強度，因此可在控制疼痛的情況下運動，在炎症有輕度殘留的情況為有成效的運動（**圖13**）[9, 18, 49, 50]。對於可做寇德曼運動以上牽張的案例，可用健側上肢及棍棒的輔助施加伸展的方法（**圖14**），以及手放在桌面上滑動的自我運動能有成效[51]。

➤物理治療

對於冰凍肩的物理治療（雷射、超短波、超音波及電擊），由於在舒緩疼痛上確認有成效，因此能夠從還無法開始運動治療的時期實施[8, 9, 48]。而物理治療不僅對減輕疼痛呈現效果，用熱療等合併牽張的方法確認對關節活動度的改善有所成效[8, 9, 29, 30]。

圖14　被動伸展（自我牽拉）

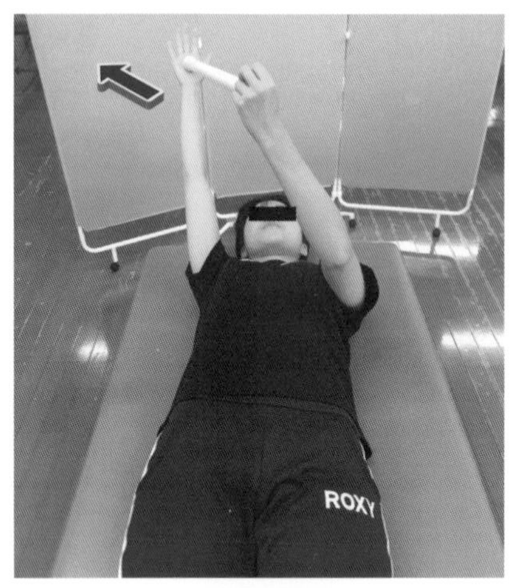

a 上舉時用棒子的牽張

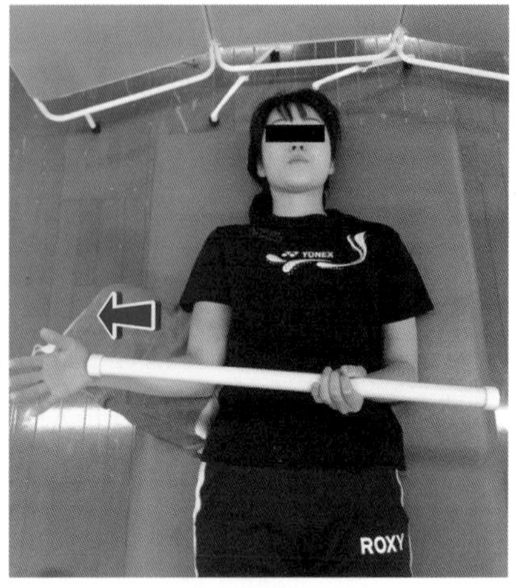

b 外旋時用棒子的牽張

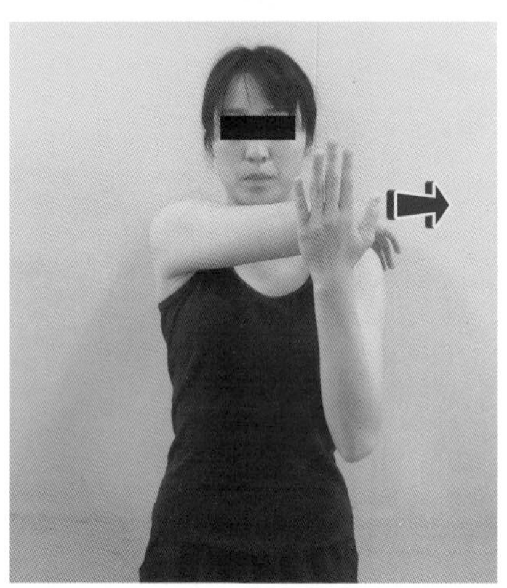

c 水平內收的牽張

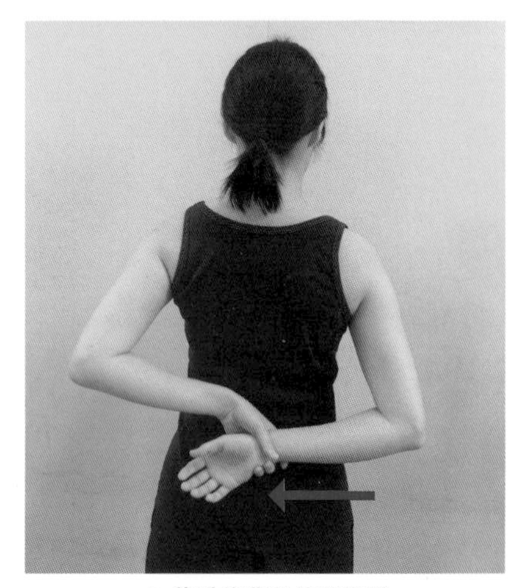

d 將手往背後伸的牽張

文獻

1）Oosterwijk A, et al：Shoulder and elbow range of motion for the performance of activities of daily living：A systematic review. Physiother Theory Pract, 34(7)：505-528, 2018.

2）Braman J, et al：In vivo assessment of scapulohumeral rhythm during unconstrained overhead reaching in asymptomatic subjects. J Shoulder Elbow Surg, 18(6)：960-967, 2009.

3）Watson L, et al：Frozen shoulder：a 12-month clinical outcome trial. J Shoulder Elbow Surg, 9(1)：16-22, 2000.

4）Rockwood C, et al：Rockwood and Matsen's The Shoulder. Elsevier Health Sciences, 2016.

5）Rauoof M, et al：Etiological factors and clinical profile of adhesive capsulitis in patients seen at the rheumatology clinic of a tertiary care hospital in India. Saudi Med J. 25(3)：359-362, 2004.

6）Boyle-Walker K, et al：A profile of patients with adhesive capsulitis. Journal of Hand Therapy, 10(3)：222-228, 1997.

7）Nobuhara K, et al：Contracture of the shoulder. Clin Orthop Relat Res,(254)：105-110, 1990.

8）Kelley M, et al：Shoulder pain and mobility deficits：adhesive capsulitis：clinical practice guidelines linked to the International Classification of Functioning, disability, and health from the orthopaedic section of the american physical therapy association. Journal of Orthopaedic & Sports Physical Therapy, 43(5)：1-31, 2013.

9）立花　孝, ほか：肩関節周囲炎　理学療法診療ガイドライン. 理学療法ガイドライン, 第1版, 2011.

10）Neviaser J：Adhesive capsulitis of the shoulder：A Study of the Pathological Findings in Periarthritis of the Shoulder. J Bone Joint Surg Am, 27(2)：211-222, 1945.

11）Bunker T, et al：The pathology of frozen shoulder. A Dupuytren-like disease. J Bone Joint Surg Br, 77(5)：677-683, 1995.

12) Lundberg B : The Frozen Shoulder : Clinical and Radiographical Observations the Effect of Manipulation Under General Anesthesia Structure and Glycosaminoglycan Content of the Joint Capsule Local Bone Metabolism. Acta Orthopaedica Scandinavica, 40(119) : 1-59,1969.
13) Ozaki J, et al : Recalcitrant chronic adhesive capsulitis of the shoulder. Role of contracture of the coracohumeral ligament and rotator interval in pathogenesis and treatment. J Bone Joint Surg Am, 71 (10) : 1511-1515,1989.
14) Ide J, et al : Early and long-term results of arthroscopic treatment for shoulder stiffness. J Shoulder Elbow Surg, 13(2) : 174-179, 2004.
15) Hannafin J, et al : Adhesive capsulitis. A treatment approach. Clin Orthop Relat Res, (372) : 95-109, 2000.
16) Neer C : The anatomy and potential effects of contracture of the coracohumeral ligament. Clin Orthop Relat Res,(280) : 182-185, 1992.
17) Wiley A : Arthroscopic appearance of frozen shoulder. Arthroscopy, 7(2) : 138-143, 1991.
18) Neviaser A, et al : Adhesive capsulitis : a review of current treatment. Am J Sports Med, 38(11) : 2346-2356, 2010.
19) Walton J, et al : Physiotherapy assessment of shoulder stiffness and how it influences management. Shoulder & Elbow, 7(3) : 205-213, 2015.
20) Itoi E, et al : Capsular properties of the shoulder. Tohoku J Exp Med, 171(3) : 203-210, 1993.
21) Ludewig P, et al : Motion of the shoulder complex during multiplanar humeral elevation. The Journal of Bone & Joint Surgery, 91(2) : 378-389, 2009.
22) Izumi T, et al : Stretching positions for the coracohumeral ligament : Strain measurement during passive motion using fresh/frozen cadaver shoulders. Sports medicine, arthroscopy, rehabilitation, therapy & technology, 3(1) : 2-11, 2011.
23) Urayama M, et al : Function of the 3 portions of the inferior glenohumeral ligament : a cadaveric study. J Shoulder Elbow Surg, 10(6) : 589-594, 2001.
24) Browne A, et al : Glenohumeral elevation studied in three dimensions. J Bone Joint Surg Br, 72(5) : 843-845, 1990.
25) Hollmann L, et al : Does muscle guarding play a role in range of motion loss in patients with frozen shoulder? . Musculoskelet Sci Pract, 37 : 64-68, 2018.
26) Rundquist P, et al : Shoulder kinematics in subjects with frozen shoulder. Archives of Physical Medicine and Rehabilitation, 84(10) : 1473-1479, 2003.
27) Fayad F, et al : Three-dimensional scapular kinematics and scapulohumeral rhythm in patients with glenohumeral osteoarthritis or frozen shoulder. J Biomech, 41(2) : 326-332, 2008.
28) Vermeulen H, et al : Measurement of three dimensional shoulder movement patterns with an electromagnetic tracking device in patients with a frozen shoulder. Annals of the Rheumatic Diseases, 61(2) : 115-120, 2002.
29) Hanchard N, et al : Evidence-based clinical guidelines for the diagnosis, assessment and physiotherapy management of contracted (frozen) shoulder : quick reference summary. Physiotherapy, 98(2) : 117-120, 2012.
30) 村木孝行：肩関節周囲炎 理学療法診療ガイドライン. 理学療法学, 43(1) : 67-72, 2016.
31) van den Dolder P, et al : Intra-and inter-rater reliability of a modified measure of hand behind back range of motion. Manual therapy, 19(1) : 72-76, 2014.
32) Magermans D, et al : Requirements for upper extremity motions during activities of daily living. Clinical Biomechanics, 20(6) : 591-599, 2005.
33) Jia X, et al : Clinical evaluation of the shoulder shrug sign. Clin Orthop Relat Res, 466(11) : 2813-2819, 2008.
34) Cools A, et al : Scapular muscle recruitment patterns : trapezius muscle latency with and without impingement symptoms. Am J Sports Med, 31(4), 542-549, 2003.
35) Moore, et al : The immediate effects of muscle energy technique on posterior shoulder tightness : a randomized controlled trial. J Orthop Sports Phys Ther, 41(6) : 400-407, 2011.
36) Salamh P, et al : The reliability and validity of measurements designed to quantify posterior shoulder tightness. Phys Ther Rev, 16(5) : 347-355, 2011.
37) Muraki T, et al : The effect of arm position on stretching of the supraspinatus, infraspinatus, and posterior portion of deltoid muscles : a cadaveric study. Clin Biomech, 21(5) : 474-480, 2006.
38) Izumi T, et al : Stretching positions for the posterior capsule of the glenohumeral joint : strain measurement using cadaver specimens. Am J Sports Med, 36(10) : 2014-2022, 2008.
39) Muraki T, et al : A Cadaveric Study of Strain on the Subscapularis Muscle. Archives of Physical Medicine and Rehabilitation, 88(7) : 941-946, 2007.
40) 村木孝行：バイオメカニクスに基づいた肩関節障害の評価と治療. 理学療法の歩み, 25(1) : 3-10, 2014.
41) Kusano K, et al : Acute effect and time course of extension and internal rotation stretching of the shoulder on infraspinatus muscle hardness. J Shoulder Elbow Surg, 26(10) : 1782-1788, 2017.
42) Nishishita S, et al : Effective stretching position for the supraspinatus muscle evaluated by shear wave elastography in vivo. J Shoulder Elbow Surg, 27(12) : 2242-2248, 2018.
43) Harryman D, et al : Translation of the humeral head on the glenoid with passive glenohumeral motion. J Bone Joint Surg Am, 72(9) : 1334-1343, 1990.
44) Harvie P, et al : The use of outcome scores in surgery of the shoulder. J Bone Joint Surg Br, 87(2) : 151-

154, 2005.
45) 丸山 公：【運動器を評価する-現場で使える最新評価法活用術-】部位別の評価法　肩関節疾患評価法とその活用　患者立脚肩関節評価法Shoulder 36(V 1.3)を含む. 関節外科, 33(10)：14-27,2014.
46) Shimo S, et al：Validation of the shoulder36 for the activities of daily living with shoulder disorders. J Phys Ther Sci, 29(4)：635-640, 2017.
47) Kawakami J, et al：Usefulness of Shoulder36 in rotator cuff tears：Comparison with Simple Shoulder Test. J Orthop Surg, 27(1)：1-6, 2018.
48) Diercks R, et al：Gentle thawing of the frozen shoulder：A prospective study of supervised neglect versus intensive physical therapy in seventy-seven patients with frozen shoulder syndrome followed up for two years. J Shoulder Elbow Surg, 13(5)：499-502, 2004.
49) Vermeulen H, et al：Measurement of three dimensional shoulder movement patterns with an electromagnetic tracking device in patients with a frozen shoulder. Ann Rheum Dis, 61(2)：115-120, 2002.
50) Yang J, et al：Mobilization techniques in subjects with frozen shoulder syndrome：randomized multiple-treatment trial. Phys Ther, 87(10)：1307-1315, 2007.
51) Griggs M, et al：Idiopathic adhesive capsulitis. A prospective functional outcome study of nonoperative treatment. J Bone Joint Surg Am, 82-A(10)：1398-1407, 2000.

3 肩關節的不穩定性

Abstract

- 肩關節脫臼依脫臼的方向分類，有源於先天鬆弛的種類，以及外傷等後天機轉的種類。
- 若以恢復日常生活為復健目標，可選擇保守治療，若以復出運動為目標，則需要動手術的可能性高。
- 關於物理治療尚有許多未釐清的現象，特別在術後的物理治療有極大的差異。

序

為了對於動搖性肩關節、慣性肩關節脫臼、復發性肩關節脫臼造成的功能障礙展開物理治療，在本節將對基礎流行病學、病情、評估、物理治療進行解說。要理解各種疾病，首先必須掌握各種語言的定義，不過日本所用的分類法與國際上的分類法並不一定一致，是導致混亂的原因之一。此處雖提到前述的主旨，在其中可認為復發性肩關節脫臼（recurrence shoulder dislocation）在日本與海外同義。其他如肩關節不穩定（shoulder instability，unstable shoulder）被認為是相似用語，這種不穩定包含單一方向（往前方、後方、下方）不穩定的情況，以及往兩種方向、三種方向不穩定之多方向性肩關節不穩定（MDI）。在本節彙整了相關資訊，將外傷性不穩定與非外傷性不穩定分類後進行解說。

MDI：multidirectional instability

基本知識

➤肩關節的動搖性（不穩定性、鬆弛性）的理解

肩關節是人體中活動度最大的關節之一。此高度活動性是由於骨頭的支撐性低所造成的現象，穩定性則由軟組織（關節囊、韌帶、關節盂唇、橫跨肩肱關節的各肌肉等）所承擔。

肩關節的穩定性有極大的個人差異也是該特徵，懷疑為不穩定的情況，有時難以判斷是運動造成的續發性現象，抑或正常範圍內的現象。這種情況，若另一側的肩膀為沒有病史的健康肩膀，便可透過檢查另一側肩膀及肩關節以外鬆弛性而篩選。特別是運動選手的情況，即使具有單側的不穩定性，有時為運動造成的適應性變化，難以明確判斷是正常（適應性變化）還是異常。這種動搖性，比起本身的問題，是否為續發性發生的問題（隨著棒球選手的肩關節前向不穩定性產生的肩關節夾擠與旋轉肌袖損傷等）才是重要的。

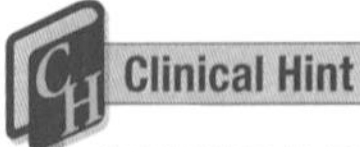

運動選手的肩關節動搖性

根據筆者的經驗，大學棒球甲級循環賽的投手等高水準的選手，關節的動搖性大。事實上，目前已知對於幫助肱骨頭前向穩定的組織，從揮臂期到加速期施加大幅的力[1)]，產生前向的動搖性[2-4)]。同時，研究證實游泳選手也同樣有前向動搖的情況[5,6)]。

同時關於游泳，雖然也有看法是關節動搖性對提升表現有幫助，不過尚未釐清何種程度對游泳競技是最合適的。由於也有關於游泳選手的肩關節動搖性與障礙發生的議論，在運動實務與醫療實務上有可能產生意見相左的情況，必須注意。

Memo **用語的定義（動搖性、不穩定性、鬆弛性）**

動搖性與鬆弛性皆適合用來描述正常、疾病雙方，不穩定性基本上為表示疾病的狀態。

➤隨著構造上的破損之肩關節脫臼（外傷性肩關節不穩定性）

●發生頻率及發生機制

關節越過容許的範圍，就會產生肩關節脫臼。因此，在運動中及日常生活等各式各樣的場面容易出現，為遭遇的頻率相對高的外傷之一。有時在橄欖球中的擒抱等肢體接觸，以及跌倒等日常生活中引起。96％的脫臼方向往前[7)]，每年往前方脫臼發生的比率約2.0～95.0／10萬人[8-11)]。發生頻率範圍雖大，這是由於調查對象的不同運動種類所造成的大幅度差異。同時，用影片調查擒抱時具體的受傷機制也有極限，因此尚未完全釐清[13-15)]。

跌倒及衝撞（擒抱等）以外的動作也會產生肩關節脫臼[12)]。具體而言往前方脫臼時，大多為前方的組織被伸展的外展、水平外展、外旋的組合而發生。肩關節脫臼有時會伴隨韌帶（關節囊）斷裂、骨頭損傷、旋轉肌袖損傷等，這些現象的診斷及重症程度的理解在進行術後物理治療時非常重要。

●隨著肩關節前向脫臼的骨頭損傷與其負面影響

如前所述，肩關節前向脫臼有時會伴隨骨頭損傷。具體而言，就是合併肱骨骨折的希爾沙克病變及關節窩前方的缺損。同時，掌握合併這兩種骨損傷為容易再脫臼的接合類型（engage type）還是非接合類型也很重要。接合類型指**圖1**的glenoid track即關節窩通過的部位，但因為關節窩前方缺損使得與希爾沙克病變部位重疊（**圖2**），意即容易再脫臼。透過關節窩缺損部的大小及希爾沙克病變的方向，能夠預測再脫臼是否容易發生。目前已知關節窩缺損與再脫臼及患者站立型評估有關[20,22)]。關於此骨頭損傷也被探討男女差異，而男性希爾沙克病變及班卡式病變的機率較高[23)]。

圖1 glenoid track

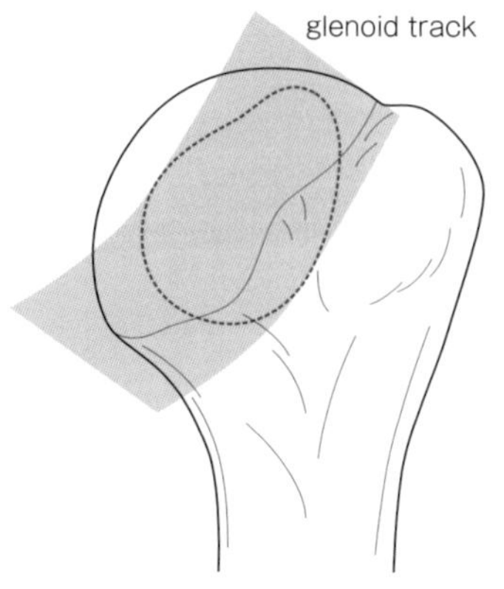

glenoid track表示關節窩對肱骨頭接觸的部位，若脫臼造成關節窩有損傷，其寬度將變狹窄。

圖2 接合的希爾沙克病變模式圖

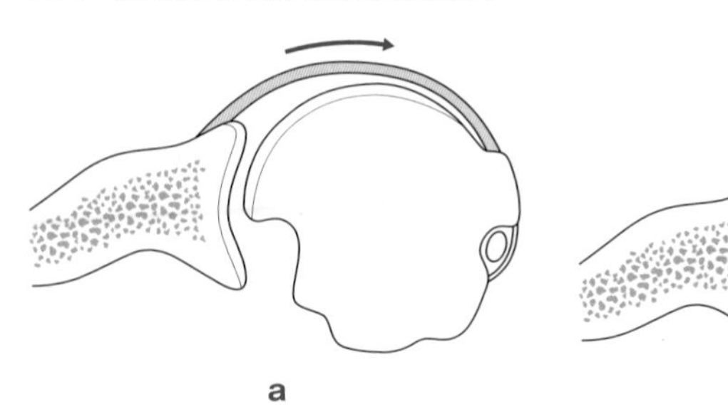

若關節窩有損傷加上希爾沙克病變則會相互影響（接合），為容易引起再脫臼的狀況[19,20]。

Memo

希爾沙克病變

希爾沙克病變是可能隨著肩關節前向脫臼出現的合併症之一，一般被視為關節窩的缺損與再脫臼相關的重要因子。希爾沙克病變在1890年第一次出現在文獻內，在1940年由希爾（Hill）與沙克（Sachs）提出[16]。之後，羅威（Rowe）等人[17]提出mid、moderately severe、severe之分類法，2007年山本（Yamamoto）等人[18]提倡glenoid track之概念。在近幾年，迪杰克蒙（Di Giacomo）等人[21]將容易接合的狀態定義為偏離的（off-track）希爾沙克病變，而希爾沙克病變收在glenoid track裡面的狀態被定義為接近的（on-track）希爾沙克病變。

患者站立型評估

所謂患者站立型評估，指將患者視角主觀的指標（譬如：疼痛、是否可做到某個活動等）列入評估的方法，與過去介紹許多的醫療人員視角之客觀指標（譬如：活動度、肌力等）有著不同的觀點。肩關節的話有Shoulder 36之測試法。

對於伴隨骨頭損傷的肩關節前向脫臼做保守治療的情況，必須留意一般禁止姿勢的外展、外旋及水平外展、外旋，還有接合的姿勢。除了肱骨的姿勢，肩胛骨的動作將造成不同的接合角度。也就是說重要的是掌握肩肱關節在哪個位置。復發性肩關節脫臼案例，若患者本身理解脫臼姿勢，詢問脫臼的位置便很重要，若為初診，可用3D-CT等儀器推測三維空間上缺損部位的接合角度，也必須避免做出那種姿勢。

對於希爾沙克病變的手術手法之一為叫做remplissage的手術（**圖3**）[24]。這種手術的優點在於處理希爾沙克病變的部位以預防再脫臼。雖然一般對於術後物理治療應該注意的地方沒有共識，不過筆者認為，由於這是處理關節面的手術，因此引起活動度受限或肩關節夾擠的現象也並非不可思議，必須注意。

圖3　remplissage

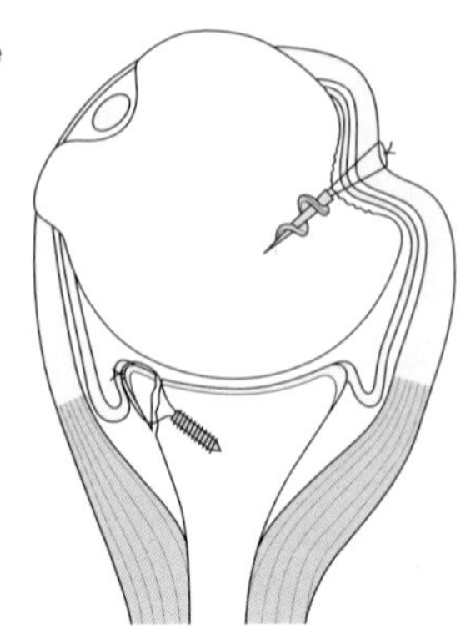

● 再脫臼

肩關節脫臼分為再脫臼，以及反覆再脫臼而轉至續發性脫臼的案例，是重大的問題。特別是會肢體碰撞的運動選手經常發生再脫臼，研究指出用保守治療的再脫臼率為70％以上[25-27]，且在賽季中復賽的情況再脫臼率為37～64％[26，28，29]。同時，目前已知選擇手術治療的情況再脫臼率低[25，30]。對於運動選手而言，包含賽程的復賽時期是治療選擇的重要決定因素，要提供患者包含再脫臼率與再脫臼造成的續發性合併症（骨缺損等）等資訊，選擇治療方法很重要。

同時，也有人指出再脫臼率有年齡差異（參考下方**Memo**），10歲以上、未滿30歲的再脫臼率高。且由於這個年齡層也包含學生運動的競技者，可推測也有案例因為官方比賽等因素，雖適應手術卻選擇保守治療。不過選擇保守治療的情況，由於擔心再脫臼造成組織損傷的惡化及續發性骨關節炎（OA）的發病，因此提供患者充分的資訊，以及決定謹慎的治療方針是不可或缺的。從上述內容得知，在肩關節脫臼受傷後，決定治療方針要加入年齡、有無參加運動，也必須思及各年齡層再脫臼率的不同和續發性OA。

OA：
osteoarthritis

Memo **脫臼的年齡差異**

研究指出兒童的脫臼頻率低，10歲以下的脫臼發生率為2%以下[31-34]。同時，將18歲以下[34]以及16～40歲[35]作為研究對象的系統性研究中，手術治療群體比保守治療群體的再脫臼率低。另一方面，同時期進行的關於年輕人初次脫臼後，再脫臼風險的原因之統合分析結果[36]，將18歲以下區分成14歲以上與13歲以下的群體，結果有所不同。此處取了6篇研究對象為18歲以下的文獻，探討共通風險要素的年齡、性別、初次脫臼的機制、有無肱骨近端骨骺閉孔、慣用手、初次脫臼側、有無希爾沙克病變、有無班卡式病變。結果14～18歲群體再脫臼的發病率是13歲以下群體的24.1倍，骨骺的閉孔群體為未閉孔群體的14倍。關於性別、初次脫臼的機制、慣用手、受傷側、有無希爾沙克病變在統計學上沒有意義。其他也有用年齡分類的統合分析[37]，結果顯示未滿30歲的再脫臼率比30歲以上還高。同時，對於有肢體碰撞的運動做關節鏡班卡氏修補術的再脫臼率高，為89%[20]，必須考慮手術方法。另外，術後物理治療時運動特異性動作練習很重要。

➤非構造破損伴隨的肩關節脫臼（非外傷性肩關節不穩定）

非構造破損伴隨的肩關節脫臼大多為非完全脫臼，能夠解釋為半脫臼等不穩定性、先天性或對運動的適應造成的續發性鬆弛性。雖然具有不穩定感及疼痛等症狀的情況會是個問題，但有時也不會出現這些症狀。不穩定有單一方向的情況，也有往兩個方向、三個方向以上的不穩定性之定義為MDI的情況。關於這個MDI，根據前人研究的定義及診斷基準，分類上並沒有黃金標準[41,42]。研究指出除了先天性的關節鬆弛，一般認為尚有後天性原因、重複出現的細微損傷、外傷過後、神經肌的問題等複合性的原因所引起，特徵為骨頭形態、韌帶的問題、肌力降低[43-49]。上述以外，有時結締組織出現問題的情況也會產生MDI，需要注意。具有MDI患者的骨頭形態與控制組相比關節窩較淺、關節窩後傾角大，一般認為與關節囊及韌帶的鬆弛有關。肌力降低有肌力本身的降低[50]及肌肉活動模式的變化[49]；運動異常雖確認有肩胛骨上旋轉的減少[50,51]，但無法確認是否為MDI造成的現象。

對於骨頭形態、韌帶、關節囊等構造本身進行短期的復健，難以獲得矯正。若能夠實踐，要排除日常生活中助長不穩定性的動作（對於前向不穩定性的過度水平外展及外展、外旋姿勢），用其他的關節（譬如下肢及軀幹）彌補肩膀負擔的運動。具體而言，拿背後的物品時，不要使肩關節水平外展而將手往後伸，而是用包含下肢及軀幹全身往後轉，避免做出肩關節前向脫臼的姿勢，以避開脫臼的危險。若能夠介入其他種復健的話，則對肌力及肌肉的協調性來治療。另外，也有情況是在幼兒期及成長期確認鬆弛性，案例本身就能使關節脫臼，而在治療時讓患者改善這種習慣也很重要。

物理治療評估

➤問診

問診是最重要的評估法之一。重要的是仔細詢問過去是否有脫臼的經驗？從何時出現問題的（疼痛及不穩定感等）？症狀是否為急遽發生？抑或是緩慢發生？從出現問題後到現在的過程（疼痛及不穩定感是否沒變、改善還是惡化等）、症狀惡化的狀況及改善的狀況等。透過這個過程，能夠確認造成原因的動作及經過，助於篩選出應該評估的內容。

➤篩選測試

用篩選確認實際上是在何種動作出現脫臼的不穩定感。同時，確認包含容易誘發肩關節前向脫臼之外展、外旋的動作（打算繫上位於患肢側的汽車安全帶的動作等）及水平外展時是否有不穩定感。在復發性肩關節脫臼的案例中，這類篩選實際上也可能不小心造成脫臼，必須小心執行。

➤鬆弛性檢查

有好幾個過活動性的評估，可以為了評估而化做數值。對於肩關節單一方向不穩定性的骨科檢查，有往前方、下方、後方不穩定性的檢查。除了徒手的肩關節檢查，尚有將複合性關節鬆弛性化為分數的評估方法。相對常用的是modified Beighton's criteria for hyperlaxity[52]（**表1**），其他尚有hospital del Mar score[53]（**表2**）和Gerber and Nyfeller's classification of dynamic shoulder instability[52]（**表3**）。

●前向不穩定性的評估

常用load and shift test（**圖4**）、apprehension test（**圖5**）、relocation test（**圖6**），每種測試皆有效。load and shift test為用一隻手固定肩胛骨，用另一隻手一邊推壓肱骨頭的關節窩一邊往前推。以肱骨頭對關節窩的位移量呈現不穩定性的分數。apprehension test中，在仰臥姿讓肩關節呈現90°外展後緩慢使其外旋。此時若有不穩定感則為陽性。relocation test通常與apprehension test組合進行。對於apprehension test為陽性的患者，若將肱骨頭從前方往後方推壓時不穩定感消失則為陽性。

MP：metacarpophalangeal

表1　modified Beighton's criteria for hyperlaxity

評估部位	右	左
10°以上的肘關節過度伸展	1	1
用拇指能否碰下臂	1	1
小指頭的MP關節90°以上的背屈	1	1
膝關節10°以上過度伸展	1	1
軀幹前屈，手掌整體能夠觸摸地板	1	
合計	9	

分數4分以上則判斷為過度的活動性。

表2　hospital del Mar score

評估部位		Yes	No
上肢	拇指：從下臂未滿21mm	1	0
	小指頭的MP關節被動屈曲90°以上	1	0
	肘10°以上的過度伸展	1	0
	肩關節被動外旋85°以上（下垂）	1	0
下肢（仰臥）	髖關節被動外展85°以上	1	0
	髕骨過活動性：內側及外側被動移動，3/4以上的脫位	1	0
	在膝關節90°屈曲，足關節的過度背屈及外翻	1	0
	拇趾MTP關節背屈90°以上	1	0
下肢（俯臥）	膝過度屈曲：用被動屈曲使後腳跟接觸臀部	1	0
	即使是些微的外傷也會引起斑狀出血	1	0

男性4分以上、女性5分以上則判斷有全身鬆弛性。

表3　Gerber and Nyfeller's classification of dynamic shoulder instability

分類	說明
B1：慢性不太引起的脫臼（chronic locked dislocation）	嚴重外傷引起的不穩定性
B2：無過度鬆弛性的單一方向的不穩定性	在單一方向具有症狀 經常確認有外傷性的關節囊與關節盂唇的損傷
B3：具有過度鬆弛性的單一方向的不穩定性	在單一方向具有症狀 經常確認關節囊的缺損 關節囊與關節盂唇損傷的可能性低
B4：無過度鬆弛性的MDI	症狀為兩個方向以上的不穩定性 經常確認前後的關節囊與關節唇的損傷
B5：有過度鬆弛性的MDI	症狀為兩個方向以上的不穩定性 常有關節囊的缺損 常有全身鬆弛性 重複好幾次半脫臼
B6：往單一或多方向的自發性脫臼	初次脫臼就是在沒注意到的時候發生，為自發性脫臼的症狀。過一陣子後可能自我修復。

圖4　load and shift test

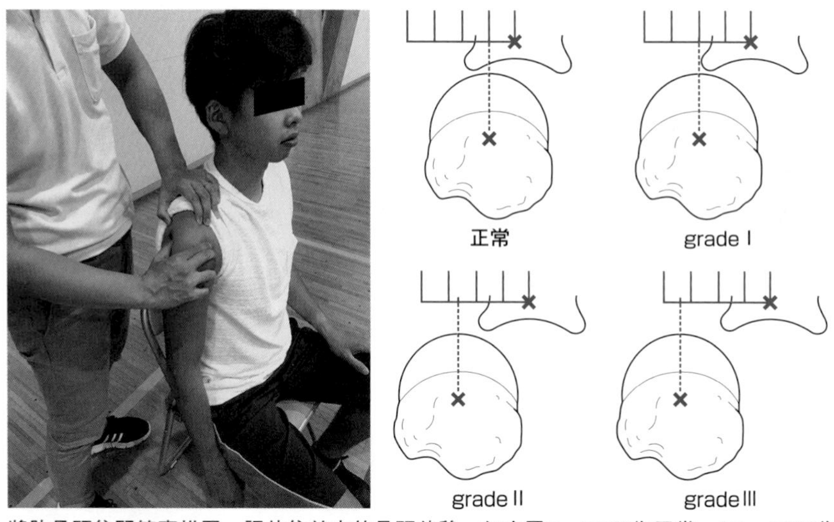

將肱骨頭往關節窩推壓，評估往前方的骨頭位移。如右圖0～25%為正常，25～50%為grade I，在50%以上自然整復的狀態為grade II，在50%以上即使舒緩力道，脫臼也沒有恢復的狀態為grade III。

圖5　apprehension test

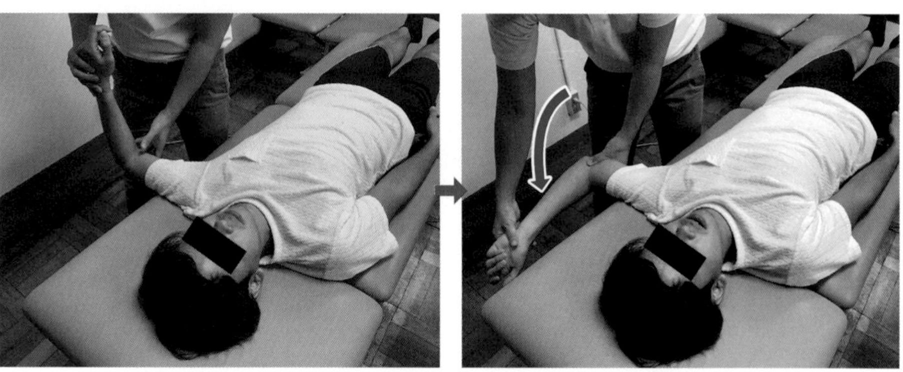

將肩關節外展90°，緩慢使其外旋。此時若有脫臼的不穩定感則為陽性。

● 下方不穩定性的評估

sulcus test（sulcus sign：**圖7**）為將肱骨往下方牽引時，若肩峰與肱骨間出現溝則為陽性。

● 後向不穩定性的評估

posterior jerk test（**圖8**）為肩關節屈曲90°、肩關節內旋90°時往肱骨施加軸壓並做水平內收，若肱骨頭出現往後方滑動的半脫臼感，歸位時有被矯正，則為陽性。

圖6　relocation test

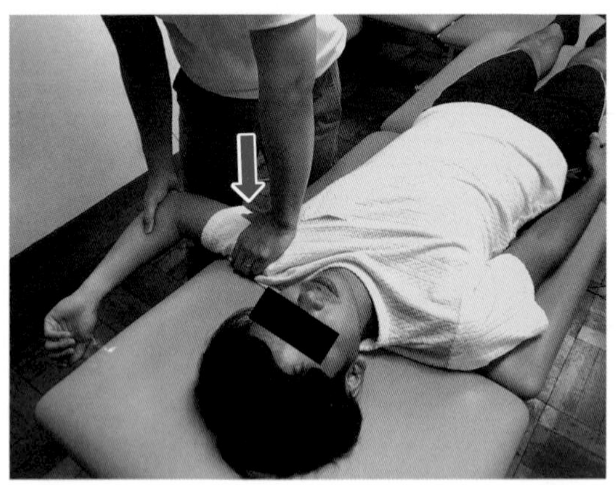

對於用apprehension test出現脫臼不穩定的部位，將肱骨頭從前方往後方推壓，若脫臼不穩定感消失則為陽性。

圖7　sulcus sign

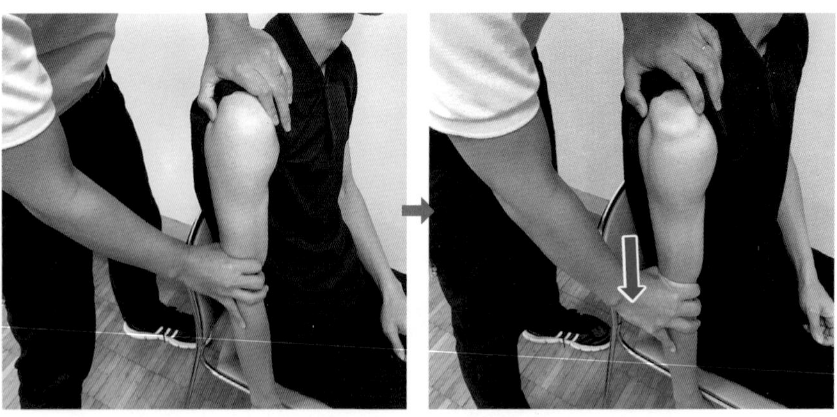

將肱骨往下方牽引，若肩峰外側的下方出現溝（sulcus）則為陽性。

圖8 posterior jerk test

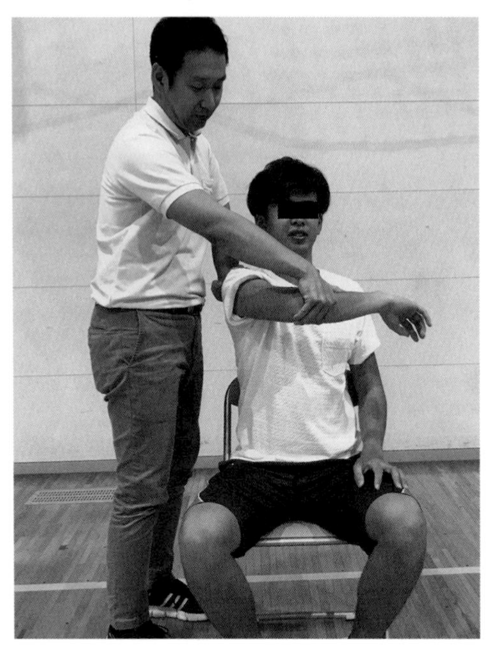

肩關節90°屈曲、90°內旋時將肱骨往後方施加軸壓，若水平內收則肱骨頭往後方半脫臼。

➤肌肉機能的評估

●Belly Press Test

此為肩胛下肌的測試，將檢查側的上肢充分內旋，並壓迫腹壁正面。內旋不充分的情況，為手肘沒有往前方突出或沒有充分按壓腹壁。這個狀態代表損傷及功能不全。若無損傷、只有功能不全的情況，有時即使將手肘往前伸出也無法充分抵抗外旋力。

●Bear-Hug Test

與belly press test同樣為肩胛下肌的測試。與belly press test不同，並非壓迫腹壁，而是壓迫檢查側與另一側的肩關節。內旋不充分的情況，與belly press test同樣為手肘沒有往前方突出，或壓迫太弱、無法充分抵抗外旋力。

●Full-Can Test

此為棘上肌的測試，站立時肩胛骨面上提90°，將拇指朝向天花板，稍微外旋時施加內收阻力，無法忍受的情況及出現疼痛的情況則判斷為陽性。

●Empty-Can Test

與full-can test同樣為棘上肌的測試。與full-can test同樣為肩胛骨面上提90°，拇指朝向地面，在內旋姿勢施加內收阻力，無法忍受的情況及出現疼痛的情況則判斷為陽性。

ISP：
infraspinatus

● ISP Test

此為棘下肌的測試。在肩關節下垂姿勢讓肘關節屈曲90°，評估對內旋方向阻力的肌力。

● 前鋸肌測試

與徒手肌力檢查同樣在肩關節120°上提姿勢掌握肩胛骨下角，往下降方向施加阻力。此時，肩胛骨下旋轉的情況懷疑為前鋸肌的功能不全。由於肩肱關節也肌力降低，此測試呈現陽性的情況，必須用單手使肩胛骨穩定後施加阻力，以確認可維持上肢的能力是否提升。

➤肩胛骨排列及運動的評估

肩胛骨排列的評估，要比較正常的位置及另一側，評估患側位於哪個位置。特別是肩胛骨往前方突出（肩胛骨前傾及內旋）的情況，由於可預期肩肱關節相對的水平外展增強，無論靜態及動態皆必須注意而評估。

Memo **不穩定肩**

對於不穩定肩的肩胛骨位置、肌肉活動量、肌肉活動時機進行系統性回顧[54-56]，已究明不穩定肩與另一側肩相比有下旋轉[57]，和肩胛肱骨節律不同[50，58，59]。關於肩胛肱骨節律，不同文獻提到的有大也有小，看法分歧。關於肌肉活動量，上提時的斜方肌上部纖維及前鋸肌的肌肉活動量，在不穩定肩會變高或變低。雖然肌肉活動時機的差異不大，不過被採用的論文很少，只有一篇，有可能並無充分探討過。

➤軀幹功能的評估

由於軀幹的功能與肩關節有關，因此評估上很重要。若軀幹的穩定性低，就無法使上肢維持穩定，在運動時容易呈現脫臼的姿勢。具體而言，打橄欖球做擒抱動作時軀幹會不禁側屈，無法使上肢維持穩定，因而無法充分固定對手，可能因此輸給對手的衝撞、使上肢出現脫臼。另外，除了軀幹的穩定化，各椎體、鎖骨、肋骨的活動性亦為重點。各椎體的評估，要在四肢趴地姿勢是否能夠任意使椎體屈曲或伸展，或掌握下方肋骨狀態的旋轉活動度是否充分等。鎖骨在上舉角度特別重要。若鎖骨無法上舉，肋骨將被阻礙，肩胛骨無法充分往內側移動，經常看見這類案例。由於鎖骨抬高時也需要肩胛骨往上方位移，必須理解即使欠缺胸小肌及背闊肌等柔軟性，也有可能發生抬高的受限。在前人研究的對象不僅有肩關節不穩定，肩膀也具有其他功能障礙的情況，雖已知單腳平衡測試的結果為有意義的低[60]，不過有無肩關節障礙對軀幹的穩定性並沒有確認到差異[61]。

對於肩關節不穩定性的物理治療介入

➤概要

肩關節脫臼幾乎為往前方的脫臼，這裡主要提到的內容就是前向脫臼。同時關於後向脫臼，在2016年進行的系統性文獻回顧中保守治療的研究品質低，能推薦的地方較少[62]。保守治療的基本內容為旋轉肌袖的神經肌控制、活動度改善、對於肩胛胸廓關節運動、柔軟度改善及肌肉平衡的改善，為功能方面的統一的肩關節穩定化運動[19]。就算說可做保守治療的對象有限也不為過。當然，應該基於提供充分的資訊，讓患者選擇治療方針（保守治療或手術治療），如前所述，應充分說明運動後再脫臼的機率高。在這之後，包含患者的年齡、學年等時期在內，必須基於各種不同狀況提供治療方針的選項，讓患者決定。

對於肩關節脫臼的物理治療，重要的是注意肩肱關節不要呈現脫臼的位置（若為前向脫臼，則是肩關節外展、外旋、水平外展的組合）。同時，容易呈現這種姿勢的動作大多為肩胛骨的內旋及軀幹的旋轉，即使是同樣的動作，肩肱關節的位置也有個人差異，必須牢記有脫臼的患者及不會脫臼的患者這件事（肩胛骨內旋：關節窩對內側緣往腹側旋轉移動。軀幹的旋轉：若以右肩為對象則軀幹呈左旋轉。在右上肢上舉之固定的條件下，若軀幹往左旋轉，右肩關節將相對水平外展）。

從上述內容得知，各種動作中的身體各處對肩肱關節的姿勢造成影響，對於肩關節以外的肌力、活動性、對於動作技能的訓練很重要。雖然無法囊括一切，在橄欖球擒抱動作之肩關節脫臼的調查中相對容易理解，過去已有好幾篇文獻如此彙整[13,63,64]。另一方面，關於受傷風險高的運動，如冰上曲棍球及籃球的流行病學調查不多[65,66]，在何種場面容易引起脫臼，應該進行何種訓練，這些在今後尚有探討的餘地。

➤以改善不穩定性為目的的復健治療

為了改善不穩定性，重要的是肌肉造成的穩定化作用。僅倚靠淺關節窩與肱骨頭，缺乏穩定性，這點廣為人知。此時重點在於動態穩定要素之肌肉造成的穩定化。從力偶理論到整體的肌肉功能皆很重要，特別是肩胛下肌、棘上肌、棘下肌、小圓肌的旋轉肌袖以及三角肌皆為重點。過去探討了這些肌肉各種不同的訓練中會做何種程度的活動[67,68]。同時，雷諾德（Reinold）等人[69]彙整各種建議的運動，提供非常有用的資訊。以下介紹幾種建議的運動，也請參考原文獻。

- 棘上肌：站姿及俯臥姿的full can exercise（**圖9、10**）
- 棘下肌及小圓肌：外旋運動（側臥姿、肩關節90°外展姿勢、在腋下夾毛巾的下垂姿勢）（**圖11～13**）
- 肩胛下肌：內旋運動（下垂姿勢、肩關節90°外展姿勢）（**圖14、15**）

圖9　站姿的full can exercise

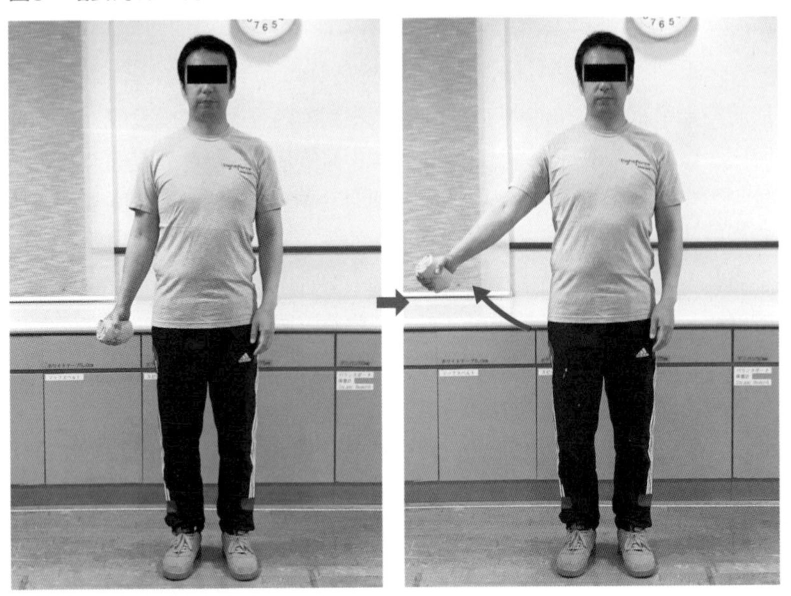

圖10　俯臥姿的full can exercise

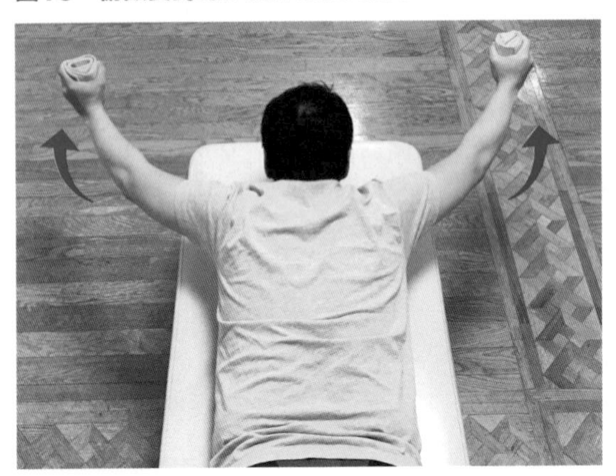

圖11　側臥姿的外旋運動

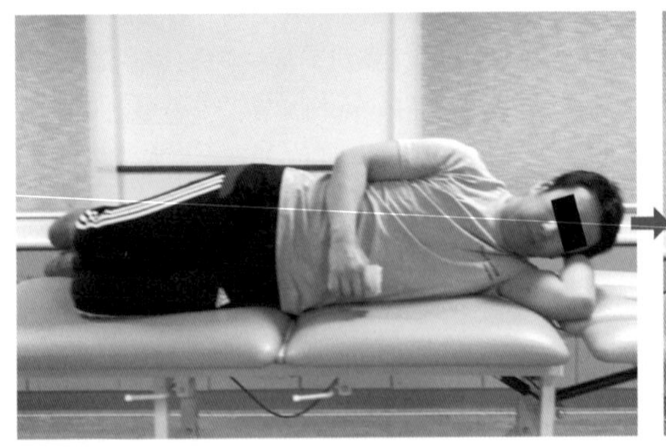

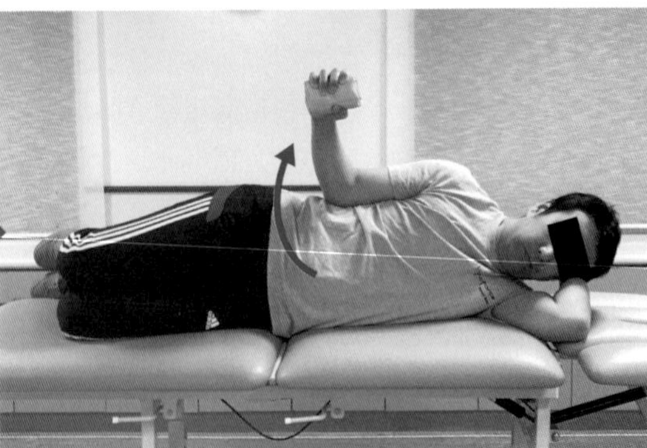

圖12　90°外展姿勢的外旋運動（俯臥姿）

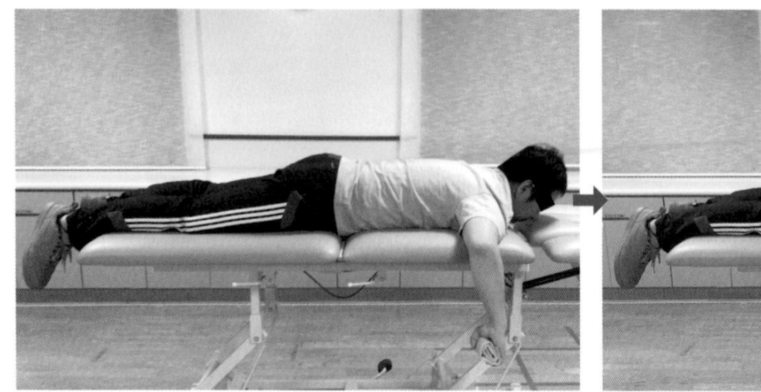

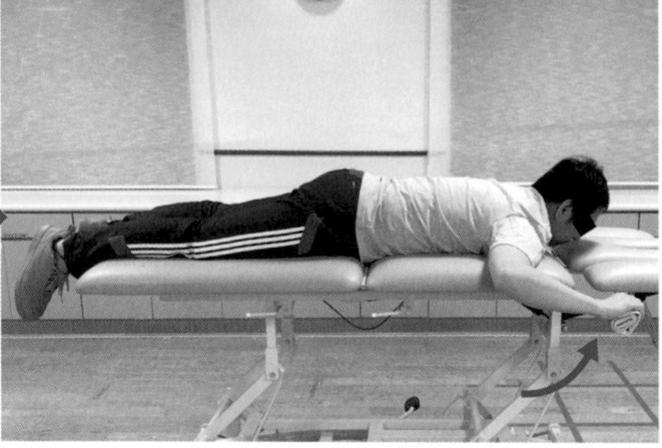

圖13　腋下夾著毛巾的外旋運動

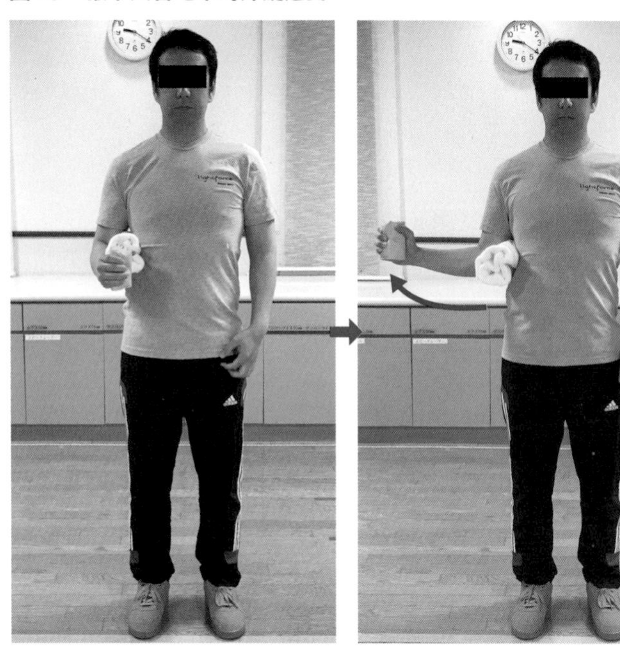

圖14　下垂姿勢的內旋運動（belly press）

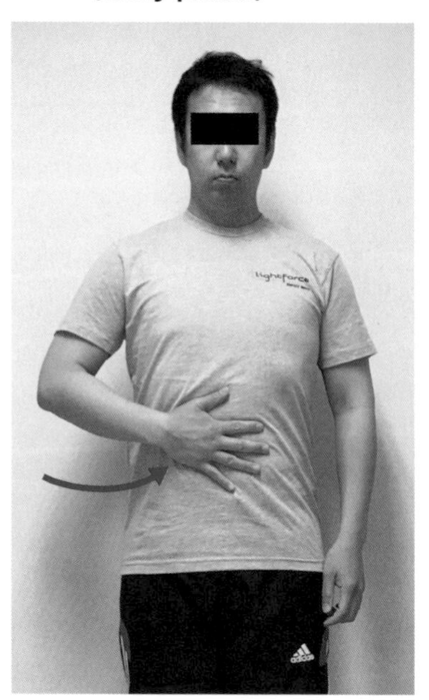

圖15　90°外展姿勢的內旋運動

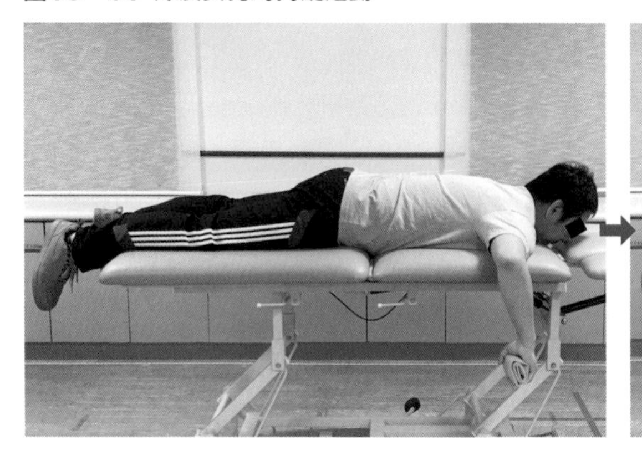

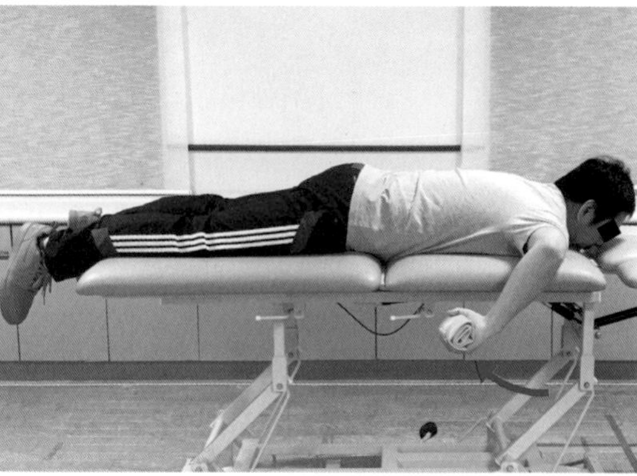

➤對於肩胛胸廓排列及運動異常之復健治療

研究指出不穩定肩的肩胛骨之位置異常及運動異常的情況。非外傷性不穩定肩的肩胛骨排列，比起健康肩膀的肩胛骨內旋較大[59]，上旋轉較少[70]。一般認為原因的要素有好幾種，如長胸神經和背肩胛神經的問題、活動性的問題、肌肉僵硬、肌力降低、軀幹的不穩定性等[71]。必須在實際的復健時評估問題為何，對於判斷為原因的問題進行治療。若為肌力的情況，便從20%RM以下的輕微負荷開始。基本上實施包含肩胛骨運動在內的全身運動，以及CKC運動[72,73]。關於肌肉的僵硬，了解對於各肌肉的肩胛骨運動，能夠推測表面的錯位原因在何處（譬如：胸小肌的僵硬造成肩胛骨前傾、提肩胛肌及菱形肌的僵硬造成肩胛骨下旋轉、前鋸肌肌力降低造成肩胛骨上旋轉的不足及肩胛骨內旋等）。

RM：repetition maximum

CKC：closed kinetic chain

其他也應該考慮來自其他部位的影響。譬如，胸椎的後彎增加將造成肩胛骨往內側移動及外旋受限。同時，若膝蓋伸展受限，髖關節也屈曲，導致駝背的結果，有時也會引起胸椎的後彎增加。像這樣除了肩關節附近，也必須考量全身性的運動鏈，評估、治療肩胛骨的排列。

➤Watson MDI program

一般認為對MDI進行復健有成效。系統性文獻回顧釐清復健的成效[74,75]。對於MDI的治療計畫有Rockwood instability program[76]、Derby instability program和Watson MDI program[77,78]。其中相對較新的Watson MDI program與Rockwood instability program相比RCT，Watson MDI program有成效[79]。從這個事實，本書將介紹Watson program的概要。關於細節請參考原文獻。

RCT：randomized controlled trial

Watson program由六個階段構成，目的為重新訓練肩胛骨與肱骨頭運動的控制，得以維持下去。計畫整體的期間配合患者進行，約3～6個月。此計畫適合用各種測試（肌力測試及運動測試等）確認異常運動及症狀的誘發，治療師協助肩胛骨及肱骨頭以確認症狀是否改善。其中症狀改善最多的姿勢就用Watson program重新教育。用這些篩選測試都無法解決的情況，便懷疑為其他組織損傷及炎症造成的症狀。

接受為期24週Watson program的結果，功能、疼痛、肌力、肩胛骨位置等獲得改善[79,80]。不過，關於介入的長期實績的資訊並不多，可說有所極限。對於MDI做保守治療的長期實績，進行過7～10年的追蹤研究[81]。結果，雖然其中半數曾因保守治療而改善功能，不過每3名就有1名接受外科手術，且每3名就有1名持續不穩定性及疼痛。不過此篇論文是2005年所發表的，無法因此判定近幾年運動治療的長期實績如何。再加上對有解剖學主因（全身鬆弛性等）的對象而言，透過訓練獲得的肌力造成的穩定化，若停止訓練肌力將降低，這點容易想像，可說重要的是如何持續運動。如前所述，由於年齡也有關，也能想到隨著年齡增長關節會越來越穩定，也要考量到除了肌肉影響的穩定化組織功能改善，關節（軟組織）本身變僵硬將使症狀消失。因此，掌握包含患者的年齡及關節鬆弛性的狀態，展開說明及治療是為重點。

MDI造成的功能障礙為關節的異常運動（異常活動性），隨著這一點組織損傷成為問題。有許多文獻指出異常運動，釐清肩胛骨的外展減少[51，82]及內旋增加，肩胛骨運動異常受到矚目。也已發現肩胛骨後傾與肩峰下空隙的減少有關[83]這點備受矚目，與MDI之間的關係備受探討。比較了健康者與MDI患者間的肩胛骨後傾，並沒有發現有意義的差異[51]。在現階段科學方面所闡明的現象並不多，不過認為是這些異常運動誘發了肩峰下夾擠及肩關節夾擠，對關節及其周遭的軟組織造成負擔而引起組織損傷及炎症，誘發了疼痛。肩關節夾擠是肱骨對肩胛骨過度移動而引起。譬如，若上提時肩胛骨的上旋轉少，就會引起肩胛骨關節窩與肱骨頭（大結節）的衝撞。因此肩胛骨的移動可說很重要。

➤其他

保守治療的固定方法為傳統方法的內旋固定法，以及相對在近幾年發表的外旋固定法。內旋固定法從希波克拉底的時代沿用至今，是具有2000年以上歷史的固定法。然而如前所述，保守治療的再脫臼率高。自外旋固定法的再脫臼情況少被究明以來，進行系統性文獻回顧及統合分析。用Cochrane review沒有確認到內旋固定法與外旋固定法的差異[84]，然而應該注意的地方是，得了解這是2014年發表的回顧研究，以及尚有持續進行中的議論。彙整在那之後發表的論文後，發現外旋固定法的再脫臼率較低[85，86]、沒有差異[37，87-90]、有些年齡層用外旋固定法較佳[85，91]等諸如此類的研究。其中，沒有差異的統合分析的結果[37，89]並沒有出現統計學上的差異，不過內旋固定法的再脫臼率為30～40%，外旋固定法為12～25%。比較固定1週以下和3週以上的固定期間，再脫臼率沒有差異。同時，在探討外旋加上外展之外展、外旋固定成效的RCT，比較外展、外旋固定（15°外展、10°外旋）和在正中姿勢用護胸帶固定三角肌的內收、內旋固定法。結果再脫臼率、WOSI score在外展、外旋固定時較佳[92]。

WOSI：
Western Ontario Shoulder Instability Index

即使在現階段關於固定姿勢有正反面的意見，卻沒有內旋固定法較佳的文獻，外旋固定法的成效今後有逐漸發展的可能。關於固定法，今後也必須仔細留意、收集資訊。

外傷性肩關節脫臼術後的物理治療介入

說到術後實績，以回歸日常生活為目標的情況，實績良好。關於關節活動度受限與肌力降低，在術後4個月到8個月恢復的比例各為76％與98％[93]。雖然有好幾種脫臼後的手術方法，不過在本節將說明最常執行的班卡式修補手術的術後物理治療。

➤術前物理治療

在術前若可能以物理治療介入，則最好實施。除了肩胛骨區周圍肌肉的柔軟度、肌力，應該逐漸改善脊椎、髖關節等處的僵硬及肌力。同時，必須先指導預料在術後降低的功能之恢復，及為了順利復健而做的訓練（等長肌力訓練及肩胛骨功能等）。實際上，即使打算在術後實施等長肌力訓練，有許多案例無法順利實施。

讓患者進行等長收縮的情況，雖然經常利用牆壁進行，不過常有靠著牆壁無法順利進行肌肉收縮的情況，需要注意。在這類案例，可以一邊徒手確認是否有好好肌肉收縮一邊復健。實施班卡氏修補手術的情況，由於肩胛骨與肱骨的位置關係沒有變動就不會有問題，因此從早期便可執行不伴隨關節運動之用等長收縮的肌力強化。說到原因，是由於修復的組織為肩肱關節周圍的韌帶，只要同部位不被伸展，就不會引起問題。

➤班卡氏修補手術後的物理治療

雖然許多文獻提到班卡氏修補手術後的物理治療，但療程內容並不一致（**圖16，17**）[94]。在這裡將探討術後物理治療所用的輔具、活動度訓練（早期、後期），被動活動度訓練開始時期與目標、肌力訓練（阻力運動）、運動相關動作，介紹與ASSET的指南比較的研究。這些情況用固定帶固定的期間平均為4.8±1.8週。關於術後早期的活動度訓練，雖然幾乎都建議肩關節以外的運動（肩胛胸廓關節、手關節、肘關節等），其中也有從早期就實施在仰臥姿做被動外旋及外展的計畫表。開始主動活動度訓練的時期平均為5.4±1.8週，獲得主動運動完全活動度要花費12.2±2.8週，恢復正常的肩胛胸廓關節需要14.7±4.6週。

ASSET：
The American Society of Shoulder and Elbow Therapists

同時，在阻力運動及肌力強化時經常用到橡膠彈力帶、藥球（medicine ball）、啞鈴進行的運動。若有橡膠彈力帶，能夠實施反覆的肌力訓練。反覆將球丟向牆壁、接住反彈回來的球（**圖18**），或在俯臥姿反覆丟球、接球的動作（**圖19**），主要是為了訓練本受器（proprioceptors)）及協調性。開始時期因運動的種類而異，從輕度的運動開始。特別是使用藥球的訓練，若沒有恢復外旋活動度將難以實施，有時不會進行。

運動特異性活動的練習要在復健的最後階段。整理了3篇闡述到復出運動為止的推測期間之論文。結果平均期間為15.0±4.2週，投球相關動作在19.3週為止都不建議進行。平均運動的回歸期間為32.4±9.3週，平均許可復賽的期間為術後

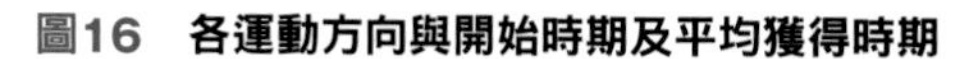

圖16　各運動方向與開始時期及平均獲得時期

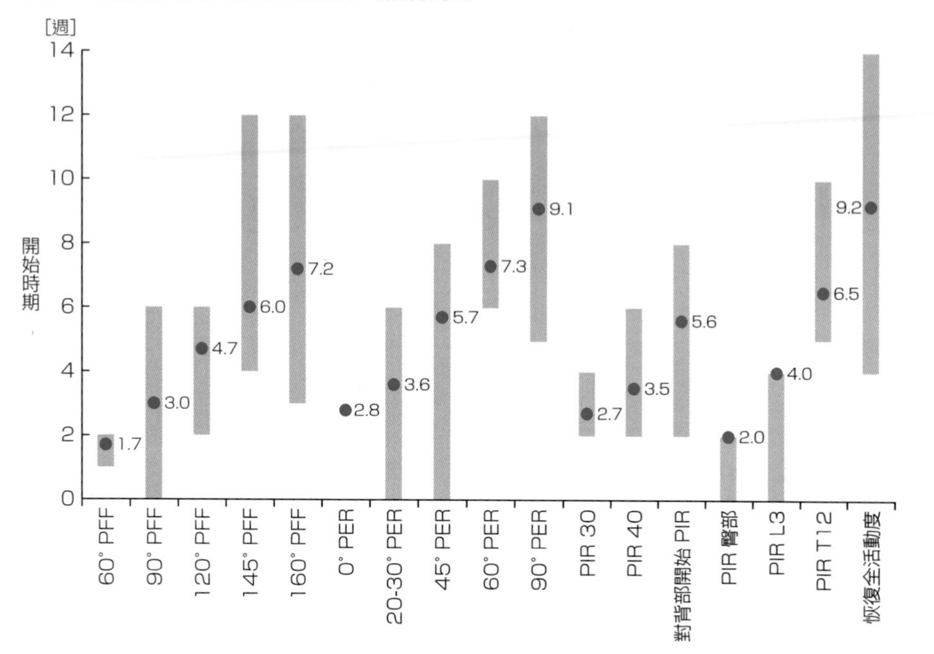

PER：被動外旋，PFF：被動屈曲，PIR：被動內旋，PROM：被動活動度訓練

（引用自文獻94）

圖17　各種運動之特異性運動與平均開始時期

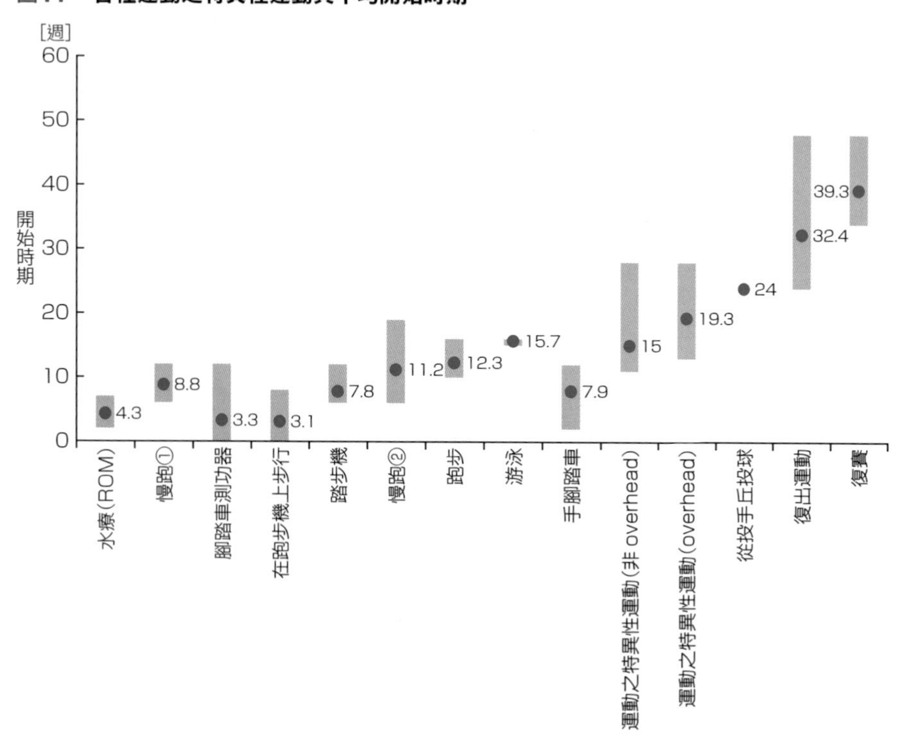

（引用自文獻94）

圖18　本受器及協調性的訓練

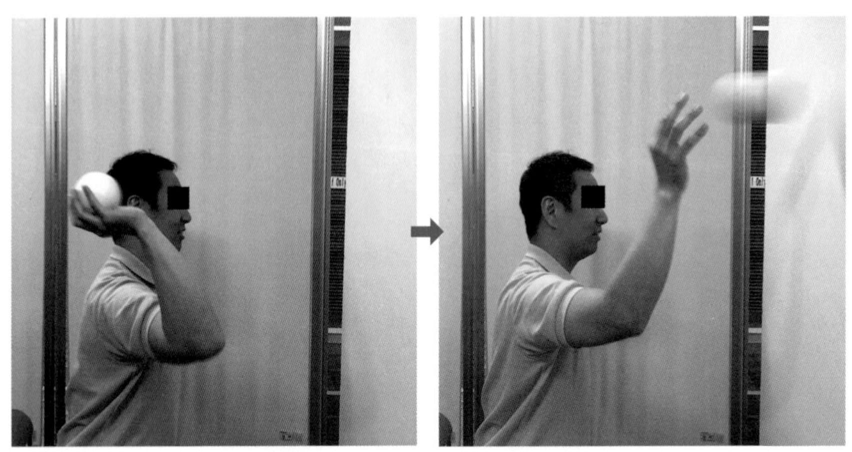

反覆將球丟向牆壁、接住彈跳回來的球。

圖19　本受器及協調性的訓練

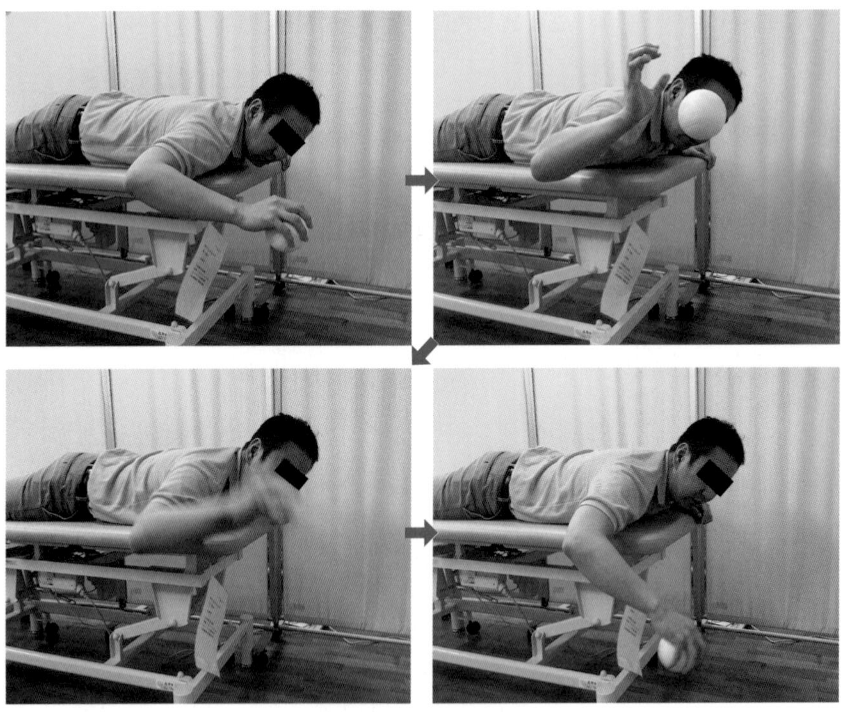

反覆丟球、接球的動作。

39.3±7.6週。與ASSET指南比較，設定了平均期間，與各文獻的平均值比較，結果Z值在1.96以上，或沒有確認到－1.96以下的項目。就像這樣，在現階段各式各樣的議論可說沒有共識，除了醫師，必須在運動現場協力、決定各種運動的開始時期。

➤面對復出比賽的物理治療

班卡氏修補手術後的復賽率高，研究指出能以原本水準復賽的比例為71.0％，無論水準如何，能夠復賽的比例為90.5％[95]；另有研究顯示動手術後的再脫臼率低，雖有復賽的可能，不過到復賽為止的期間較長[96]。

為了預防脫臼，離比賽越近就必須訓練。譬如打籃球，為了不讓肩關節水平外展，就要練習旋轉軀幹、接球。同時，打橄欖球時從遠離身體的地方擒抱，或沒有一同擒抱頭部及軀幹的話，脫臼的風險高。因此必須解決軀幹及下肢的肌力，和動作上的問題。根據關於探討橄欖球脫臼機制的研究結果表示，對於肩肱關節容易脫臼狀況之「力矩臂變長的姿勢」時的擒抱（肩關節外展角度大的擒抱等）在力學上不利，意即避免「脫臼姿勢」之外展、外旋姿勢被視為重點[13，63]。關於這一點，無法在頁面上一一說明。但可以舉一個例子，評估在坐姿時為了側屈而施加負荷時的軀幹穩定性（**圖20**），進行改善此情況的肌力訓練，不穩定狀況下的旋轉肌袖訓練（**圖21**），以及不讓包含肩胛骨功能之水平外展的CKC訓練（**圖22**）。甚至除了肌力，也進行有協調性的訓練（**圖23**）。至於方法的話必須依競技的特性而調整。

圖20　軀幹穩定性評估

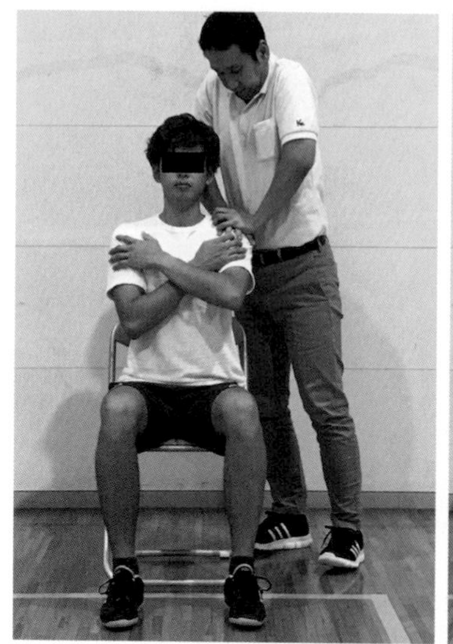
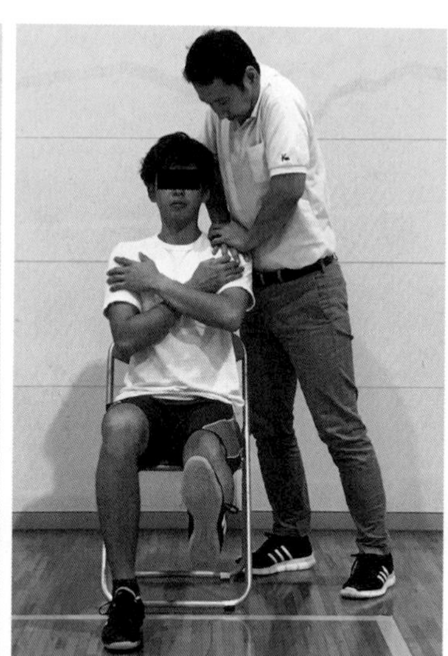
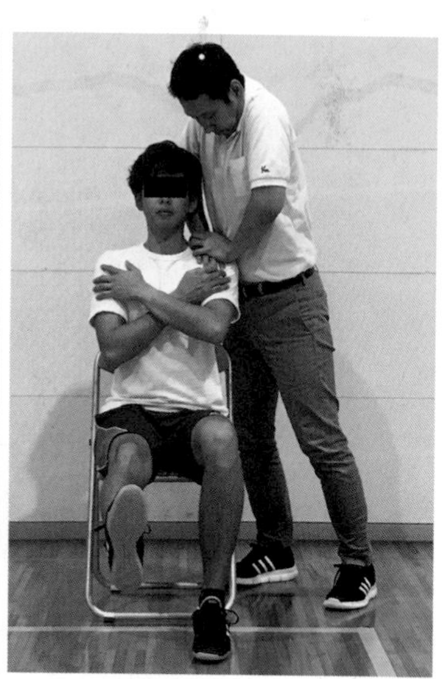

在坐姿往側屈方向施力，評估軀幹的穩定性。讓患者伸展其中一側的膝蓋，即使在不穩定的環境下也要評估。同時，兩側都要評估。

圖21　不穩定環境下的旋轉肌袖訓練

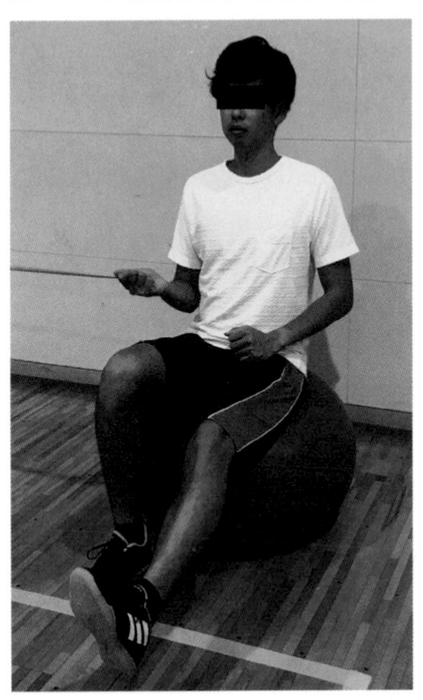

圖22　不穩定狀態的CKC訓練

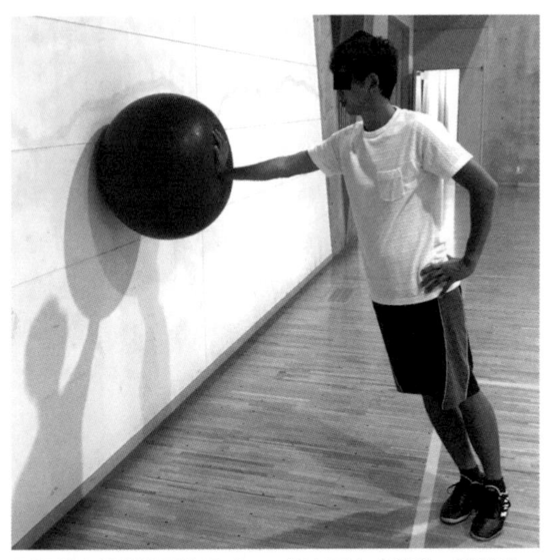

在不穩定的狀態下使用球，一邊上下左右移動一邊訓練。難以實施的情況，便移開球之後進行。

圖23　在不穩定環境下，包含肩胛骨協調性在內的訓練

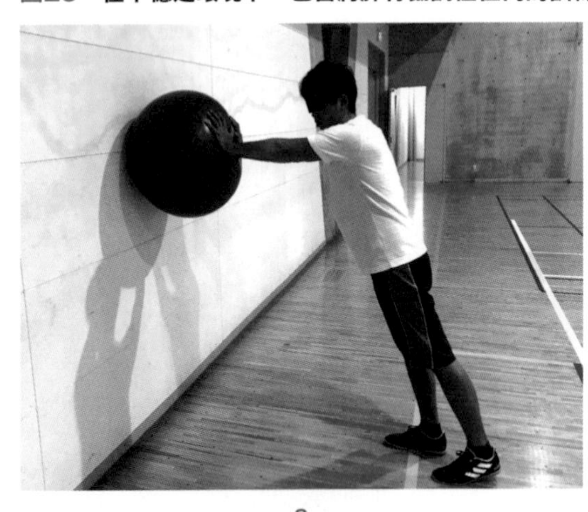

a

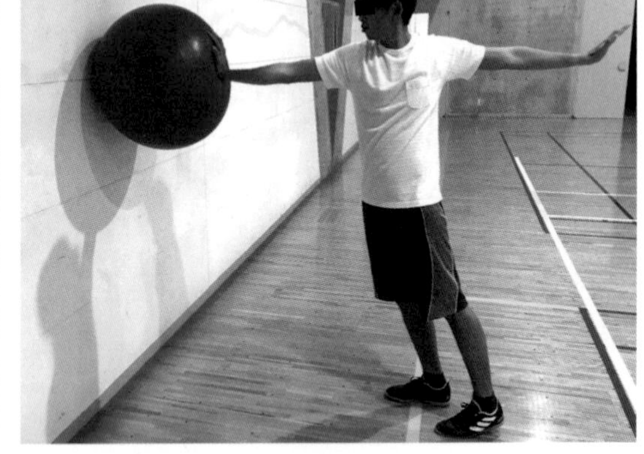

b

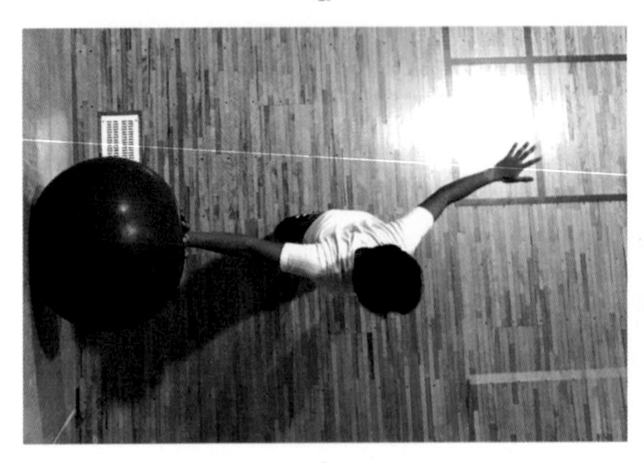

c

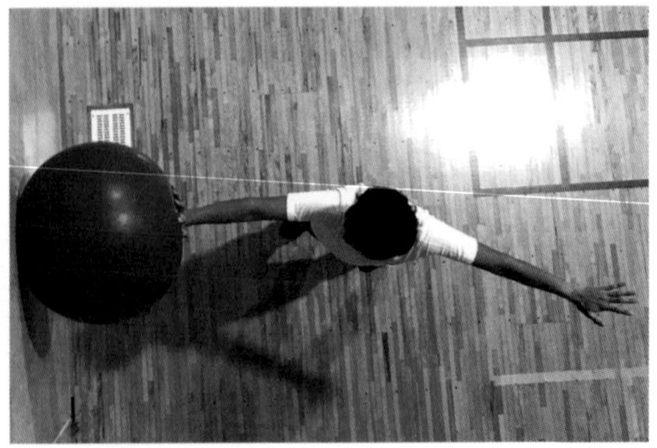

d

如b單手負荷，進行水平外展。注意不要做出如c過度的水平外展角度。

總結

在本節，解說了關於肩關節脫臼，伴隨構造破損的脫臼與無此現象脫臼的基礎流行病學到病情、手術治療及保守治療。特別是無伴隨構造破損的脫臼尚有許多未查明的現象，無法否定也包含治療方法和經驗法則在內。然而，關於何種治療計畫較佳這一點，即使數量不多也皆已被探討過，了解這些方法論並不會有損失。同時，術後物理治療在固定期間及被動活動度訓練的開始時期有許多看法，在現階段尚未有可視為基準的物理治療。需基於現有的資訊判讀該進行何種治療，今後將會如何發展，必須隨時更新關於這個領域的最新知識。

文獻

1) Fleisig GS, et al : Kinetics of baseball pitching with implications about injury mechanisms. Am J Sports Med, 23(2) : 233-239, 1995.
2) Jobe FW, et al : Classification and treatment of shoulder dysfunction in the overhead athlete. J Orthop Sports Phys Ther, 18(2) : 427-432, 1993.
3) Mihata T, et al : Excessive humeral external rotation results in increased shoulder laxity. Am J Sports Med, 32(5) : 1278-1285, 2004.
4) Bigliani LU, et al : Shoulder motion and laxity in the professional baseball player. Am J Sports Med, 25(5) : 609-613, 1997.
5) Allegrucci M, et al : Clinical implications of secondary impingement of the shoulder in freestyle swimmers. J Orthop Sports Phys Ther, 20(6) : 307-318, 1994.
6) McMaster WC, et al : A correlation between shoulder laxity and interfering pain in competitive swimmers. Am J Sports Med, 26(1) : 83-86, 1998.
7) Goss TP : Anterior glenohumeral instability. Orthopedics, 11(1) : 87-95, 1988.
8) Galvin JW, et al : The Epidemiology and Natural History of Anterior Shoulder Instability. Curr Rev Musculoskelet Med, 10(4) : 411-424, 2017.
9) Liavaag S, et al : The epidemiology of shoulder dislocations in Oslo. Scand J Med Sci Sports, 21(6) : e334-340, 2011.
10) Zacchilli MA, et al : Epidemiology of shoulder dislocations presenting to emergency departments in the United States. J Bone Joint Surg Am, 92(3) : 542-549, 2010.
11) Gibbs DB, et al : Common Shoulder Injuries in American Football Athletes. Curr Sports Med Rep, 14(5) : 413-419, 2015.
12) Owens BD, et al : The incidence and characteristics of shoulder instability at the United States Military Academy. Am J Sports Med, 35(7) : 1168-1173, 2007.
13) Maki N, et al : Video Analysis of Primary Shoulder Dislocations in Rugby Tackles. Orthop J Sports Med, 5(6) : 2325967117712951, 2017.
14) Longo UG, et al : Video analysis of the mechanisms of shoulder dislocation in four elite rugby players. J Orthop Sci, 16(4) : 389-397, 2011.
15) Crichton J, et al : Mechanisms of traumatic shoulder injury in elite rugby players. Br J Sports Med, 46(7) : 538-542, 2012.
16) Hill HA, et al : The Grooved Defect of the Humeral Head : A Frequently Unrecognized Complication of Dislocations of the Shoulder Joint. Radiology, 35(6) : 690-700, 1940.
17) Rowe CR, et al : Recurrent anterior dislocation of the shoulder after surgical repair. Apparent causes of failure and treatment. J Bone Joint Surg Am, 66(2) : 159-168, 1984.
18) Yamamoto N, et al : Contact between the glenoid and the humeral head in abduction, external rotation, and horizontal extension : a new concept of glenoid track. J Shoulder Elbow Surg, 16(5) : 649-656, 2007.
19) Cools AM, et al : Evidence-based rehabilitation of athletes with glenohumeral instability. Knee Surg Sports Traumatol Arthrosc, 24(2) : 382-389, 2016.
20) Burkhart SS, et al : Traumatic glenohumeral bone defects and their relationship to failure of arthroscopic Bankart repairs : significance of the inverted-pear glenoid and the humeral engaging Hill-Sachs lesion. Arthroscopy, 16(7) : 677-694, 2000.
21) Di Giacomo G, et al : Evolving concept of bipolar bone loss and the Hill-Sachs lesion : from "engaging/non-engaging" lesion to "on-track/off-track" lesion. Arthroscopy, 30(1) : 90-98, 2014.

22) Shaha JS, et al : Redefining "Critical" Bone Loss in Shoulder Instability : Functional Outcomes Worsen With "Subcritical" Bone Loss. Am J Sports Med, 43(7) : 1719-1725, 2015.
23) Magnuson JA, et al : Sex-related differences in patients undergoing surgery for shoulder instability : a Multicenter Orthopaedic Outcomes Network (MOON) Shoulder Instability cohort study. J Shoulder Elbow Surg, 28(6) : 1013-1021, 2019.
24) Purchase RJ, et al : Hill-sachs "remplissage" : an arthroscopic solution for the engaging hill-sachs lesion. Arthroscopy, 24(6) : 723-726, 2008.
25) Bottoni CR, et al : A prospective, randomized evaluation of arthroscopic stabilization versus nonoperative treatment in patients with acute, traumatic, first-time shoulder dislocations. Am J Sports Med, 30(4) : 576-580, 2002.
26) Dickens JF, et al : Return to play and recurrent instability after in-season anterior shoulder instability : a prospective multicenter study. Am J Sports Med, 42(12) : 2842-2850, 2014.
27) Wilk KE, et al : Nonoperative and postoperative rehabilitation for glenohumeral instability. Clin Sports Med, 32 (4) : 865-914, 2013.
28) Buss DD, et al : Nonoperative management for in-season athletes with anterior shoulder instability. Am J Sports Med, 32(6) : 1430-1433, 2004.
29) Dickens JF, et al : Successful Return to Sport After Arthroscopic Shoulder Stabilization Versus Nonoperative Management in Contact Athletes With Anterior Shoulder Instability : A Prospective Multicenter Study. Am J Sports Med, 45(11) : 2540-2546, 2017.
30) Wheeler JH, et al : Arthroscopic versus nonoperative treatment of acute shoulder dislocations in young athletes. Arthroscopy, 5(3) : 213-217, 1989.
31) Bottoni CR, et al : Arthroscopic versus open shoulder stabilization for recurrent anterior instability : a prospective randomized clinical trial. Am J Sports Med, 34(11) : 1730-1737, 2006.
32) Kraus R, et al : Children and adolescents with posttraumatic shoulder instability benefit from arthroscopic stabilization. Eur J Pediatr Surg, 20(4) : 253-256, 2010.
33) Cordischi K, et al : Intermediate outcomes after primary traumatic anterior shoulder dislocation in skeletally immature patients aged 10 to 13 years. Orthopedics, 32(9), 2009.
34) Longo UG, et al : Surgical Versus Nonoperative Treatment in Patients Up to 18 Years Old With Traumatic Shoulder Instability : A Systematic Review and Quantitative Synthesis of the Literature. Arthroscopy, 32(5) : 944-952, 2016.
35) Chahal J, et al : Anatomic Bankart repair compared with nonoperative treatment and/or arthroscopic lavage for first-time traumatic shoulder dislocation. Arthroscopy, 28(4) : 565-575, 2012.
36) Olds M, et al : In children 18 years and under, what promotes recurrent shoulder instability after traumatic anterior shoulder dislocation? A systematic review and meta-analysis of risk factors. Br J Sports Med, 50 (18) : 1135-1141, 2016.
37) Paterson WH, et al : Position and duration of immobilization after primary anterior shoulder dislocation : a systematic review and meta-analysis of the literature. J Bone Joint Surg Am, 92(18) : 2924-2933, 2010.
38) Buscayret F, et al : Glenohumeral arthrosis in anterior instability before and after surgical treatment : incidence and contributing factors. Am J Sports Med, 32(5) : 1165-1172, 2004.
39) Franceschi F, et al : Glenohumeral osteoarthritis after arthroscopic Bankart repair for anterior instability. Am J Sports Med, 39(8) : 1653-1659, 2011.
40) Harris JD, et al : Long-term outcomes after Bankart shoulder stabilization. Arthroscopy, 29(5) : 920-933, 2013.
41) Johansson K : Multidirectional instability of the glenohumeral joint : an unstable classification resulting in uncertain evidence-based practice. Br J Sports Med, 50(18) : 1105-1106, 2016.
42) McFarland EG, et al : The effect of variation in definition on the diagnosis of multidirectional instability of the shoulder. J Bone Joint Surg Am, 85-A(11) : 2138-2144, 2003.
43) Kim SH, et al : Loss of chondrolabral containment of the glenohumeral joint in atraumatic posteroinferior multidirectional instability. J Bone Joint Surg Am, 87(1) : 92-98, 2005.
44) von Eisenhart-Rothe R, et al : Simultaneous 3D assessment of glenohumeral shape, humeral head centering, and scapular positioning in atraumatic shoulder instability : a magnetic resonance-based in vivo analysis. Am J Sports Med, 38(2) : 375-382, 2010.
45) Neer CS 2nd, et al : Inferior capsular shift for involuntary inferior and multidirectional instability of the shoulder. A preliminary report. J Bone Joint Surg Am, 62(6) : 897-908, 1980.
46) Mallon WJ, et al : Multidirectional instability : current concepts. J Shoulder Elbow Surg, 4(1 Pt 1) : 54-64, 1995.
47) Shafer BL, et al : Effects of capsular plication and rotator interval closure in simulated multidirectional shoulder instability. J Bone Joint Surg Am, 90(1) : 136-144, 2008.
48) Barden JM, et al : Atypical shoulder muscle activation in multidirectional instability. Clin Neurophysiol, 116 (8) : 1846-1857, 2005.
49) Morris AD, et al : Shoulder electromyography in multidirectional instability. J Shoulder Elbow Surg, 13(1) : 24-29, 2004.
50) Illyes A, et al : Kinematic and muscle activity characteristics of multidirectional shoulder joint instability during elevation. Knee Surg Sports Traumatol Arthrosc, 14(7) : 673-685, 2006.

51) Ogston JB, et al : Differences in 3-dimensional shoulder kinematics between persons with multidirectional instability and asymptomatic controls. Am J Sports Med, 35(8) : 1361-1370, 2007.
52) Saccomanno MF, et al : Generalized joint laxity and multidirectional instability of the shoulder. Joints, 1 (4) : 171-179, 2013.
53) Bulbena A, et al : Clinical assessment of hypermobility of joints : assembling criteria. J Rheumatol, 19(1) : 115-122, 1992.
54) Struyf F, et al : Scapular positioning and movement in unimpaired shoulders, shoulder impingement syndrome, and glenohumeral instability. Scand J Med Sci Sports, 21(3) : 352-358, 2011.
55) Struyf F, et al : Scapulothoracic muscle activity and recruitment timing in patients with shoulder impingement symptoms and glenohumeral instability. J Electromyogr Kinesiol, 24(2) : 277-284, 2014.
56) Forthomme B, et al : Scapular positioning in athlete's shoulder : particularities, clinical measurements and implications. Sports Med, 38(5) : 369-386, 2008.
57) Warner JJ, et al : Scapulothoracic motion in normal shoulders and shoulders with glenohumeral instability and impingement syndrome. A study using Moiré topographic analysis. Clin Orthop Relat Res, (285) : 191-199, 1992.
58) Paletta GA, et al : Shoulder kinematics with two-plane x-ray evaluation in patients with anterior instability or rotator cuff tearing. J Shoulder Elbow Surg, 6(6) : 516-527, 1997.
59) von Eisenhart-Rothe R, et al : Pathomechanics in atraumatic shoulder instability : scapular positioning correlates with humeral head centering. Clin Orthop Relat Res, (433) : 82-89, 2005.
60) Radwan A, et al : Is there a relation between shoulder dysfunction and core instability? Int J Sports Phys Ther, 9(1) : 8-13, 2014.
61) Pontillo M, et al : Comparison of Core Stability and Balance in Athletes with and without Shoulder Injuries. Int J Sports Phys Ther, 13(6) : 1015-1023, 2018.
62) McIntyre K, et al : Evidence-based conservative rehabilitation for posterior glenohumeral instability : A systematic review. Phys Ther Sport, 22 : 94-100, 2016.
63) Tanabe Y, et al : The kinematics of 1-on-1 rugby tackling : a study using 3-dimensional motion analysis. J Shoulder Elbow Surg, 28(1) : 149-157, 2019.
64) Bohu Y, et al : The epidemiology of 1345 shoulder dislocations and subluxations in French Rugby Union players : a five-season prospective study from 2008 to 2013. Br J Sports Med, 49(23) : 1535-1540, 2015.
65) Dwyer T, et al : Shoulder instability in ice hockey players : incidence, mechanism, and MRI findings. Clin Sports Med, 32(4) : 803-813, 2013.
66) Kraeutler MJ, et al : Epidemiology of Shoulder Dislocations in High School and Collegiate Athletics in the United States : 2004/2005 Through 2013/2014. Sports Health, 10(1) : 85-91, 2018.
67) Reinold MM, et al : Electromyographic analysis of the rotator cuff and deltoid musculature during common shoulder external rotation exercises. J Orthop Sports Phys Ther, 34(7) : 385-394, 2004.
68) Yanagawa T, et al : Contributions of the individual muscles of the shoulder to glenohumeral joint stability during abduction. J Biomech Eng, 130(2) : 021024, 2008.
69) Reinold MM, et al : Current concepts in the scientific and clinical rationale behind exercises for glenohumeral and scapulothoracic musculature. J Orthop Sports Phys Ther, 39(2) : 105-117, 2009.
70) Ludewig PM, et al : The association of scapular kinematics and glenohumeral joint pathologies. J Orthop Sports Phys Ther, 39(2) : 90-104, 2009.
71) Kibler WB, et al : Clinical implications of scapular dyskinesis in shoulder injury : the 2013 consensus statement from the 'Scapular Summit'. Br J Sports Med, 47(14) : 877-885, 2013.
72) Sciascia A, et al : Kinetic chain rehabilitation : a theoretical framework. Rehabil Res Pract, 2012 : 853037, 2012.
73) McMullen J, et al : A kinetic chain approach for shoulder rehabilitation. J Athl Train, 35(3) : 329-337, 2000.
74) Warby SA, et al : The effect of exercise-based management for multidirectional instability of the glenohumeral joint : a systematic review. J Shoulder Elbow Surg, 23(1) : 128-142, 2014.
75) Warby SA, et al : Exercise-based management versus surgery for multidirectional instability of the glenohumeral joint : a systematic review. Br J Sports Med, 50(18) : 1115-1123, 2016.
76) Burkhead WZ, et al : Treatment of instability of the shoulder with an exercise program. J Bone Joint Surg Am, 74(6) : 890-896, 1992.
77) Watson L, et al : The treatment of multidirectional instability of the shoulder with a rehabilitation program : Part 1. Shoulder Elbow, 8(4) : 271-278, 2016.
78) Watson L, et al : The treatment of multidirectional instability of the shoulder with a rehabilitation programme : Part 2. Shoulder Elbow, 9(1) : 46-53, 2017.
79) Warby SA, et al : Comparison of 2 Exercise Rehabilitation Programs for Multidirectional Instability of the Glenohumeral Joint : A Randomized Controlled Trial. Am J Sports Med, 46(1) : 87-97, 2018.
80) Warby SA, et al : Effect of exercise-based management on multidirectional instability of the glenohumeral joint : a pilot randomised controlled trial protocol. BMJ Open, 6(9) : e013083, 2016.
81) Misamore GW, et al : A longitudinal study of patients with multidirectional instability of the shoulder with seven- to ten-year follow-up. J Shoulder Elbow Surg, 14(5) : 466-470, 2005.
82) Ozaki J : Glenohumeral movements of the involuntary inferior and multidirectional instability. Clin Orthop Relat Res, (238) : 107-111, 1989.

83) Seitz AL, et al : The scapular assistance test results in changes in scapular position and subacromial space but not rotator cuff strength in subacromial impingement. J Orthop Sports Phys Ther, 42(5) : 400-412, 2012.
84) Hanchard NC, et al : Conservative management following closed reduction of traumatic anterior dislocation of the shoulder. Cochrane Database Syst Rev, 30(4) : CD004962, 2014.
85) Itoi E, et al : Immobilization in external rotation after shoulder dislocation reduces the risk of recurrence. A randomized controlled trial. J Bone Joint Surg Am, 89(10) : 2124-2131, 2007.
86) Itoi E, et al : A new method of immobilization after traumatic anterior dislocation of the shoulder : a preliminary study. J Shoulder Elbow Surg, 12(5) : 413-415, 2003.
87) Finestone A, et al : Bracing in external rotation for traumatic anterior dislocation of the shoulder. J Bone Joint Surg Br, 91(7) : 918-921, 2009.
88) Liavaag S, et al : Immobilization in external rotation after primary shoulder dislocation did not reduce the risk of recurrence : a randomized controlled trial. J Bone Joint Surg Am, 93(10) : 897-904, 2011.
89) Kavaja L, et al : Treatment after traumatic shoulder dislocation : a systematic review with a network meta-analysis. Br J Sports Med, 52(23), 2018.
90) Gutkowska O, et al : Position of Immobilization After First-Time Traumatic Anterior Glenohumeral Dislocation : A Literature Review. Med Sci Monit, 23 : 3437-3445, 2017.
91) Huxel Bliven K, et al : Effectiveness of external-rotation immobilization after initial shoulder dislocation in reducing recurrence rates. J Sport Rehabil, 21(2) : 199-203, 2012.
92) Heidari K, et al : Immobilization in external rotation combined with abduction reduces the risk of recurrence after primary anterior shoulder dislocation. J Shoulder Elbow Surg, 23(6) : 759-766, 2014.
93) Buckwalter VJ, et al : Early return to baseline range of motion and strength after anterior shoulder instability surgery : a Multicenter Orthopaedic Outcomes Network (MOON) shoulder group cohort study. J Shoulder Elbow Surg, 27(7) : 1235-1242, 2018.
94) DeFroda SF, et al : Physical Therapy Protocols for Arthroscopic Bankart Repair. Sports Health, 10(3) : 250-258, 2018.
95) Ialenti MN, et al : Return to Play Following Shoulder Stabilization : A Systematic Review and Meta-analysis. Orthop J Sports Med, 5(9) : 2325967117726055, 2017.
96) Okoroha KR, et al : Return to play after shoulder instability in National Football League athletes. J Shoulder Elbow Surg, 27(1) : 17-22, 2018.

4 肩胛骨排列及運動的異常

Abstract

■ 肩胛骨排列、運動異常可能成為增加對組織的力學負荷（機械性應力）、引起疼痛及麻痺等症狀的原因。

■ 肩胛骨排列、運動異常的評估，依①肩胛骨排列的評估，②肩胛骨運動的評估，③用於肩胛骨徒手矯正（manual correction）的評估，④姿勢及肌肉功能評估之四種順序進行。

■ 為了改善肩胛骨排列、運動異常，要對原因的①不良姿勢，②拮抗肌的過度張力、伸展性降低，③主動作肌的肌肉活動、肌力降低進行復健治療。

序

肩胛骨排列、運動異常，可在肩峰下夾擠症候群、旋轉肌袖斷裂、投球障礙肩、肩關節不穩定性、胸廓出口症候群等各種不同的肩關節疾病觀察到。在近幾年，作為包括這些症狀的用語，經常用到「scapular dyskinesis」[1]。另一方面，即使是沒有自覺症狀的健康者，也經常確認到肩胛骨排列及運動異常。也就是說，肩胛骨排列、運動異常並不一定為症狀的原因，臨床上必須明確看清這些異常與麻痺等症狀是否有關。同時，由於引起肩胛骨排列、運動異常的因子多而複雜，整理各個因子，進行合宜的評估、治療很重要。

在本節彙整了肩胛骨排列、運動異常與症狀的關聯，對於肩胛骨排列、運動異常原因之基本知識，解說實際的評估及治療的流程。

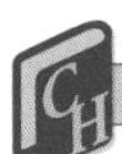

Clinical Hint

運動員scapular dyskinesis的盛行率

根據系統性文獻回顧，scapular dyskinesis的盛行率，手高舉過頭的運動員（61%）比手不會高舉過頭的運動員（33%）比例還高[2]。其中也包含沒有症狀的選手，scapular dyskinesis存在本身並非與症狀直接相關。不過也有研究指出，具有scapular dyskinesis的選手，比沒有的選手，肩關節疼痛的發生率（9～24個月以內）高出1.43倍[3]，為了預防，必須從早期就介入。

基本知識

➤概要

肩胛骨排列、運動異常，可能對正常的肩關節運動產生影響，成為引起疼痛及麻痺等症狀的原因。這些現象從生物力學的觀點被檢證。譬如，引起疼痛的機制之一，可提到對組織的力學負荷（機械性應力），而對於機械性應力，由於肩胛骨的排列、運動異常，使得肩胛胸廓關節及肩肱關節的解剖學位置關係變化而增強。這類生物力學的知識，是推測肩胛骨排列、運動異常與症狀之因果關係的重要資訊。

作為肩胛骨排列、運動異常的原因，分為①骨頭因子，②關節因子，③神經因子，④軟組織因子四種因子（**表1**）[4]。其中適應物理治療的因子為「不良姿勢」、「拮抗肌的過度張力、伸展性降低」和「主動作肌的肌肉活動、肌力降低」。理解這些因子對何種運動方向的肩胛骨排列、運動造成影響，便可能進行更有效果的治療。

➤肩胛骨排列、運動異常與症狀的關聯

●肩峰下夾擠

肩峰下夾擠，是喙肩弓與肱骨大結節間旋轉肌袖及肩峰下滑液囊被壓迫，產生疼痛的現象。與這種病狀有關的肩關節疾病，有肩峰下夾擠症候群、旋轉肌袖斷裂（滑液囊面）、投球障礙肩。正常的上肢上舉運動會出現肩胛骨上旋轉、後傾。在過去，肩胛骨上旋轉、後傾的不足，被認為使得肩峰與肱骨大結節之間的距離變狹窄，會誘發肩峰下夾擠[5,6]。不過，近幾年用新鮮凍結屍體的研究顯示，肩胛骨前傾幅度越大，喙肩弓與肱骨大結節之間的接觸壓（肩峰下接觸壓）將減少，顯示肩胛骨前傾增加並非疼痛的原因，而有為了避免夾擠做出代償的可能性（**圖1**）[7]。

表1　引起肩胛骨排列及運動異常的因子

因子	項目
①骨頭因子	不良姿勢（胸椎後彎），鎖骨骨折
②關節因子	肩鎖關節不穩定性、肩鎖關節疾病
③神經因子	頸部神經根疾病、長胸神經麻痺、副神經麻痺
④軟組織因子	肩胛骨周圍肌肉（拮抗肌）的過度張力、伸展性降低，肩胛骨周圍肌（主動作肌）的肌肉活動、肌力降低

※底線項目為適應物理治療的因子

圖1　肩胛骨排列與肩峰下接觸壓（側面）

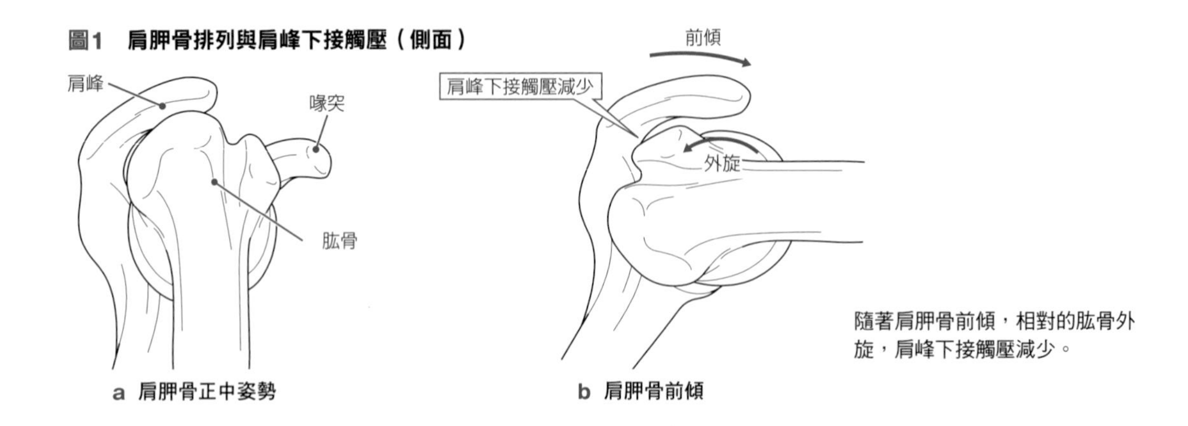

a　肩胛骨正中姿勢　　b　肩胛骨前傾

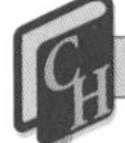

Clinical Hint

肩峰下夾擠患者的肩胛骨排列、運動異常

肩峰下夾擠患者的肩胛骨排列、運動，用X光影像、三維空間動作分析儀器（磁性、光學性）、電子傾斜儀等各種不同的方法進行過評估。有研究指出肩峰下夾擠患者與健康者相比，上肢上舉運動中的肩胛骨上旋轉、後傾、外旋減少，另一方面也有研究指出，兩者之間並無有意義的差異，現狀上沒有一致的見解[8]。

●肩關節夾擠

肩關節夾擠是肩胛骨關節窩與肱骨大結節之間被旋轉肌袖所壓迫而產生疼痛的現象。與這種病狀有關的肩關節疾病，有旋轉肌袖斷裂（關節面）、投球障礙肩、肩關節不穩定性。目前已知肩關節夾擠會在上肢上舉運動的最末端出現[9]。因此，肩胛骨上旋轉不足、肩肱關節的上提角度相對增加，便容易產生肩關節夾擠。同時，投球動作也會出現肩關節夾擠。用新鮮凍結屍體肩所做的研究中，顯示在投球動作的揮臂後期（肩關節外展90°＋最大外旋姿勢）肩胛骨內旋越大，肩胛骨關節窩與肱骨大結節之間的接觸壓（關節內接觸壓）將增加的結果，肩胛骨內旋的增加可能為肩關節夾擠的誘發因子（**圖2**）[10]。

●肋鎖間隙的壓迫壓力

肋鎖間隙變狹窄，使得鎖骨下動脈、靜脈、臂神經叢被壓迫，有產生疼痛及麻痺的可能性。關於這種病情的肩關節疾病，有胸廓出口症候群。以健康者及運動

圖2　肩胛骨排列與關節內接觸壓

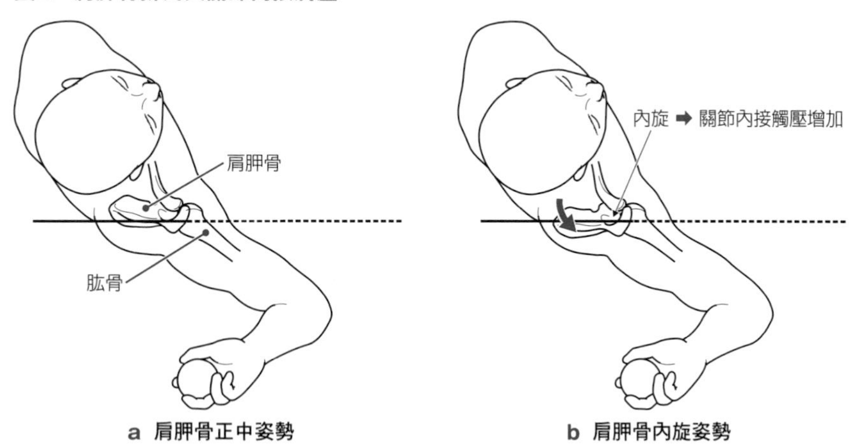

透過肩胛骨內旋，肩關節外展90°加最大外旋動作時的關節內接觸壓增加。

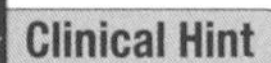

Clinical Hint

肩關節夾擠患者的肩胛骨排列、運動異常

勞德（Laudner）等人[11]以被診斷為肩關節夾擠的棒球選手為對象，評估上肢上舉運動中的肩胛骨運動。結果，肩關節夾擠的患者與健康者相比，鎖骨上舉、肩胛骨後傾為有意義的大。不過這到底是肩胛骨運動異常之症狀的原因還是結果，尚有議論的餘地。

員（射箭比賽）為對象的研究中，結果顯示與下垂姿勢相比，肩關節外展加外旋、肩關節外展加水平外展時的肋鎖間隙變狹窄（**圖3**）[12, 13]。由於這些運動伴隨著鎖骨、肩胛骨的後退，因此被診斷為胸廓出口症候群的患者中，鎖骨、肩胛骨後退的增加可能成為疼痛、麻痺的原因。

➤肩胛骨排列、運動異常的原因

●不良姿勢

在臨床實物經常遇見呈現頭部及肩膀往前方位移、胸椎後彎增強之不良姿勢的患者。若呈現這種不良姿勢，與直立姿勢相比，上肢上舉運動中的肩胛骨後傾、外旋減少，因此認為不良姿勢為肩胛骨運動異常的原因之一（**圖4**）[18-20]。

●拮抗肌的過度張力、伸展性降低

上肢上舉運動中作為拮抗肌作用的胸小肌、提肩胛肌、菱形肌群的過度張力、伸展性降低，為肩胛骨運動異常的原因[4, 21, 22]。具體而言，一般認為胸小肌過度張力、伸展性降低會限制上肢上舉運動中的肩胛骨後傾、外旋（**圖5a**）[23, 24]，而提肩胛肌、菱形肌群的過度張力、伸展性降低會限制上肢上舉運動中的肩胛骨上旋轉、內旋（**圖5b**）。同時，提肩胛肌與斜方肌上部纖維同時收縮，對肩胛骨上舉產生作用。因此，提肩胛肌與斜方肌上部纖維的過度張力、伸展性降低，有引起上肢上舉運動中肩胛骨上舉的可能性。

圖3　肩胛骨排列與肋鎖間隙

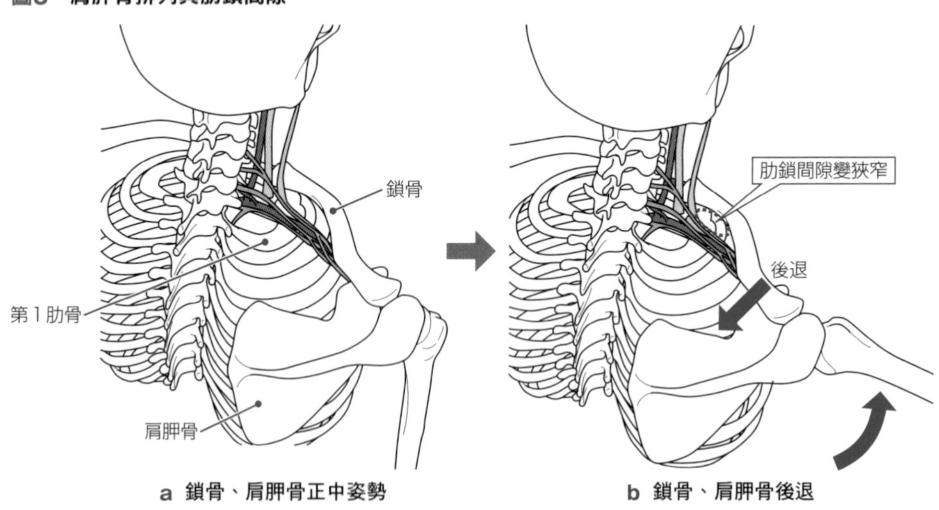

a　鎖骨、肩胛骨正中姿勢　　**b　鎖骨、肩胛骨後退**

透過鎖骨、肩胛骨後退，肋鎖間隙變狹窄，壓迫鎖骨下動脈、靜脈、臂神經叢。

Clinical Hint

肩胛骨排列對肌肉出力的影響

肩胛骨排列對肩關節上提、內外旋的肌肉出力造成影響。具體而言，肩胛骨後退時肩上提的肌肉出力增加[14, 15]。另一方面，肩胛骨前向突出姿勢的肩關節上提、內外旋肌肉出力降低[16, 17]。因此，在臨床上進行肌力評估的情況，必須考量肩胛骨排列的影響。

圖4　不良姿勢對肩胛骨運動造成的影響

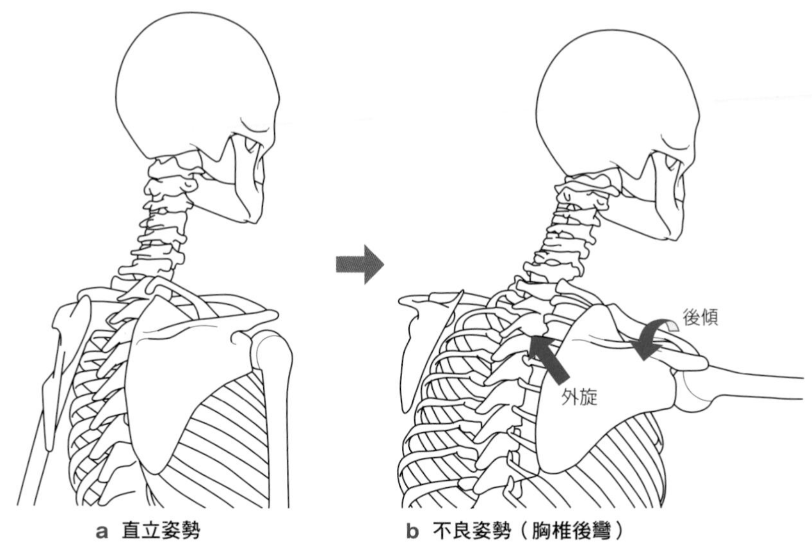

一呈現不良姿勢，與直立姿勢相比，上肢上舉運動中的肩胛骨後傾、外旋減少。

圖5　拮抗肌過度張力、伸展性降低對肩胛骨運動造成影響

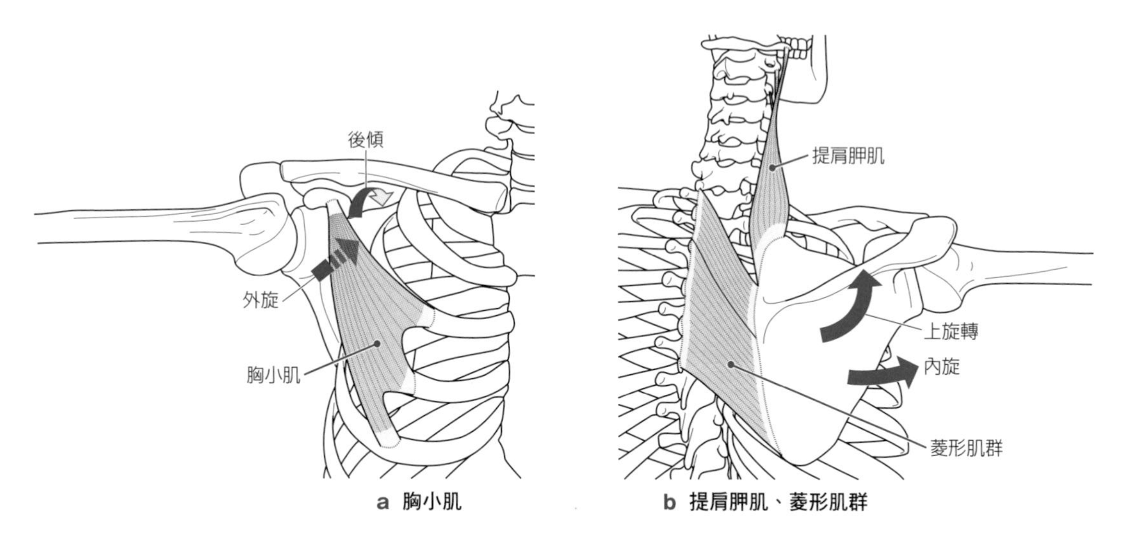

胸小肌（**a**）、提肩胛肌、菱形肌群（**b**）的過度張力、伸展性降低，將使得上肢上舉運動中的肩胛骨後傾、外旋，肩胛骨上旋轉、內旋各自受到限制。

Memo

胸小肌的過度張力、伸展性降低對於肩胛骨運動造成的影響

在比較胸小肌縮短群體與非縮短群體的研究中，結果顯示縮短群體的上肢上舉運動中的肩胛骨後傾、外旋較小[23]。同時也有研究指出，對於胸小肌介入做牽拉後，上肢上舉運動中的肩胛骨後傾、外旋增加[24]。這些觀點成為證明胸小肌過度張力、伸展性降低將對肩胛骨運動造成影響的證據。

●主動作肌的肌肉活動、肌力降低

在上肢上舉運動中作為主動作肌作用的斜方肌（上部、中部、下部纖維）和前鋸肌的肌肉活動、肌力降低，為肩胛骨運動異常的原因[4,21,22]。在正常的上肢上舉運動，是透過斜方肌上部、下部纖維和前鋸肌下部纖維協調以便活動，而產生肩胛骨上旋轉、後傾（**圖6a**）。因此，一般認為若這些肌群之一出現肌肉活動、肌力降低，上肢上舉運動中的肩胛骨上旋轉、後傾將減少。同時，斜方肌上部纖維沒有附著於肩胛骨，而是藉著鎖骨上提與肩胛骨上旋轉產生關聯（**圖6b**）。

肩胛骨排列、運動異常的評估

➤概要

肩胛骨排列、運動異常的評估，依①肩胛骨排列的評估，②肩胛骨運動的評估，③用肩胛骨的徒手矯正（manual correction）之評估，④姿勢及肌肉功能評估之四個順序進行[4]。在臨床實務上，要在三維空間中正確地掌握肩胛骨排列、運動並不容易。另一方面，若在二維空間中，就有簡易且高信賴性、合宜的方法評估肩胛骨排列和運動的可能[21,25]。首先，用這些評估法對肩胛骨排列、運動做定性、定量的評估。接著，評估肩胛骨排列、運動異常與症狀是否有所關聯。實際上，在臨床實務上所觀察到的肩胛骨排列、運動異常有可能並非症狀的原因，而是為了迴避症狀的代償性動作。此時徒手矯正肩胛骨排列、運動異常，若症狀減輕或消失，便能夠判斷這些異常是症狀的原因。最後，評估肩胛骨排列、運動異常原因之姿勢及肌肉功能。**表2**整理了各運動方向的肩胛骨排列、運動異常的相關因子。

圖6　主動作肌的肌肉活動、肌力降低對肩胛骨運動造成的影響

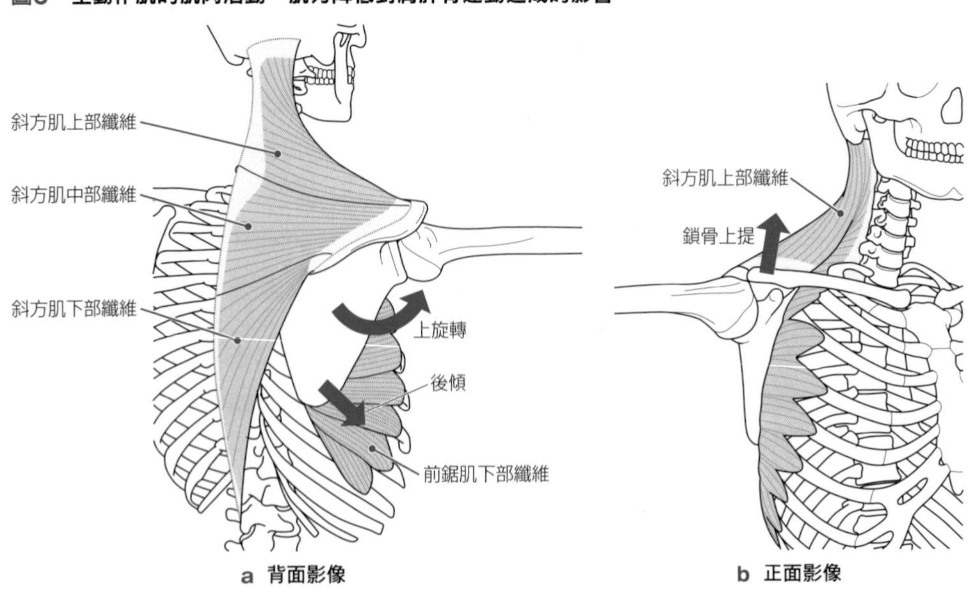

斜方肌（上部、中部、下部纖維）、前鋸肌下部纖維的肌肉活動、肌力降低，使得上肢上舉運動中肩胛骨上旋轉、後傾減少。

➤肩胛骨排列異常的評估

在定性的評估中，用視診、觸診確認作為指標的肩峰角、棘三角、下角、肩胛棘、內側緣，比較健側與患側這些部位的位置。用下垂姿勢、手碰腰姿勢、上舉姿勢等各種不同的姿勢進行評估。手碰腰姿勢是將雙手扶著髂骨稜的姿勢，在這個姿勢，不只排列異常，也容易確認棘下肌等處的肌肉萎縮。同時，透過比較下垂與上提時的肩胛骨排列、觀察變化，能夠評估肩胛骨運動。

在定量評估，與定性評估同樣確認指標，用傾斜儀及量尺測量傾斜及距離。在「肩胛骨上旋轉－下旋轉」、「肩胛骨前向突出（外展）－後退（內收）」中，存在有驗證信賴性、合宜性的評估方法。下述為在各運動方向具體的評估方法。

●肩胛骨上旋轉－下旋轉

注意肩胛棘對於冠狀面上水平線的傾斜（**圖7a**）。與健側相比，患側的肩胛棘傾斜往正的方向大的情況代表上旋轉，往負的方向大的情況代表下旋轉。同時，將傾斜儀與肩胛棘平行碰觸以測量角度，能夠做定量的評估（**圖7b**）[26,27]。正常下垂姿勢的肩胛棘傾斜為＋5°～－5°[28]，在無左右差異的案例，便與這些基準值比較。

●肩胛骨前傾－後傾

注意矢狀面上下角的位置（**圖8**）。與健側相比，患側的下角從胸廓突出的情況代表前傾，突出小的情況代表後傾。

●肩胛骨內旋－外旋

注意冠狀面上內側緣的位置（**圖9**）。與健側相比，患側的內側緣從胸廓突出的情況代表內旋，突出小的情況代表外旋。

表2　各運動方向的肩胛骨排列、運動異常相關的因子

	肩胛骨排列、運動異常的種類				
	下旋轉	前傾	內旋、前向突出	外旋、後退	上提
不良姿勢		胸椎後彎	胸椎後彎	胸椎平坦化	
過度張力、伸展性降低	提肩胛肌 菱形肌群	胸小肌	胸小肌	提肩胛肌 菱形肌群	提肩胛肌（＋斜方肌上部纖維）
肌肉活動、肌力降低	斜方肌上部、下部纖維 前鋸肌下部纖維	前鋸肌下部纖維	斜方肌中部纖維	前鋸肌下部纖維	斜方肌下部纖維

●肩胛骨前向突出（外展）－後退（內收）

注意冠狀面及水平面上的脊椎與內側緣的距離（**圖10**）。這個距離與健側相

圖7　肩胛骨上旋轉－下旋轉的排列評估

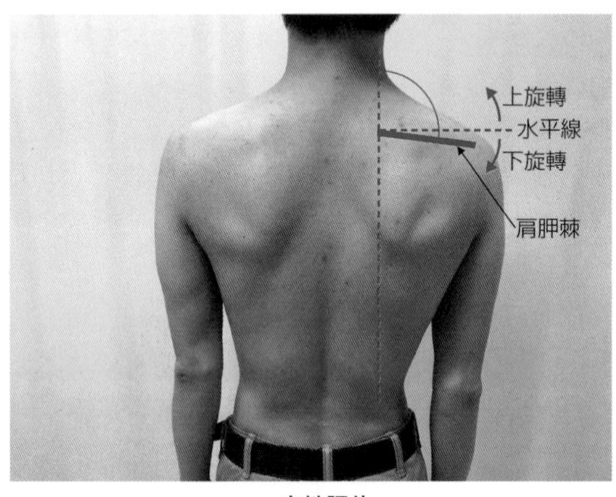

a　定性評估

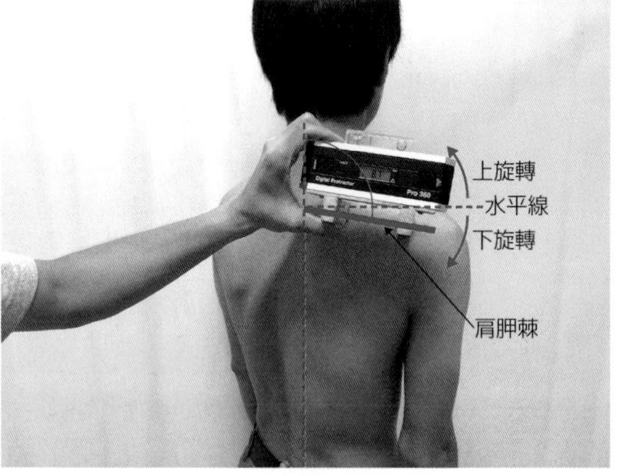

b　定量評估

將肩胛棘對於水平線的傾斜當作肩胛骨上旋轉－下旋轉的指標。這個傾斜往正的方向大的情況代表上旋轉，往負的方向大的情況代表下旋轉。

圖8　肩胛骨前傾－後傾的排列評估

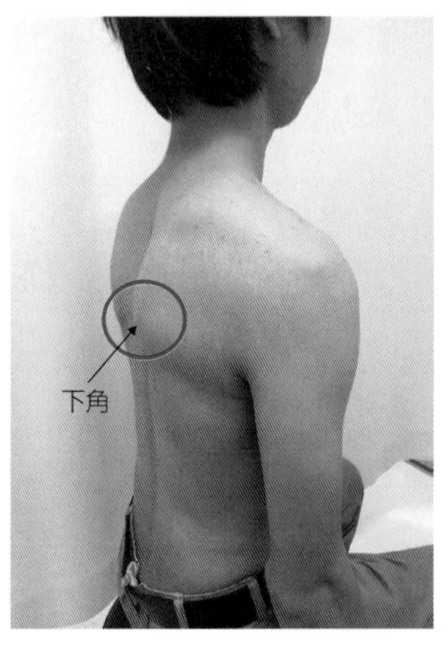

下角的位置為肩胛骨前傾－後傾的指標。下角從胸廓突出的情況代表前傾，突出小的情況代表後傾。

圖9　肩胛骨內旋－外旋的排列評估

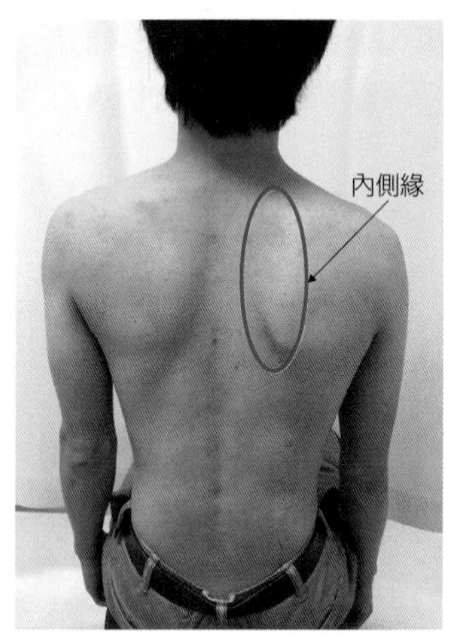

內側緣的位置為肩胛骨內旋－外旋的指標。內側緣從胸廓突出的情況代表內旋，突出小的情況代表外旋。

圖10　肩胛骨前向突出（外展）－後退（內收）的排列評估

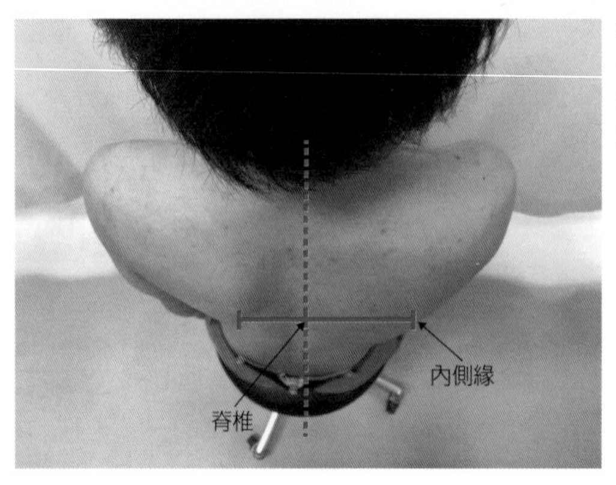

脊椎與內側緣的距離為肩胛骨前向突出（外展）－後退（內收）的指標。這個距離長的情況代表前向突出，短的情況代表後退。
※右側與左側相比，呈現前向突出。

LST：
lateral scapular
slide test

比，患側較長的情況代表前向突出，較短的情況代表後退。同時，作為定量的評估法，有DiVeta test（**圖11**）[29]、AT-distance（**圖12**）[25]、LST（**圖13**）[1]。

圖11　DiVeta test

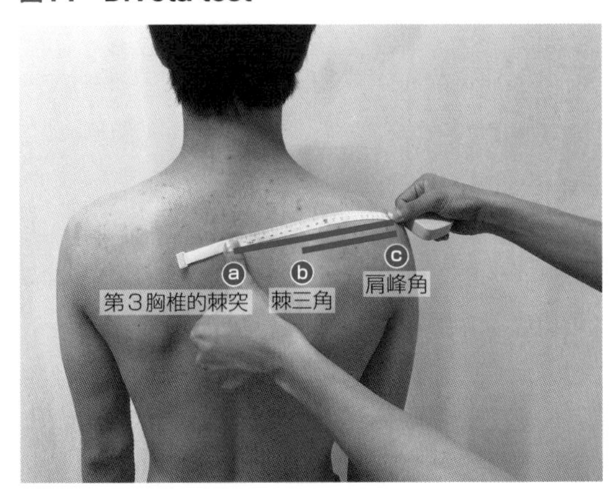

用量尺測量肩峰角與第3胸椎的棘突，肩峰角與棘三角的距離。為了彌補體格的影響，計算「肩峰角與第3胸椎的棘突（ⓐ－ⓒ）的距離」除以「肩峰角與棘三角（ⓑ－ⓒ）的距離」的數值。若此數值大的情況代表前向突出，小的情況代表後退。

圖12　AT-distance

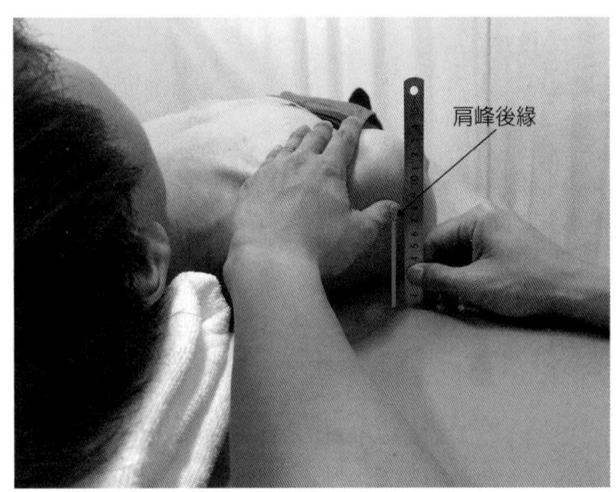

用量尺測量肩峰後緣與床面的距離。為了彌補體格的影響，計算這個距離除以身高的數值（AT-index）。這個數值大的情況代表前向突出，小的情況代表後退。不過這個方法與其他方法相比，容易受到肩胛骨前傾－後傾的影響。

圖13　LST

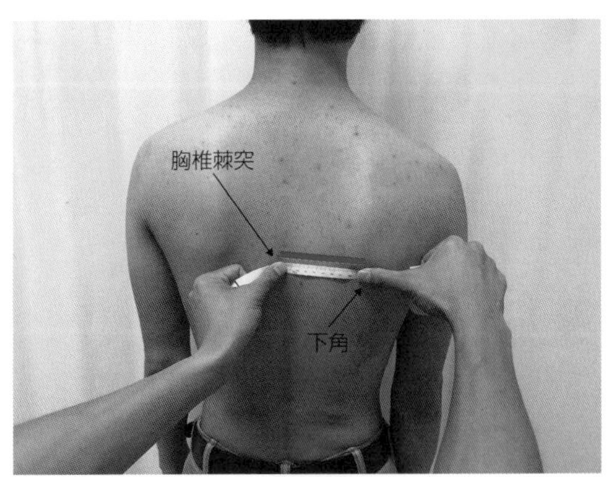

a　下垂姿勢

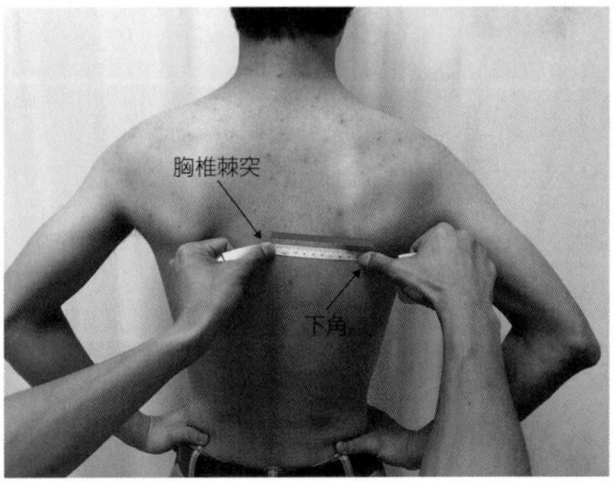

b　手碰腰姿勢

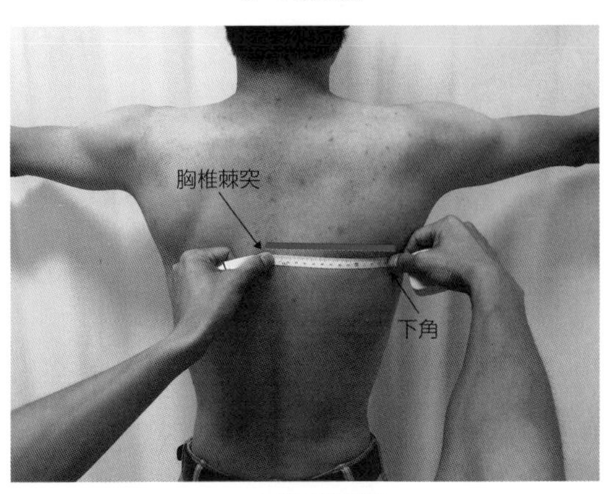

c　上舉90°姿勢

在下垂姿勢（a）、手碰腰姿勢（b）、上舉90°姿勢（c）等不同的姿勢測量下角與胸椎棘突（與下角同等的椎體）的距離。這個數值大的情況代表前向突出，小的情況代表後退。不過這個方法與其他方法相比，容易受到肩胛骨上旋轉－下旋轉的影響。

●肩胛骨上提－下壓

注意冠狀面上棘三角與下角的位置（**圖14**）。與健側相比，患側的棘三角與下角位於上端的情況代表上提姿勢，位於下端的情況代表下垂姿勢。正常情況棘三角與下角各自位於第2到第3胸椎、第7到第8胸椎的位置，無左右差異的案例便用這些基準值比較。

➤肩胛骨運動的評估

SDT：
scapular dyskinesis test

作為肩胛骨運動的評估，可用SDT（**圖15**）[30-32]。首先，將大拇指朝上、握住啞鈴，各自進行3秒的最大上提、下壓動作，重複做5次一連串的運動。啞鈴的重量依患者的體重而異，體重未滿68.1kg的情況用1.4kg，在68.1kg的情況用2.3kg的啞鈴。治療師從患者的背後觀察肩胛骨運動，評估有無運動異常。肩胛骨運動分類成「typeI：下角的突出」、「typeII：內側緣的突出」、「typeIII：過度的肩胛骨上提」、「typeIV：正常」四種，確認typeI～III任一的情況則判斷為異常[32]。

圖14　肩胛骨上提－下壓的排列評估

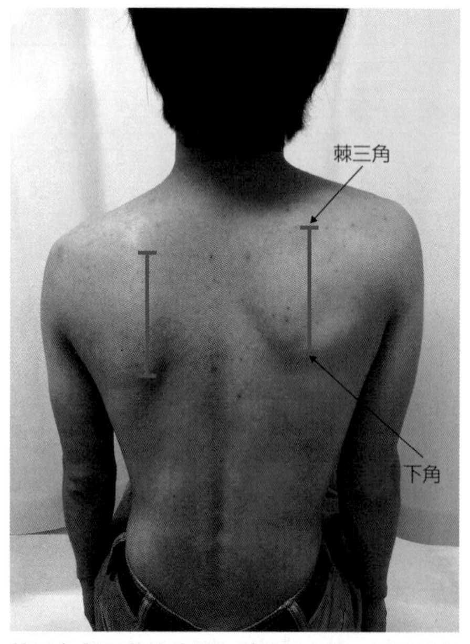

棘三角與下角的位置為肩胛骨上提－下壓的指標。棘三角與下角位於上端的情況代表上提，位於下端的情況代表下壓。
※右側與左側相比為上提。

圖15　SDT

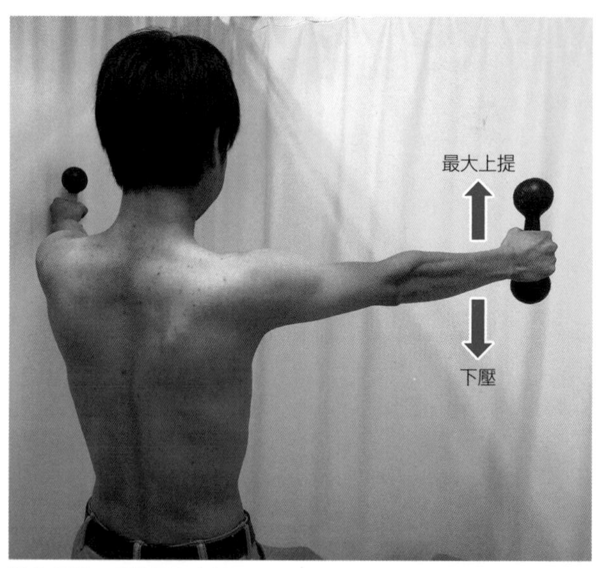

握住啞鈴，重複最大上提、下壓時，評估有無肩胛骨運動的異常。

SAT：
scapular assistance test

SRT：
scapular retraction/reposition test

➤用manual correction的評估

SAT（**圖16**）[1，33]、SRT（**圖17**）[14，15]為徒手矯正肩胛骨排列、運動異常，評估症狀是否有變化的方法。在SAT輔助肩胛骨上旋轉與後傾方向，在SRT輔助肩胛骨後退時固定或肩胛骨後傾與外旋方向。如果這些手法使得症狀減輕、消失，肩胛骨排列、運動異常可能為症狀的原因。

SAT及SRT以外，也可從各種運動方向評估肩胛骨固定、輔助時症狀的變化。譬如SRT雖在肩胛骨後退時固定，不過對於肩胛骨後退時呈現排列異常的案例，要評估肩胛骨前向突出時固定，肩上提運動中症狀是否減輕、消失。

圖16　SAT

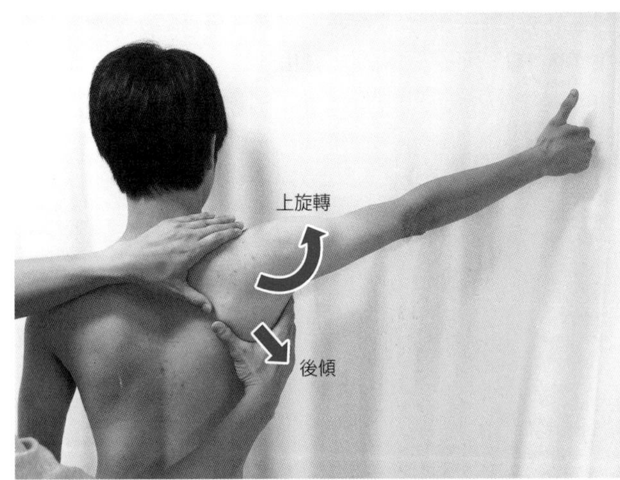

在上肢上舉運動中，治療師輔助肩胛骨做上旋轉、後傾方向，評估症狀是否減輕、消失。

圖17　SRT

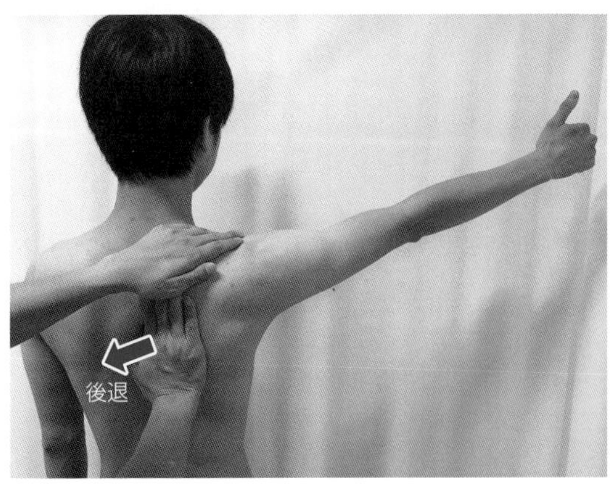

a scapular retraction test

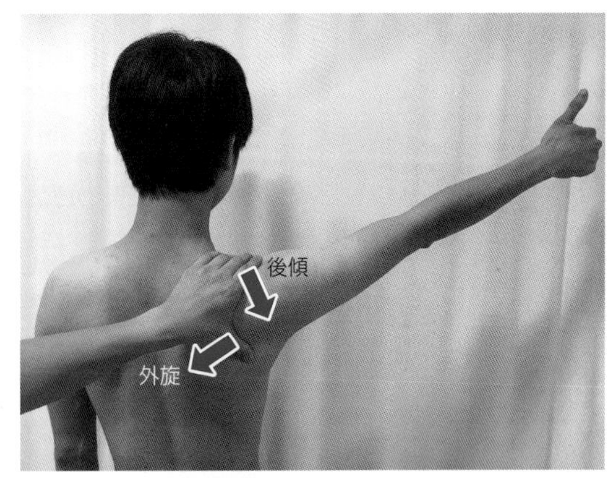

b scapular reposition test

在上肢上舉運動中治療師在肩胛骨後退時做固定（**a**），或輔助肩胛骨後傾、外旋（**b**），評估症狀是否減輕或消失。

➤姿勢及肌肉功能的評估

●對於不良姿勢的評估

頭部前向姿勢、肩前向姿勢

FHP：
forward head posture

FSP：
forward shoulder posture

在頭部前向姿勢（FHP）的評估中，從患者的側面觀察耳屏、第7頸椎C7棘突，測量耳屏和C7棘突連線與水平線夾角的角度（**圖18ⓐ**）[34]。這個角度越小，代表頭部呈現越往前的姿勢。

肩前向姿勢（FSP）的評估中，從患者的側面觀察肩關節中點與C7棘突，測量肩關節中點和C7棘突的連線與水平線夾角的角度（**圖18ⓑ**）[34]。這個角度越小，代表肩膀呈現越往前的姿勢。

胸椎後彎姿勢

將傾斜儀放置於第1胸椎到第2胸椎的棘突、第12胸椎到第1腰椎的棘突正上方，測量各自的傾斜角度（**圖19**）[34,35]。兩種傾斜角度的合計值越大，代表胸椎越呈現後彎姿勢。

圖18　頭部前向姿勢、肩前向姿勢的評估

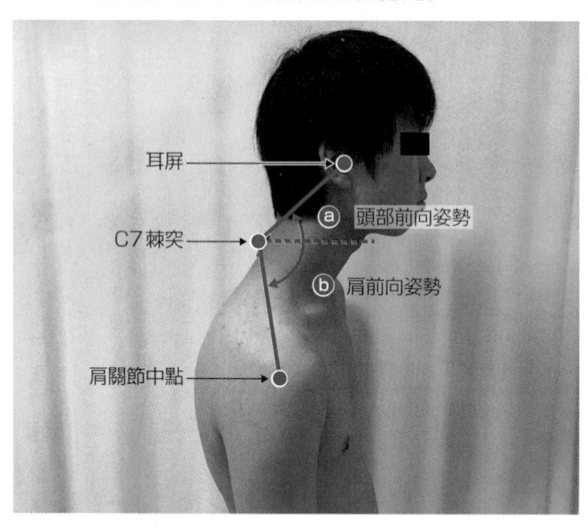

耳屏與C7棘突的連線與水平線的交叉角度（ⓐ）越小，代表頭部越往前；肩關節中點與C7棘突的連線與水平線的交叉角度（ⓑ）越小，代表肩膀越往前。

圖19　胸椎後彎姿勢的評估

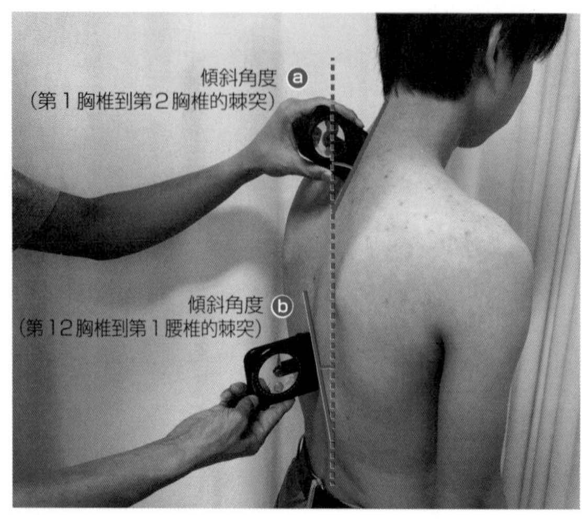

傾斜角度ⓐ（第1胸椎到第2胸椎的棘突）與傾斜角度ⓑ（第12胸椎到第1腰椎的棘突）的加總越大，代表胸椎越往後彎。

●對於拮抗肌的過度張力、伸展性降低的評估

胸小肌

PMI：
pectoralis minor index

PMI用於評估胸小肌有無縮短（**圖20**）[23]。PMI為測量躺在床上仰臥姿的第4肋骨前端與喙突下內側部的距離，將此距離除以身高並乘以100的值。PMI的cut off值為7.65，低於這個值則判斷為「有縮短」。基本上可認為肌肉縮短反映過度張力及伸展性降低，用PMI能夠間接評估胸小肌的張力、伸展性。

提肩胛肌、菱形肌群

提肩胛肌、菱形肌群對肩胛骨下旋轉、外旋產生作用。因此，將肩胛骨被動地做上旋轉、往內旋方向移動，用肩胛骨的移動量及末端感覺評估肌肉的伸展性（**圖21**）。同時，在上肢上舉運動中觸診提肩胛肌、菱形肌群，評估有無緊繃（**圖22**）。此時確認上角往肋骨後端移動、肩胛骨有下旋轉的情況，懷疑提肩胛肌、菱形肌群產生過度張力。

圖20　pectoralis minor index（PMI）

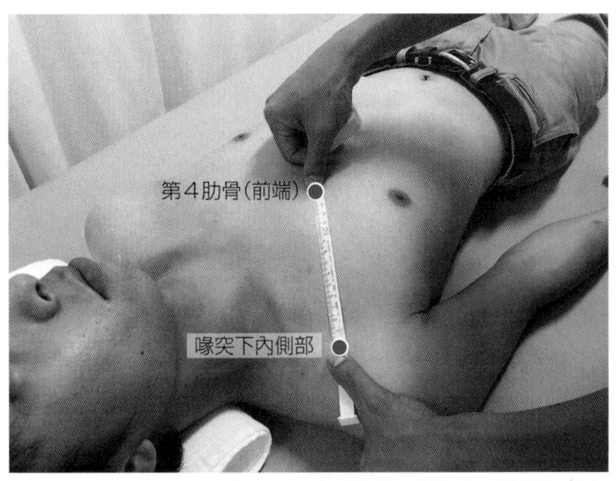

第4肋骨（前端）與喙突下內側部距離短的情況，懷疑為胸小肌的縮短。

圖21　提肩胛肌、菱形肌群的伸展性評估

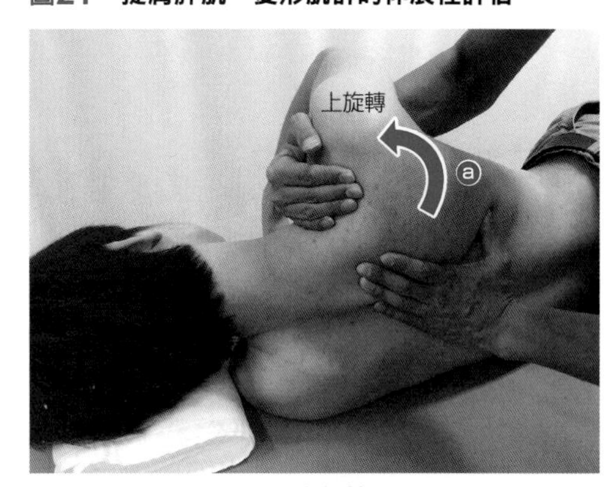

a　上旋轉

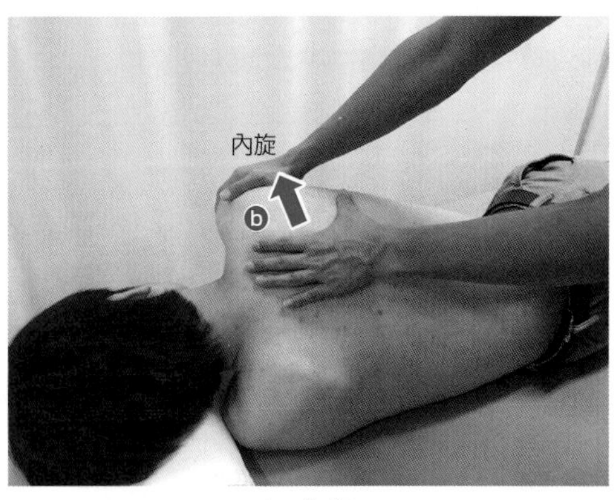

b　內旋

將肩胛骨被動上旋轉（ⓐ）、內旋（ⓑ），確認肩胛骨的移動量及末端感覺，以評估提肩胛肌、菱形肌群的伸展性。

圖22　提肩胛肌、菱形肌群的張力評估

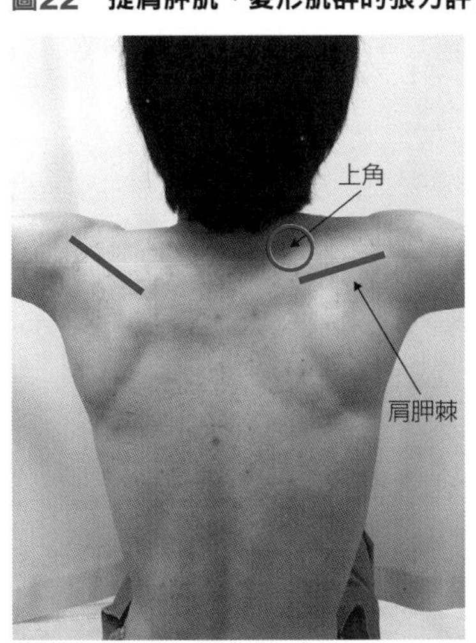

右側的提肩胛肌、斜方肌群的過度張力造成上角往肋骨後端移動，出現肩胛骨下旋轉。

MMT：
manual muscle testing

HHD：
hand-held dynamometer

●對於主動作肌的肌肉活動、肌力降低的評估

按照基本的徒手肌力檢查法（MMT）[36]進行，評估時注意肌肉收縮及代償運動。對於斜方肌（上部、中部、下部纖維）、前鋸肌下部纖維的具體方法，如圖**23～27**顯示。在能夠抵抗徒手施加阻力的案例中，用手握式測力器（HHD）做定量的評估。過去曾有研究指出，用這個HHD的肌力評估具有高信賴性、妥當性[37-39]。

圖23　斜方肌上部纖維的肌力評估

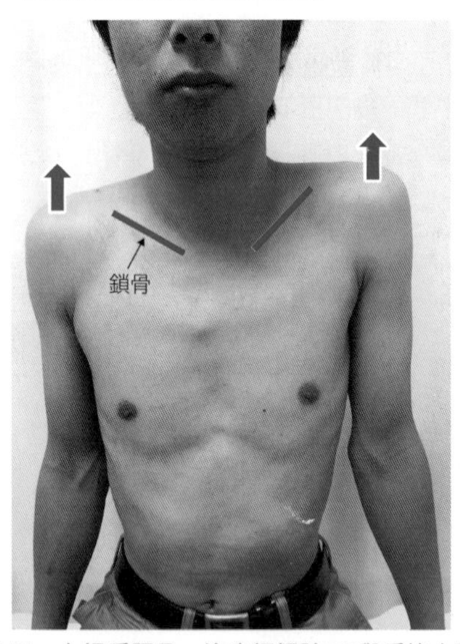

患者坐正，上提肩胛骨。治療師觸診C7與肩峰中間的肌肉，同時確認鎖骨、肩胛骨是否有充分上舉。
※右側斜方肌上部纖維的肌力降低，造成鎖骨、肩胛骨上提幅度小。

圖24　斜方肌中部纖維的肌力評估

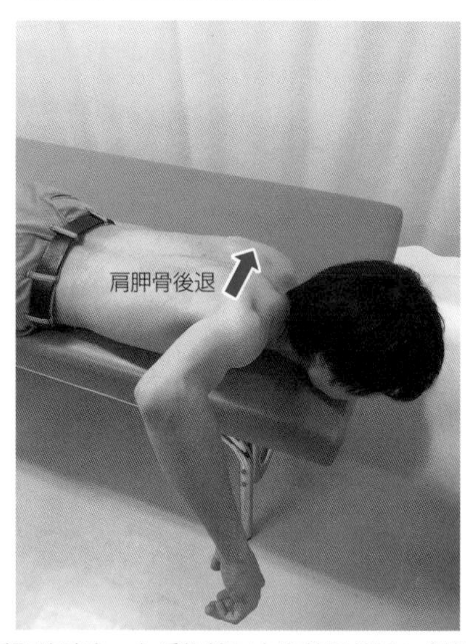

患者採取俯臥姿，在肩旋轉正中姿勢及外展90°讓肩胛骨後退。治療師觸診第3胸椎與棘三角中間的肌肉，同時確認肩胛骨是否充分後退。在肌力降低的案例中，肩胛骨後退幅度小，經常確認肩胛骨前傾、上提。

圖25　斜方肌下部纖維的肌力評估

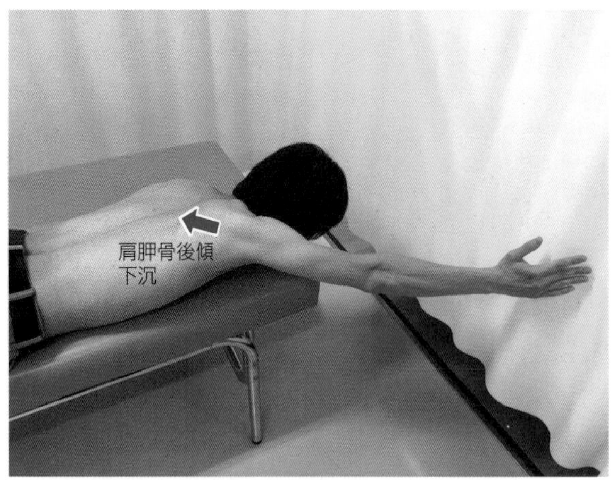

患者採取俯臥姿，在肩關節外旋及外展140°讓肩胛骨後傾、下沉。治療師觸診第8胸椎與下角中間的肌肉，同時確認肩胛是否有充分後傾、下沉。肌力降低的案例中，肩胛骨後傾、下沉幅度小，經常有肩胛骨前傾、上提的情況。

圖26　前鋸肌下部纖維的肌力評估①

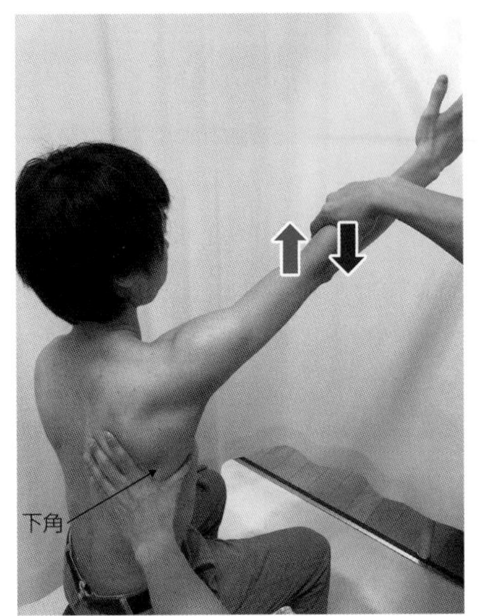

患者坐正，保持肩關節屈曲130°（➡）。隨著治療師觸診下角前方的肌肉，對肩關節伸展方向施加阻力（➡），讓肩胛骨下角固定或往前方移動，確認是否有上旋轉。

圖27　前鋸肌下部纖維的肌力評估②

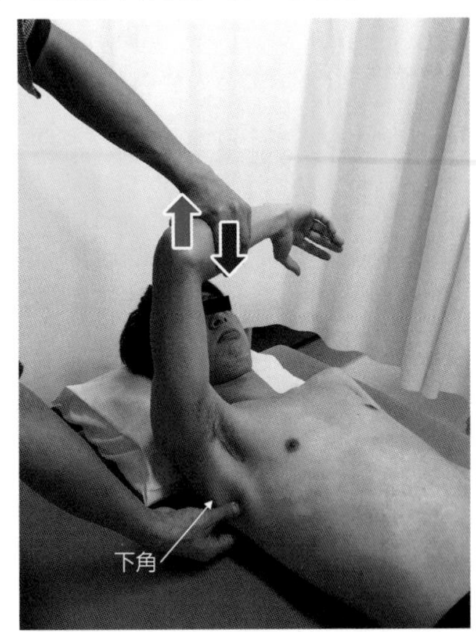

患者採取仰臥姿，在肘關節屈曲90°及肩關節屈曲90°使肩胛骨往前方突出（➡）。治療師對肩胛骨下角的前方觸診肌肉，同時對肩胛骨後傾方向施加阻力（➡），確認肩胛骨整體是否能夠充分朝向前方突出。

對於肩胛骨排列、運動異常的物理治療介入

➤概要

對於肩胛骨排列、運動異常治療的目標，為改善原因的①不良姿勢，②拮抗肌的過度張力、伸展性降低，③改善主動作肌的肌肉活動、肌力降低，以獲得正常的肩胛骨排列、運動。雖然治療的優先順序依各案例有所不同，基本上按照①至③的順序治療。在最後，隨著肩胛骨排列、運動異常的改善，若症狀消失則治療結束。最後，即使肩胛骨排列、運動異常改善，症狀卻沒有消失的情況，懷疑為其他部位（肩肱關節等）的異常，要進行進一步的評估和治療。

➤以改善不良姿勢為目的的治療

對於呈現胸椎後彎的案例，採取以胸椎伸展運動為中心的運動治療（**圖28**）[40-42]及貼紮治療（**圖29**）[43]。特別是貼紮治療不只減少胸椎後彎角度，也有增加上肢上舉活動度的效果。

另一方面，對於呈現胸椎平坦化的案例，進行被稱作「cat and dog exercise」四肢趴地的胸椎屈曲運動（**圖30**）。

➤以改善拮抗肌的過度張力、伸展性降低為目的的治療

●胸小肌

以改善胸小肌的過度張力、伸展性為目的的運動治療有好幾種。坐姿時肩關節外展150°往肩關節水平外展、外旋方向施加伸展（**圖31a**）[24]。同時，作為居

圖28　對於胸椎後彎的運動治療（胸椎伸展運動）

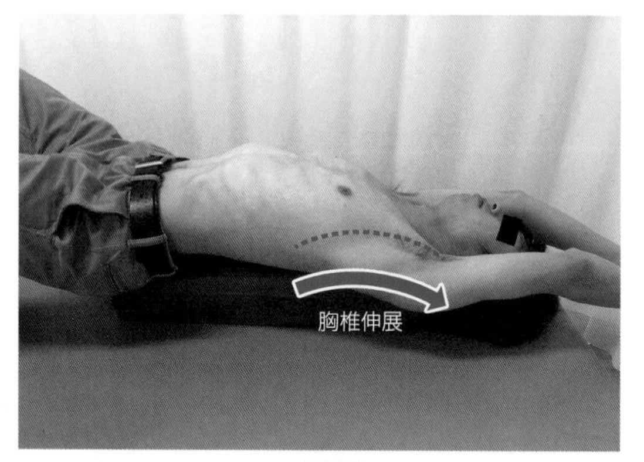

a 仰臥姿

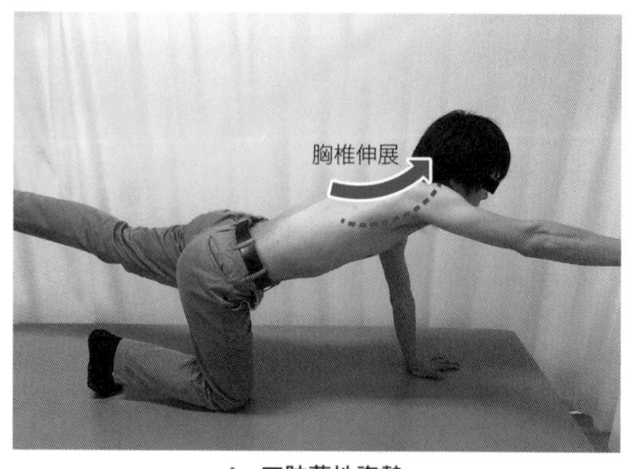

b 四肢著地姿勢

患者在伸展墊（StretchPole）上用仰臥姿（**a**）及四肢著地姿勢（**b**）讓胸椎伸展，保持此姿勢10秒鐘。

圖29　對於胸椎後彎的貼紮治療

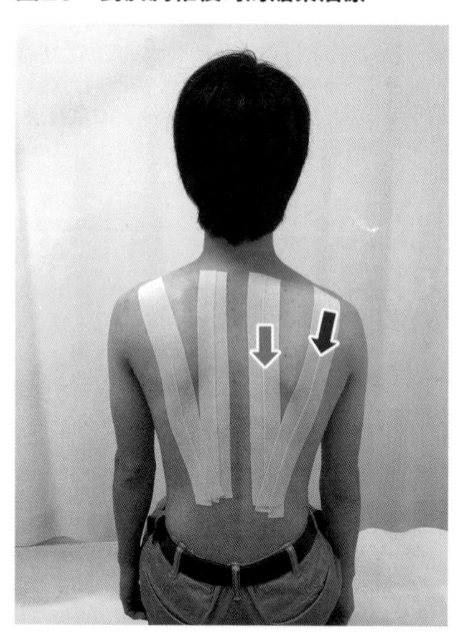

在胸椎伸展（➡）、肩胛骨後傾（➡）方向貼上肌內效貼布（elastic therapeutic tape）。

圖30　對於胸椎平坦化的運動治療（胸椎屈曲運動）

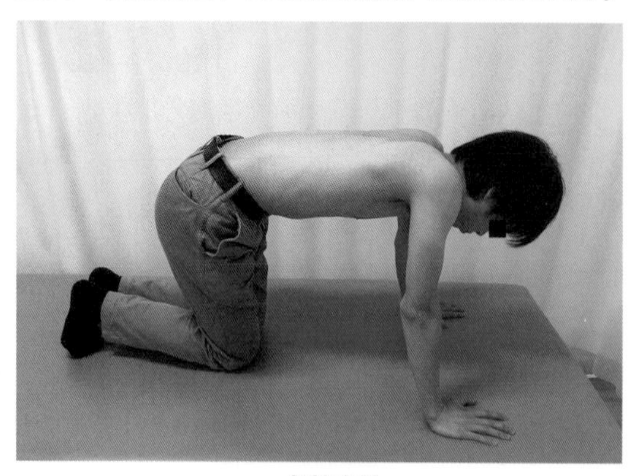

a 起始姿勢

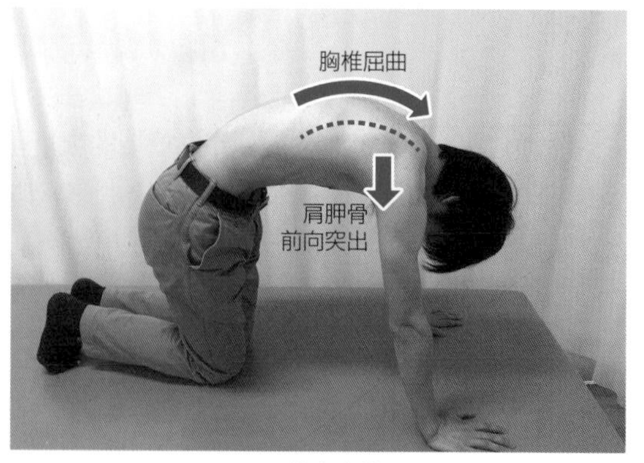

b 結束姿勢

患者四肢趴地（**a**），一邊使肩胛骨往前突出一邊使胸椎屈曲（**b**），保持此姿勢10秒鐘。

家運動，用下臂碰觸牆角，往水平外展方向施加伸展的方法有所成效（**圖31b**）[44]。不過，這些方法有可能誘發肩關節夾擠，引起疼痛。這類情況，可用在仰臥姿時肩關節屈曲30°，往肱骨的長軸方向施加伸展的方法（**圖32**）[45]。

●提肩胛肌、菱形肌群

為了改善提肩胛肌、菱形肌群的伸展性，如**圖21**顯示的評估法同樣對肩胛骨上旋轉、內旋方向施加牽拉。同時，為了上肢上舉運動中的提肩胛肌、菱形肌群的過度張力，在側臥姿將上角往後側牽引，徒手誘導肩胛骨上旋轉（**圖33**）。

圖31　胸小肌的牽拉①

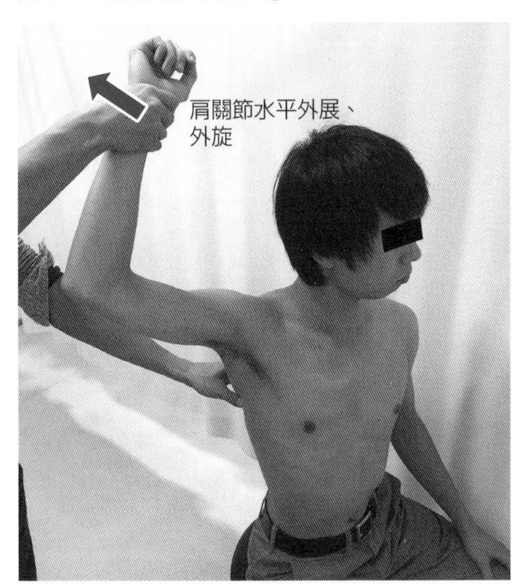

a 治療師進行的牽拉

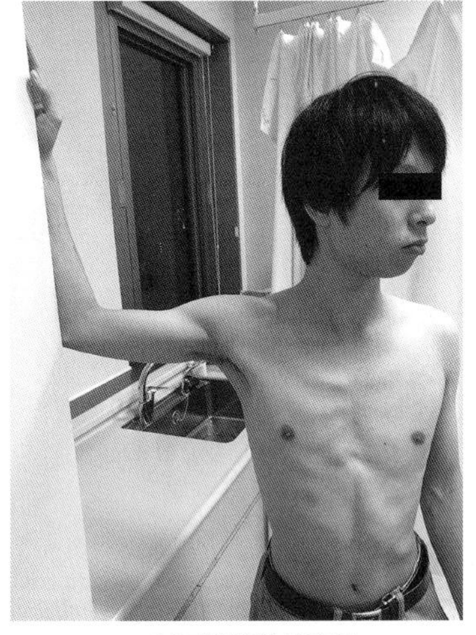

b 利用牆壁做的牽拉

治療師在肩關節外展150°對肩關節水平外展、外旋方向（➡）實施牽拉（**a**）。在居家運動時，用下臂觸碰牆壁轉角，患者本身對水平外展方向施加牽拉（**b**）。

圖32　胸小肌的牽拉②

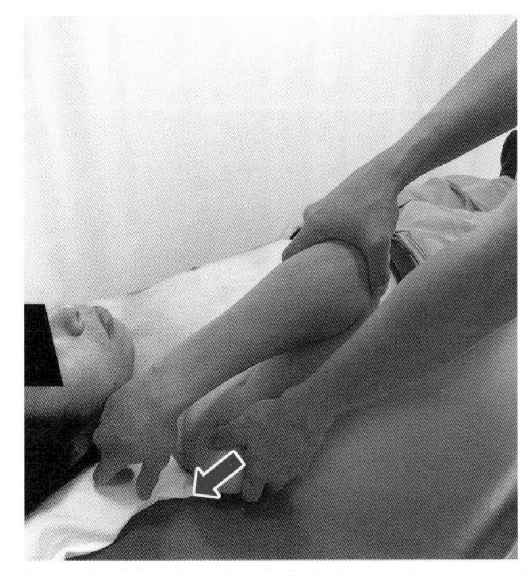

治療師在肩關節屈曲30°時往肱骨的長軸方向（➡）施加牽拉。

圖33　對於提肩胛肌、菱形肌群過度張力的運動治療

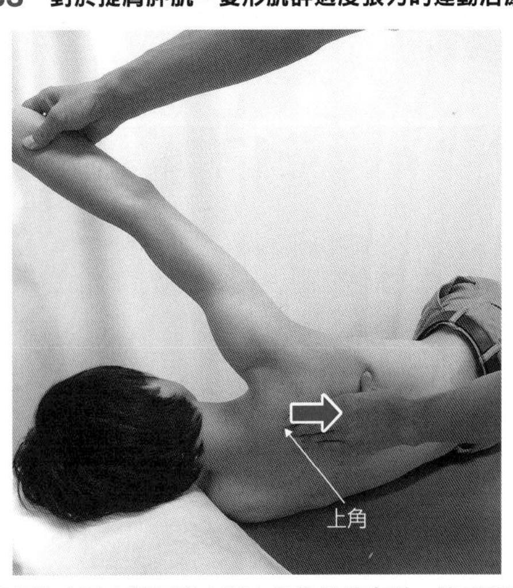

治療師在上肢上舉運動中將上角往後端牽引，徒手引導肩胛骨上旋轉。

➤以改善主動作肌的肌肉活動、肌力降低為目的的治療

●斜方肌上部纖維

為了改善斜方肌上部纖維的肌力，在坐姿進行的肩胛骨上提運動有所成效。此運動被稱作「shrug-exercise」，如**圖23**所示的評估法同樣進行肩胛骨上提。不過，由於這個運動除了斜方肌上部纖維，也能提升提肩胛肌及菱形肌群的活動，想要更進一步選擇性強化斜方肌上部纖維的情況，便在上肢最大上舉姿勢進行肩胛骨上提（**圖34**）[46]。

●斜方肌中部纖維

為了改善斜方肌中部纖維的肌力，在俯臥姿做肩胛骨後傾運動有所成效。與**圖24**所示的評估法同樣對肩關節旋轉正中姿勢及外展90°時使肩胛骨後傾。

●斜方肌下部纖維

為了改善斜方肌下部纖維的肌力，在俯臥姿做肩胛骨後傾、下沉運動有所成效。與**圖25**所示的評估法同樣在肩關節外旋及外展140°時進行肩胛骨後傾、下沉。斜方肌下部纖維的肌力弱，在俯臥姿難以做運動的情況則在側臥姿進行（**圖35**）。

圖34　斜方肌上部纖維的肌力強化（shrug-exercise：上肢最大上舉姿勢）

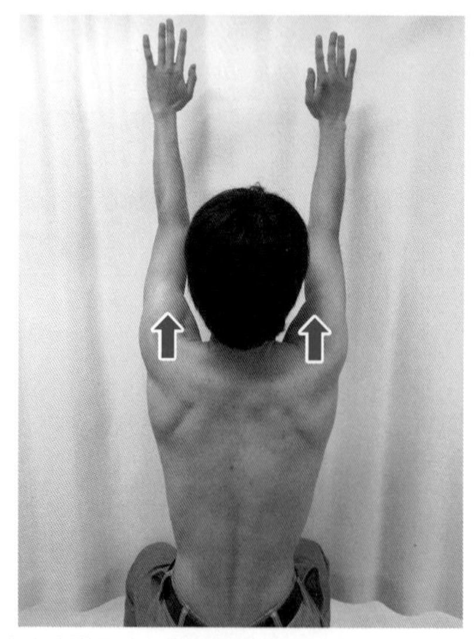

患者在上肢最大上舉姿勢使肩胛骨上提（➡）。

圖35　斜方肌下部纖維的肌力強化（側臥姿）

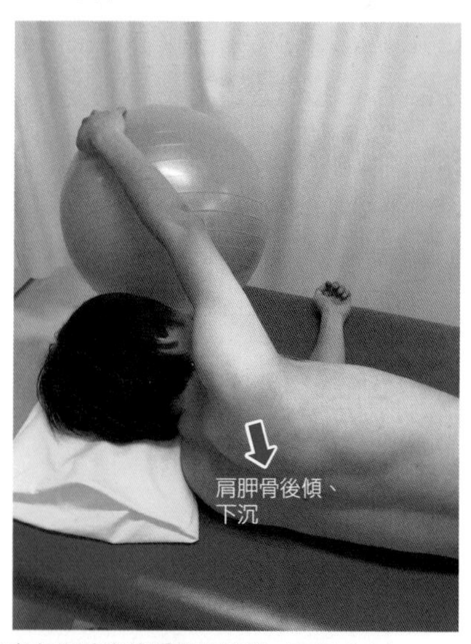

患者在側臥姿使肩胛骨後傾、下沉（➡）。

●前鋸肌下部纖維

有許多以改善前鋸肌下部纖維的肌力為目的的運動治療。其中「push-up plus」為有所成效的運動之一，用兩側的手掌與腳掌支撐身體的狀態使肩胛骨往前方突出，以提高前鋸肌的活動（**圖36**）。在站姿進行的情況，肩胛骨往前方突出加上使上肢上舉，能夠促進肩胛骨上旋轉（**圖37a**）。同時，若在用橡膠彈力帶往水平外展方向施加等長收縮的狀態下進行，能夠抑制胸大肌的活動，能夠更進一步選擇性地強化前鋸肌（**圖37b**）[47]。

圖36　前鋸肌下部纖維的肌力強化（push-up plus）

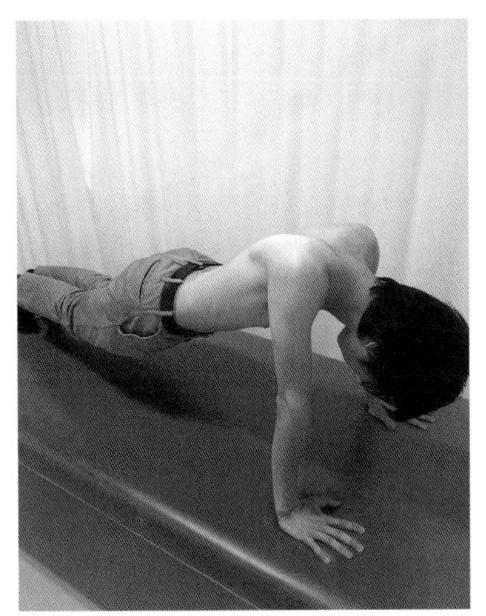

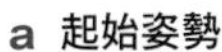

a　起始姿勢

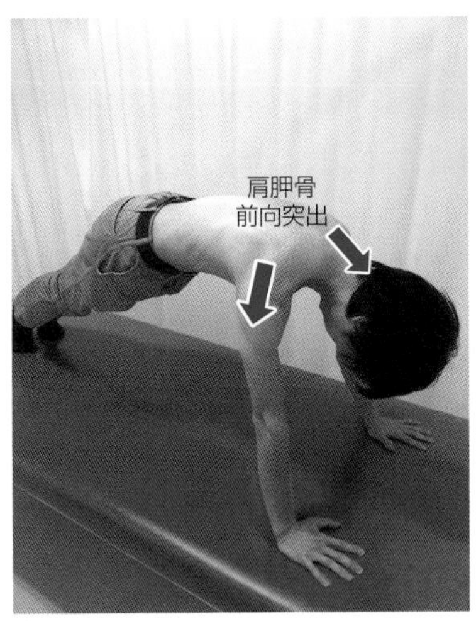

b　結束姿勢

患者在肩胛骨後傾（a）時往前方突出（b），保持這個姿勢10秒鐘。

圖37　前鋸肌下部纖維的肌力強化（站姿）

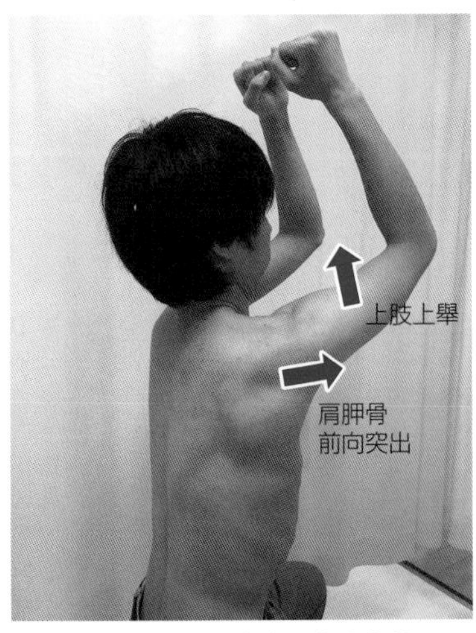

a　肩胛骨前向突出＋上肢上舉

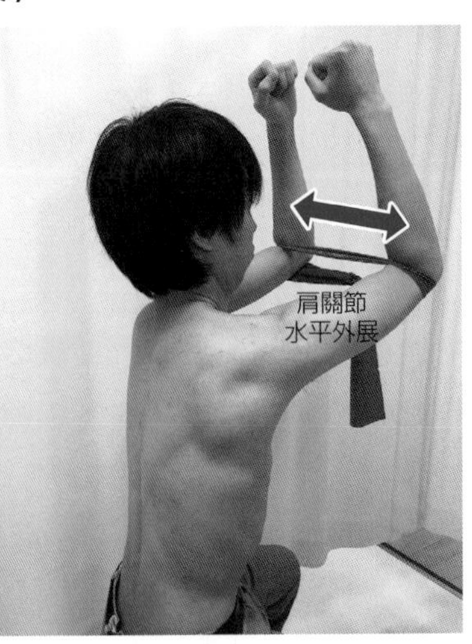

b　肩胛骨前向突出＋上肢上舉（有橡膠彈力帶）

患者在肩胛骨前向突出姿勢使上肢上舉（a）。同時，在用橡膠彈力帶往水平外展方向施加等長收縮的狀態下進行（b）。

III　各功能障礙的管理

Memo

對於肩胛骨周圍肌肉訓練的介入效果

華治禮（Worsley）等人[48]，對於肩峰下夾擠患者（n=16）進行特化肩胛骨的運動治療（運動控制、肩胛骨周圍肌肉訓練），驗證10週後的介入效果。結果，上肢上舉運動中的肩胛骨上旋轉、後傾為有意義地增加。同時，圖蓋特（Turgut）等人[49]，隨機將肩峰下夾擠的患者分為①一般的運動治療群體（n=15），②一般的運動治療＋肩胛骨周圍肌肉訓練（push-up plus）群體（n=15），比較12週後的介入效果。結果，只有追加肩胛骨周圍肌肉訓練的群體，上肢上舉運動中的肩胛骨上旋轉、後傾、外旋為有意義地擴大。

文獻

1) Kibler WB : The role of the scapula in athletic shoulder function. Am J Sports Med, 26(2) : 325-337, 1998.
2) Burn MB, et al : Prevalence of Scapular Dyskinesis in Overhead and Nonoverhead Athletes: A Systematic Review. Orthop J Sports Med, 4(2) : 2325967115627608, 2016.
3) Hickey D, et al : Scapular dyskinesis increases the risk of future shoulder pain by 43% in asymptomatic athletes : a systematic review and meta-analysis. Br J Sports Med, 52(2) : 102-110, 2018.
4) Kibler WB, et al : Clinical implications of scapular dyskinesis in shoulder injury : the 2013 consensus statement from the 'Scapular Summit'. Br J Sports Med, 47(14) : 877-885, 2013.
5) Atalar H, et al : Restricted scapular mobility during arm abduction: implications for impingement syndrome. Acta Orthop Belg, 75(1) : 19-24, 2009.
6) Seitz AL, et al : The scapular assistance test results in changes in scapular position and subacromial space but not rotator cuff strength in subacromial impingement. J Orthop Sports Phys Ther, 42(5) : 400-412, 2012.
7) Muraki T, et al : The effect of scapular position on subacromial contact behavior : a cadaver study. J Shoulder Elbow Surg, 26(5) : 861-869, 2017.
8) Ratcliffe E, et al : Is there a relationship between subacromial impingement syndrome and scapular orientation? A systematic review. Br J Sports Med, 48(16) : 1251-1256, 2014.
9) Pappas GP, et al : In vivo anatomy of the Neer and Hawkins sign positions for shoulder impingement. J Shoulder Elbow Surg, 15(1) : 40-49, 2006.
10) Mihata T, et al : Effect of scapular orientation on shoulder internal impingement in a cadaveric model of the cocking phase of throwing. J Bone Joint Surg Am, 94(17) : 1576-1583, 2012.
11) Laudner KG, et al : Scapular dysfunction in throwers with pathologic internal impingement. J Orthop Sports Phys Ther, 36(7) : 485-494, 2006.
12) Matsumura JS, et al : Helical computed tomography of the normal thoracic outlet. J Vasc Surg, 26(5) : 776-783, 1997.
13) Park JY, et al : Case report: Thoracic outlet syndrome in an elite archer in full-draw position. Clin Orthop Relat Res, 471(9) : 3056-3060, 2013.
14) Tate AR, et al : Effect of the Scapula Reposition Test on shoulder impingement symptoms and elevation strength in overhead athletes. J Orthop Sports Phys Ther, 38(1) : 4-11, 2008.
15) Kibler WB, et al : Evaluation of apparent and absolute supraspinatus strength in patients with shoulder injury using the scapular retraction test. Am J Sports Med, 34(10) : 1643-1647, 2006.
16) Smith J, et al : The effect of scapular protraction on isometric shoulder rotation strength in normal subjects. J Shoulder Elbow Surg, 15(3) : 339-343, 2006.
17) Smith J, et al : Effect of scapular protraction and retraction on isometric shoulder elevation strength. Arch Phys Med Rehabil, 83(3) : 367-370, 2002.
18) Thigpen CA, et al : Head and shoulder posture affect scapular mechanics and muscle activity in overhead tasks. J Electromyogr Kinesiol, 20(4) : 701-709, 2010.
19) Finley MA, et al : Effect of sitting posture on 3-dimensional scapular kinematics measured by skin-mounted electromagnetic tracking sensors. Arch Phys Med Rehabil, 84(4) : 563-568, 2003.
20) Kebaetse M, et al : Thoracic position effect on shoulder range of motion, strength, and three-dimensional scapular kinematics. Arch Phys Med Rehabil, 80(8) : 945-950, 1999.
21) Ludewig PM, et al : The association of scapular kinematics and glenohumeral joint pathologies. J Orthop Sports Phys Ther, 39(2) : 90-104, 2009.
22) Cools AM, et al : Rehabilitation of scapular dyskinesis : from the office worker to the elite overhead athlete. Br J Sports Med, 48(8) : 692-697, 2014.
23) Borstad JD, et al : The effect of long versus short pectoralis minor resting length on scapular kinematics in healthy individuals. J Orthop Sports Phys Ther, 35(4) : 227-238, 2005.
24) Umehara J, et al : Scapular kinematic alterations during arm elevation with decrease in pectoralis minor stiffness after stretching in healthy individuals. J Shoulder Elbow Surg, 27(7) : 1214-1220, 2018.

25) Struyf F, et al : Clinical assessment of the scapula : a review of the literature. Br J Sports Med, 48(11) : 883-890, 2012.
26) Watson L, et al : Measurement of scapula upward rotation : a reliable clinical procedure. Br J Sports Med, 39(9) : 599-603, 2005.
27) Johnson MP, et al : New method to assess scapular upward rotation in subjects with shoulder pathology. J Orthop Sports Phys Ther, 31(2) : 81-89, 2001.
28) Struyf F, et al : Scapular positioning and movement in unimpaired shoulders, shoulder impingement syndrome, and glenohumeral instability. Scand J Med Sci Sports, 21(3) : 352-358, 2011.
29) DiVeta J, et al : Relationship between performance of selected scapular muscles and scapular abduction in standing subjects. Phys Ther, 70(8) : 470-476 ; discussion 476-479, 1990.
30) Kibler WB, et al : Qualitative clinical evaluation of scapular dysfunction: a reliability study. J Shoulder Elbow Surg, 11(6) : 550-556, 2002.
31) McClure P, et al : A clinical method for identifying scapular dyskinesis, part 1: reliability. J Athl Train, 44(2) : 160-164, 2009.
32) Uhl TL, et al : Evaluation of clinical assessment methods for scapular dyskinesis. Arthroscopy, 25(11) : 1240-1248, 2009.
33) Rabin A, et al : The intertester reliability of the Scapular Assistance Test. J Orthop Sports Phys Ther, 36(9) : 653-660, 2006.
34) Lewis JS, et al : Subacromial impingement syndrome : the role of posture and muscle imbalance. J Shoulder Elbow Surg, 14(4) : 385-392, 2005.
35) Lewis JS, et al : Clinical measurement of the thoracic kyphosis. A study of the intra-rater reliability in subjects with and without shoulder pain. BMC Musculoskelet Disord, 11 : 39, 2010.
36) Hislop H, et al : Daniels and Worthingham's muscle Testing-E-Book : Techniques of manual examination and performance testing. Elsevier Health Sciences, 2013.
37) Tyler TF, et al : Quantifying shoulder rotation weakness in patients with shoulder impingement. J Shoulder Elbow Surg, 14(6) : 570-574, 2005.
38) Michener LA, et al : Scapular muscle tests in subjects with shoulder pain and functional loss: reliability and construct validity. Phys Ther, 85(11) : 1128-1138, 2005.
39) Sullivan SJ, et al : The validity and reliability of hand-held dynamometry in assessing isometric external rotator performance. J Orthop Sports Phys Ther, 10(6) : 213-217, 1988.
40) Bautmans I, et al : Rehabilitation using manual mobilization for thoracic kyphosis in elderly postmenopausal patients with osteoporosis. J Rehabil Med, 42(2) : 129-135, 2010.
41) Katzman WB, et al : Changes in flexed posture, musculoskeletal impairments, and physical performance after group exercise in community-dwelling older women. Arch Phys Med Rehabil, 88(2) : 192-199, 2007.
42) Itoi E, et al : Effect of back-strengthening exercise on posture in healthy women 49 to 65 years of age. Mayo Clin Proc, 69(11) : 1054-1059, 1994.
43) Lewis JS, et al : Subacromial impingement syndrome : the effect of changing posture on shoulder range of movement. J Orthop Sports Phys Ther, 35(2) : 72-87, 2005.
44) Borstad JD, et al : Comparison of three stretches for the pectoralis minor muscle. J Shoulder Elbow Surg, 15(3) : 324-330, 2006.
45) Muraki T, et al : Lengthening of the pectoralis minor muscle during passive shoulder motions and stretching techniques : a cadaveric biomechanical study. Phys Ther, 89(4) : 333-341, 2009.
46) Castelein B, et al : Modifying the shoulder joint position during shrugging and retraction exercises alters the activation of the medial scapular muscles. Man Ther, 21 : 250-255, 2016.
47) Park KM, et al : Effect of isometric horizontal abduction on pectoralis major and serratus anterior EMG activity during three exercises in subjects with scapular winging. J Electromyogr Kinesiol, 23(2) : 462-468, 2013.
48) Worsley P, et al : Motor control retraining exercises for shoulder impingement : effects on function, muscle activation, and biomechanics in young adults. J Shoulder Elbow Surg, 22(4) : e11-19, 2013.
49) Turgut E, et al : Effects of Scapular Stabilization Exercise Training on Scapular Kinematics, Disability, and Pain in Subacromial Impingement : A Randomized Controlled Trial. Arch Phys Med Rehabil, 98(10) : 1915-1923. e13, 2017.

5 投球動作不良

Abstract

- 不良的投球動作，將導致對於肩關節機械性應力的增加，助長骨頭、肌腱、關節盂唇的損傷等肩膀疾病發生。
- 投球動作的評估，主要用攝影及手機等便可進行，從觀察的動作，尋找對肩膀的壓力、表現的影響。
- 投球動作大致上分為旋轉運動與平移運動，發生肩關節障礙後欲復出時，優先處理旋轉運動的矯正，之後處理平移運動的矯正。

投球動作與肩膀疾病（病狀）之間的關係

➤概要

投擲的能力，是在大約200萬年前人類對大型的肉食性動物開始狩獵活動的時期，即進化初期發達的能力，只有人類能夠快速且正確地投擲物體[1]。一般認為人類在進化的過程，肩胛骨關節窩朝外，肱骨往後方扭轉，變得能夠做出範圍更大的肩關節外展、外旋姿勢[2]。縱使可說我們人類的肩膀為了提升投球表現而進化了，以棒球為首等將手高舉過頭的運動，即使從開始投擲經過200萬年到了今天，發生於肩膀及手肘的障礙仍然是共通的課題。為了因應運動選手的需求，我們醫療從業人員必須將關於投球動作的正確動作銘記於心。我將棒球當作投球運動的代表，於本節彙整了其中投球動作與肩關節障礙的相關事項。

投球動作主要分成來自下肢、軀幹的往投球方向的平移運動，以及接著由骨盆、軀幹產生的旋轉運動而完成，一般分為四或六個階段。在本節，將投球動作區分為基本的六個階段（準備期、跨步期、揮臂期、加速期、減速期、完成動作期）（**表1**）[3,4]。關於正常投球動作的細節，以及投球動作中的肌肉活動，由於超過本節描述的主要範圍，請參考書籍[4]及過去的文獻[5]。投球動作雖為由全身運動成立的複雜動作，施加於肩關節的負荷，為牽引、剪應力、旋轉負荷三種。這種投球所產生的機械性應力，將引起接著所彙整的肩關節障礙。

表1　投球動作的六個階段

階段	活動
準備期（windup phase）	到達投球動作開始跨步腳的髖關節最大屈曲（MKH）為止
跨步期（stride phase）	從MKH跨步腳到腳著地（SFC）為止
揮臂期（arm cocking phase）	從SFC到肩關節最大外旋（MER）為止
加速期（arm acceleration phase）	從MER到投球（BR）為止
減速期（arm deceleration phase）	從BR到肩關節最大內旋為止
完成動作期（follow-through phase）	從肩關節最大內旋到投球動作結束（守備姿勢）為止

MKH：maximal stride knee height
SFC：stride foot contact
MER：maximum shoulder external rotation
BR：ball release

➤因投球產生的代表性肩關節障礙

LLS：
little league shoulder

SLAP：
superior labrum anterior and posterior

如**表2**所示，有許多與投球相關的病變[6-10]，代表性的障礙有少年棒球肩（LLS）、旋轉肌袖損傷、上關節盂唇（SLAP）損傷等。LLS代表肱骨近端骨骺的骨膜反應及分離，好發於11～16歲（小學高年級到中學生）[11-13]。主要在加速期產生的旋轉應力及放球時產生的牽引應力，與LLS發作可能有關。由於9～13歲，投球動作尚在發展的過程[14-16]，一般認為旋轉、牽引應力的大幅變動也有影響。

表2　關於投球動作不良的肩膀病變

部位	病變
骨頭	LLS、班卡氏病變
關節盂唇	SLAP損傷
韌帶、關節囊	旋轉肌袖損傷、前方關節囊損傷
滑液囊	肩峰下滑液囊炎、肩胛胸廓滑液囊炎
神經、血管	胸廓出口症候群、四角空間症候群（quadrilateral space syndrome）、肩胛上神經障礙
肌腱	旋轉肌袖損傷、肱二頭肌長頭肌鍵炎、背闊肌損傷、大圓肌損傷

Memo

LLS的發生機制

根據投球動作的三維動作分析，得知在肩關節最大外旋（MER）附近產生18Nm的外旋力矩，丟球時產生215Nm的牽引力矩[17]。此215Nm的牽引力只不過為軟骨可承受強度的5%，相對的，推測18Nm的旋轉力矩相當於骨骺軟骨可承受力的400%[17]，因此認為在MER的外旋應力對LLS發作有大幅影響。

Memo

投球動作的獲得過程

投球動作受到身體運動發育過程的影響。一般踏步動作的發育順序為：Level 1：無踏步，Level 2：投球側上肢與同側下肢的踏步，Level 3：投球側上肢與另一側下肢的短踏步，Level 4：另一側下肢的長踏步[15]。軀幹動作的發育順序為，Level 1：無軀幹旋轉運動，Level 2：骨盆與上半身同時旋轉，Level 3：骨盆與上半身分離旋轉[15]。上臂運動的發育順序為，Level 1：上臂對軀幹不呈直角（超過90°的過度外展），Level 2：上臂對軀幹呈直角的位置，往前時變肩膀水平內收，Level 3：上臂對軀幹呈直角的位置，且往前時保持肩膀水平外展[14]。判定為Level 1及Level2的孩童平均年齡為7歲左右，獲得Level 3及Level 4的孩童平均年齡為12～13歲[14，15]。由於小學生正處於身體動作及投球動作的發展階段，請注意他們每一天的動作都會有變化。

成為高中生之後，一般骨骺閉合，發生旋轉肌袖損傷及SLAP損傷。年輕運動員的旋轉肌袖損傷中大多為關節側損傷，不過若為單一的損傷，做保守治療便有充分復出的可能。如反覆做投球動作的棒球選手，大多為SLAP損傷的type II。雖然若旋轉肌袖損傷、SLAP損傷的病變惡化，皆有適用的手術的情況，但特別是高中、大學和職業的棒球選手在術後的復賽率低[18-22]。為了預防這些肩關節障礙的發作及惡化，接著彙整的障礙機制相關知識是不可或缺的。

Memo

旋轉肌袖關節側損傷對肱骨頭運動造成的影響

根據屍體研究，顯示關節方面50%的旋轉肌袖損傷對於肩關節外展、外旋運動時的肱骨頭運動沒有影響[23]。Ellman grade II（厚度未滿1/2）為止的旋轉肌袖關節側單一損傷，肩肱關節運動可能沒有失衡。

Memo

SLAP損傷type II對肱骨頭運動造成的影響

以SLAP損傷type II患者為對象的影像分析結果[24]，以及屍體實驗的結果[25]顯示，SLAP損傷type II將使肩關節外展、外旋時肱骨頭前後位移增加。SLAP損傷即使為單一損傷的類型，仍可能導致肩肱關節運動的障礙。

➤投球肩障礙的代表機制

●SLAP損傷

作為棒球選手SLAP損傷type II的機制，可舉出投球減速期時肱二頭肌的離心收縮[26]（此時叫做pulling-off mechanism），在MER時肱二頭肌長頭肌腱的扭轉（peel-back mechanism）[27]，和在MER時後上關節盂唇與大結節的接觸。根據屍體實驗顯示，SLAP損傷type II容易在peel-back mechanism發生，而pulling-off mechanism並非影響關節盂唇，而是容易使肱二頭肌長頭肌腱損傷[28]。上關節盂唇的前方、後方的張力皆在揮臂期最為增加，但也有屍體實驗結果顯示在減速期對於關節盂唇的張力不會增加[29]，支持peel-back mechanism。確認上關節盂唇損傷的情況為MER前後的投球動作不良，確認肱二頭肌長頭肌腱損傷的情況，可能與放球（BR）前後的投球動作不良有關。

ASI：
anterior-superior internal impingement

PSI：
posterior-superior internal impingement

●肩關節夾擠

肩關節夾擠除了SLAP損傷，也與旋轉肌袖損傷息息相關，分為前上方肩關節夾擠（ASI）[30]與後上方肩關節夾擠（PSI）[31]。ASI表示肩關節屈曲、內旋時關節窩前上方與肱骨間軟組織的接觸[30，32，33]，PSI表示外展、外旋時產生的關節窩後上方與肱骨間的軟組織接觸[31，34，35]。兩者皆被視為健康者身上也能確認到的生理現象，不過可認為反覆發生將造成關節盂唇損傷及旋轉肌袖關節側損傷[30，31]。再加上多數研究結果顯示，投球動作不良及肩關節功能障礙使得肩關節夾擠的範圍及接觸壓產生變化[36-41]，因此認為肩關節夾擠與棒球選手的肩關節障礙發生及惡化有關。接著彙整與身體功能及動作不良的評估直接相關的看法。

➤影響投球肩障礙發生的肩關節功能

表3整理了與PSI相關的投球動作不良、肩關節功能障礙。根據屍體的研究，在反映肩關節外展角度的減少[36]及水平外展角度的增加[37]等不良投球動作的肩關節姿勢中，確認到肩肱關節後上方接觸壓的增加。即使在後腋窩囊攣縮[38]、前向鬆弛性[39]、肩胛下肌出力降低[40]、肩胛骨內旋增加[41]等反映肩關節功能障礙的條件下，肩肱關節後方接觸壓仍增加，顯示對於棘上肌、棘下肌、後上方關節盂唇的應力有可能增加。肩胛骨內旋的增加，是具有肩關節障礙棒球選手做肩關節旋轉運動時也能確認到的症狀[42]。已知後腋窩囊攣縮在完成動作期對於喙肩弓的接觸壓增加[43]，是為使肩峰下夾擠惡化的原因之一。棒球選手罹患肩峰下夾擠症候群的情況少於肩關節夾擠，不過一般認為與肩峰下滑液囊炎等有關。

作為肩關節夾擠及肩峰下夾擠出現的經緯，一直以來皆指出肱骨頭的運動異常。在設定為棒球選手的肩關節模型中，關於肩關節外展姿勢做外旋、內旋時產生的肱骨頭運動的變化，結果有所對立[38，39，44-46]（**表4**）。一般認為結果的不一致，在於對象的屍體肩膀狀態及肱骨頭運動的測量方法等造成的影響。雖然難以獲得一致的結論，不過前方組織的鬆弛及後方組織的僵硬，雖然不會造成上下方向的位移，但有可能往前方或往後方的位移增加。雖然實際上在具有肩關節障礙的棒球選手身上確認到這種運動異常，不過臨床上該如何見證運動異常，這點卻尚未確立，但能夠推測肩關節功能降低將使肱骨頭的位移增加，夾擠現象與旋轉肌袖及關節盂唇損傷有關。

表3　使後上方肩關節夾擠惡化的動作、功能障礙

作者	不良的投球動作	肩關節功能障礙
Akeda 2018[36]	肩肱關節外展減少	－
Mihata 2010[37]	肩肱關節水平外展增加	－
Mihata 2013[38]	－	後方緊繃
Mihata 2015[39]	－	前向不穩定性
Mihata 2009[40]	－	肩胛下肌出力降低
Mihata 2012[41]	－	肩胛骨內旋增加

➤可能為投球肩障礙原因的動作不良

●肩關節動作不良對肩關節造成的負擔

根據對投球動作進行三維動作分析，逐漸究明不合宜的投球動作對肩關節的機械性應力增加的現象（**表5**）。從跨步腳著地（SFC）以後，在肩關節角度80°～100°時對於肩關節、肘關節的機械性應力雖為最小，但被稱作「上臂下沉」之肩關節外展角度降低的現象，以及過度的肩關節外展角度，將導致負荷增加[47, 48]。一般認為直接在上半身旋轉軸90°左右上臂的位置，能夠實現與軀幹旋轉聯合動作的有效率揮臂。從MER到BR，被稱作「hyperangulatin」、肩關節水平外展角度增加的現象，造成對肩關節負荷增加[48, 49]。如前所述，肩關節外展角的減少及水平外展角度的增加，是為後上方肩關節夾擠的惡化因子[36, 37]。

●軀幹、骨盆動作不良對肩關節造成的負擔

關於軀幹運動，雖然期待骨盆旋轉角速度達峰值之後，上半身旋轉角速度可邁向峰值，但相對的上半身旋轉角速度的峰值越快，對肩關節的負荷將越來越大[50]。被稱作「展開上軀幹」（譯註：指揮棒前胸膛朝向投手方向的姿勢。）的動作，即對於骨盆的旋轉，上半身旋轉先行的動作並不妥當。雖然從骨盆旋轉到上半身旋轉為止的時間越長，對於肩膀的負擔越少，但相對的球速也會降低[51]，因此不只旋轉的順序，其時機也很重要。軀幹越往戴手套方向的側向傾斜增加，對於肩、肘的負擔就增加[47, 52, 53]。軀幹側向傾斜的增加，也會在有肘內側疼痛病史的棒球選手身上出現[54]。

表4　在投球肩模型中肩關節外展姿勢外旋、內旋時的肱骨頭運動變化（與關節囊未處置的比較）

作者	對於關節囊的處置		肱骨頭運動的變化	
	後方關節囊攣縮	前方關節囊鬆弛	肩關節外展姿外旋時	肩關節外展姿內旋時
Mihata 2015[39]	−	+	前向位移	−
Mihata 2013[38]	+	−	後向位移	−
Clabbers 2007[46]	+	−	無有意義的變化	−
Huffman 2006[45]	+	+	後向位移	前向位移
Grossman 2005[44]	+	+	無有意義的變化	−

表5　使肩膀、手肘機械性應力惡化的不良投球動作

作者	觀察部位	階段	投球動作不良	負荷	負荷最小的姿勢
Matsuo 2006[47]	肩膀 軀幹	SFC-BR	過度／過小的肩關節外展角度 過度的軀幹側向傾斜角度	最大值的肘關節 內翻力矩增加	肩膀外展100° 軀幹側屈10°
Takagi 2014[49]	肩膀	MER	過度的肩關節水平外展角度	肩膀前向剪應力增加	－
Tanaka 2018[48]	肩膀	BR	過度／過小的肩關節外展角度 過度的肩關節水平外展角度	肩膀上下剪應力增加 肩膀前向剪應力增加	肩膀外展80° 肩膀水平內收10°
Oyama 2014[50]	軀幹	SFC-BR	不合宜的軀幹旋轉順序	肩關節牽引力增加	－
Oyama 2013[52]	軀幹	MER	過度的軀幹側向傾斜角度	肩關節內旋力矩增加 肘關節內翻力矩增加	－
Solomito 2015[53]	軀幹	MER, BR	過度的軀幹側向傾斜角度	肩關節內旋力矩增加 肘關節內翻力矩增加	－

●在具有肩關節障礙之棒球選手身上觀察到的投球動作

①早期的軀幹旋轉

在具有肩關節障礙的棒球選手身上，確認到好幾個極具特徵的投球動作。從跨步腳到著地前軀幹開始旋轉，在軀幹開始旋轉的時期，投球側下臂未達到垂直的狀態定義為「早期軀幹旋轉」，確認有這種早期軀幹旋轉的職業投手，與未有這種現象的投手比較，肩膀、手肘的風險增加[55]。可說是支持早期軀幹旋轉使得對於肩膀、手肘的壓力增加之生物力學研究[50]的結果。

②逆W姿勢

在投球期中的單側或兩側的手肘，隨著肩關節水平外展及內旋，比肩膀更加上提的情況定義為「inverted-W position」（倒W姿勢，**圖4b**），這種倒W姿勢對肩膀、手肘手術的風險沒有影響[55]。關於在跨步腳著地為止投球期的手臂姿勢（肩關節水平內收、外展，內旋、外旋），具有某種程度的自由度也沒問題的可能。

③軀幹旋轉的延遲

將SLAP修復術後的棒球選手與沒有疼痛的棒球選手相比後，確認SFC的軀幹旋轉減少（軀幹旋轉的延遲）[56]。這與雖然對於肩膀的負荷減少，但球速也降低的動作模式[51]一致。根據以SLAP修復術後患者為對象的其他研究，接受SLAP修復術後的大學投手和職業投手，與沒有肩膀手術史的投手比較後，在SFC的肩關節水平外展角度減少、肩關節最大外旋角度減少，在BR確認到軀幹前傾減少[57]。縱使一般認為這是成為迴避肩關節水平外展、外旋應力之投球動作所造成的現象，但由於肩關節最大外旋角度減少、在BR軀幹前傾減少也與球速降低有關[58-60]，是為SLAP修復術後患者復賽實績不佳的原因之一，且可能影響到患者無法重新恢復理想的投球動作。

投球動作不良的判斷（評估與該流程）

➤概要

判斷投球動作不良時，必須基於生物力學進行動作分析。關於上肢、軀幹、下肢的關節角度，可在運動現場及復健室內用攝影機進行二維動作分析。關於許多參數，對於三維動作分析具有合宜性[61]。由於在許多情況，於日常診療中因為方便而用到攝影機或手機，因此無法直接評估施加於肩關節的應力（例如：肩關節前向剪應力、肩關節內旋力矩等）。用前一節投球動作的不良（運動學）與負荷（動力學）的相關知識，便可能從觀察的動作，推測施加於肩關節機械性應力的大小。

Memo　生物力學

生物力學（biomechanics），簡單來說是由動力學與運動學所構成，前者指投球動作引起的力及力矩（例：肩關節內旋力矩），後者表示動作本身（例：肩關節外旋角度）[62]。力及力矩，主要能夠在實驗室內透過三維動作分析求得。

關於理想的投球動作，有許多尚未究明的部分，根據選手的年齡、競技水準、位置、需求或許有所不同。另一方面，投出快速的球、正確地投向狙擊的位置、接球後快速地投出，是每個棒球選手被要求的動作特性。球速受到上肢、軀幹、下肢運動所有部位的影響[52，53，58-60，63-65]（**表6**）。上肢的軌道影響控球的差異[66]，投手的表現影響球速與投球位置的一致性[67]。在評估投球動作、找出其問題點的過程中，必須將選手的需求、表現方面的觀點置於腦海中，與選手密切地溝通。

在近幾年，有研究指出右投手與左投手在投球生物力學上的不同[68-70]（**表7**）。雖然每個研究的結果各不相同，不過左投手與右投手比較後，①在SFC的肘關節屈曲角度較大[69，70]，②在SFC的肩關節水平外展角度較小[69，70]。另一方面，右投手與左投手比較後，在SFC跨步腳更接近交叉腳（cross step）的位置[68，69]（右投手的左腳位於三壘方向）。這種右投手與左投手的不同是身體功能特性所造成的，抑或比賽時的策略所造成的，目前並不明白，不過為釐清動作不良時應當考慮的要點之一。

在第164頁以後，將介紹實際上評估投球動作的要點（**表8**），不過目前並沒有國際上所確立的標準評估法。注意這些觀點大多基於資料的考察及專家的意見，建議當作臨床上動作分析的參考。

表6　影響球速增加的主要投球動作之生物力學

觀察部位	階段		作者
肩膀	MER	肩關節外旋角度大	Werner 2008[65]
手肘	MER-BR	肘關節伸展角速度大	Werner 2008[65]
軀幹	SFC-MER	肩膀和髖關節的分離	Sgroi 2015[63]
軀幹	MER, BR	軀幹側向傾斜角度大	Oyama 2013[52], Solomito 2015[53]
軀幹	BR	軀幹前傾角度大	Matsuo 2001[58], Stodden 2005[59], Werner 2008[65], Kageyama 2014[60], Sgroi 2015[63]
軀幹	BR	軀幹旋轉角度大	Kageyama 2014[60]
下肢	MKH	跨步腳高，膝蓋高	Sgroi 2015[63]
下肢	MKH-SFC	軸心腳地面反作用力大	Kageyama 2014[60]
下肢	BR	膝關節伸展角速度、伸展角度大	Dun 2007[64], Werner 2008[65], Kageyama 2014[60]

表7　右投手與左投手的投球生物力學的不同

		Diffendaffer 2018[68]	Solomito 2017[69]	Werner 2010[70]
比賽標準		職業	大學	大學
SFC	跨步腳位置	右＞左	右＞左	－
	軀幹－骨盆的分離	右＞左	右＜左	－
	肘關節屈曲角度	無左右差異	右＜左	右＜左
	肩關節外展角度	無左右差異	無左右差異	右＞左
	肩關節水平外展角度	無左右差異	右＞左	右＞左
MER前後	最大肘關節內翻力矩	無左右差異	右＜左	－
	最大肩關節內旋力矩	無左右差異	無左右差異	右＞左
	最大肩關節外旋角度	右＞左	無左右差異	－
BR	軀幹前傾角度	右＞左	無左右差異	－

表8　建議的投球動作的評估要點

階段	上肢		軀幹、骨盆		下肢		參照
準備期	－		骨盆非投球側旋轉	適當／不足	SL髖關節屈曲	適當／不足	圖1
跨步期	肩關節外展	對稱／非對稱	軀幹旋轉	適當／早期	PL髖關節屈曲	適當／不足	圖2,3
	手	hand-on-top/hand-under-ball			SL位置、方向	適當／張開	
揮臂期	肩關節外展	適當／不足	軀幹側向傾斜	適當／過度	－		圖4,5
	肩關節水平外展	適當／過度					
	肩關節外旋	適當／過度					
加速期	肘關節伸展	適當／不足	軀幹前傾	適當／不足	SL膝關節屈曲	適當／過度	圖6
減速期 完成動作期	肩關節水平內收	適當/不足	軀幹前傾	適當／不足	SL膝關節內翻	適當／過度	圖7

PL：pivot leg（軸心腳）
SL：stride leg（跨步腳）

臨床上投球動作的評估

➤準備期

準備期的目的，是在下一個跨步期讓重心往投球方向移動時，做出最有利的姿勢[71]。為了產生位能，若為投手，希望跨步腳的髖關節可以自然到達90°以上的屈曲（**圖1a，b**）[62]。重要的是被稱為「平衡點（balance point）」的重心穩定，若重心極度往前後左右偏移的情況，運動鏈出現缺損，力將往上肢傳達[72]。並非用上肢取得平衡，而是用軀幹、下肢自然做出安定的姿勢，不產出多餘的力而放掉力氣，便可能有效果地進入平移運動。

圖1　準備期

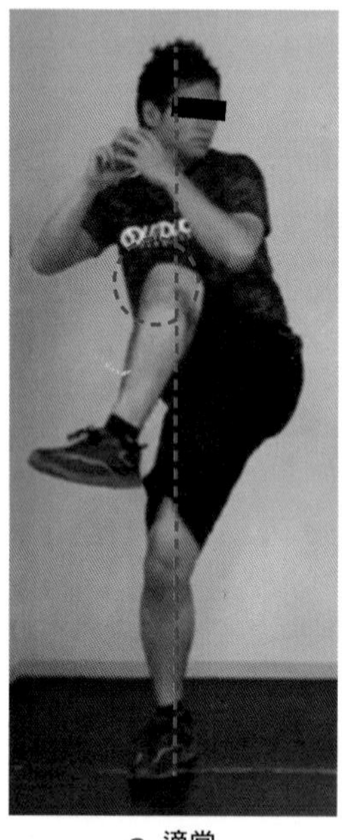

a 適當

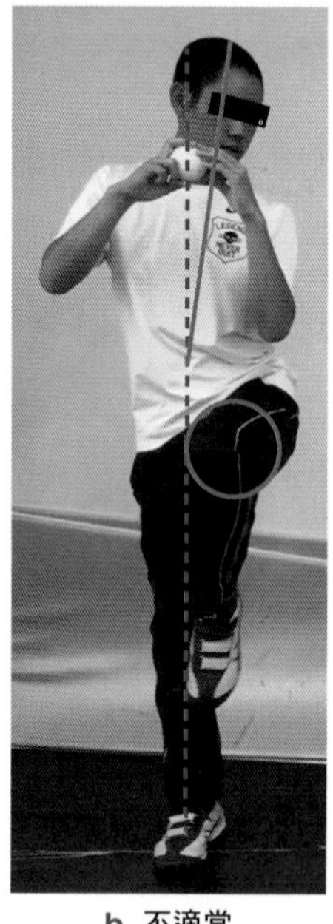

b 不適當

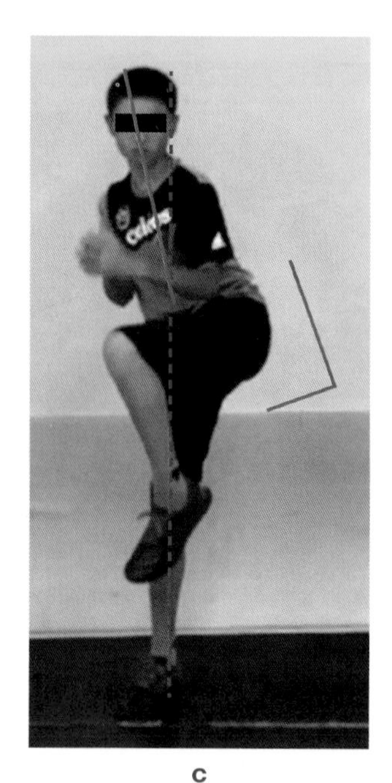

c

a：跨步腳的髖關節彎曲90°以上。從跨步腳膝蓋的位置得知，骨盆往投球的反方向旋轉。
b：跨步腳的髖關節屈曲及往骨盆非投球側方向的旋轉不足。甚至確認到往頭部跨步腳方向的位移。
c：年輕投手中髖關節所主導的重心移動。

Memo　準備期的上肢肌肌肉活動

用針肌電圖的研究顯示，在準備期關於肩胛骨、肩膀、手肘、上臂、手的肌群的肌肉活動在21%MVIC（最大等長收縮）以下[73]，上半身放掉力氣是理想的狀態。

MVIC：maximal voluntary isometric contraction

彎曲跨步腳，將重心移動到軸心腳時，在骨盆、髖關節的水平面出現旋轉運動。在跨步腳的髖關節最大屈曲姿勢（MKH）中，骨盆往投球方向（本壘板方向）的反方向旋轉，軸心腳髖關節呈內旋[74]。目前已知，職業投手與高中生投手相比球速快，而且往非投球方向的骨盆旋轉運動（軸心腳髖關節內旋運動）較大[74]。到了之後的跨步期，由於到揮臂期骨盆往投球方向旋轉，在SFC及MER的職業投手與高中生投手的骨盆姿勢、軸心腳髖關節姿勢沒有差異，表示球速越快的職業投手，會產生更大的骨盆旋轉運動[74]。如果往非投球方向的骨盆旋轉運動不足，在之後的階段使重心往投球方向移動時，骨盆將在早期往投球方向旋轉，軀幹也在早期往投球方向旋轉，也就是成為「軀幹張開」的狀態，對肩關節的負荷增加[50]。在準備期時，應當在其後的階段進行大幅度的骨盆旋轉運動、有效果的平移運動，用軸心腳將骨盆往非投球方向旋轉約30°，是最理想的狀態[60，74]（**圖1a**、**b**）。

➤跨步期

●下肢運動

在跨步期，目標是朝著投球方向產生大型的平移能量。一般認為髖關節主導的重心移動（leading with the hips：**圖1c**）能產生更大的前向能量，特別對於要求高度表現的投手，是必要的要素之一[62]。另一方面，由於這個動作與肩關節內旋力矩及肘關節內翻力矩的增加有關[75]，並不建議特別是身體方面不成熟，或手臂投球軌道不佳的年輕選手實行[62]。雖然從表現的觀點來看，富有成效的平移運動很重要，但需注意同時對肩膀、手肘的負荷增加。

在跨步期，將重心往投球方向移動時，在軸心腳產生往投球方向的地面反作用力。從MKH到SFC此地面反作用力漸增，在SFC前達到體重的35%，為最大（軸心腳產生地面反作用力的前後、左右、垂直向量的合計，到SFC為止幾乎是100%，不會改變，可認為這是與只用單腳支撐全身重量時產生同樣程度的反作用力）[76]。由於球速快的投手，往此投球方向的地面反作用力也大[60]，可說往投球方向大力做重心移動與投出快速的球有關。在跨步期產生最大的地面反作用力時，軸心腳髖關節屈曲60°左右，膝關節屈曲50°左右[60]。意即被稱作「出力姿勢」（power position）般，髖關節屈曲為優先動作的模式（**圖2a**）最理想，比起髖關節屈曲角度，膝關節屈曲角度較大，要評估從軸心腳足部的膝蓋是否有過度向前的不良動作模式（**圖2b**）。在後者，容易導致軸心腳的膝蓋會早期往內側移動、骨盆早期旋轉、跨步腳成為過度的交叉腳等現象（**圖2c**、**d**）。

圖2　跨步期（軀幹、骨盆、下肢）

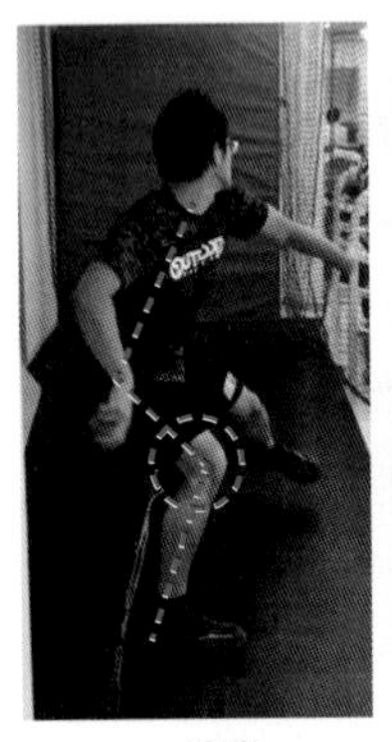

a 適當

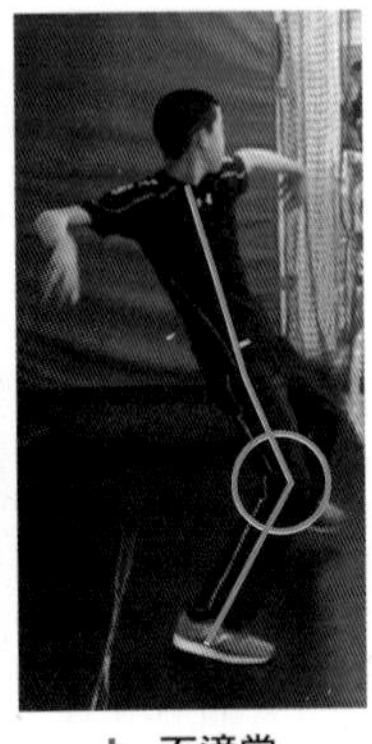

b 不適當

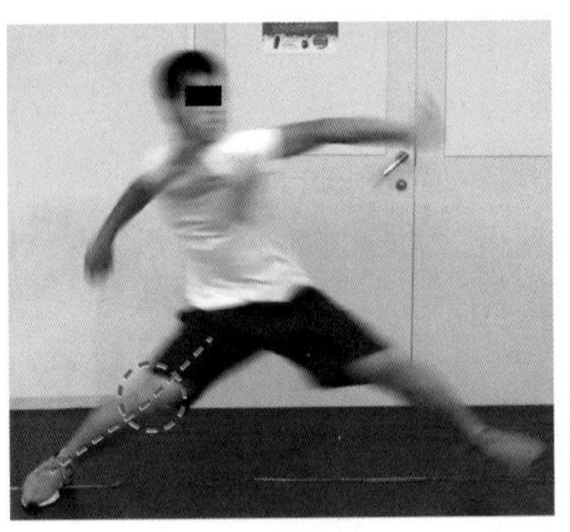

c 適當

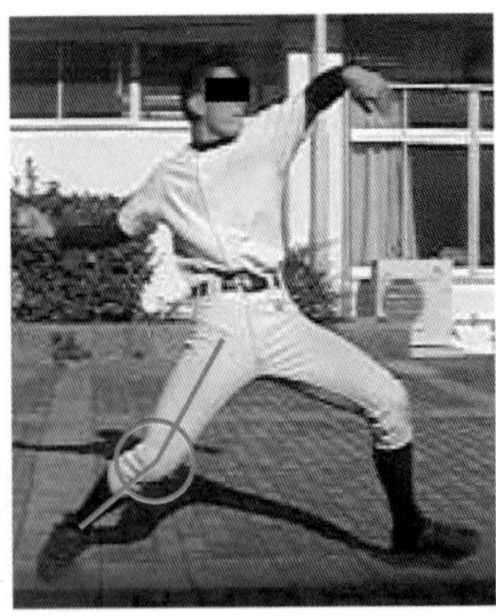

d 不適當

a：軸心腳髖關節充分屈曲。
b：隨著軀幹過度往後方傾斜，軸心腳髖關節的不充分屈曲與膝蓋的前向位移。
c：在跨步腳著地前一刻，膝蓋位於軸心腳髖關節與足部連線附近。
d：確認軸心腳的膝蓋早期朝內，骨盆的早期旋轉與跨步腳的交叉步。

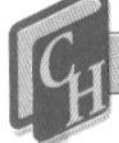

Clinical Hint

「投球動作從下半身開始」的陷阱

特別在年輕棒球選手身上，經常看到跨步期不良的下肢、骨盆運動。這是不熟悉投球動作也容易觀察到的要點，雖然從運動鏈的觀點來看很重要，但就算有不良動作，也不應該隨意改善。這是由於對於因肩膀、肘關節障礙而來到醫院受診的選手，「首先從下半身」，若如此教導有效果的平移運動，將造成比現在更大的肘關節外翻、肩關節外旋應力。在致力於平移運動的改善之前，強烈建議評估肩膀、手肘的功能恢復是否充分，或在之後的階段手臂揮動的軌道是否有問題。

● 上肢運動

隨著往投球方向的重心移動，將球從手套丟出後，投球側上肢與手套側上肢大致上呈現對稱的外展，有點類似鏡子照映般的姿勢（**圖3a**）[62]。在這種對稱的運動，雖然能維持重心移動中的平衡[62]，不過若成為手套側的手臂下沉等非對稱的運動，在下一個時期將可能引起早期的軀幹旋轉[50]及過度的軀幹側向傾斜[52,53]等，導致與肩關節障礙直接相關的異常動作。將球從手套中丟出後，投球側上肢外展時，雖然希望下臂呈現旋前（hand-on-top position：**圖3a**），不過在經驗不多的年輕棒球選手身上偶爾會出現旋後的cock up動作（hand-under-ball position：**圖3b**），肩關節內旋、肘關節內翻力矩增加，投球的效率降低（對於相同球速，肩關節內旋、肘關節內翻力矩強大）[75]。在下臂旋後姿勢的手肘下沉之cock up動作中，手臂容易發生延遲，肩關節外展角的降低與水平外展角的降低，將與肩關節負荷的增加有關。從平移運動轉變成旋轉運動的SFC中，期望肩關節約呈現90°的外展，肘關節屈曲，下臂接近垂直方向、達到外旋（不出現杜葛（Douoguih）等人[55]定義的「早期軀幹旋轉」）（**圖4a、b**）。

圖3　跨步期（上肢）

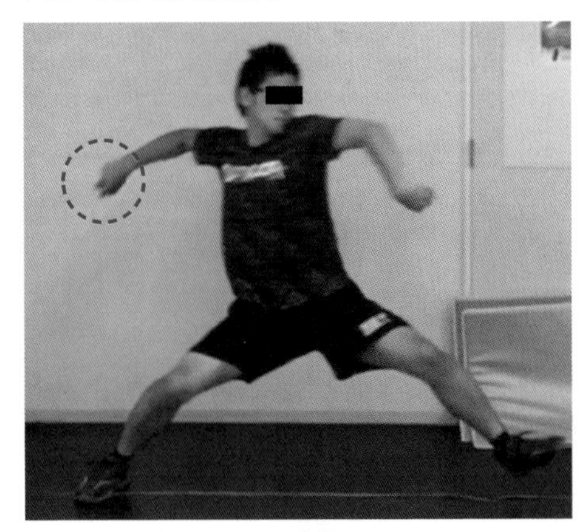

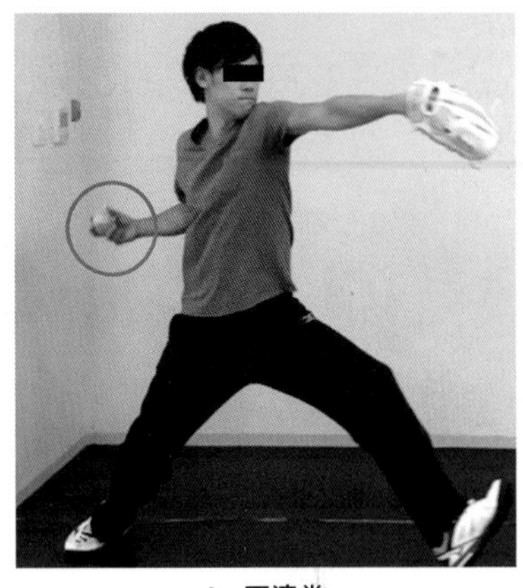

a 適當　　　　b 不適當

a：對稱的肩關節外展運動，hand-on-top position。
b：hand-under-ball position。開始打棒球沒多久的年輕選手身上偶爾出現的姿勢。

圖4　跨步期（上肢、軀幹）

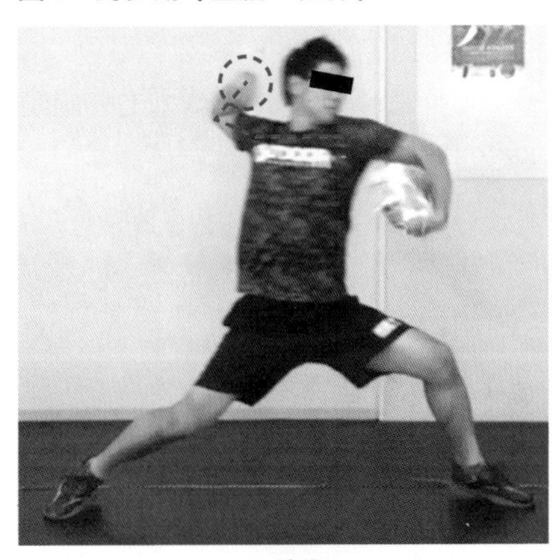

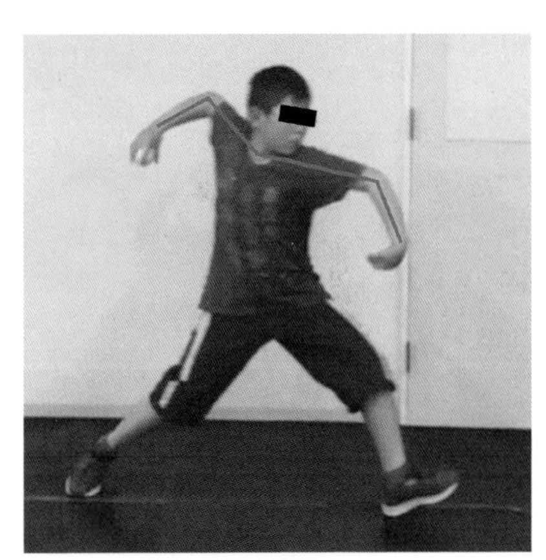

a 適當　　　　b 不適當

a：肩關節約90°外展且外旋。
b：隨著投球側肩關節的過度內旋，有早期軀幹旋轉與inverted-W position。

●軀幹、骨盆運動

在SFC，跨步腳大致上位於從軸心腳往投球方向的位置。在這之前，手套側的肩膀正面朝向投球方向，必須勉強抑制上軀幹的旋轉（closed-shoulder position）。跨步腳比投球方向更朝向外側展開，上軀幹朝著投球方向，手套側肩膀張開的狀態（open position）出現骨盆、軀幹的早期旋轉。

Memo　投球效率高的動作

「手套側的肩膀不張開，跨步腳正面朝向投球方向踏出（closed-shoulder position）」、「下臂旋前姿勢的cock up（hand-on-top position ：**圖3a**）」若正確做出這兩種動作，年輕、青年投手的肩關節內旋力矩、肘關節內翻力矩皆小，投球效率高[75)]。

作為一般動作的指標，跨步腳往三壘方向踏出約20cm左右（右投手的情況），到達約20°投球側方向的閉合位置（腳尖朝向三壘）[62,64]。雖然跨步幅度為身高的75～85％是一種基準[60,62,64,77]，不過更年輕棒球選手的跨步幅度短，為身高的66％[78]。年輕投手的跨步幅度也會受到投手經驗長短，以及垂直跳躍高度和單腳平衡等影響[78]。雖然顯示極端短的跨步幅度欠缺效率良好的平移運動，但並非只將跨步幅度當作指標，而是要綜合性掌握身體功能及投球動作的熟練度、是否在跨步腳的上方進行敏銳的骨盆旋轉運動等現象。

●揮臂期

在揮臂期，從平移運動轉換成旋轉運動，跨步腳的上方由骨盆、軀幹、肩關節的順序產生旋轉運動。從SFC到MER產生肱骨上提、水平內收、外旋，宛如應對其現象般，肩胛骨上旋轉、內旋、後傾[79]。在揮臂期最後階段的MER，肩肱關節外旋時加上肩胛骨後傾、胸椎伸展[80]，迴避在矢狀面肩肱關節施加過度的旋轉應力，獲得被稱作「彎曲」的最大肩關節外旋姿勢（**圖5a**）。透過從SFC到MER投球動作的慢動作重播，評估只有肩肱關節的外旋運動是否能做出MER的姿勢（**圖5b**）。在MER，肩關節約90°外展且在10～20°水平內收時達到140～180°外旋[49,62,77,79,80]，肘關節呈現90～100°左右的屈曲[62,77]。

圖5　揮臂期

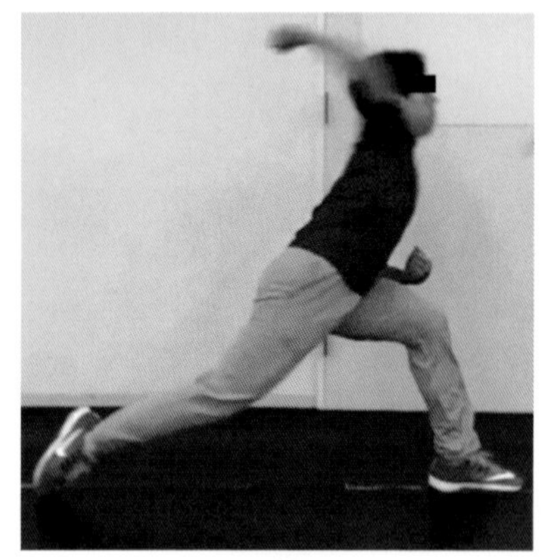

a　適當

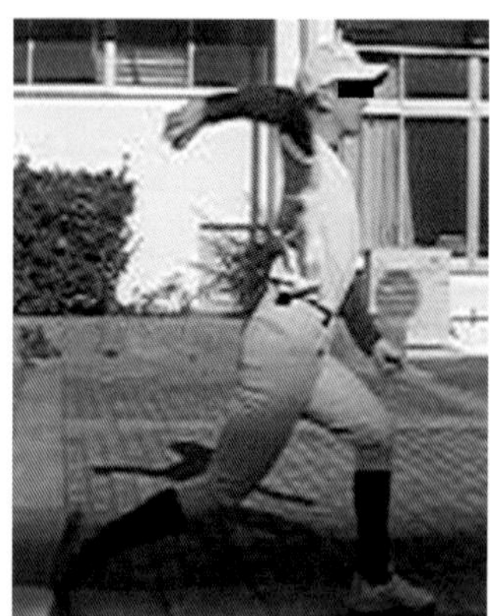

b　不適當

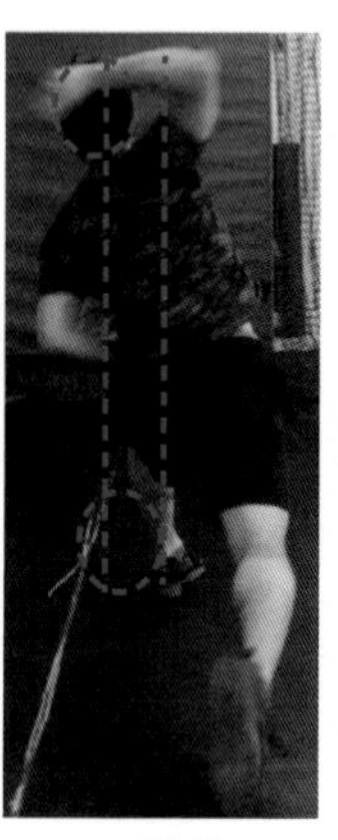

c　適當

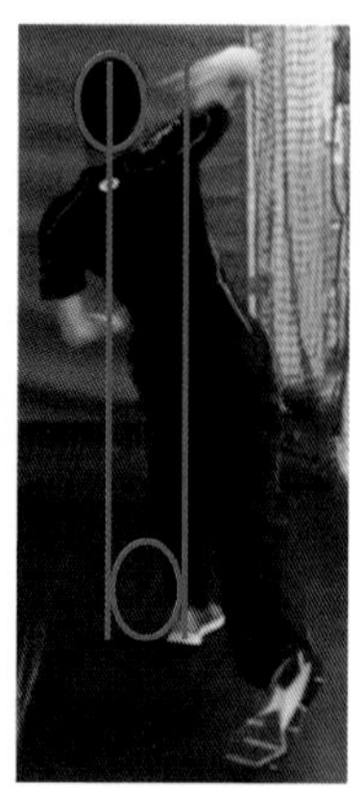

d　不適當

a：隨著胸椎伸展的肩關節外旋。
b：胸椎伸展少的肩關節外旋。
c：手套側腋下閉合的輕度軀幹側屈。
d：手套側腋下張開的過度軀幹側屈。跨步腳與頭部之間的距離比頭的寬度還大。

Memo　從SFC到MER的肩胛骨追隨功能

在SFC，雖然肩肱關節水平外展角度與肩胛骨外旋角度沒有關聯，不過在MER確認有相關[79]。在SFC時肱骨與肩胛骨的位置關係雖然具有多樣性，不過MER時，在水平面最合適的位置與肩胛骨並排，可說在產生功能時不會對肩肱關節造成負擔。

從SFC到MER，軀幹往手套側適度地側向傾斜，可將投球側的上肢引導至適當的位置。SFC時的軀幹，雖然維持自然姿勢或稍微往投球側上肢側稍微傾斜，不過跨步腳著地以後往手套側傾斜，在進入MER前一刻，肘關節內翻力矩來到峰值時，達到最大的側向傾斜[53)]。軀幹側向傾斜角度的增加，雖然也對球速增加有所貢獻，不過對於肩關節內旋力矩、肘關節內翻力矩增加的影響較大[53)]。雖然以表現的觀點來看也很重要，不過仍要防止軀幹過度側向傾斜。從通過跨步腳的垂直線，往側邊超過一個頭部寬度移動的情況定義為軀幹過度側向傾斜時，MER的軀幹側向傾斜角度平均達到35°[52)]，大幅偏移了理想的軀幹側向傾斜角度[47)]。從選手的前方或後方拍攝的影片，能夠評估有無這種過度的軀幹側向傾斜（**圖5c、d**）。

> **Memo　軀幹側向傾斜角度的增加造成的影響**
>
> 軀幹的側向傾斜角度增加10°，球速便增加0.5m／s，肘關節內翻力矩增加3.7Nm，肩關節內旋力矩增加2.5Nm[53)]。這種現象代表球速增加1.5%，肘關節內翻力矩增加4.8%，肩關節內旋力矩增加3.2%[53)]。雖然感覺這種力矩的增加幅度不大，但並非如此。文獻指出，用屍體研究的肘關節內側副韌帶（UCL）的斷裂強度為34Nm[81)]，在別的研究UCL對於內翻力矩的貢獻度大約為50%[82)]。基於肘關節內翻力矩平均為75.6Nm，投球中施加於UCL的負荷為37.8Nm（75.6Nm x 50%=37.8Nm），超過韌帶斷裂強度的34Nm[53,62)]。因此，隨著軀幹側向傾斜角度增加10°，肘關節內翻力矩增加3.7Nm，這點絕對無法忽視，在肩關節也同樣如此。

UCL：ulnar collateral ligament

●加速期

在加速期，肩關節從140～180°外旋急遽內旋轉到50～60°外旋[83,84)]（內旋角速度7000～9000°／s）[77,85)]，肘關節從90～100°屈曲急遽伸展到20～25°屈曲[3,72,77)]。在BR，大約達到肩關節90°外展、10°水平內收[71,83)]，32～55°軀幹前傾姿勢[58,72)]。SLAP修復術後的患者，有時在BR出現軀幹前傾角度降低[57)]，亦與球速的降低有關[58-60)]。從表現的觀點來看，要評估在BR是否有充分的軀幹前傾（**圖6a、b**）。肘關節伸展角速度在BR前一刻呈現最大，肩關節內旋角速度在BR後為最大[59)]。由於BR中肘關節屈曲角度的增加與肩關節牽引力的減少有關[86)]，具有肩關節疼痛的棒球選手偶爾出現過度肘關節屈曲姿勢的放球，顯示迴避疼痛的代償性運動。在BR確認在輕度屈曲前手肘是否有伸展（**圖6a、c**）。

加速期的跨步腳，產生與投球反方向的地面反作用力，在BR前達到72%，為最大（跨步腳產生的地面反作用力的前後、左右、垂直向量的總計，在BR前達到最大的175%）[76)]。這表示有強大的制動對跨步腳作用著，在這個時期雖然膝關節屈曲角度維持一定，但膝關節伸展[60)]。在膝關節伸展的角速度大，若膝關節更加伸展（高速群體：約28°屈曲，低速群體：約40°屈曲）則與球速增加有關[60,64,65)]。雖然在加速期，這種膝關節伸展將可能帶來更敏銳的骨盆旋轉、軀幹前傾運動，但相對的在這個時期過度的膝關節屈曲，代表力往投球方向散發的意思（**圖6a、b**）。

圖6　加速期

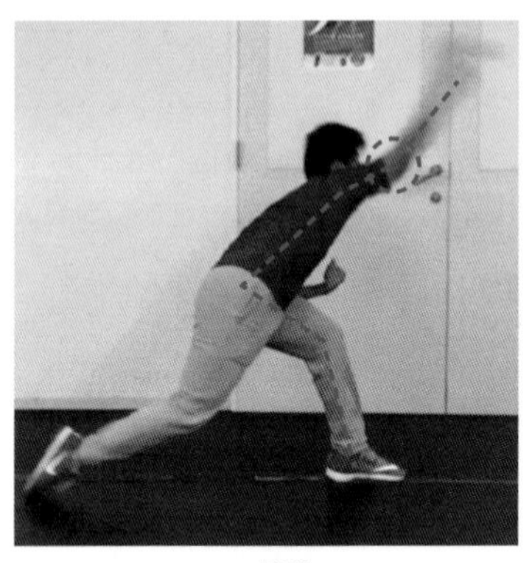

a 適當

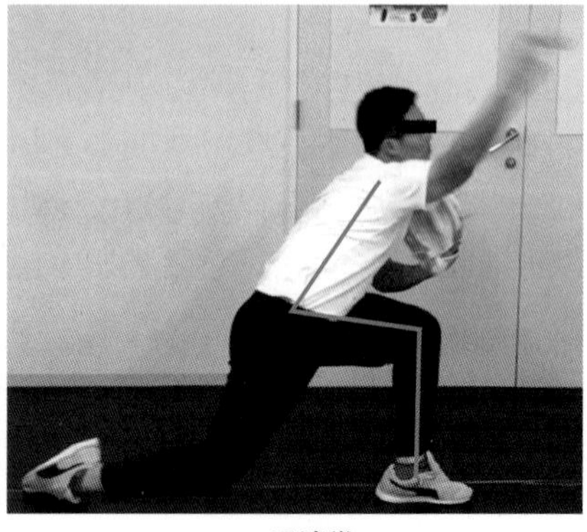

b 不適當

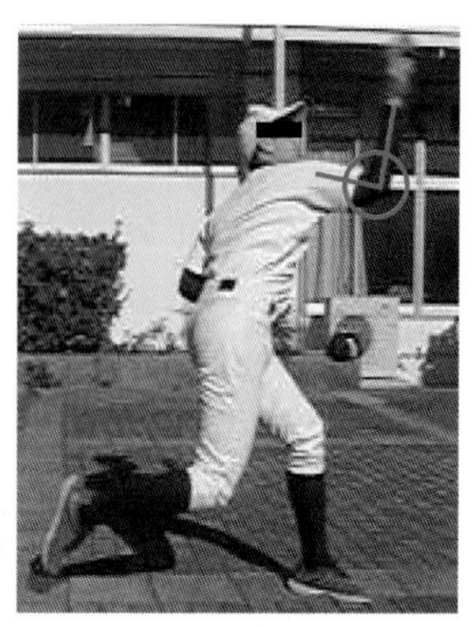

c 不適當

a：充分的軀幹前傾與合宜的跨步腳之膝關節屈曲。在肘關節些微屈曲的情況放球。
b：不充分的軀幹前傾與過度的跨步腳之膝關節屈曲。
c：在肘關節過度屈曲的情況放球。

●減速期

在減速期，肩關節保持外展100°，內旋至0°，水平內收至35°～40°[8，83，85]。應對肩關節水平內收、肱骨頭前向和上方位移拮抗，因肩關節後方肌群（三角肌後部、棘上肌、棘下肌、小圓肌、背闊肌等）產生水平外展力矩，和後方、下方的剪應力[62，84]。其中小圓肌的肌肉活動最大，有84%MVIC[73]。在減速期，產生肩胛骨下旋轉、前傾、內旋[87，88]。

●完成動作期

在完成動作期，肩關節水平內收角度達60°[8]，肩周圍的肌肉活動一般減少至10～30%MVIC左右[73]。由筆直伸展的上肢、前傾的軀幹、膝蓋伸展的跨步腳形成大的圓弧，能夠不倚靠上肢而由軀幹及下肢大片的肌群吸收運動能量[62]（**圖7a**）。上肢的運動在途中停止，評估是否有隨著肩胛骨前傾、內旋之肩關節水平內收運動的不足（**圖7b**），或跨步腳的膝蓋過度內翻、缺乏有效率旋轉運動的情況（**圖7c、d**）。

圖7　完成動作期

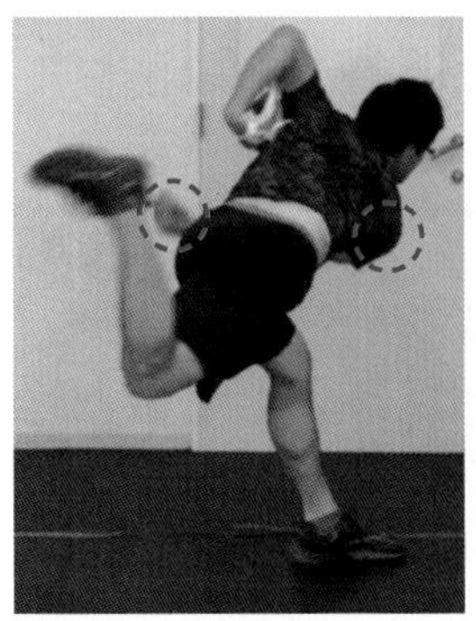

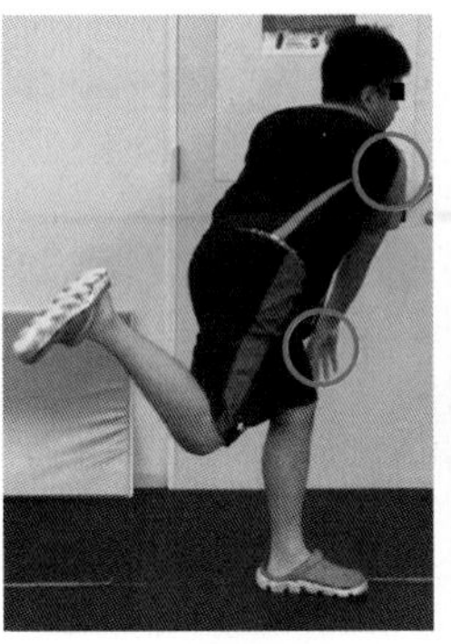

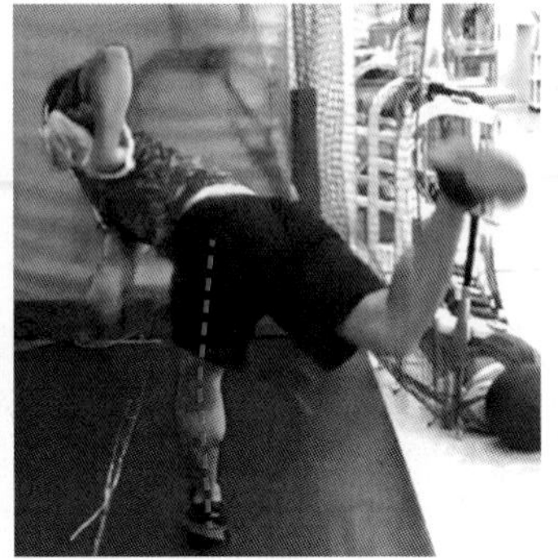

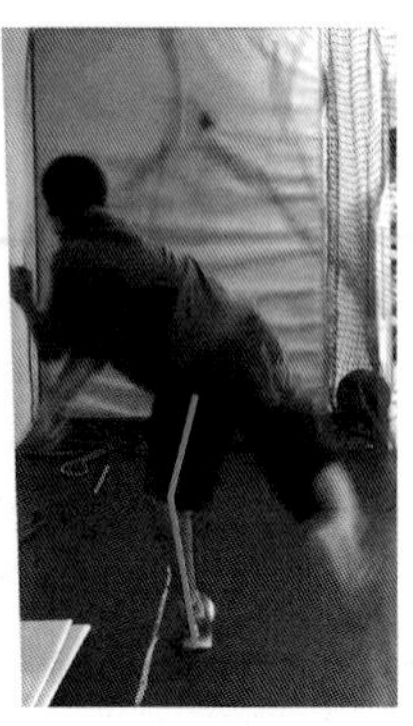

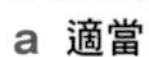

a 適當　b 不適當　c 適當　d 不適當

a：充分的肩關節水平內收。
b：不充分的肩關節水平內收。
c：跨步腳的脛骨幾乎垂直。
d：跨步腳的膝關節過度內翻。

物理治療評估實務的流程

在物理治療的實務方面，從病歷收集資訊開始，接著進行問診、病情評估、功能評估。在病情評估上，鎖定作為障礙的結果出現的組織損傷、疼痛、運動障礙，不只要進行物理治療，也要掌握會發生的風險。在功能評估上，主要評估可能成為障礙原因的肩膀、肩胛胸廓功能，整理問題所在。由於肩關節障礙患者肩膀痛時便會來到醫院受診，因此先前提到的投球動作不良的評估，基本上在動作時痛有可能消失。雖然有許多疼痛及功能障礙的評估方法，以下將介紹臨床上重要評估的一個例子與其視點。

➤問診

在實際的問診，首先在詢問現病史中，要釐清為什麼來到醫院受診、來看病的理由，以理解選手的期望。接著，從現在的狀態得知能夠做到什麼、不能夠做到什麼，以從其差距（gap）大致上訂定物理治療的短期、長期目標。並且要詢問在投球的何種階段、肩膀的何處出現疼痛，以預測障礙的機制。同時，從選手本人感受到的異常原因及率先發生的症狀、病史，預測身體哪個部位的功能降低，以在之後的功能評估上派上用場。對於投球動作，也要詢問選手感受到的課題及指導者指出的地方，作為之後投球動作評估的參考，思索介入治療時可以進行到哪一步，以及其程度。

Memo

投球障礙的危險因子

有許多關於投球障礙危險因子的研究。在2018年發表，關於棒球選手肩膀、肘關節障礙危險因子的系統性文獻回顧，釐清「年齡、身高、參加多個隊伍、球速、疲勞」為肩膀、肘關節障礙的危險因子[89)]。若只限定於肩關節障礙，每場比賽的投球數亦可能成為危險因子[89)]。其他除了如軀幹、膝關節疼痛的併發[90)]等個人因素，每週的練習天數[91)]之棒球環境也與肩、肘關節障礙的發作有關。雖然也有人指出教練的知識不足，不過現階段是否會成為肩、肘關節障礙的危險因子還不明確[92-94)]。亦有研究指出，年輕棒球選手玩3小時以上的電視遊樂器，肩、肘關節疼痛風險將增加[95)]。投球障礙除了選手的個人因子，也應該注意環境因子的相關事項，有時不僅棒球環境，也必須重新探討生活環境。

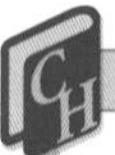

Clinical Hint

為了順利評估、治療的問診

在問診時，一般詢問現病歷、病史、治療史與對於這些事的反應，以及關於投球障礙原因之選手的假設、個人因子、環境因子、現在的症狀等。①身為物理治療師，確認在之後的評估與治療應該優先執行哪一項，②選手可以放心把身體交給物理治療師。在簡短的問診結束時，符合這兩種條件是最理想的。

病情評估

病情評估方面，要鎖定作為投球動作不良的結果而產生的肩關節周圍組織損傷、疼痛、運動障礙。如**表2**所示，有許多關於投球動作不良的組織損傷，基於醫師診斷結果與影像診斷而被鎖定。由於其中也有混雜多數病狀的情況，要因應需求而追加評估。透過觸診而確認壓痛部位，以及進行運動時痛（主動運動、被動運動、阻力下的運動）的評估，預測哪個組織與疼痛有關。關於各個特殊檢查的診斷學特性，譬如可將關於SLAP損傷的美國國家運動傷害防護師協會（National Athletic Trainers' Association）的姿勢表達（position statement）[96)]等當作參考。

以棒球選手為首，負責對運動選手治療時，重要的是關於大致上需要多長治療期間的預後預測相關說明。與沒有伴隨器質性損傷的功能降低相關之些許疼痛的情況，有可能因快速的功能恢復而早期復賽。另一方面，確認惡化的組織損傷情況以及日常生活中出現強烈疼痛、動作受限的情況，有時到復賽為止需要花費漫長時間。治療遇到困難及選手希望的情況，雖然有時也適合動手術，不過以棒球選手為對象的SLAP修復術及旋轉肌袖修補術的術後復賽實績有分歧的情況[21，22，97，98)]。除了SLAP損傷，還有合併旋轉肌袖損傷之術後復賽的實績低下[19)]。同時，像是棒球這類將手高舉過頭的運動，也會確認到源於SLAP損傷的側關節盂唇囊腫（paralabral cyst），有時是因為壓迫肩胛上神經而引起棘下肌肌力降低所造成[99)]。病情評估時，要注意是否有這類可能成為預後不良的因子。

Memo **SLAP損傷患者的手術適應的預測因子**

懷疑有SLAP損傷的患者，初診時做肩關節屈曲運動有painful arc sign，出現有肩胛骨前向突出姿勢的情況，為6週後手術適應的預測因子[100]。確認有這些症狀的情況，必須將具有保守治療失敗結束風險的念頭置於腦海，再進行治療。

➤功能評估

在功能評估方面，應預測造成上述組織損傷、疼痛的障礙機制，進行身體功能的檢查。①疼痛誘發、舒緩檢查，②評估排列，③肩關節柔軟度檢查，④肩關節肌力檢查，⑤患部外的功能評估。雖然一般會做這幾種檢查，也要因應症狀修正合宜的功能評估。

最為重要的，就是確實重現投球時的疼痛，究明疼痛減弱的條件。在這個條件中，也包含譬如肱骨頭排列的矯正，以及肩胛骨排列的矯正。就像這樣，在功能評估開始時鎖定疼痛減弱的方向，以釐清在有限的時間內應該進行優先順序高的功能評估。

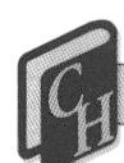
Clinical Hint

疼痛誘發、舒緩檢查的一例

譬如，從揮臂期到加速期肩關節疼痛的情況，大多為肩關節外展、外旋時誘發疼痛。對於這個情況，如relocation test般將肱骨頭從前方往後方引導後疼痛消失或減弱的情況，便用後方的柔軟度、肌力檢查尋找肱骨頭過度往前方位移的原因。從投球到完成動作期肩關節疼痛的情況，常在Whipple test姿勢誘發疼痛。對於這點，矯正肱骨頭排列或肩胛骨排列後疼痛即時消失或減弱的情況，便用後方的功能評估尋找排列不良的原因。

肩關節周圍肌肉柔軟度、肌力檢查，由於會影響動態肱骨頭排列及肩胛骨排列，是為重點。在柔軟度檢查方面，主要對仰臥姿的肩關節屈曲活動度、水平內收活動度、外展姿勢的外旋和內旋活動度進行評估。作為胸椎伸展、髖關節屈曲的活動性檢查，例如可用靠牆深蹲（參考「Ⅳ章－6」的**圖12**（第253頁））。在肩關節周圍肌肉的肌力檢查中，主要評估棘上肌、外展姿勢外旋肌群、肩胛下肌、斜方肌下部和前鋸肌。

在下肢的動態穩定性評估，例如可用單腳深蹲或單腳羅馬尼亞硬舉（Romanian Deadlift）。從單腳深蹲時軀幹傾斜角度，能夠預測投球的MER時軀幹側向傾斜角度[101]（只不過決定係數低，為$R^2=0.28$）。為了不讓目標為從肩關節障礙復賽的棒球選手的肩關節疼痛復發，同時也為了讓他不出現新的肘關節障礙而受傷，必須綜合臨床上的看法與科學上的看法，思考用功能評估測量的柔軟度和肌力可能如何對恢復投球造成影響。

Memo **肩關節功能降低對肩、肘關節障礙風險造成的影響**

有許多調查肩關節活動度受限及肌力降低對肩、肘關節障礙風險造成的影響之研究。現已究明肩關節屈曲活動度受限，將使棒球選手肘關節障礙的風險增加[102，103]。根據在2018年進行的系統性文獻回顧研究，關於棒球選手肩關節外展姿勢的內、外旋及水平內收活動度受限對肩、肘關節障礙風險造成的影響，由於結果的對立，並沒有獲得結論[89]。有研究指出，13～18歲的棒球選手內旋受限及水平內收受限與障礙風險的增加有關，另一方面，在8～12歲群體沒有確認到與障礙風險的關聯[104，105]。年輕的棒球選手比起身體功能，有問診項目中列舉的其他因子影響較大的可能。根據調查肩關節肌力降低的影響之研究，已究明棘上肌肌力降低[106-108]、外旋肌肌力降低[107，109]將使棒球選手的肩、肘關節障礙的風險增加。

對於投球動作不良的物理治療

➤物理治療的流程

在物理治療的第一階段，要基於先前陳述的問診與病情、功能評估，進行統整與解釋，找出問題點與設定短期、長期的目標。譬如，將肩關節運動時疼痛的消失、日常生活動作時疼痛的消失設為短期目標的情況，首先促進功能方面肱骨頭的向心性及肩膀、胸廓柔軟度恢復。正是將之後描述的功能障礙的治療列為優先的功能恢復期。若被動及主動運動時的疼痛消失，且獲得醫師許可，便可重新開始投球，並先做不實際投球的動作練習。一般長期目標為完全恢復投球、回歸賽場，透過階段性的投球計畫逐漸增加強度和距離。在從重新開始投球到全力投球的階段性復出期，預測肩關節周圍可能產生的負荷，事前促進合適的肌肉平衡及肌肉出力的提升。肩關節的功能恢復順利進行，且重新投球、進展有充分治療時間的情況，進行軀幹、下肢功能的評估，致力於對課題的矯正運動及訓練。

重新投球的話要直接評估動作，首先從使肩膀機械性應力增加的上半身動作不良（**表5**、**8**）的矯正著手。肩關節的功能恢復到能獲得承受高負荷的肩關節複合組織，且確認上半身的動作異常被矯正後，便致力於下半身的動作矯正。在目標為完全復賽的階段，譬如就像影響球速增加的投球動作的生物力學（**表6**），也要基於提升表現的相關動作模式，追加對軀幹及下肢的動作練習及訓練。具體而言，如後述對於投球動作不良的矯正運動所示。

➤對於肩關節功能障礙的物理治療

投球動作不良的患者，大多混雜著肱骨頭向心性的缺損、肩關節活動度受限、肩關節前向不穩定性、肩胛骨排列異常等功能障礙。關於各功能障礙的治療方法，請參考第Ⅲ章的其他章節。

由於投球動作不良的患者需要的是在最後恢復投球功能，重要的是確實獲得肩關節外展、外旋活動度及外展、外旋時肩胛骨周圍肌、旋轉肌袖肌群造成的動態穩定化功能，和肩關節水平內收活動度及伸展姿勢時肩胛骨周圍肌、旋轉肌袖肌群造成的動態穩定化功能。其中由於水平內收活動度對於肩關節夾擠症狀的改善影響最大[110]，從治療初期就要致力於改善。活動度的改善，用徒手治療[111-113]及牽張[114-116]等皆有成效。肌力強化則推薦訓練，譬如斜方肌下部的運動，追加做軀幹旋轉便能夠在最適合肩胛骨運動的同時提高肌肉活動（參考「Ⅳ章－6」的**圖11**（第252頁））[117]。無法脫離特定運動模式的情況，一般認為著重於姿勢與呼吸的運動有所成效[118，119]。藉由選擇最合適的治療方法，順利地解除每一個功能障礙，以完成對投球動作進行矯正運動的準備。

➤對於投球動作不良的矯正運動

●動作練習

①投球動作練習前應該注意的事

在致力於投球動作的矯正之前，必須完成好幾個條件。此條件包含獲得醫師開始投球的許可，能夠基於病情評估進行風險的管理，對於功能障礙的治療有充分的進展，以及選手同意投球動作的矯正等。

即使每種病情的治療方針不相同，一般而言，好幾週的靜養與功能恢復的計畫後，便階段性從不實際投球的動作練習，進展至朝向網子投球的練習（譯註：指用上半身五成左右的力量朝向4～5m外網子丟球的練習。）、接球、守備時傳球的計畫。由於是從低強度階段性進行到高強度，投球開始初期並不會大幅度跨步。因此，基本上要優先恢復與軀幹旋轉接連動作的手臂揮動。在投球開始初期並不會強調下半身主體的平移運動，許可的投球強度依比例逐漸增加。由於手臂的揮動直接影響對於肩關節的機械性應力，在以高強度開始投球之前，希望能夠恢復與軀幹旋轉接連動作的手臂揮動。

在投球動作評估時出現的課題，是對選手說明關於其動作將對肩膀疼痛造成何種影響、隨著動作矯正可預測的表現的變化，獲得彼此共識後再致力於動作的練習。譬如，關於放球姿勢的不良沒有獲得共識的情況，讓患者親身感受隨著矯正傳遞至指尖的力發生變化，便能順利地練習動作（**圖8**）。接著介紹確認不良動作之練習的例子之一。

圖8　放球姿勢的不同與肌力發揮

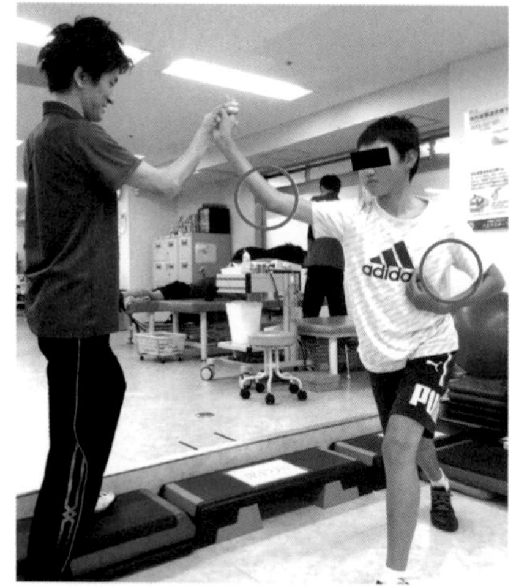

a　不良的放球姿勢

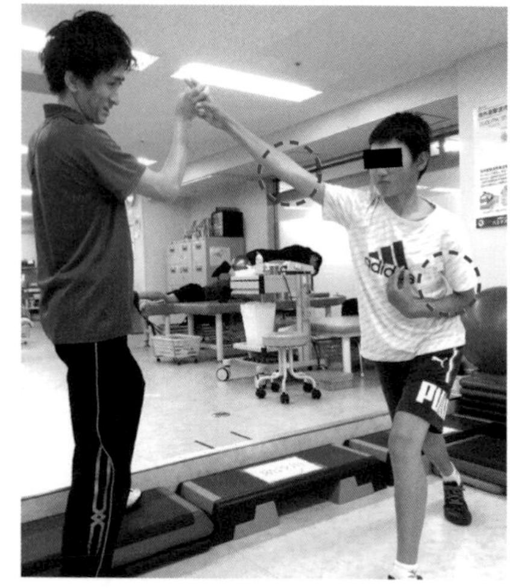

b　矯正後的放球姿勢

a：投球側肘關節過度屈曲，肩關節外展角度降低，手套側的腋下張開。由於只倚靠投球側上肢的肌肉發揮肌力，大的力不會傳至指尖，無法充分與阻力抗衡。

b：因手套側的腋下闔上，投球側手肘伸展，旋轉軸往手套側移動，下肢、軀幹、上肢肌群變得可能以極佳的平衡發揮肌力，大的力會傳至指尖，能夠充分與阻力抗衡。

②旋轉運動的矯正

致力於軀幹旋轉接連動作手臂揮動的情況，做正面投球及無踏步投球便容易進行動作練習[120]。在無踏步投球時，首先從至高點做無踏步投球，接著進展到加入將手往後拉的無踏步投球。這是由於將動作分解，會更加容易學習。特別在揮臂期到加速期上肢、軀幹出現不良動作的情況（**表8**），要致力於此動作的練習。可用鏡子或拍影片得到適當的回饋，促進每個選手解決課題（**圖9**）。加入將手往後拉的無踏步投球中，如**表8**所示的評估項目被適當地修正，便是此動作練習的目標。有許多選手從揮臂期到加速期肩膀疼痛，除了沒有恢復做出此動作，尚有投球側上肢，特別是想要生出能量而過度使用肩關節。希望不是揮動手臂，而是用身體記住手臂被揮動的感覺。若用無踏步投球成功矯正問題的話，便加入踏步的動作，進入投球的階段。

③平移運動的矯正

隨著踏步的平移運動效率化，要改善造成肩膀過度應力之軀幹、上肢運動，恢復有成效的旋轉運動後再致力執行。從準備期到跨步期，在骨盆、下肢確認不良動作的情況（**表8**），便將此動作當成練習對象。特別在跨步期，經常出現軸心腳的髖關節屈曲不足，膝蓋比足部更加過度往前方位移，隨著重心往投球方向移動、軸心腳的膝蓋朝內，骨盆早期開始往投球方向旋轉等不良動作的模式常發生（**圖2**）。對於這種模式，練習用軸心腳採取安定的單腳站立姿勢後，充分屈曲髖關節，不使骨盆旋轉到最後、大力地往投球方向橫向踏步，在跨步腳著地的時機將球舉到至高點的動作（**圖10**）。若變得能夠適當進行這個動作，便盡力做跨步腳著地而不靜止，將手臂揮動完畢的動作練習。即使集中精神投球，如**表8**所示的準備期到踏步期間的評估項目有被適度矯正，便是此動作練習的目標。

圖9　旋轉運動的矯正

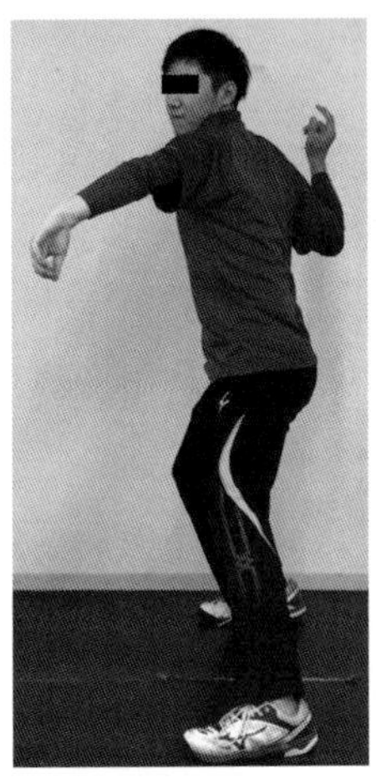

a　不適當的揮臂姿勢

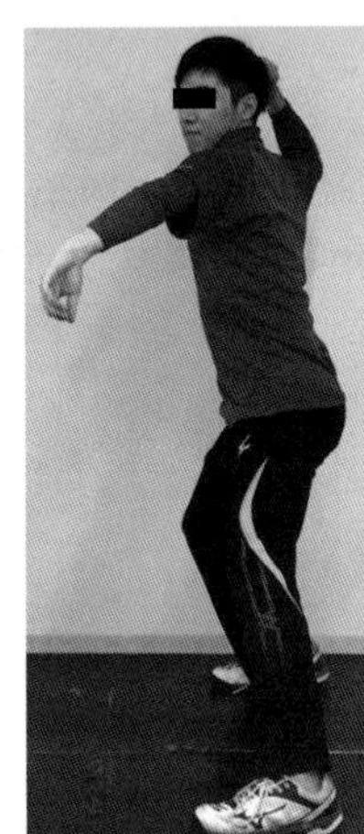

b　矯正後的揮臂姿勢

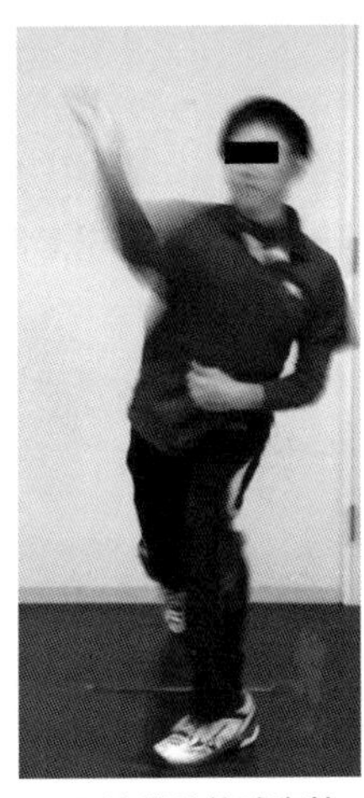

c　不適當的放球姿勢

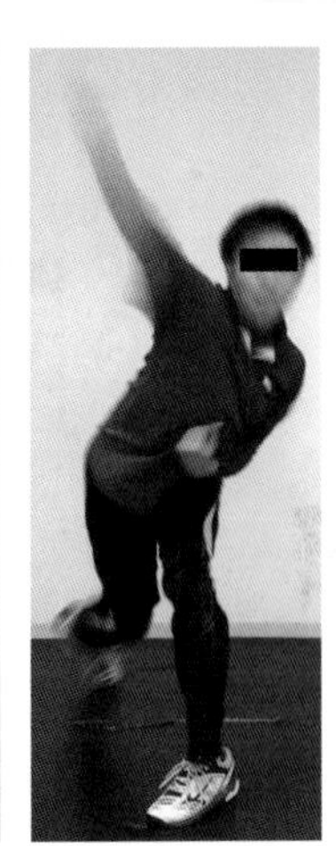

d　矯正後的放球姿勢

a：確認肩關節外展角度的減少與水平外展角度的增加。
b：矯正過度的水平外展角度，手肘大致上位於左右肩的連線上。
c：肘關節的屈曲角度增加，確認肩關節外展角度減少，手與頭部同樣高度，通過身體附近。
d：手肘、手大致上位於左右肩的連線上。手比頭部還高，在遠離身體的位置。透過身體旋轉，用離心力揮動手臂。

圖10　平移運動的矯正

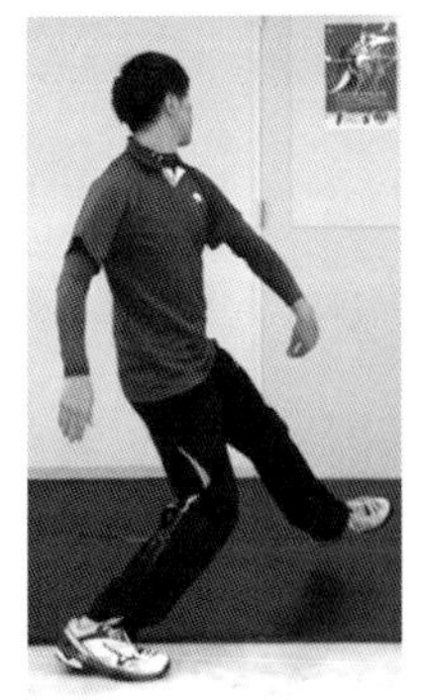

a　不適當的跨步期

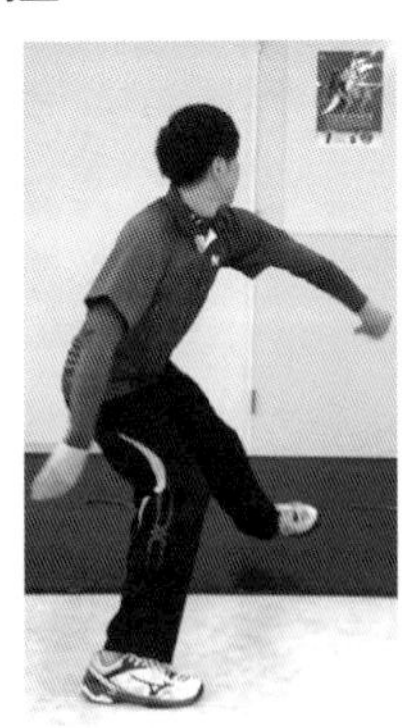

b　矯正後的跨步期

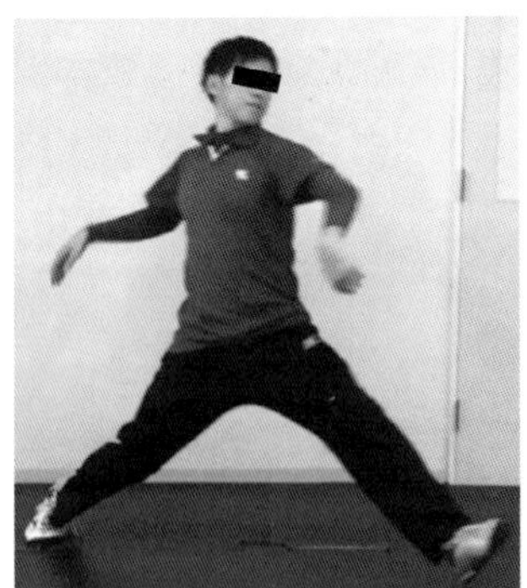

c　不適當的跨步期

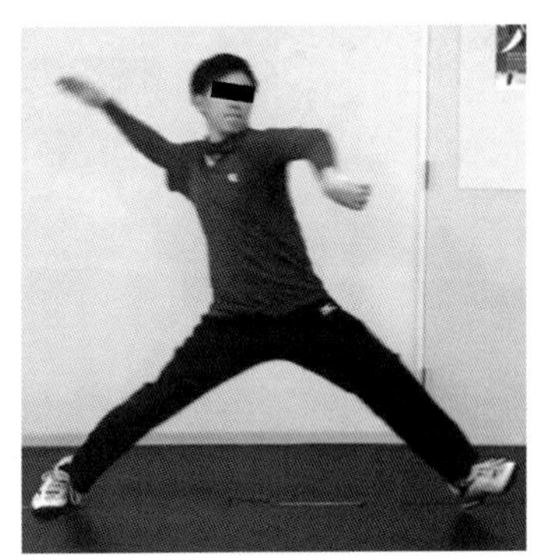

d　矯正後的跨步期

a：軸心腳的膝蓋大幅往前突出，軸心腳的髖關節屈曲不足。軀幹也從早期開始往後方傾斜。
b：軸心腳髖關節有充分屈曲，可大力往投球方向進行平移運動。
c：軸心腳的膝蓋早期朝內，身體打算從早期開始旋轉。
d：在跨步腳著地前一刻，軸心腳足部、膝蓋、髖關節大約維持一條直線。手肘也上舉至左右肩的連線，肩關節呈現外旋。

● 用道具做動作練習

①用腳踏板做旋轉運動的練習

雖然動作練習對投球動作的矯正有最直接的成效，不過若靈巧地運用道具，便可能更進一步順利地進行治療。練習與上述旋轉運動接連動作的手臂揮動時，軸心腳特別容易不禁用腳前掌拇趾側踏地、使身體做出旋轉，有時跨步腳側的身體無法順利支撐體重。此時，譬如將軸心腳站到腳踏板上進行同樣的練習，可促進體重移動至跨步腳上，較容易做出效率佳的骨盆旋轉運動（**圖11**）[120]。若有隨著手臂揮動、無法脫離不良動作模式的情況，便先只進行跨步腳的骨盆旋轉運動（**圖11a、b**）。若恢復骨盆旋轉運動的話，則從至高點做與骨盆旋轉接連動作的手臂揮動（**圖11c～e**），並進入伴隨將手往後拉的投球動作，階段性提升難易度。就算從腳踏板下來後進行投球動作，也要確認如**表8**的揮臂期到完成動作期為止的不良動作有所改善。

②用椅子做平移運動的練習

在上述平移運動的矯正中，從單腳站立至彎曲軸心腳髖關節時，若無法充分進行髖關節的屈曲與體幹前傾的情況，用椅子做練習有所成效（**圖12**）[120]。這與對於有膝痛的患者，為了不讓膝蓋往前突出的同時，一邊將體幹往前傾一邊起立的練習類似。首先坐在椅子上，使左右腳掌間的距離大於肩幅的狀態開始，一邊讓軀幹前傾一邊讓軸心腳承受體重，在髖關節屈曲的狀態採取單腳站立（**圖12a～c**）。接著利用軸心腳的伸展，使骨盆勉強維持在不旋轉的姿勢下大力地跨出腳。在跨步腳著地的時機將手舉到至高點（**圖12**）。若能按照期望的模式做出動作，則不要做到跨步腳著地為止，而是進展到實際做投球動作的練習。

圖11　用腳踏板做旋轉運動的練習

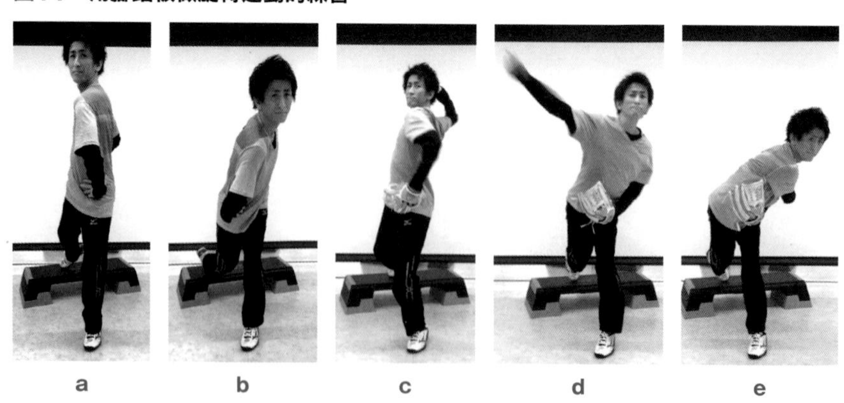

a：將體重從軸心腳轉移至跨步腳，透過左肩看向前方。
b：用跨步腳使骨盆旋轉，透過右肩看向前方。
c：將手伸到至高點，透過左肩看向前方。
d：透過骨盆、驅幹的旋轉讓手臂跟著揮動，以在放球時約使左右肩在連線上與手肘、手並排。手套側的腋下緊閉。
e：軀幹充分前傾、旋轉，透過右肩看向前方。

圖12　用椅子做平移運動的練習

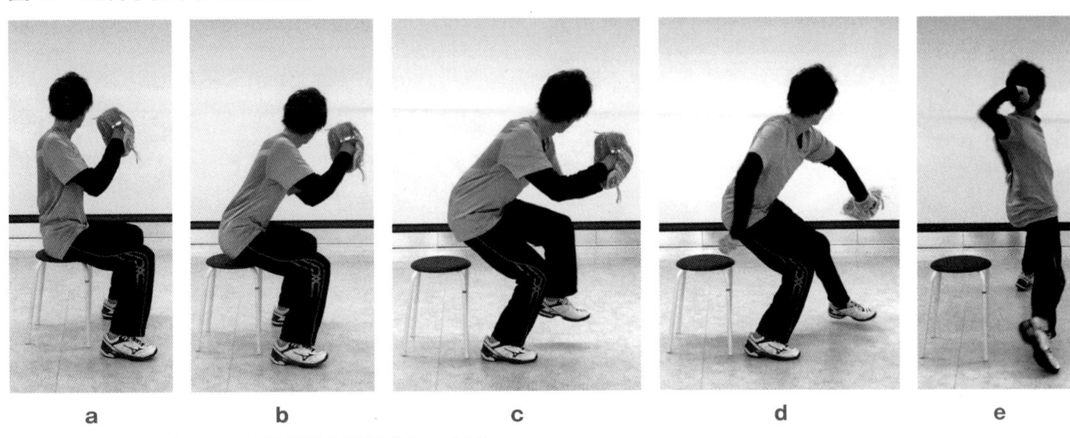

a　　b　　c　　d　　e

a：讓左右腳間的距離比肩幅稍大，坐下。
b：一邊注意不讓膝蓋往前方突出，一邊在維持軀幹前傾的情況下將體重移動至軸心腳。
c、d：一邊保持髖關節屈曲一邊用軸心腳採取單腳站立（c），利用軸心腳的伸展使重心大力往投球方向移動（d）。
e：確認在跨步腳著地的時機，手臂在至高點。

③用ReaLine的輔具做動作練習

「ReaLine核心」（譯註：ReaLine系列為日本的ReaLine公司以重新排列關節為概念而生產一系列的矯正輔具。）是為了恢復骨盆與胸廓對稱性的運動輔具，由骨盆的配件與胸廓的配件所組成[121]。使用骨盆配件的目的是提升骨盆旋轉動作等，使用胸廓配件的目的是擴大脊椎、胸廓的伸展活動度等。ReaLine平衡鞋是以矯正下肢的動態外翻為目的而開發的訓練用輔具，在穿著平衡鞋的狀態下做運動，可讓身體動作習慣下肢的動態排列經常保持在所期望的位置[122]。基本的使用目的、方法、注意事項請參考書籍[121]及文獻[122]，接著介紹對於投球動作不良用輔具做動作練習的一個例子。

從SFC到MER，胸椎需要做伸展、側屈運動。聚焦於胸椎，特別是下胸椎的屈曲、伸展及側屈活動度大。ReaLine核心是適合擴張下胸椎的輔具，只要在下胸椎穿戴這種輔具，緩慢用全身進行從SFC到MER的運動，可較容易恢復隨著下胸廓擴張、胸椎伸展、輕度側屈的肩關節外旋運動（**圖13**）。特別是在揮臂期，確認胸椎的出力低、肩關節外旋的情況（**表8**，**圖5b**），此運動便有成效。

在SFC以後，需要跨步腳的骨盆往投球方向旋轉。骨盆穿戴ReaLine核心後進行骨盆旋轉運動（在下肢伸展姿勢與屈曲姿勢時），以恢復骨盆左右對稱的排列，以及促進順利屈曲、內收運動的恢復[121]。並且在跨步腳上承受充分體重的姿勢下進行骨盆旋轉運動，以促進跨步腳上的骨盆旋轉運動順利進行（**圖14**）。在學習平移運動前執行此運動，可做好將平移運動有效率地變換至旋轉運動的準備。特別從加速期進入完成動作期時髖關節的收緊及軀幹前傾不足的情況，及出現過度的膝關節屈曲、內翻的情況（**表8**，**圖6**、**7**），推薦做這種運動。

圖13　用ReaLine核心做的揮臂運動

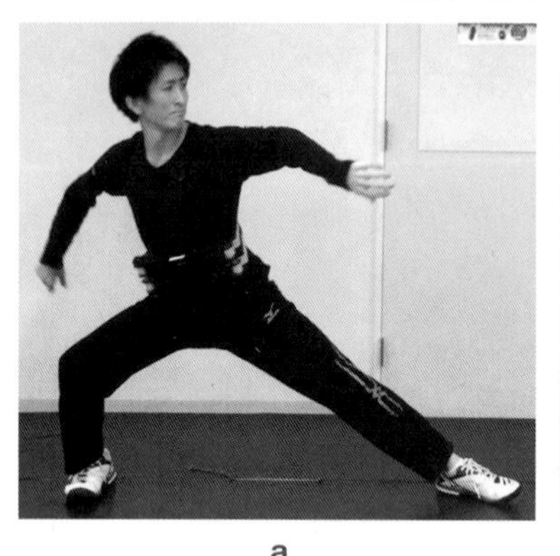
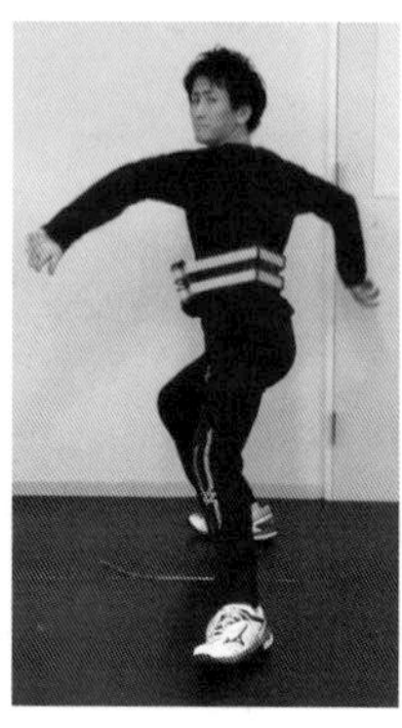
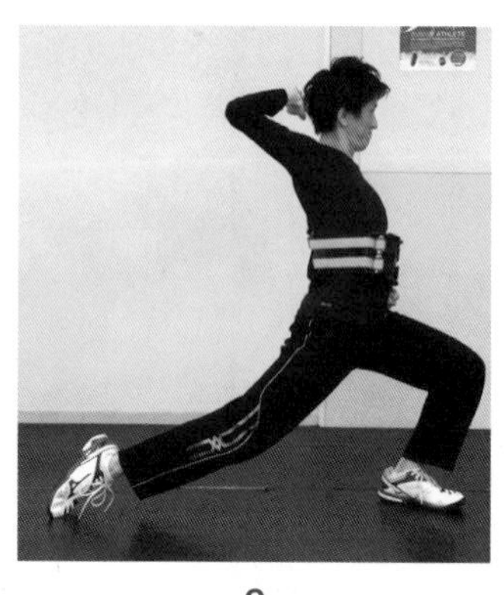
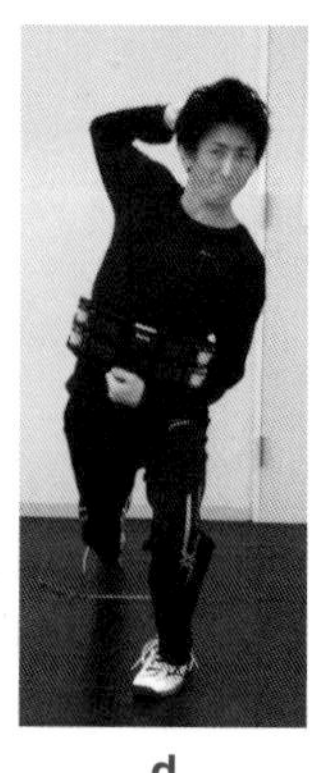

a　b　c　d

使軸心腳承受重心後呈現無力的狀態（a、b），想像揮臂期，進行張開胸膛的運動（c、d）。促進取得平衡的胸椎伸展與適度的側屈。在c雖然跨步腳的膝蓋超出適當的範圍後屈曲，不過這裡請將焦點放在上半身的動作學習上。

圖14　用ReaLine核心做的骨盆旋轉運動

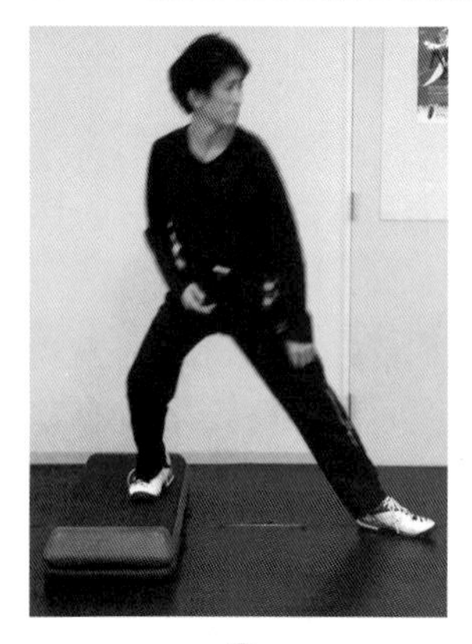
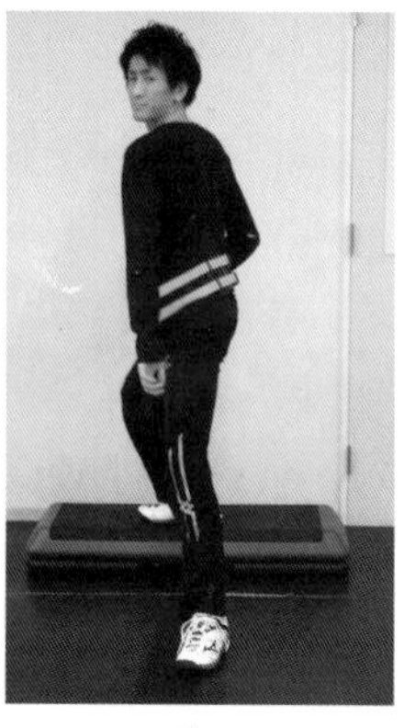
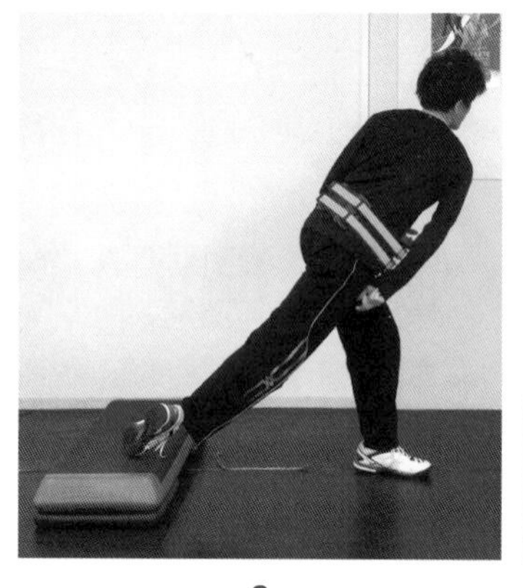
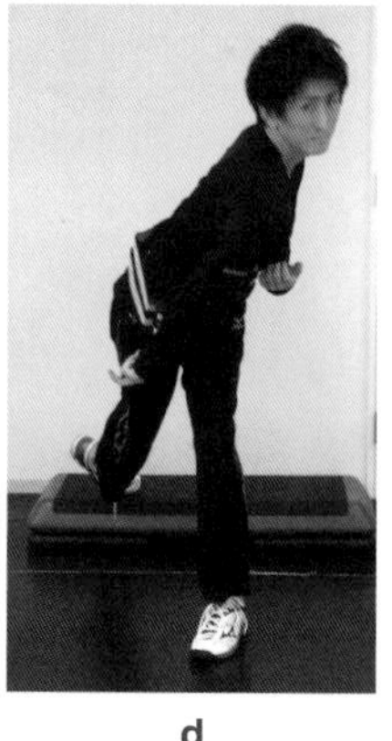

a　b　c　d

使軸心腳承受重心後呈現無力的狀態（a、b），將重心充分移動至跨步腳後，使骨盆旋轉（c、d）。促進跨步腳上順暢的骨盆旋轉運動。注意避免用軸心腳的前掌拇趾側做旋轉。

在完成動作期，需要用軸心腳取得安定的姿勢；在跨步期需要用軸心腳產生強大的地面反作用力並將重心有效地移動至跨步腳。ReaLine平衡鞋是可學習膝關節動態外翻制動的輔具，可用於恢復此動作。動作學習的例子之一，首先進行抬膝及橫向跳躍，學習隨著從軸心腳往跨步腳重心移動之膝關節動態外翻制動。接著進行分腿蹲（split squat）及前跨步（forward lunge），在保持跨步腳的脛骨垂直狀態下學習髖關節屈曲運動。最後穿上平衡鞋，進行從投球動作開始到跨步腳著地為止的運動，用軸心腳保持平衡站好，和不伴隨軸心腳的膝關節外翻、大力往投球方向踏步，以確認跨步腳是否充分抑制出力的達成度（**圖15**）。特別在跨步期，軸心腳的膝關節外翻早期出現的情況及髖關節屈曲不足的情況（**表8，圖2**），和跨步腳的膝關節產生過度內翻的情況（**表8，圖7**），推薦做這種運動。

圖15　穿著ReaLine平衡鞋做平移運動

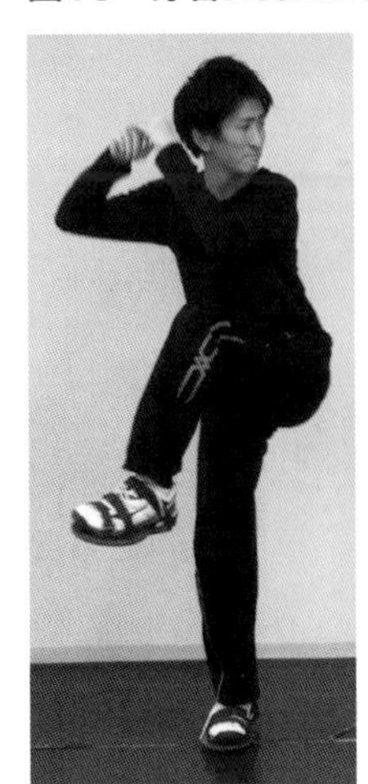

a

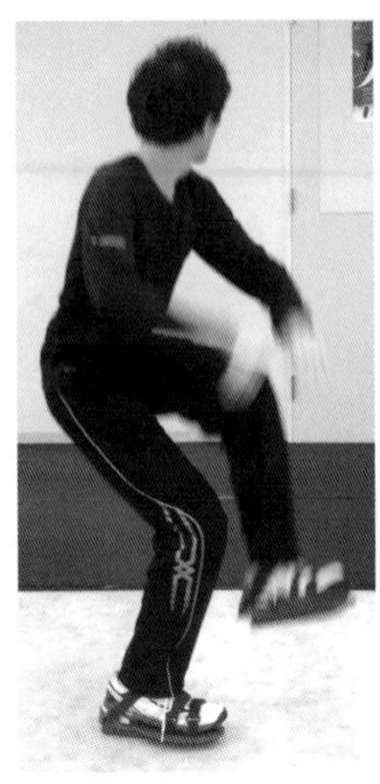

b

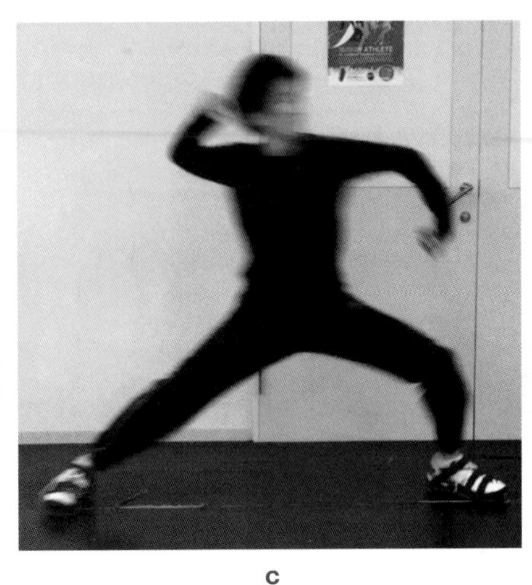

c

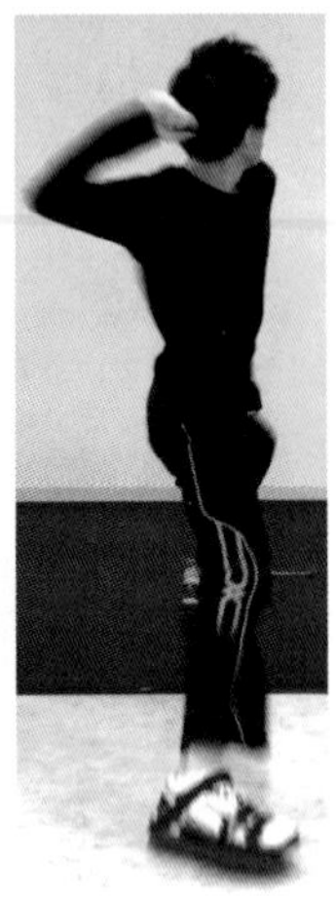

d

用軸心腳單腳站立，使跨步腳的髖關節屈曲，從骨盆旋轉至非投球側的狀態（**a**）維持軸心腳髖關節的屈曲，並將重心往投球方向移動（**b**），讓跨步腳維持著地的姿勢保持靜止（**c**、**d**）。做運動時，注意不讓平衡鞋傾斜，能夠藉此學習足、膝、髖關節保持適當的位置。

文獻

1) Roach NT, et al : Elastic energy storage in the shoulder and the evolution of high-speed throwing in Homo. Nature, 498(7455) : 483-486, 2013.
2) Larson SG : Evolutionary transformation of the hominin shoulder. Evolutionary Anthropology : Issues, News, and Reviews, 16(5) : 172-187, 2007.
3) Werner SL, et al : Biomechanics of the elbow during baseball pitching. J Orthop Sports Phys Ther, 17(6) : 274-278, 1993.
4) Ellenbecker TS, et al : 投球動作のメカニクス. スポーツ障害「肩」の治療　評価からリハビリテーション, 競技復帰まで, p22-32, ナップ, 2018.
5) Escamilla RF, et al : Shoulder muscle recruitment patterns and related biomechanics during upper extremity sports. Sports Med, 39(7) : 569-590, 2009.
6) Lin DJ, et al : Shoulder Injuries in the Overhead-Throwing Athlete : Epidemiology, Mechanisms of Injury, and Imaging Findings. Radiology, 286(2) : 370-387, 2018.
7) Meister K : Injuries to the shoulder in the throwing athlete. Part two : evaluation/treatment. Am J Sports Med, 28(4) : 587-601, 2000.
8) Meister K : Injuries to the shoulder in the throwing athlete. Part one : Biomechanics/pathophysiology/classification of injury. Am J Sports Med, 28(2) : 265-275, 2000.
9) Nagda SH, et al : Management and outcomes of latissimus dorsi and teres major injuries in professional baseball pitchers. Am J Sports Med, 39(10) : 2181-2186, 2011.
10) Chandra V, et al : Thoracic outlet syndrome in high performance athletes. J Vasc Surg, 60(4) : 1012-1017, 2014.
11) Dotter WE : Little leaguer's shoulder : a fracture of the proximal epiphysial cartilage of the humerus due to baseball pitching. Guthrie Clin Bull, 23(1) : 68-72, 1953.
12) Carson WG, Jr., et al : Little Leaguer's shoulder. A report of 23 cases. Am J Sports Med, 26(4) : 575-580, 1998.
13) Osbahr DC, et al : Little league shoulder. Curr Opin Pediatr, 22(1) : 35-40, 2010.
14) Stodden DF, et al : Kinematic constraints associated with the acquisition of overarm throwing part II : upper extremity actions. Res Q Exerc Sport, 77(4) : 428-436, 2006.
15) Stodden DF, et al : Kinematic constraints associated with the acquisition of overarm throwing part I : step and trunk actions. Res Q Exerc Sport, 77(4) : 417-427, 2006.
16) Fleisig GS, et al : Changes in Youth Baseball Pitching Biomechanics : A 7-Year Longitudinal Study. Am J

Sports Med, 46(1) : 44-51, 2018.
17) Sabick MB, et al : Biomechanics of the shoulder in youth baseball pitchers : implications for the development of proximal humeral epiphysiolysis and humeral retrotorsion. Am J Sports Med, 33(11) : 1716-1722, 2005.
18) Van Kleunen JP, et al : Return to High-Level Throwing After Combination Infraspinatus Repair, SLAP Repair, and Release of Glenohumeral Internal Rotation Deficit. Am J Sports Med, 40(11) : 2536-2541, 2012.
19) Neri BR, et al : Outcome of type II superior labral anterior posterior repairs in elite overhead athletes : Effect of concomitant partial-thickness rotator cuff tears. Am J Sports Med, 39(1) : 114-120, 2011.
20) Reynolds SB, et al : Debridement of small partial-thickness rotator cuff tears in elite overhead throwers. Clin Orthop Relat Res, 466(3) : 614-621, 2008.
21) Park JY, et al : Clinical and radiological outcomes of type 2 superior labral anterior posterior repairs in elite overhead athletes. Am J Sports Med, 41(6) : 1372-1379, 2013.
22) Ide J MS, et al : Sports Activity After Arthroscopic Superior Labral Repair Using Suture Anchors in Overhead-Throwing Athletes. Am J Sports Med, 33(4) : 507-514, 2005.
23) Mihata T, et al : Biomechanical analysis of articular-sided partial-thickness rotator cuff tear and repair. Am J Sports Med, 43(2) : 439-446, 2015.
24) Chhadia AM, et al : Abnormal translation in SLAP lesions on magnetic resonance imaging abducted externally rotated view. Arthroscopy, 26(1) : 19-25, 2010.
25) Mihata T, et al : Biomechanical assessment of Type II superior labral anterior-posterior (SLAP) lesions associated with anterior shoulder capsular laxity as seen in throwers : a cadaveric study. Am J Sports Med, 36(8) : 1604-1610, 2008.
26) Andrews JR, et al : Glenoid labrum tears related to the long head of the biceps. Am J Sports Med, 13(5) : 337-341, 1985.
27) Burkhart SS, et al : The peel-back mechanism : its role in producing and extending posterior type II SLAP lesions and its effect on SLAP repair rehabilitation. Arthroscopy, 14(6) : 637-640, 1998.
28) Shepard MF, et al : Differences in the ultimate strength of the biceps anchor and the generation of type II superior labral anterior posterior lesions in a cadaveric model. Am J Sports Med, 32(5) : 1197-1201, 2004.
29) Pradhan RL,et al : Superior labrum strain cluring the throwing motion. A cadaveric study. Am J Sports Med, 29(4) : 488-492, 2001.
30) Garofalo R, et al : Anterior-superior internal impingement of the shoulder : an evidence-based review. Knee Surg Sports Traumatol Arthrosc, 18(12) : 1688-1693, 2010.
31) Castagna A, et al : Posterior superior internal impingement : an evidence-based review [corrected]. Br J Sports Med, 44(5) : 382-388, 2010.
32) Valadie AL, et al : Anatomy of provocative tests for impingement syndrome of the shoulder. J Shoulder Elbow Surg, 9(1) : 36-46, 2000.
33) Gerber C, et al : Impingement of the deep surface of the subscapularis tendon and the reflection pulley on the anterosuperior glenoid rim : a preliminary report. J Shoulder Elbow Surg, 9(6) : 483-490, 2000.
34) Walch G, et al : Impingement of the deep surface of the supraspinatus tendon on the posterosuperior glenoid rim : An arthroscopic study. J Shoulder Elbow Surg, 1 : 238-245, 1992.
35) Jobe CM : Posterior superior glenoid impingement : expanded spectrum. Arthroscopy, 11(5) : 530-536, 1995.
36) Akeda M, et al : Lower shoulder abduction during throwing motion may cause forceful internal impingement and decreased anterior stability. J Shoulder Elbow Surg, 27(6) : 1125-1132, 2018.
37) Mihata T, et al : Excessive glenohumeral horizontal abduction as occurs during the late cocking phase of the throwing motion can be critical for internal impingement. Am J Sports Med, 38(2) : 369-374, 2010.
38) Mihata T, et al : Effect of posterior shoulder tightness on internal impingement in a cadaveric model of throwing. Knee Surg Sports Traumatol Arthrosc, 2013.
39) Mihata T, et al : Effect of Anterior Capsular Laxity on Horizontal Abduction and Forceful Internal Impingement in a Cadaveric Model of the Throwing Shoulder. Am J Sports Med, 43(7) : 1758-1763, 2015.
40) Mihata T, et al : Effect of rotator cuff muscle imbalance on forceful internal impingement and peel-back of the superior labrum : a cadaveric study. Am J Sports Med, 37(11) : 2222-2227, 2009.
41) Mihata T, et al : Effect of scapular orientation on shoulder internal impingement in a cadaveric model of the cocking phase of throwing. J Bone Joint Surg Am, 94(17) : 1576-1583, 2012.
42) Saka M, et al : Scapular Kinematics During Late Cocking of a Simulated Throwing Activity in Baseball Players With Shoulder Injury : A Cross-Sectional Study Using a 3D-to-2D Registration Technique. J Sport Rehabil, 24(2) : 91-98, 2015.
43) Muraki T, et al : Effect of posteroinferior capsule tightness on contact pressure and area beneath the coracoacromial arch during pitching motion. Am J Sports Med, 38(3) : 600-607, 2010.
44) Grossman MG, et al : A cadaveric model of the throwing shoulder : a possible etiology of superior labrum anterior-to-posterior lesions. J Bone Joint Surg Am, 87(4) : 824-831, 2005.
45) Huffman GR, et al : Path of glenohumeral articulation throughout the rotational range of motion in a thrower's shoulder model. Am J Sports Med, 34(10) : 1662-1669, 2006.
46) Clabbers KM, et al : Effect of posterior capsule tightness on glenohumeral translation in the late-cocking phase of pitching. Journal of sport rehabilitation, 16(1) : 41-49, 2007.
47) Matsuo T, et al : Influence of shoulder abduction and lateral trunk tilt on peak elbow varus torque for college

baseball pitchers during simulated pitching. J Appl Biomech, 22(2) : 93-102, 2006.
48) Tanaka H, et al : Estimation of Shoulder Behavior From the Viewpoint of Minimized Shoulder Joint Load Among Adolescent Baseball Pitchers. Am J Sports Med, 2018.(doi : 10.1177/0363546518789626)
49) Takagi Y, et al : Increased horizontal shoulder abduction is associated with an increase in shoulder joint load in baseball pitching. J Shoulder Elbow Surg, 23(12) : 1757-1762, 2014.
50) Oyama S, et al : Improper Trunk Rotation Sequence Is Associated With Increased Maximal Shoulder External Rotation Angle and Shoulder Joint Force in High School Baseball Pitchers. Am J Sports Med, 42(9) : 2089-2094, 2014.
51) Urbin MA, et al : Associations between timing in the baseball pitch and shoulder kinetics, elbow kinetics, and ball speed. Am J Sports Med, 41(2) : 336-342, 2013.
52) Oyama S, et al : Effect of excessive contralateral trunk tilt on pitching biomechanics and performance in high school baseball pitchers. Am J Sports Med, 41(10) : 2430-2438, 2013.
53) Solomito MJ, et al : Lateral Trunk Lean in Pitchers Affects Both Ball Velocity and Upper Extremity Joint Moments. Am J Sports Med, 43(5) : 1235-1240, 2015.
54) Huang YH, et al : A comparison of throwing kinematics between youth baseball players with and without a history of medial elbow pain. Chin J Physiol, 53(3) : 160-166, 2010.
55) Douoguih WA, et al : Early Cocking Phase Mechanics and Upper Extremity Surgery Risk in Starting Professional Baseball Pitchers. Orthop J Sports Med, 3(4), 2015.(doi : 10.1177/2325967115581594)
56) Chalmers PN, et al : Postoperative Restoration of Upper Extremity Motion and Neuromuscular Control During the Overhand Pitch : Evaluation of Tenodesis and Repair for Superior Labral Anterior-Posterior Tears. Am J Sports Med, 42(12) : 2825-2836, 2014.
57) Laughlin WA, et al : Deficiencies in Pitching Biomechanics in Baseball Players With a History of Superior Labrum Anterior-Posterior Repair. Am J Sports Med, 42(12) : 2837-2841, 2014.
58) Matsuo T, et al : Comparison of kinematic and temporal parameters between different pitch velocity groups. J Appl Biomech, 17(1) : 1-13, 2001.
59) Stodden DF, et al : Relationship of biomechanical factors to baseball pitching velocity : within pitcher variation. J Appl Biomech, 21(1) : 44-56, 2005.
60) Kageyama M, et al : Kinematic and Kinetic Profiles of Trunk and Lower Limbs during Baseball Pitching in Collegiate Pitchers. Journal of sports science & medicine, 13(4) : 742-750, 2014.
61) Oyama S, et al : Reliability and Validity of Quantitative Video Analysis of Baseball Pitching Motion. J Appl Biomech, 33(1) : 64-68, 2017.
62) DeFroda SF, et al : Two-Dimensional Video Analysis of Youth and Adolescent Pitching Biomechanics : A Tool For the Common Athlete. Curr Sports Med Rep, 15(5) : 350-358, 2016.
63) Sgroi T, et al : Predictors of throwing velocity in youth and adolescent pitchers. J Shoulder Elbow Surg, 24(9) : 1339-1345, 2015.
64) Dun S, et al : The relationship between age and baseball pitching kinematics in professional baseball pitchers. J Biomech, 40(2) : 265-270, 2007.
65) Werner SL, et al : Relationships between ball velocity and throwing mechanics in collegiate baseball pitchers. J Shoulder Elbow Surg, 17(6) : 905-908, 2008.
66) Shinya M, et al : Pitching form determines probabilistic structure of errors in pitch location. J Sports Sci, 35(21) : 2142-2147, 2017.
67) Whiteside D, et al : Ball Speed and Release Consistency Predict Pitching Success in Major League Baseball. J Strength Cond Res, 30(7) : 1787-1795, 2016.
68) Diffendaffer AZ, et al : Kinematic and kinetic differences between left-and right-handed professional baseball pitchers. Sports Biomech : 1-8, 2018.
69) Solomito MJ, et al : Biomechanical differences between left- and right-handed baseball pitchers. Sports Biomech, 16(2) : 143-151, 2017.
70) Werner SL, et al : Throwing arm dominance in collegiate baseball pitching : a biomechanical study. Am J Sports Med, 38(8) : 1606-1610, 2010.
71) Weber AE, et al : The biomechanics of throwing : simplified and cogent. Sports Med Arthrosc, 22(2) : 72-79, 2014.
72) Calabrese GJ : Pitching mechanics, revisited. Int J Sports Phys Ther, 8(5) : 652-660, 2013.
73) Digiovine NM, et al : An electromyographic analysis of the upper extremity in pitching. J Shoulder Elbow Surg, 1(1) : 15-25, 1992.
74) Luera MJ, et al : Role of Rotational Kinematics in Minimizing Elbow Varus Torques for Professional Versus High School Pitchers. Orthop J Sports Med, 6(3) : 2325967118760780, 2018.
75) Davis JT, et al : The effect of pitching biomechanics on the upper extremity in youth and adolescent baseball pitchers. Am J Sports Med, 37(8) : 1484-1491, 2009.
76) MacWilliams BA, et al : Characteristic ground-reaction forces in baseball pitching. Am J Sports Med, 26(1) : 66-71, 1998.
77) Fleisig GS, et al : Kinematic and kinetic comparison of baseball pitching among various levels of development. J Biomech, 32(12) : 1371-1375, 1999.
78) Fry KE, et al : Youth Baseball Pitching Stride Length : Normal Values and Correlation With Field Testing. Sports health, 9(3) : 205-209, 2017.

79) Konda S, et al : Configuration of the Shoulder Complex During the Arm-Cocking Phase in Baseball Pitching. Am J Sports Med, 43(10) : 2445-2451, 2015.
80) Miyashita K, et al : Glenohumeral, scapular, and thoracic angles at maximum shoulder external rotation in throwing. Am J Sports Med, 38(2) : 363-368, 2010.
81) Ahmad CS, et al : Biomechanical evaluation of a new ulnar collateral ligament reconstruction technique with interference screw fixation. Am J Sports Med, 31(3) : 332-337, 2003.
82) Morrey BF, et al : Articular and ligamentous contributions to the stability of the elbow joint. Am J Sports Med, 11(5) : 315-319, 1983.
83) Keeley DW, et al : Shoulder kinematics during pitching : Comparing the slide step and traditional stretch deliveries. Hum Mov Sci, 2012.
84) Fleisig GS, et al : Kinetics of baseball pitching with implications about injury mechanisms. Am J Sports Med, 23(2) : 233-239, 1995.
85) Seroyer ST, et al : The kinetic chain in overhand pitching : its potential role for performance enhancement and injury prevention. Sports health, 2(2) : 135-146, 2010.
86) Werner SL, et al : Relationships between throwing mechanics and shoulder distraction in collegiate baseball pitchers. J Shoulder Elbow Surg, 16(1) : 37-42, 2007.
87) Oliver G, et al : Scapula Kinematics of Youth Baseball Players. J Hum Kinet, 49 : 47-54, 2015.
88) Meyer KE, et al : Three-dimensional scapular kinematics during the throwing motion. J Appl Biomech, 24 (1) : 24-34, 2008.
89) Norton R, et al : Risk Factors for Elbow and Shoulder Injuries in Adolescent Baseball Players : A Systematic Review. Am J Sports Med : 363546518760573, 2018.
90) Sekiguchi T, et al : Youth baseball players with elbow and shoulder pain have both low back and knee pain : a cross-sectional study. Knee Surg Sports Traumatol Arthrosc, 26(7) : 1927-1935, 2018.
91) Harada M, et al : Risk factors for elbow injuries among young baseball players. J Shoulder Elbow Surg, 19 (4) : 502-507, 2010.
92) Yukutake T, et al : A survey examining the correlations between Japanese little league baseball coaches' knowledge of and compliance with pitch count recommendations and player elbow pain. Sports health, 5 (3) : 239-243, 2013.
93) Knapik DM, et al : Youth Baseball Coach Awareness of Pitch Count Guidelines and Overuse Throwing Injuries Remains Deficient. J Pediatr Orthop, 38(10) : e623-628, 2018.
94) Fazarale JJ, et al : Knowledge of and compliance with pitch count recommendations : a survey of youth baseball coaches. Sports health, 4(3) : 202-204, 2012.
95) Sekiguchi T, et al : Playing video games for more than 3 hours a day is associated with shoulder and elbow pain in elite young male baseball players. J Shoulder Elbow Surg, 27(9) : 1629-1635, 2018.
96) Michener LA, et al : National Athletic Trainers' Association Position Statement : Evaluation, Management, and Outcomes of and Return-to- Play Criteria for Overhead Athletes With Superior Labral Anterior-Posterior Injuries. J Athl Train, 53(3) : 209-229, 2018.
97) Mazoue CG, et al : Repair of full-thickness rotator cuff tears in professional baseball players. Am J Sports Med, 34(2) : 182-189, 2006.
98) Dines JS, et al : Arthroscopic Management of Full-Thickness Rotator Cuff Tears in Major League Baseball Pitchers : The Lateralized Footprint Repair Technique. Am J Orthop (Belle Mead NJ), 45(3) : 128-133, 2016.
99) Pillai G, et al : Greater strength increase with cyst decompression and SLAP repair than SLAP repair alone. Clin Orthop Relat Res, 469(4) : 1056-1060, 2011.
100) Moore-Reed SD, et al : Preliminary Development of a Clinical Prediction Rule for Treatment of Patients With Suspected SLAP Tears. Arthroscopy, 30(12) : 1540-1549, 2014.
101) Plummer HA, et al : Trunk Lean during a Single-Leg Squat Is Associated with Trunk Lean during Pitching. Int J Sports Phys Ther, 13(1) : 58-65, 2018.
102) Wilk KE, et al : Deficits in Glenohumeral Passive Range of Motion Increase Risk of Elbow Injury in Professional Baseball Pitchers : A Prospective Study. Am J Sports Med, 43(10) : 2379-2385, 2014.
103) Camp CL, et al : Decreased Shoulder External Rotation and Flexion Are Greater Predictors of Injury Than Internal Rotation Deficits : Analysis of 132 Pitcher-Seasons in Professional Baseball. Arthroscopy, 33(9) : 1629-1636, 2017.
104) Shanley E, et al : Preseason shoulder range of motion screening as a predictor of injury among youth and adolescent baseball pitchers. J Shoulder Elbow Surg, 24(7) : 1005-1013, 2015.
105) Shanley E, et al : Shoulder range of motion measures as risk factors for shoulder and elbow injuries in high school softball and baseball players. Am J Sports Med, 39(9) : 1997-2006, 2011.
106) Tyler TF, et al : Risk Factors for Shoulder and Elbow Injuries in High School Baseball Pitchers : The Role of Preseason Strength and Range of Motion. Am J Sports Med, 42(8) : 1993-1999, 2014.
107) Byram IR, et al : Preseason shoulder strength measurements in professional baseball pitchers : identifying players at risk for injury. Am J Sports Med, 38(7) : 1375-1382, 2010.
108) Trakis JE, et al : Muscle strength and range of motion in adolescent pitchers with throwing-related pain : implications for injury prevention. Am J Sports Med, 36(11) : 2173-2178, 2008.
109) Garrison JC, et al : Baseball players diagnosed with ulnar collateral ligament tears demonstrate decreased

balance compared to healthy controls. J Orthop Sports Phys Ther, 43(10):752-758, 2013.
110) Tyler TF, et al：Correction of posterior shoulder tightness is associated with symptom resolution in patients with internal impingement. Am J Sports Med, 38(1):114-119, 2010.
111) Laudner K, et al：Acute effects of instrument assisted soft tissue mobilization for improving posterior shoulder range of motion in collegiate baseball players. Int J Sports Phys Ther, 9(1):1-7, 2014.
112) Moore SD, et al：The immediate effects of muscle energy technique on posterior shoulder tightness：a randomized controlled trial. J Orthop Sports Phys Ther, 41(6):400-407, 2011.
113) Manske RC, et al：A randomized controlled single-blinded comparison of stretching versus stretching and joint mobilization for posterior shoulder tightness measured by internal rotation motion loss. Sports health, 2(2):94-100, 2010.
114) McClure P, et al：A randomized controlled comparison of stretching procedures for posterior shoulder tightness. J Orthop Sports Phys Ther, 37(3):108-114, 2007.
115) Maenhout A, et al：Quantifying acromiohumeral distance in overhead athletes with glenohumeral internal rotation loss and the influence of a stretching program. Am J Sports Med, 40(9):2105-2112, 2012.
116) Laudner KG, et al：The acute effects of sleeper stretches on shoulder range of motion. J Athl Train, 43(4):359-363, 2008.
117) Yamauchi T, et al：The effect of trunk rotation during shoulder exercises on the activity of the scapular muscle and scapular kinematics. J Shoulder Elbow Surg, 24(6):955-964, 2015.
118) Boyle KL, et al：The value of blowing up a balloon. N Am J Sports Phys Ther, 5(3):179-188, 2010.
119) Robey JH, et al：Bilateral functional thoracic outlet syndrome in a collegiate football player. N Am J Sports Phys Ther, 4(4):170-181, 2009.
120) 前田　健：ピッチングメカニズムブック 改善編, ベースボール・マガジン社, 2010.
121) 蒲田和芳：「リアライン・コア」を用いたコア・体幹のトレーニング．リアライン・トレーニングー関節のゆがみ・骨の配列を整える最新理論ー<体幹・股関節編>, p93-110, 講談社, 2014.
122) 窪田智史, ほか：ACL損傷予防のためのアスレティックトレーニング(5)新しいACL損傷予防プログラムの提案(1)動作修正. 体育の科学, 66(7):515-520, 2016.

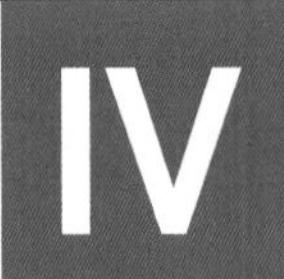

各功能障礙的案例研究

1 肩肱關節的動態穩定性降低（肱骨頭向心性的缺損）

Abstract

- 隨著肩旋轉肌袖斷裂之旋轉肌袖功能的降低，從術前到術後，上肢上舉時出現動態穩定性的降低。
- 在術前及術後2個月的MRI評估中，透過物理治療評估找出引起動態穩定性的因子。
- 認為棘上肌、棘下肌的萎縮，肩後方關節囊的柔軟度降低，肩胛下肌上部、中部纖維的浮腫是本案例動態穩定性降低的因子。
- 最優先考量對於縫合旋轉肌袖的風險，對於應該迴避的應力、能夠期待改善的功能，進行合宜的復健治療，以改善動態穩定性。

序

講解對於肩旋轉肌袖進行傳統的旋轉肌袖修補術的案例。在術後2個月的時期整理問題，介紹在其後進行的物理治療，說明術前到術後5個月的動態穩定性如何改善。

病例資訊

➤基本資訊

年齡：50歲後半

性別：男

職業：上班族（行政工作）

興趣：保齡球、高爾夫球

主症狀：右手從上舉姿勢下垂、將手伸到腰背或起床時發生疼痛。

➤醫學資訊

病名：右肩旋轉肌袖斷裂

病史：左肩旋轉肌袖斷裂（2年前）

➤現病史

在手術日的5個月前騎自行車時跌倒，右肩受到強力撞擊。之後出現右肩關節疼痛，上肢變得難以抬高。受傷當天來到本院受診，根據關節造影檢查、日後的MRI檢查診斷出上述症狀。之後不進行治療，雖然逐漸能夠抬高手臂，但依舊留有疼痛，由於恢復運動能力的意願高，因此在本院動手術。

➤手術紀錄

用鉗子依照纖維方向分開三角肌後侵入。分離肩峰下滑液囊、喙突下滑液囊的沾黏。切離喙肱韌帶，由於確認有肩峰的骨增生，進行肩峰成形術。由於旋轉肌袖牽引測試的結果，確認棘上肌的鬆弛，切開棘上肌附著部後確認深層的斷裂。用Ethibond 2號縫線縫3針，在肱骨大結節部形成骨溝，進行McLaughlin法。結果，肱骨頭充分被覆蓋，修復的棘上肌也有良好的張力。棘下肌、肩胛下肌鬆弛，沒有出現斷裂。

➤術後的治療計畫

手術後用矯正頭帽將上肢固定在零號姿勢，開始手指、肘關節的運動。手術1週後在上舉姿勢進行肩關節被動運動及往下垂方向的主動輔助運動（MMT2 Level），術後2週變更為用扶手。術後3週開始做肩關節主動運動，在術後6週移除扶手。

➤影像資訊（MRI）

在術前從T1斜方冠狀斷面影像確認棘上肌關節面的不完全斷裂、棘上肌肌腱端腫脹。根據T2斜向矢狀面影像，棘上肌的Goutallier stage為1，tangent sign：－，棘下肌與小圓肌有脂肪變性：－，萎縮：－，肩胛下肌上部、中部纖維確認浮腫。從T2橫斷影像，喙突下滑液囊、肩峰下滑液囊、肱二頭肌長頭的effusion：＋（**圖1**）。

從術後2個月的T2斜向冠狀斷面影像，手術固定處的肌腱端有連接性、增厚（菅谷分類type 1），也能夠確認棘上肌肌腱端的腫脹。同時，從T2斜向矢狀斷面影像，看到棘上肌正在萎縮。實際測量斷面面積，術前為646mm²，術後2個月為435mm²，可見斷面面積減少。同時，其他肩旋轉肌袖肌群與術前相比雖然棘下肌的斷面面積減少，但並沒有確認小圓肌、肩胛下肌的斷面面積減少（**表1**）。肩胛下肌上部、中部纖維出現浮腫。而且從T2橫斷影像雖然看出肩峰下滑液囊前方的effusion：＋，不過肱二頭肌長頭的effusion：－（**圖2**）。

Memo　縫合旋轉肌袖的評估

肩旋轉肌袖斷裂術後的縫合旋轉肌袖的評估常用到菅谷分類法。這是用五個階段分類修復旋轉袖肌的連接性、厚度、亮度變化的評估方法。此評估法的分類，在T2冠狀斷面影像（參考圖**2a**），修復旋轉肌袖具有連接性、增厚，且一樣為低訊號的為type 1，一部分呈現高訊號的為type 2，雖然有修復旋轉肌袖的連接性卻沒有增厚的為type 3，在一部分影像中失去連接性的為type 4，有許多連接性的中斷部分、在矢狀面寬廣的為type 5。其中type 1～4，無法稱之為再度斷裂[1]。

圖1　術前的MRI診斷

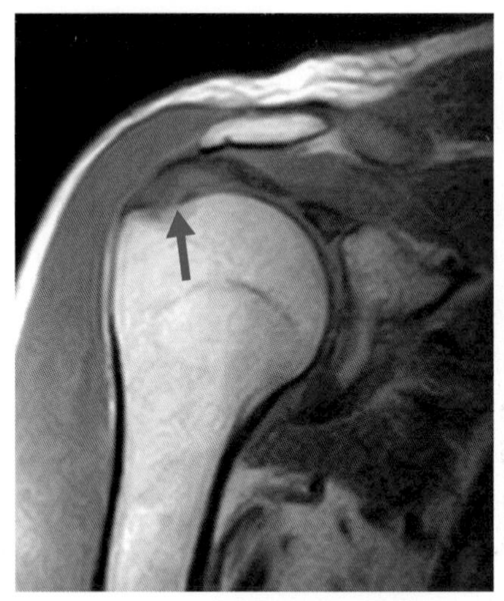

a T1斜向冠狀面斷面影像（肩峰）
→：棘上肌關節面不完全斷裂、肌腱端的腫脹

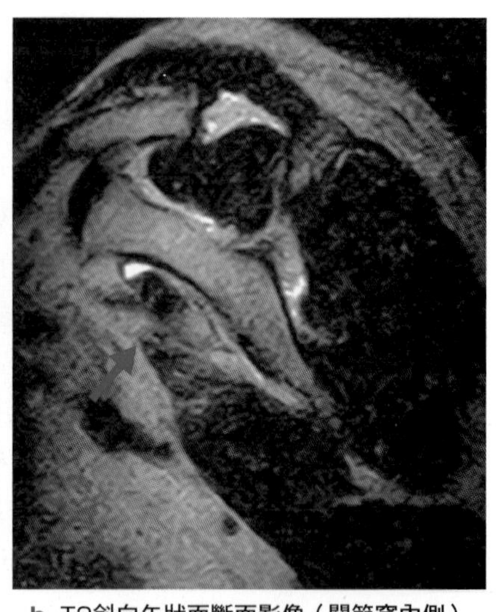

b T2斜向矢狀面斷面影像（關節窩內側）
→：肩胛下肌上部、中部纖維的浮腫

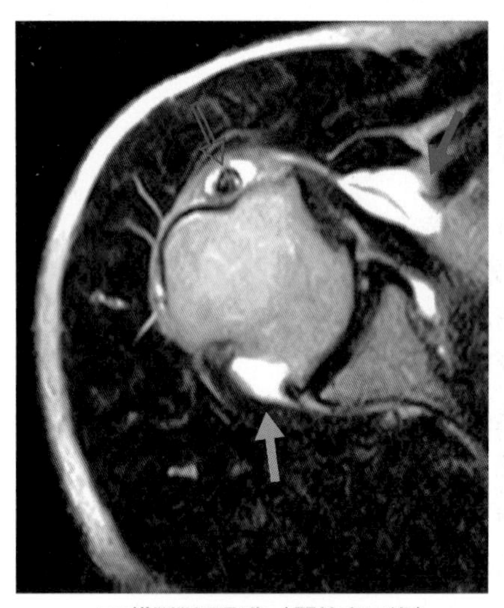

c T2橫斷斷面影像（關節窩下緣）
→：喙突下滑液囊、肩峰下滑液囊前方的effusion
→：肩峰下滑液囊後方的effusion
⇨：肱二頭肌長頭的effusion

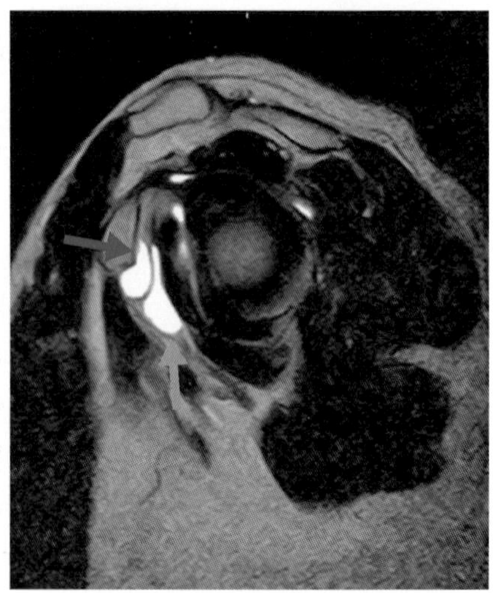

d T2斜向矢狀面斷面影像（肩鎖關節）
→：喙突下滑液囊的effusion
→：肩峰下滑液囊前方的effusion

表1　肩旋轉肌袖肌群的斷面面積推移（用MRI-T2斜位矢狀斷面影像（關節窩內側）評估）

	術前	術後2個月	術後5個月
棘上肌	646	435	527
棘下肌	1,329	1,165	1,311
小圓肌	341	360	392
肩胛下肌	1,304	1,324	1,352

單位：mm^2

圖2 術後2個月的MRI診斷

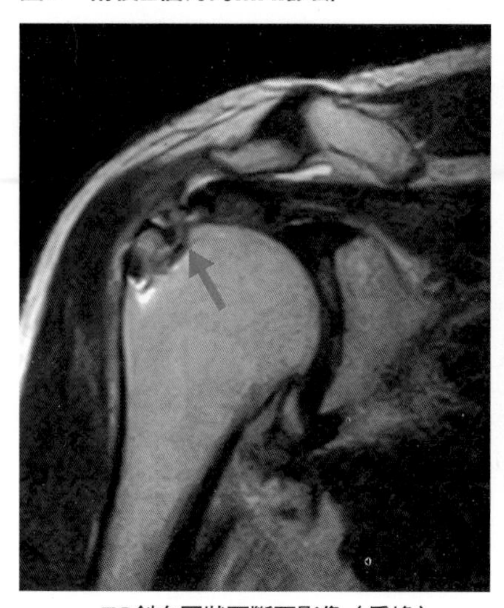

a T2斜向冠狀面斷面影像（肩峰）
→：棘上肌固定處的連接性、增厚，棘上肌肌腱端的腫脹

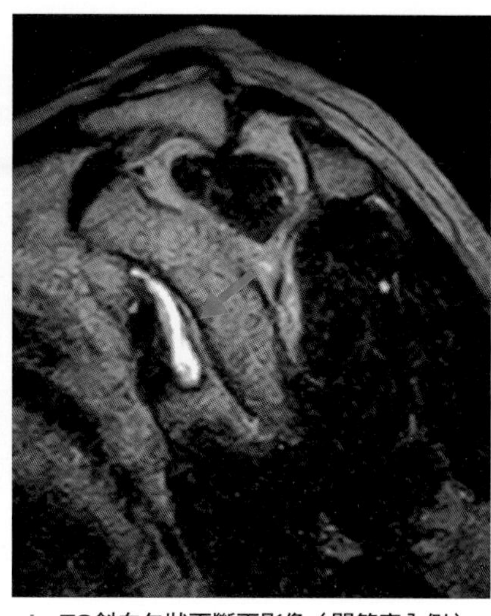

b T2斜向矢狀面斷面影像（關節窩內側）
→：肩胛下肌上部、中部纖維的浮腫

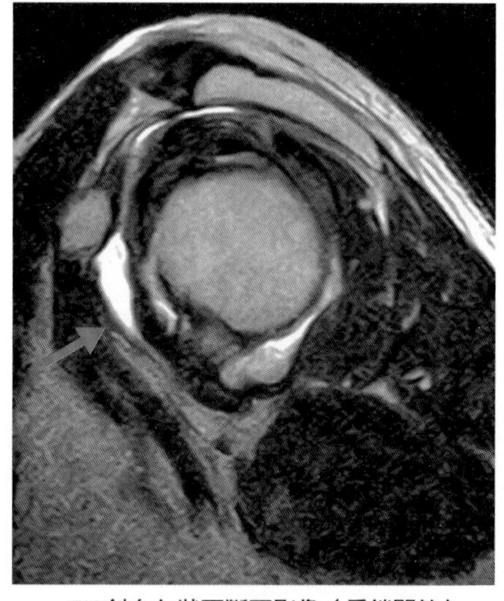

c T2斜向矢狀面斷面影像（肩鎖關節）
→：肩峰下滑液囊前方的effusion

物理治療評估

➤問診

在術前，肩關節外展最終活動度、手伸向腰背、舉起重物時，以肩旋轉肌間隔為中心出現廣範圍疼痛。在術後2個月從上肢上舉到下垂動作以及手伸向腰背，皆在上臂外側出現廣範圍的疼痛。

➤視診、觸診

在術前出現肩旋轉肌間隔與肱骨小結節出現壓痛。在術後2個月，肱骨小結節、大結節出現壓痛。同時棘下肌斜向纖維與小圓肌的張力提升。

➤活動性評估

在術前肩關節上提時內旋方向受限，隨著此現象，手伸向腰背的動作也受限。肩關節內旋方向的末端感覺為關節囊性。雖然在手術後2個月的上提方向恢復良好的活動度，不過肩關節內旋方向的活動度受限惡化，加上肩關節伸展、水平外展時受限（**表2**）。末端感覺的肩關節上提時內旋、伸展、水平外展為關節囊性，上肢下垂內旋為軟組織性。

➤肌肉功能評估

雖然在術前肩關節90°外展的內旋時，出現MMT 4 level與肌力降低，在其他肌群則可能有MMT 5 level的發揮。同時，Yergason test、Speed test、尼爾夾擠測試為陽性，霍金斯甘迺迪夾擠測試為陰性。考慮在術後2個月對縫合旋轉肌袖的應力，進行到MMT 4為止的評估，而確認往所有方向皆能夠發揮MMT 4的水準（**表3**）。關於從術前到術後2個月的肩旋轉肌袖肌群的斷面面積，棘上肌從646㎟^{2}減少至435㎟^{2}，棘下肌從1,329㎟^{2}減少至1,165㎟^{2}，在小圓肌與肩胛下肌則沒有出現顯著的變化（**表1**）。

➤上肢上舉動作評估

關於肱骨頭對於肩胛骨關節窩的位置關係，評估兩個骨頭的接觸範圍。在術前，上肢肩胛骨面上提90°的接觸範圍往後上方位移，在術後2個月更加往上方位移（**圖3**）。同時，上肢肩胛骨面上提90°時的肩胛骨上旋轉角度大，為39.3°，不過在術後2個月減少到32.1°（**圖4**）。

表2　肩關節活動度的變遷

		術前	術後2個月	術後5個月
屈曲		141	143	154
外展		105	118	123
內收		0	0	0
伸展		36	10	34
下垂	外旋	50	35	47
	內旋	55	29	55
肩90°外展	外旋	83	88	90
	內旋	5	−17	7
肩90°屈曲	外旋	94	97	105
	內旋	0	−25	5
水平內收		130	116	133
水平外展		16	6	5
自動屈曲		140	140	150
C7 to thumb〔cm〕		43	髂骨前上棘（PSIS）	40

單位：°

表3　肌力（MMT）的變遷

		術前	術前2個月*4	術後5個月
肩屈曲		5	4	5
肩外展		5	4	5
肩90°外展	外旋	5	4	5
	內旋	4	4	5
棘上肌*1		5	4	5
棘下肌*2		5	4	5
肩胛下肌*3		5	4	5

*1：在側臥姿勢、肩30°外展時測量
*2：在上肢下垂、肩內外旋正中姿勢測量
*3：用belly press test評估
*4：評估到MMT 4 level前

圖3　上肢肩胛骨面上提90°時關節窩接觸範圍的變遷

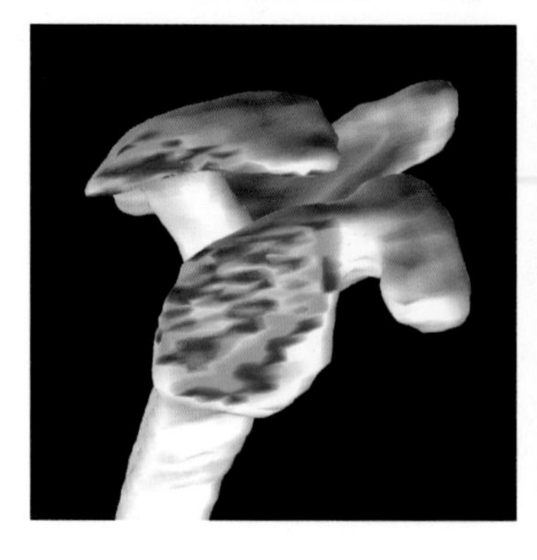
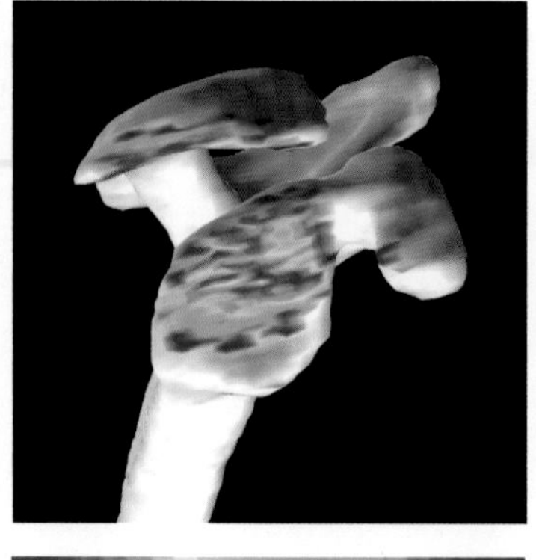
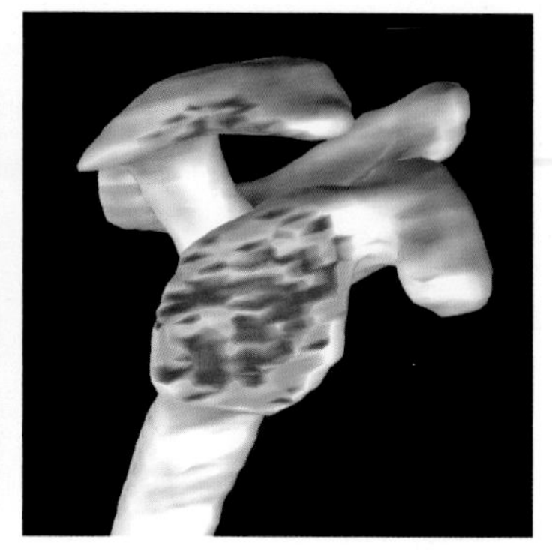

minimum distance　　　minimum distance ＋3〔mm〕

a 術前
在後上方接觸

b 術後2個月
在上方接觸

c 術後5個月
接觸整個關節窩

圖4　上肢肩胛骨面上提90°的肱骨、肩胛骨位置關係的變遷

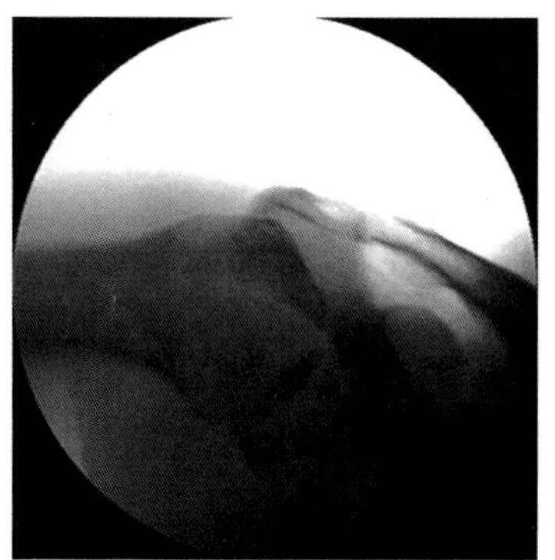
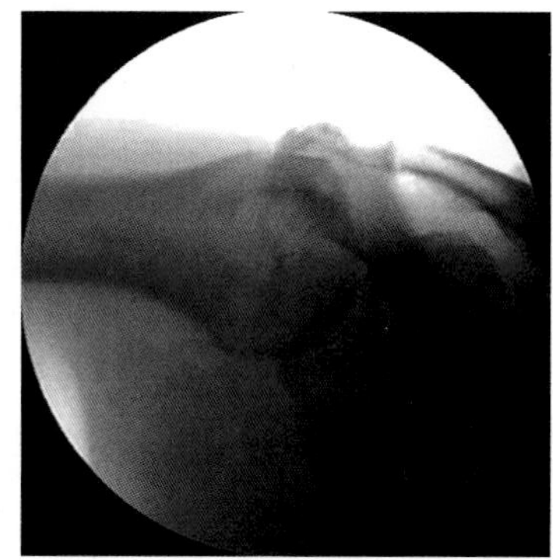
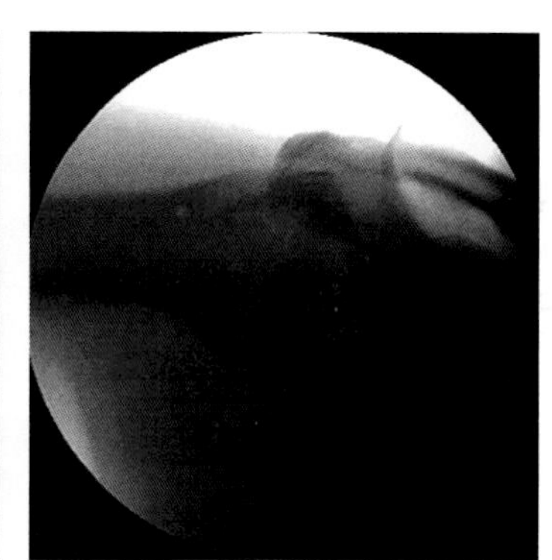

a 術前　**b** 術後2個月　**c** 術後5個月

肩胛骨上旋轉角度在術前為39.3°，術後2個月為32.1°，術後5個月為27.1°（2D/3D registration technique）。

➤彙整與說明

在本案例，對於棘上肌關節面不完全斷裂實施McLaughlin法。根據術前的評估，除了肩旋轉肌袖斷裂，尚有棘上肌肌腱端部的腫脹，喙突下滑液囊、肩峰下滑液囊、肱二頭肌長頭的effusion，肩胛下肌上部、中部纖維的浮腫。同時，Yergason test、Speed test、尼爾夾擠測試為陽性，霍金斯甘迺迪夾擠測試為陰性。由於棘上肌斷裂、肱二頭肌長頭的effusion、肩胛下肌的浮腫造成動態穩定性降低，認為在術前肱骨頭對於上肢上舉時關節窩的接觸範圍往後上方位移。同時從出現肩關節內旋受限，認為肩後方緊繃可能助長肱骨頭往上方位移。同時也認為上肢上舉時的肩胛骨上旋轉的增加，為動態穩定性的降低造成三角肌的作用相對增強，以及肩峰下滑液囊的effusion和棘上肌肌腱端部的腫脹造成肩峰下的疼痛迴避。案例主症狀的肩關節外展最終活動度的疼痛，是肱骨頭上方的肩峰向下移的現象；同時在提重物時棘上肌、肩胛下肌、肱二頭肌長頭收縮時產生的疼痛，以及手伸向腰背時棘上肌的伸展痛和喙突下滑液囊的effusion造成疼痛。

根據術後2個月的評估，與術前相比，棘上肌、棘下肌出現萎縮。同時，肩峰下滑液囊前方出現effusion，肩胛下肌上部、中部纖維出現浮腫。根據這些現象，可認為與術前同樣動態穩定性降低，上肢上舉時肱骨頭往上方位移。不過，除了術前棘上肌的脂肪變性為輕度及小圓肌、肱二頭肌長頭的功能有受到維持，還有手術固定處呈現連接性及增厚來看，動態穩定性多少有所改善，上肢上舉時肩胛骨上旋轉角度與術前相比減少了。關於從上肢上舉至下垂動作的疼痛，認為是棘上肌、棘下肌的萎縮及肩胛下肌的浮腫造成動態穩定性降低而產生的。同時，關於手伸向腰背的疼痛，認為是縫合肌腱之棘上肌呈現伸展而造成的。

從這些評估而發現的術後2個月時間點的問題，有棘上肌、棘下肌的萎縮，肩胛下肌上部、中部纖維的浮腫，肩峰下滑液囊的effusion，肩後方緊繃。不過，考慮到這是旋轉肌袖修復術後2個月，棘上肌、棘下肌的萎縮及肩峰下滑液囊的effusion為當然可能引起的問題。而關於棘下肌從術前就沒有出現脂肪變性、萎縮的情況來看，能夠從早期就期待訓練造成的肌力改善。

Memo **縫合旋轉肌袖的治療過程**

肩旋轉肌袖斷裂術後的縫合旋轉肌之治癒過程，首先出現炎症細胞的增生，及促進疤痕組織形成（inflammatory phase）。接著，在術後6～12週出現纖維軟骨，引起軟骨細胞特別的排列（formative phase）。最後從術後12週～6個月之間，從三型膠原蛋白變換至一型膠原蛋白，纖維組織成熟轉變成類肌腱組織（remodeling phase），約術後1年左右成為類似正常的組織[2,3]。在肩旋轉肌袖斷裂術後，需要因應這些組織變化進行物理治療。

治療及治療效果

➤治療計畫

①棘上肌肌力改善
②棘下肌肌力改善
③肩峰下滑液囊的effusion減輕
④肩後方關節囊的柔軟度改善
⑤肩胛下肌上部、中部纖維的浮腫減輕

➤治療方針

根據術後2個月的MRI，從固定處的連接性與增厚的情況來看，沒有再度斷裂，縫合部位的狀態良好。加上在術後經過2個月後，患者進行棘上肌、棘下肌MMT3水準的主動運動，促進肌力的改善。同時，對肩峰下滑液囊的effusion，醫師進行肩峰下的局部注射。物理治療時，首先以往上肢上舉方向的活動度改善為目的，對解剖頸的垂直軸進行肩旋轉運動。此時為了不讓大結節進入肩峰下，要注意避免對於肩峰下滑液囊施加應力（圖5、6）。進行肩後方關節囊的牽拉時，用肩關節90°屈曲的姿勢進行內旋運動。原因在於，縫合的棘上肌在肩關節屈曲時具有內旋方向的力矩臂[4]，在這個姿勢，肩內旋運動對棘上肌不會成為伸展的姿勢。另外，對於肩胛下肌上部、中部纖維的浮腫，在肩關節120°外展時的內旋運動進行對肩胛下肌的訓練。在肩關節120°外展時這些纖維往內旋方向的力矩臂小[4]，能夠選擇性進行肩胛下肌下部纖維的肌力訓練。

圖5　在解剖頸的垂直軸做肩旋轉運動

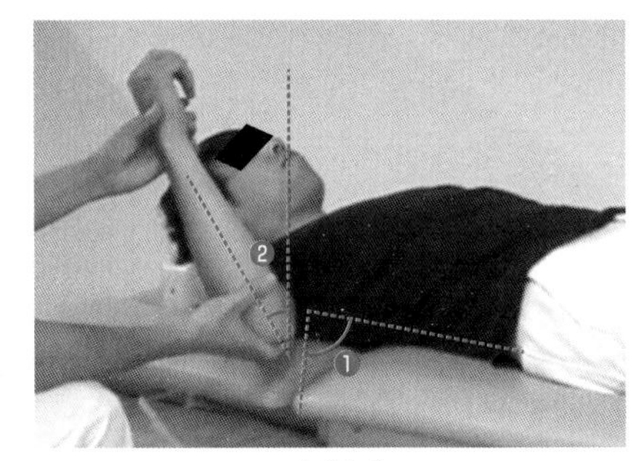

a 上提0°

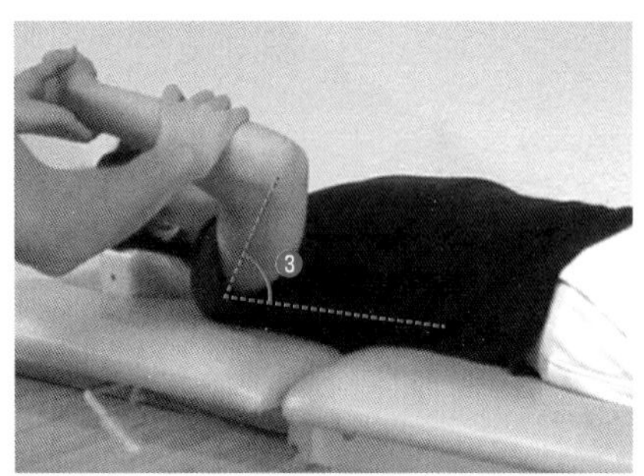

b 上提60°

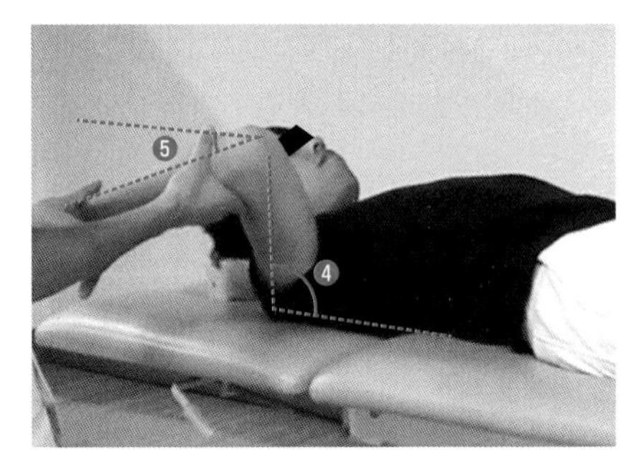

c 上提90°

a：考量頸體角135°、後傾角30°，將外展45°（❶）、外旋30°（❷）的姿勢設為開始姿勢。
b：上臂與軀幹呈60°的角度（❸），下臂與軀幹平行。
c：上臂與軀幹呈90°的角度（❹），下臂與軀幹呈30°的角度（❺）。

圖6　在解剖頸的垂直軸做旋轉運動時肱骨頭與肩峰間的位置關係（健康例）

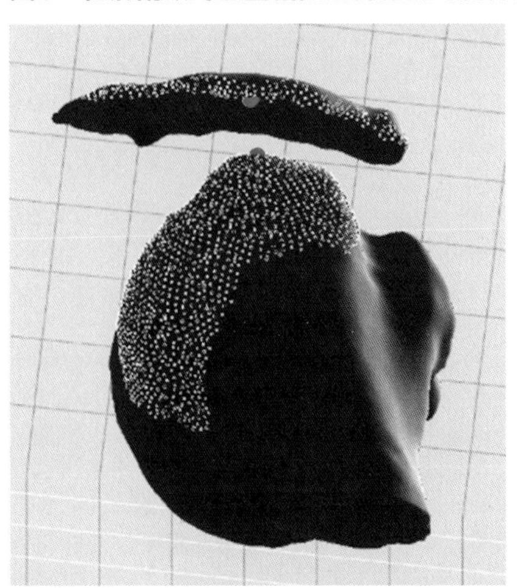

a 上提60°

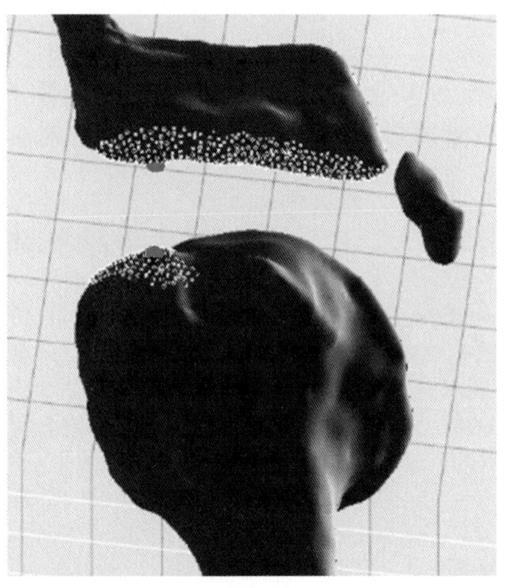

b 上提90°

在上提60°、90°時大結節皆通過肩峰的外側。

認為棘上肌、棘下肌的肌力改善，肩胛下肌的浮腫減輕、肩後方緊繃的改善可提升上肢上舉時的動態穩定性，進行物理治療。

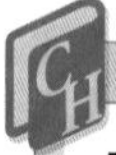
Clinical Hint

用解剖頸的垂直軸做肩旋轉運動

考量肱骨的頸體角與後傾角，在解剖頸依垂直軸進行肩關節旋轉運動，一邊讓肱骨大結節往肩峰外側移動一邊做運動是可行的（**圖6**）。做這種運動能夠避開肩峰下的夾擠、肩鈣化性肌腱炎、肱骨近端骨骺骨折術後等引起的肩峰下的問題。

➤治療效果與治療經過

●影像資訊（MRI）

根據術後5個月的T2斜向冠狀面斷面影像，能夠確認與術後2個月同樣的縫合旋轉肌的連接性、厚度（菅谷分類法type 1）。根據T2斜向矢狀面斷面影像，能看到棘上肌、棘下肌斷面面積的改善。實際上測量斷面面積，棘上肌在術後2個月為435mm^2，改善至527mm^2；棘下肌在術後2個月為1,165mm^2，改善至1,311mm^2（**表1**）。而在同樣影像可看出肩胛下肌上部、中部纖維的浮腫。從T2橫斷影像可看出肩峰下滑液囊前方的effusion（**圖7**）。

●活動性評估

肩關節上提、外旋方向獲得良好的活動度。不過關於肩關節內旋方向，雖然與術後2個月相比可看出改善，但依然與術前同樣水準，有所限制（**表2**）。

●肌肉功能評估

在MMT所有方向可發揮到level 5（**表3**）。而Yergason test、Speed test、尼爾夾擠測試、霍金斯甘迺迪夾擠測試皆為陰性。關於肩旋轉肌袖肌群的斷面面積，棘上肌與棘下肌如前所述，從術後2個月到5個月顯示增加。關於小圓肌與肩胛下肌，從術前到術後2個月、術後5個月，雖然程度不大，但斷面面積變大（**表1**）。

●上肢上提動作評估

在術後5個月，上肢肩胛骨面上提90°時肱骨頭對關節窩的接觸範圍為接觸整個關節窩，與術前、術後2個月相比，往上方的位移有所改善（**圖3**）。同時，在上肢肩胛骨面上提90°時肩胛骨上旋轉角度為27.1°，與術前的39.3°、術後2個月的32.1°相比變小了（**圖4**）。

圖7 術後5個月的MRI

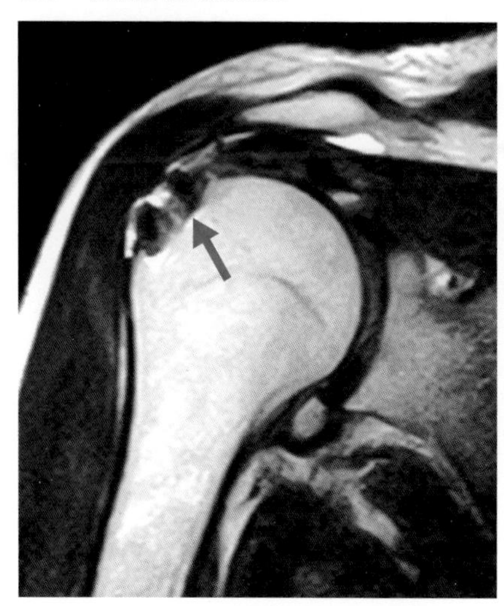

a T2斜向冠狀面斷面影像（肩峰）
→：棘上肌固定處的連接性、增厚

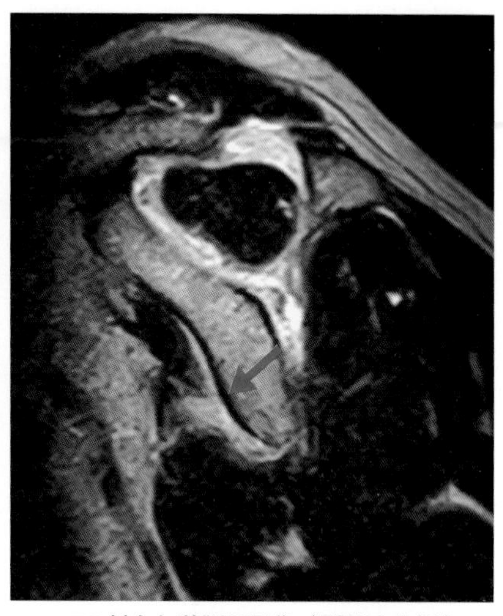

b T2斜向矢狀斷面影像（關節窩內側）
→：肩胛下肌上部、中部纖維的浮腫

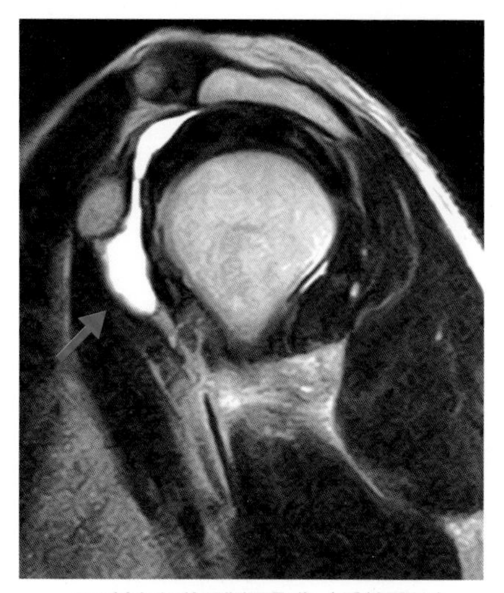

c T2斜向矢狀面斷面影像（肩鎖關節）
→：肩峰下滑液囊前方的effusion

彙整

對動態穩定性的改善而言，肩旋轉肌袖肌群及肱二頭肌長頭的作用很重要。本案例出現棘上肌斷裂，棘上肌、棘下肌的萎縮，肱二頭肌長頭的effusion，肩胛下肌浮腫造成的動態穩定性缺損，和上肢上舉時肱骨頭往上方位移。由於為肩旋轉肌袖斷裂術後的案例，最優先考量對於縫合旋轉肌袖的風險，基於術前的評估對引起動態穩定性缺損的原因介入治療的結果，出現動態穩定性的改善。從不同的評估看清應該避開的應力，找出可期待改善的功能，因應這點進行介入，有助於動態穩定性的改善。

文献

1) 菅谷啓之, ほか：単層固定方における鏡視下腱板修復術の治療成績―術後１年のMRI所見と手術成績―. 肩関節, 27(2)：233-236, 2003.
2) McCormack RA, et al.：Biologic augmentation in rotator cuff repair：should we do it, who should get it, and has it worked?. Bull Hosp Jt Dis, 72(1)：89-96, 2014.
3) Via AG, et al.：Clinical and biological aspects of rotator cuff tears. Muscles Ligaments Tendon J, 3(2)：70-79, 2013.
4) Ackland DC, et al.：Moment arms of the shoulder muscles during axial rotation. J Orthop Res, 29(5)：658-667, 2011.

2 肩關節的活動度受限

Abstract

- 本案例在屈曲、綁頭髮、手伸向腰背時確認疼痛。
- 從包含關節活動度、觸診、壓痛在內的評估結果推測受限因子。
- 對於受限部位進行鬆動術與牽張後，作為運動治療，在不會疼痛的範圍內進行自主活動度訓練。結果，確認疼痛的減輕與屈曲、綁頭髮、手伸向腰背動作的改善。
- 由於冰凍肩具有往多方向的活動度受限，必須在綁頭髮、手伸向腰背的複合動作，推測動作時所需的肩關節活動度，進行評估及治療。

病例資訊

➤基本資訊

年齡：50多歲

性別：女

身高：152cm

體重：51kg

BMI：22.1kg／㎡

BMI：body mass index

主症狀：右手無法抬高、綁頭髮與手伸向腰背時右肩出現疼痛。

職業：便利商店店員

慣用手：右

➤醫學資訊

病名：冰凍肩

病史：無記述

➤影像資訊

在X光影像中沒有發現明顯異常的地方（**圖1**）。

➤現病史

來到本院受診約3個月前，在無誘因的情況下右肩出現疼痛。在發病初期，安靜時痛與夜間痛雖出現NRS 6的水準，不過在發病1個月後減輕到NRS 2。發病後2個月在右肩周圍出現僵硬，由於屈曲、綁頭髮、手伸向腰背時產生疼痛而來到本院看診。

NRS：numerical rating scale

物理治療評估

➤問診

右手舉到高處時出現疼痛，晾衣服時有困難。綁頭髮時，雖然可用右手碰觸頭部側邊，不過由於伸向頭後方時出現疼痛，因此無法碰觸。手伸向腰背時，由於右手伸到背部就會發生疼痛，因此難以穿脫內衣。

➤疼痛評估

安靜時痛、夜間痛：無

壓痛：旋轉肌間隔、棘下肌、小圓肌、大圓肌、胸大肌鎖骨部、胸肋部纖維、三角肌後部纖維。

運動時痛：在屈曲、綁頭髮、手伸向腰背動作的各末端確認疼痛（屈曲、綁頭髮動作為NRS 7，手伸向腰背為NRS 8）。

圖1　X光影像

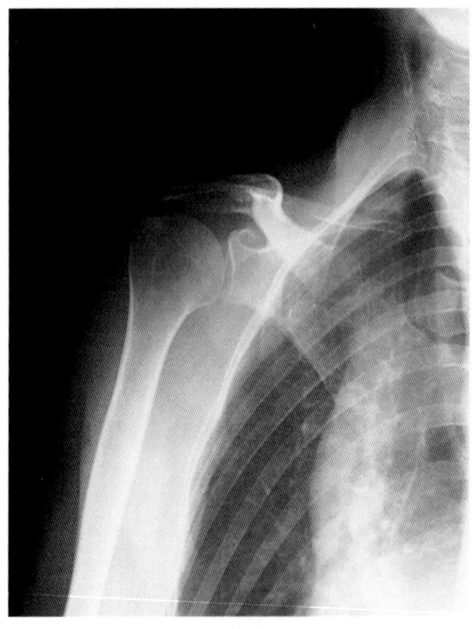

a 正面影像

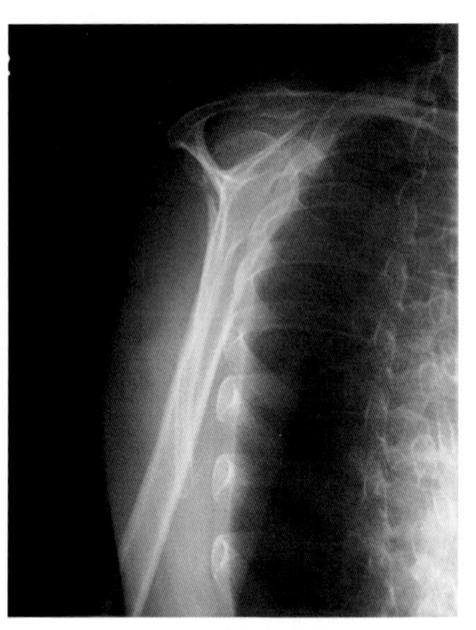

b 肩胛骨側面影像

表1　肩關節活動度評估結果（主動運動）

運動	右	左
屈曲*	90p	170
外旋*	5p	60
手伸向腰背	臀部	第3胸椎

*：單位[°]
p ：pain

表2　肩關節活動度評估結果（被動運動）

運動		右	左
屈曲*		90p	170
外旋*	下垂	5p	70
	肩胛骨面上提30°	10p	75
內旋*	肩胛骨面上提30°	35p	60
	肩胛骨面上提60°	30p	65
伸展時的內收、內旋		患側有受限	

*：單位[°]
p ：pain

➤肩關節活動度評估

表1、2為肩關節活動度評估的結果。患側與健側相比，主動活動度與被動活動度皆出現顯著的受限。

●主動活動度

①屈曲動作

患側與健側相比，屈曲明顯受限，難以將手舉到高處（**圖2a**）。

②綁頭髮動作

患側與健側相比，肩關節屈曲、外旋受限，難以將手觸碰頭部後方（**圖2b**）。

③手伸向腰背的動作

患側與健側相比，肩關節伸展、內收、內旋受限，難以將手伸向背部（**圖2c**）。

●被動活動度

①肩關節屈曲

在仰臥姿使肩關節屈曲時，患側與健側相比明顯受限。

②肩關節外旋

在仰臥姿使肩關節下垂及肩胛骨面上提30°，使肩關節外旋時，患側與健側相比顯著受限。

③肩關節內旋

在仰臥姿使肩關節的肩胛骨面上提30°及60°，使肩關節內旋時，患側與健側相比明顯受限。

④肩關節伸展時的內收、內旋

在側臥姿使肩關節呈現伸展，讓肩關節內收及內旋時，患側與健側相比明顯受限。

圖2　介入前的肩關節主動活動度（右肩為患側）

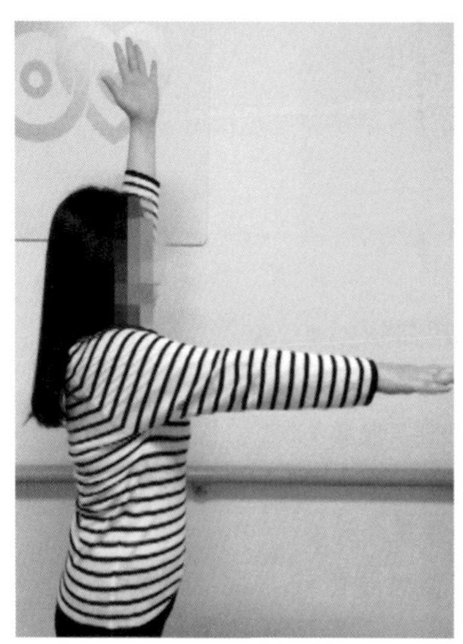

a 屈曲動作

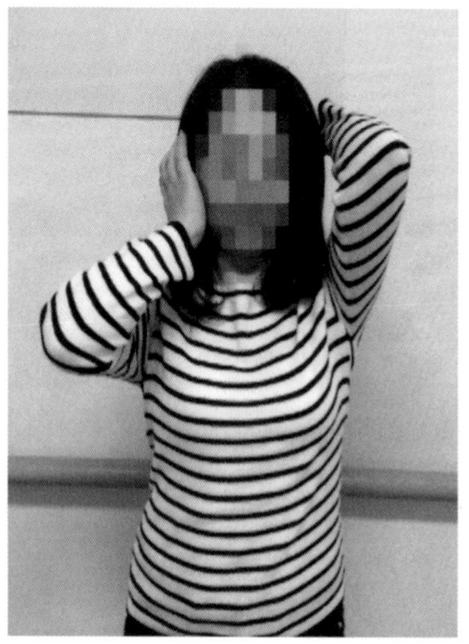

b 綁頭髮動作

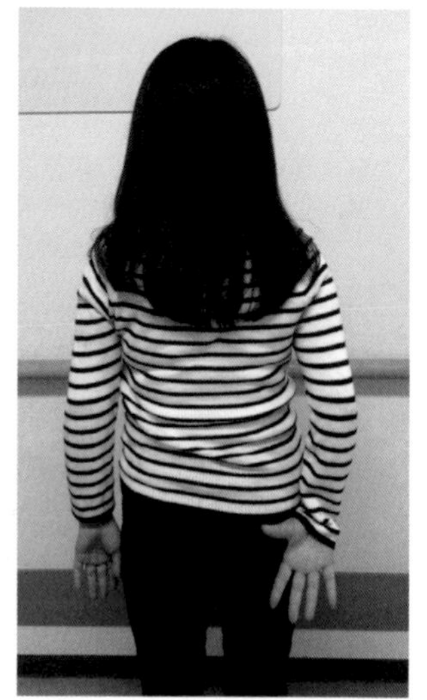

c 將手伸向腰背

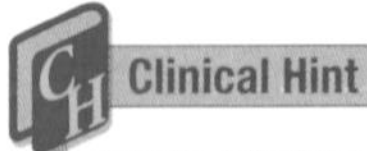

冰凍肩患者肩關節活動度受限的特徵

蘭奎斯特（Rundquist）等人[1]用三維空間動作分析儀器對冰凍肩患者評估屈曲、肩胛骨面上提、外展、內旋（下垂、90°外展）、外旋（下垂、90°外展）的肩關節運動，確認冰凍肩患者與健康者相比在所有運動方向皆受限。由於冰凍肩患者具有多方向的活動度受限，必須對各運動方向仔細進行活動度評估。

➤肩胛骨排列評估

●站立安靜時

觸診肩胛骨，患側的肩胛骨下角與健側相比稍微突出，肩胛骨呈現前傾。同時，患側的肩胛骨內側緣與健側相比稍微突出，呈現肩胛骨內旋。

●主動屈曲時

屈曲50°出現聳肩（shrug sign）。在肩胛骨運動中，患側與健側相比，肩胛骨的上旋轉大（**圖3**）。

➤末端感覺評估

●肩關節屈曲

在仰臥姿被動使肩關節屈曲時，在末端確認強烈的抵抗感。屈曲時雖然感受到

圖3　肩胛骨排列（屈曲時）

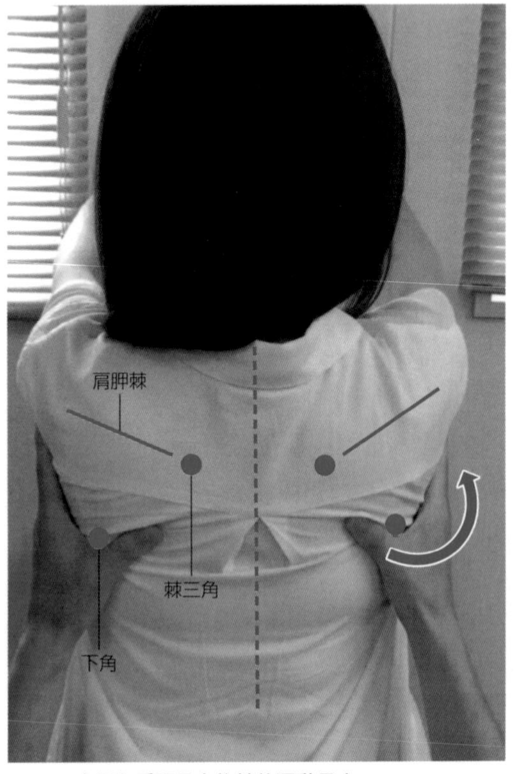

患側在肩胛骨上旋轉的運動量大

胸大肌胸肋部纖維、三角肌後部纖維、大圓肌的硬度增加，卻沒有感受到肱三頭肌的硬度增加。

●肩關節外旋

在仰臥姿讓肩關節下垂及肩胛骨面上提30°，被動使肩關節外旋時，在各末端確認強烈的阻力。下垂外旋時，感受胸大肌鎖骨部纖維硬度的增加。肩胛骨面上提30°外旋時，感受到肩胛下肌下部纖維、胸大肌胸肋部纖維硬度的增加。

●肩關節內旋

在仰臥姿讓肩關節的肩胛骨面上提30°及60°，被動使肩關節內旋時，在各末端確認強烈的阻力。肩胛骨面上提30°姿勢內旋時，雖然感受到棘下肌下部纖維的硬度增加，不過並沒有感受到三角肌後部纖維、小圓肌硬度的增加。肩胛骨面上提60°姿勢內旋時，除了棘下肌下部纖維，也感受到小圓肌硬度的增加。

●肩關節伸展時的內收、內旋

在側臥姿讓肩關節呈現伸展，被動使肩關節內收及內旋時，在各末端確認強烈的阻力。肩關節伸展姿勢的內收時，感受到棘上肌硬度的增加。在肩關節伸展姿勢的內旋時，感受到棘下肌中部纖維硬度的增加。

➤肩肱關節的關節囊內運動評估

在仰臥姿使肩關節的肩胛骨面上提30°，從被動內旋末端恢復角度的姿勢，將肱骨頭被動往後方位移，評估關節囊內運動。患側與健側相比，往肱骨頭後方的移動量較少。

➤肌力評估

表3顯示肌力評估的結果。患側與健側相比，並無確認肌力的降低。

➤彙整與說明

發病初期雖然呈現安靜時痛與夜間痛，不過隨著病程經過，這些疼痛消失。另一方面，肩關節活動度受限的情況惡化。在屈曲、綁頭髮、手伸向腰背等各動作的末端出現疼痛。基於這些病程與症狀，判斷本案例的病期為攣縮期。

表3　肌力評估結果

運動	右	左
屈曲	5	5
外旋	5	5
內旋	5	5

※數值以MMT的標準為準

MMT：
manual muscle testing

肩關節的活動度，在主動運動與被動運動時確認受限。由於這種主動運動與被動運動的活動度各自同等，因此推測受限因子為肌肉、韌帶及關節囊等軟組織的過度張力、伸展性降低。

在屈曲動作，患側與健側相比確認明顯的受限。為了判斷屈曲活動度的受限因子，在被動運動時觸診肌肉，確認硬度的變化。甚至確認肌肉的壓痛。在被動屈曲時，確認胸大肌胸肋部纖維、三角肌後部纖維、大圓肌硬度的增加，在各肌肉確認壓痛。肱三頭肌在被動屈曲時沒有出現硬度的增加，沒有確認有壓痛。因此，屈曲活動度的受限因子，認為是胸大肌胸肋部纖維、三角肌後部纖維和大圓肌。作為肌肉以外的受限因子，有屈曲時被伸展的下側盂肱韌帶與後方關節囊。由於本案例有明顯的屈曲受限，因此認為下側盂肱韌帶與後方關節囊的伸展性降低也與受限有關。

在綁頭髮動作，與屈曲動作比較後，上提面位於後方，是伴隨外旋的複合動作。因此，肩關節前方組織的伸展性降低容易成為受限因子。在本案例，在下垂及肩胛骨面上提30°確認外旋受限，在旋轉肌間隔確認壓痛。同時，用觸診在外旋誘導時確認肩胛下肌下部纖維、胸大肌鎖骨部、胸肋部纖維硬度的增加。基於這些結果，可認為外旋活動度的受限因子為肩胛下肌下部纖維、胸大肌鎖骨部、胸肋部纖維。作為肌肉以外的受限因子，有下垂姿勢的外旋時被伸展的喙肱韌帶、上盂肱韌帶，上提姿勢外旋時被伸展的中盂肱韌帶、下側盂肱韌帶。在綁頭髮動作中，推測與上提姿勢外旋時被伸展的肩胛下肌下部纖維、胸大肌胸肋部纖維、中盂肱韌帶、下側盂肱韌帶的受限大幅相關。

手伸向腰背的動作，為伴隨肩關節伸展、內收、內旋的複合動作。在本案例，患側與健側相比在肩關節伸展姿勢的內收確認明顯的受限，在內收末端確認棘上肌硬度的增加。因此，判斷在伸展時內收的受限因子是棘上肌。同時，肩關節上方、前上方組織的上關節囊，喙肱韌帶和上盂肱韌帶也因為內收而被伸展，因而認為這些關節囊、韌帶也有可能是受限因子。在本案例，確認肩胛骨面上提30°及60°時的內收受限，在內旋末端的肩關節後方出現疼痛。在觸診時，隨著內旋的增加，確認棘下肌下部纖維及小圓肌硬度的增加。而且，在肩關節伸展時的內旋，患側與健側相比受限，用觸診確認隨著內旋增加，棘下肌中部纖維的硬度增加。從這些結果，判斷內旋活動度的受限因子為棘下肌中部、下部纖維和小圓肌。另外，說到肌肉以外的受限因子，可舉出後方關節囊。在肩胛骨面上提30°的內旋末端恢復角度的姿勢，確認肩肱關節的關節囊內運動，患側與健側相比往肱骨頭後方的移動量少。因而判斷，內旋活動度的受限因子也與後關節囊的伸展性降低有關。

上述的軟組織的過度張力、伸展性降低，為引起屈曲、綁頭髮、手伸向腰背動作的末端疼痛原因。

治療方針及治療計畫

➤治療方針

目標為改善受限部位的過度張力、伸展性降低，以恢復各個動作（屈曲、綁頭髮、手伸向腰背）的肩關節活動度，進而促進疼痛的減輕。

➤治療計畫

在治療計畫的介入初期，極力以不產生疼痛的強度進行復健治療。關於屈曲活動度受限的治療，對於受限部位（胸大肌胸肋部纖維、三角肌後部纖維、大圓肌、下盂肱韌帶、後方關節囊）進行放鬆，之後做牽張。做放鬆術時，輕度壓迫受限部位的肌肉，透過晃動以促進緊繃的減輕。在牽張時，往肩關節活動度的受限方向（屈曲活動度受限的情況為屈曲方向）被動地移動，在末端持續約20秒的伸展，以促進肌肉、韌帶、關節囊的過度張力、伸展性降低的改善。

隨著屈曲活動度的提升，為了改善綁頭髮動作，促進外旋活動度的擴大。關於外旋活動度受限的介入治療，對於受限部位（肩胛下肌下部纖維、胸大肌鎖骨部、胸肋部纖維、喙肱韌帶、上盂肱韌帶、中盂肱韌帶、下盂肱韌帶）進行放鬆術，之後進行牽張。在牽拉姿勢，從疼痛少的肩胛骨面上提30°的外旋牽拉進行介入，隨著疼痛減輕，變更為在軟組織更加伸展的下垂姿勢與上提姿勢的外旋進行牽拉。

接著為了改善將手伸向腰背的動作，促進內旋活動度與伸展姿勢的內收活動度增加。首先，關於內旋活動度受限的復健治療，要對於受限部位（棘下肌中部、下部纖維、小圓肌、後方關節囊）做放鬆術，之後進行牽張與鬆動術。進行鬆動術時，從內旋末端恢復角度的姿勢，被動地將肱骨頭對著肩胛骨關節窩往後方滑動。內收活動度受限的復健治療，對於受限部位（棘上肌、上方關節囊、喙肱韌帶、上盂肱韌帶）進行放鬆術，之後進行牽張。進行牽張時，在側臥姿被動使肩關節往伸展、內收方向移動，在末端持續約20秒的伸展。

在介入2個月後開始運動治療，自主進行活動度訓練。在自主活動度訓練的指導，首先讓患者在本院做運動，確認運動途中或運動後的疼痛沒有惡化之後，改在家裡運動。對於肩關節前方組織，用棍棒做下垂姿勢的外旋牽拉（**圖4a**），在上提時做外旋牽拉（**圖4b**）。對於肩關節後方組織，在肩胛骨面上提時進行內旋牽拉（**圖4c**）。隨著屈曲活動度的擴大，在疼痛自制範圍內用平衡球進行上提的訓練（**圖4d**）。

介入前後的治療效果（介入3個月後）

➤問診

右手變得能夠舉到高處，曬洗衣物變得容易實行。綁頭髮時，右手變得能夠伸到頭部後方。手伸向腰背時，右手變得能夠伸到背部。

➤疼痛評估

運動時痛：屈曲、綁頭髮動作改善至NRS 2，手伸向腰背時改善至NRS 3。

➤肩關節活動度評估

表4為肩關節活動度評估的結果。

圖4　在不會疼痛的範圍內進行自主活動度訓練

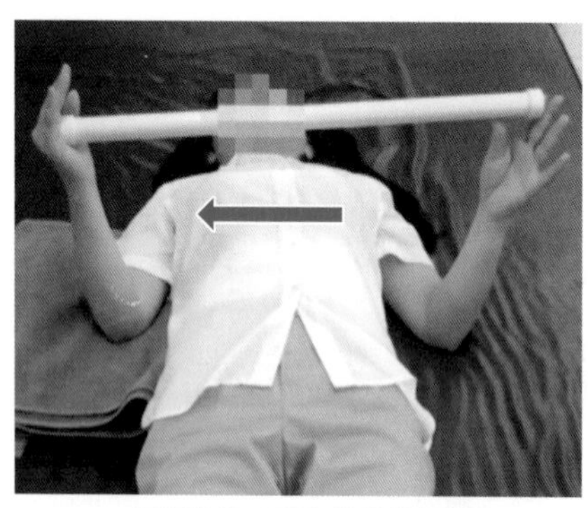

a 用棍棒做下垂姿勢的外旋牽拉

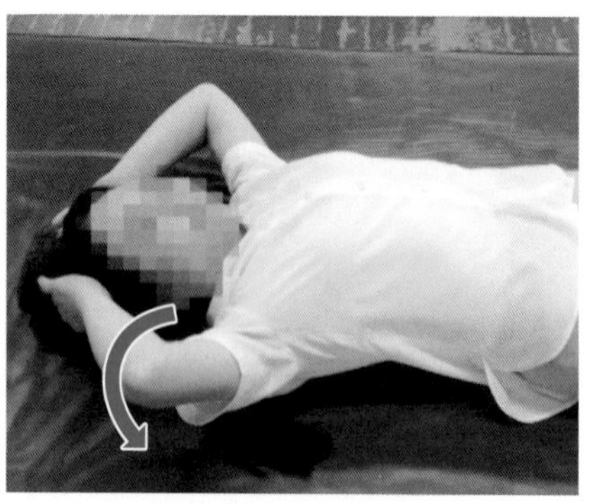

b 在上提姿勢做外旋牽拉

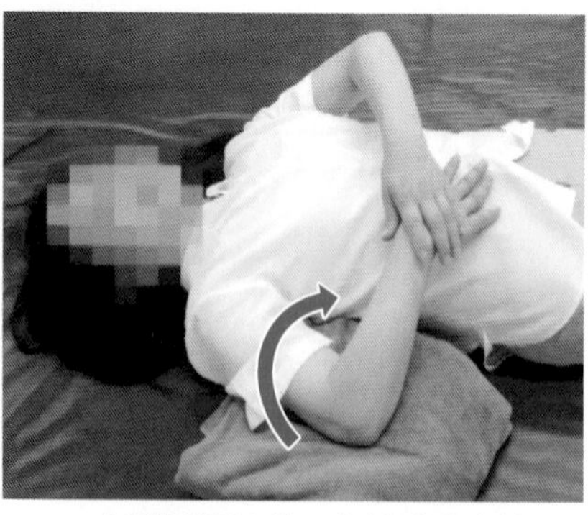

c 在肩胛骨面上提30°時做內旋牽拉

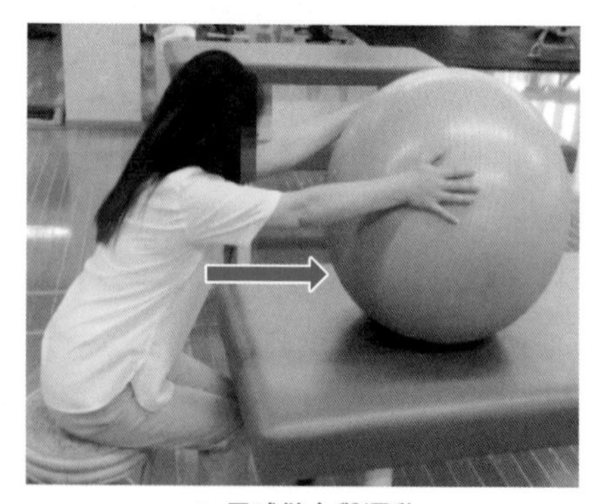

d 用球做上舉運動

表4　介入前後的肩關節活動度評估結果（主動運動）

運動	介入前	介入後
屈曲*	90p	135p
外旋*	5p	40p
手伸向背後	臀部	第12胸椎

*：單位[°]
p ：pain

● 主動活動度

①屈曲動作

與介入前相比，確認肩關節屈曲活動度的增加（**圖5a**）。

②綁頭髮動作

與介入前相比，確認肩關節屈曲、外旋活動度的增加（**圖5b**）。

③手伸向背後的動作

與介入前相比，確認肩關節伸展、內旋活動度的增加（**圖5c**）。

➤關於以後

本案例的日常生活動作有改善的傾向。不過，仍然留有肩關節活動度受限與疼痛的狀態，預計今後也會繼續治療。

彙整

肩關節活動度受限，為罹患冰凍肩及續發性攣縮等各種不同肩關節疾病時顯現的功能障礙。關於肩關節活動度的受限因子，除了關節活動度，必須從包含觸診及壓痛在內的評估結果進行推測。治療時，做徒手治療與在不會疼痛的範圍內進行運動治療[2]，預估可有肩關節活動度受限的改善。

圖5　介入後的肩關節主動活動度（右肩為患側）

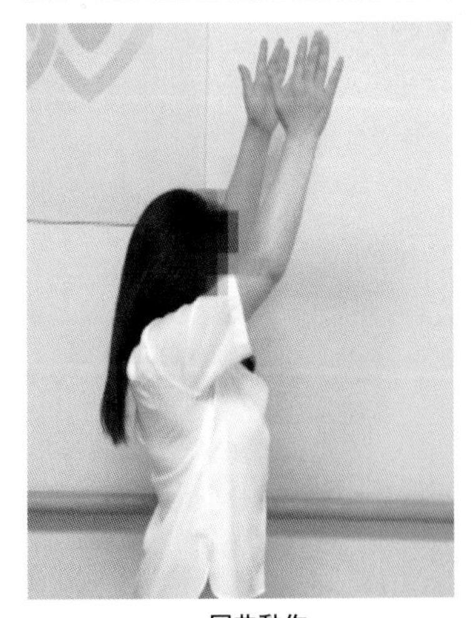

a　屈曲動作

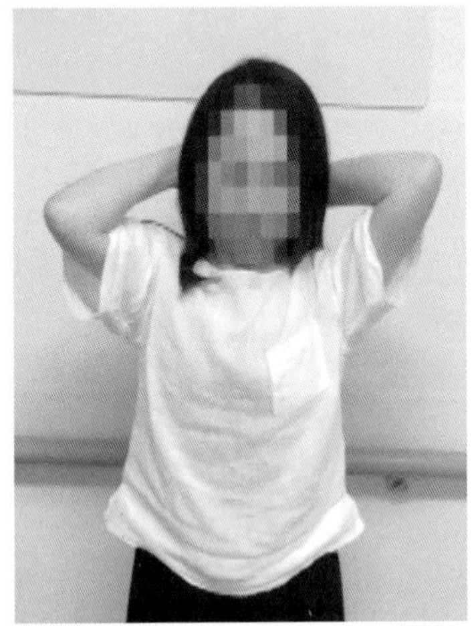

b　綁頭髮動作

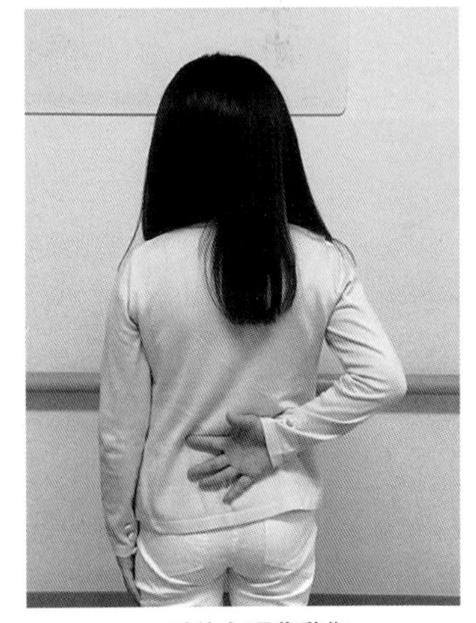

c　手伸向腰背動作

Memo　對於冰凍肩患者運動治療的介入效果

對於冰凍肩患者的運動治療，有許多關於多重介入組合的研究。格里斯（Griggs）等人[2]對於70名冰凍肩患者調查運動治療（四種肩膀牽張治療計畫）的成效，確認約9成的患者改善了疼痛及活動度。

文獻

1）Rundquist PJ, et al : Shoulder kinematics in subjects with frozen shoulder. Archives of Physical Medicine and Rehabilitation, 84(10) : 1473-1479, 2003.

2）Griggs SM, et al : Idiopathic Adhesive Capsulitis A Prospective Functional Outcome Study of Nonoperative Treatment. The Journal of Bone & Joint Surgery, 82(10) : 1398-1398, 2000.

3 肩關節的不穩定性①

Abstract

- 本案例隨著輕微的肩關節前上方不穩定（minor shoulder instability）出現的肱二頭肌長頭肌腱炎症，確認安靜時、上肢上舉時、打排球接球時肩關節前上方的疼痛。
- 疼痛的原因為肱骨頭的前向位移造成對肱二頭肌長頭肌腱的應力，推測該機制為肩胛骨上旋轉功能及肩胛下肌的出力降低、胸廓及肩胛骨活動性降低，進行物理治療。
- 炎症管理及肩關節功能的改善，造成安靜時及上肢上舉時的疼痛消失。胸廓及肩胛骨功能的改善，也促進接球時肩關節穩定性的提升，以及不良動作的矯正。
- 重要的是考量構造上不穩定性的同時，從影像診斷及身體診斷看出產生疼痛的機制以判斷病情，配合其病情設定安靜期間及功能的改善，促進階段性復出比賽。

病例資訊

➤基本資訊

年齡：19歲（大學二年級）

性別：女

身高：162cm

體重：55kg

BMI：21

主症狀：肩關節前上方疼痛而無法舉高手臂。由於害怕，無法接住左側的球。

運動：排球（自由球員、接球員）

練習頻率：每日約3小時，每週6次

BMI：body mass index

➤醫學資訊

病名：肩關節前上方不穩定（minor shoulder instability）

病史：無

MGHL：middle glenohumeral ligament

SGHL：superior glenohumeral ligament

SLAP：superior labrum anterior and posterior

Memo 肩關節前上方不穩定

在1992年，馬加雷（Magarey）等人第一次用到minor shoulder instability這個詞彙[1]。原因主要來自投球動作及游泳等反覆進行的高強度運動。說到病情，中盂肱韌帶（MGHL）／關節盂唇複合組織的損傷及鬆弛造成的功能衰退為主要病變[2]，研究指出在與鬆弛的上盂肱韌帶（SGHL）合併、促進肩關節前上方穩定的手術中，確認SLAP損傷的投球障礙肩有良好的成績[3]。

➤影像資訊

用MRI沒有發現前方關節盂唇的損傷（**圖1a**）。另外，用MRI冠狀斷面影像確認沿著肱二頭肌長頭肌腱腱鞘的高訊號影像（**圖1b**）。並無發現關節窩及肱骨頭的骨缺損。

➤現病史

在比賽練習中，用左手接扣球時受傷。對於球的反應慢，將手伸向身體後方接球。受傷時沒有脫臼感，出現肩關節前上方部的疼痛與上舉受限。約經過2週一邊練習一邊觀察，不過疼痛惡化，上肢的上舉受限也沒有改善，因此為了做精密檢查而來到本院受診。

雖然開始做物理治療，不過在循環戰期間無法停止練習，一邊做對於疼痛的對症治療，與限制有不安感的打球，一邊繼續練習。由於在循環戰期間，接球時及撲救時疼痛，留有練習後的安靜時痛，因此在循環賽結束後便專心接受治療。循環賽結束隔天，為了復健而到院時，預計會一段時間停止練習，留有肩膀上提受限、上舉時痛，以及一點安靜時痛。

物理治療評估（循環賽結束後隔天介入時）

➤問診

由於到前一天都在打循環賽，即使安靜時，肩膀前面也出現刺痛。由於盡量不單手去接左側的球，雖然不會出現受傷時疼痛，反覆接離身體近的球時及用右手撲救碰到左手時，就會出現疼痛。

圖1　MRI

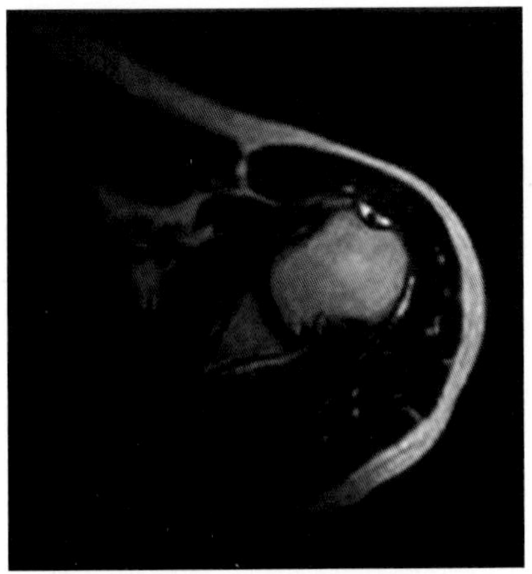

a　T2強調影像（橫斷影像）

沒有在前方關節盂唇發現明顯的損傷。

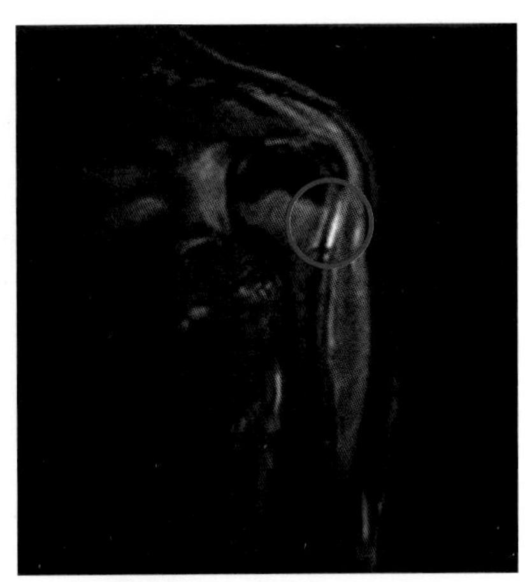

b　脂肪抑制T2強調影像（冠狀影像）

沿著肱二頭肌長頭肌腱的腱鞘，確認有高訊號影像（○）。

➤炎症、疼痛評估

雖然沒有熱感，但在二頭肌溝和肱二頭肌長頭肌腱確認腫脹與壓痛（輕度）。

➤超音波診斷

用超音波彩色血流圖，確認肱二頭肌長頭肌腱血流的增加。

➤特殊檢查

●陽性的檢查

- anterior apprehension test
- relocation test
- load and shift test（不安感）
- Castagna test（**圖2**）
- belly press test（出力降低）（**圖3a**）
- bear-hug test（輕度肩關節前方疼痛、出力降低）（**圖3b**）
- Whipple test
- Yergason test

●陰性的檢查

- full can test, empty can test
- Speed test
- Yocum test（肩關節前方有異樣感，判斷為±）

圖2 Castagna test

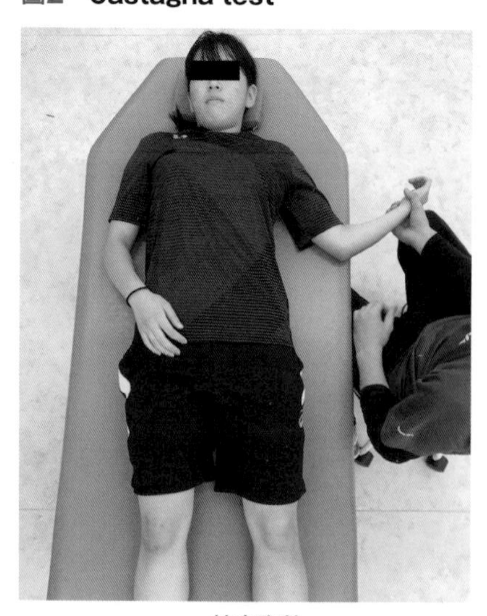

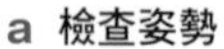

a 檢查姿勢

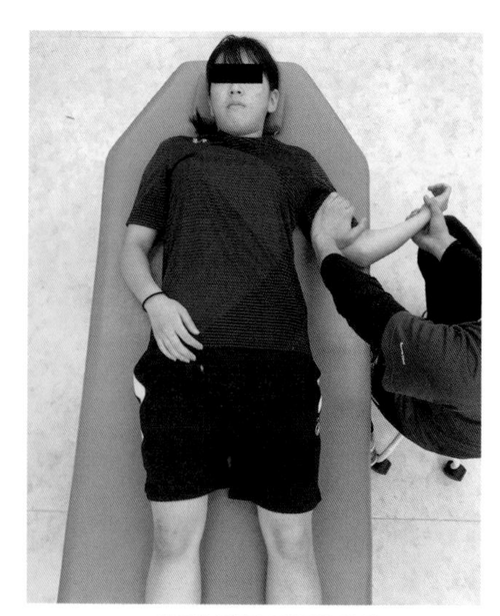

a 徒手制動肱骨頭的位移

在肩關節外展45°，對MGHL施加負荷般外旋到最大角度時，肩關節後方及上方出現疼痛（**a**），用relocation手法，將肱骨頭從前方徒手按壓使疼痛消失、減弱的情況為陽性（**b**）。

圖3　肩胛下肌測試

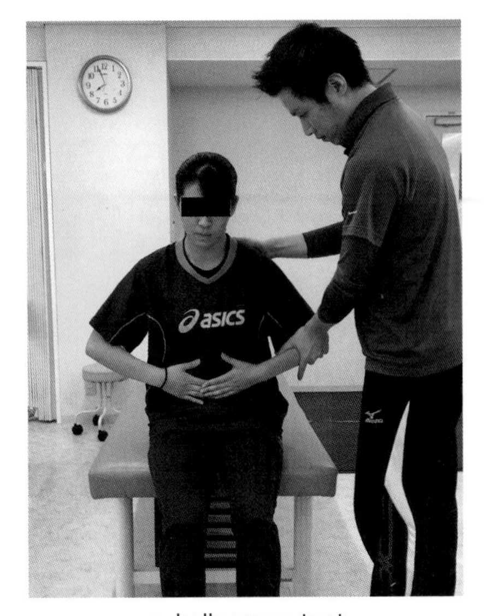

a belly press test

將手放置於腹部的狀態，對肘外側往後方施加阻力，讓患者保持內旋。無法抵抗阻力而無力的情況，以及產生疼痛的情況為陽性。

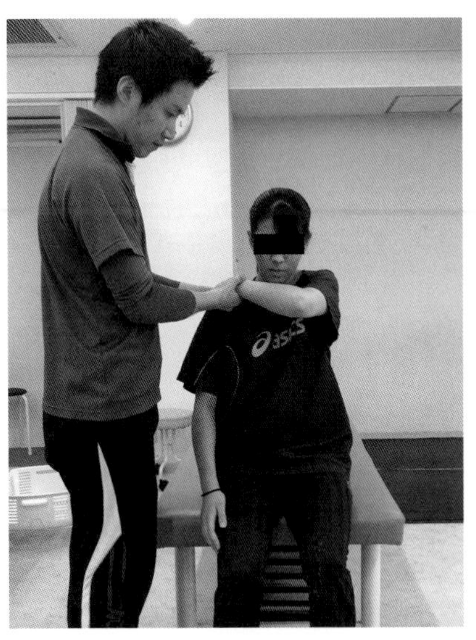

b bear-hug test

用檢查側的手觸碰另一側肩膀（如同熊抱），從肩膀放手般施加阻力，讓患者保持內旋。無法抵抗阻力而無力的情況，以及產生疼痛的情況為陽性。

Memo

Castagna test

2007年凱斯塔納（Castagna）的文獻指出，Castagna test是用於診斷minor shoulder instability的檢查[2)]。檢查是在肩關節外展45°，對MGHL施加負荷、使外旋至最大時肩關節後方及上方出現疼痛，用relocation手法，將肱骨頭從前方往後按壓而疼痛消失、減弱的情況為陽性。

➤活動性、排列評估

- 左肩關節上提受限（150°有疼痛）：在上提初期稍微往肱骨頭的前上方位移，從上提130°附近肱骨頭上升，肩胛骨上提、後傾、上旋轉增加
- 左肩胛骨上提（shrug）受限：稍微伴隨下旋轉（**圖4**）
- 頸部左旋轉受限：隨著過度側屈，上頸椎優先旋轉
- 軀幹左旋轉受限：左肋椎關節的肋骨後旋轉（**圖5**）不足

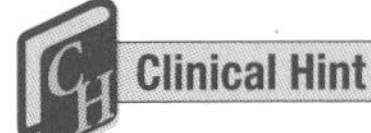

肩關節不穩定的肩胛骨運動異常

在肩關節不穩定的情況，對於肩肱關節的穩定化，重點為肩胛骨運動改善的情況常見。用雙平面X光影像測量肩關節前方不穩定的肩肱關節節律的研究中，與健康群體相比，顯示在上提0～90°時肩肱關節節律為有意義地增加，120°～最大上提，肩肱關節節律為有意義地變小[4)]，可認為不穩定使得肩胛骨運動產生變化。同時，以多方向性肩關節不穩定（MDI）患者為對象的保守治療效果之驗證的研究指出，進行12週的物理治療介入，功能分數改善，以及在外展0～60°時肩胛骨上旋轉呈現有意義的改善[5)]。關於肩關節不穩定的肩胛骨運動異常，雖然現階段尚不明朗，不過可認為肩胛骨運動的改善是做出有成效物理治療的重點。

MDI：multidirectional instability

圖4　肩胛骨上提（shrug）

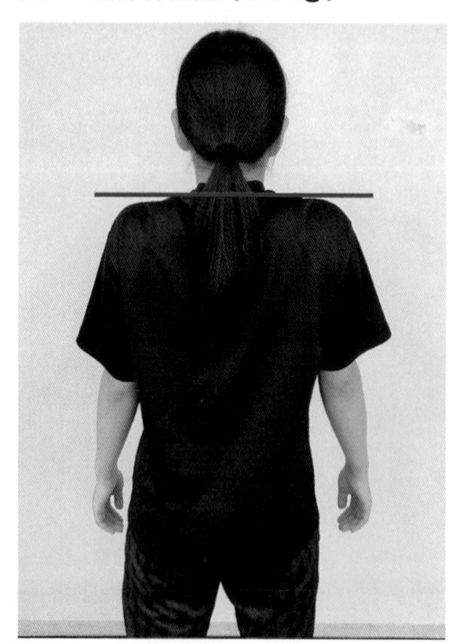

確認左肩的肩胛骨主動上提受限。

圖5　肋椎關節的肋骨後旋轉

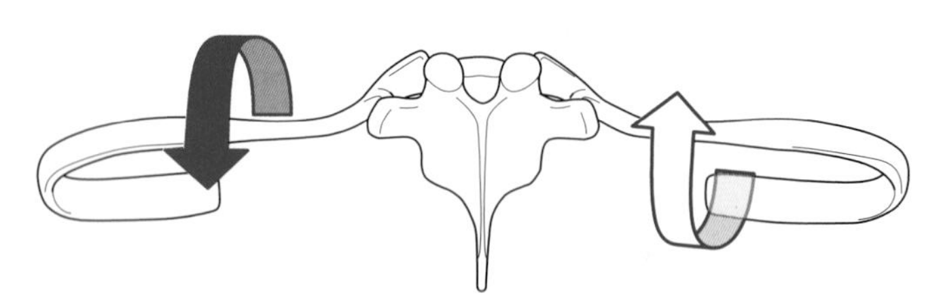

軀幹旋轉時，旋轉側的肋骨往後方旋轉（⬇），另一側往前方旋轉（⇧）。

➤肌肉功能評估（右／左：數值以MMT的基準為準）

- 下垂姿勢外旋：5/4（隨著肱骨頭前向位移發生疼痛）
- 肩胛骨外展、上旋轉：5/4
- 肩胛骨上提（shrug）：5/4
- 肩胛骨內收：5/4

➤模仿比賽動作姿勢時的功能評估

●**雙手在身體前方握住的托球動作（圖6）**

- 隨著上胸椎的伸展，肩胛骨往後上方移動，功能降低

●**肩外展姿勢（單手接球）（圖7）**

- 對於從前方往上臂徒手施加阻力有不穩定感，支撐性不良

●**on elbow的單手、單腳抬高（撲救）（圖8）**

- 用左上臂支撐的狀態下，支撐性不良

➤動作分析（圖9）

用接球動作要接身體附近的球時，出現肩胛區上提、往前方突出。

圖6　接球姿勢的托球動作

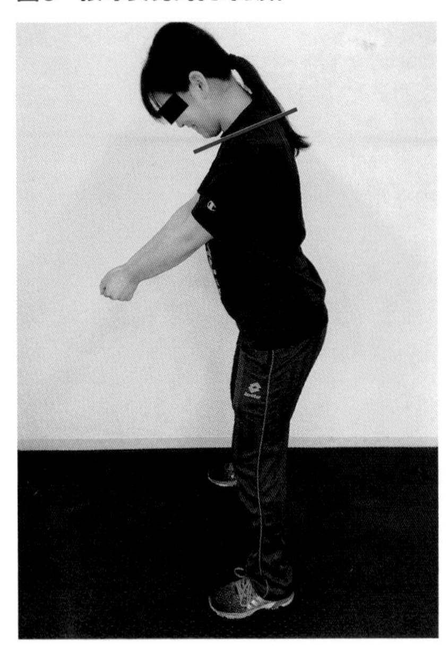

肩胛骨無法充分往後上方位移。

圖7　單邊上肢的支撐性評估

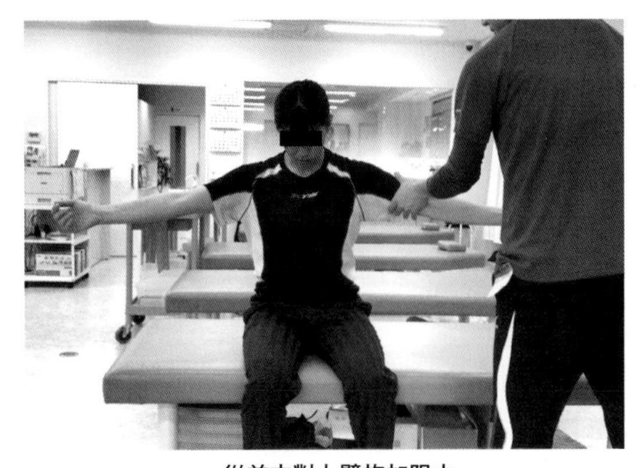

a 從前方對上臂施加阻力

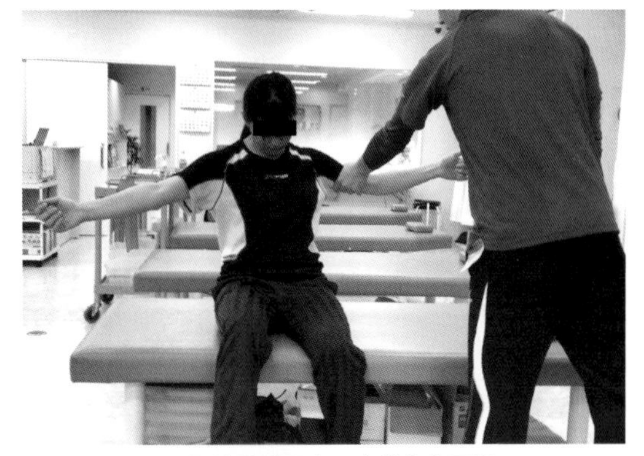

b 無法承受阻力，姿勢失去平衡

圖8　用單手單腳支撐的支撐性評估

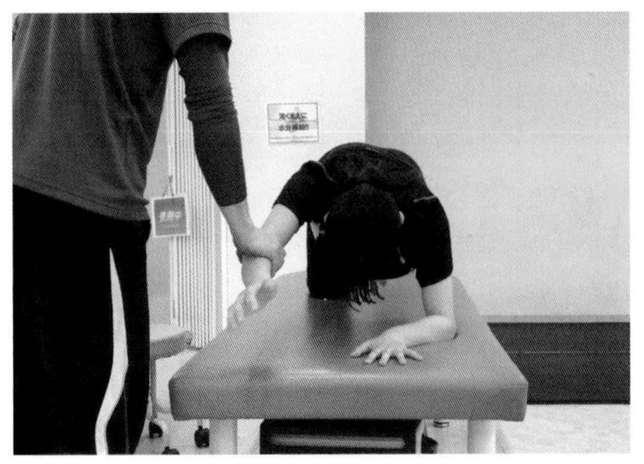

a 從上方對上臂施加阻力

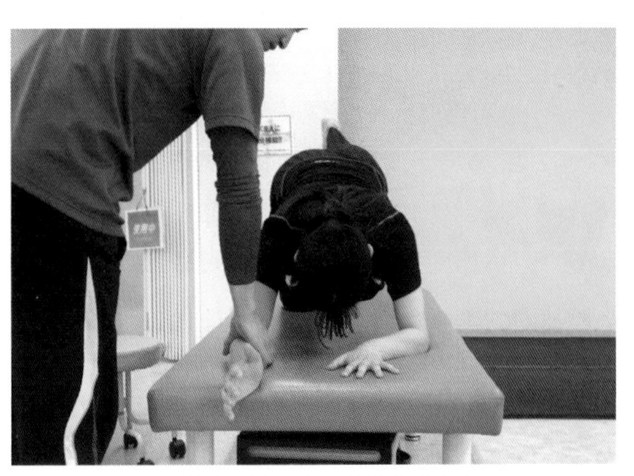

b 無法承受阻力，姿勢失去平衡

圖9　接球動作評估

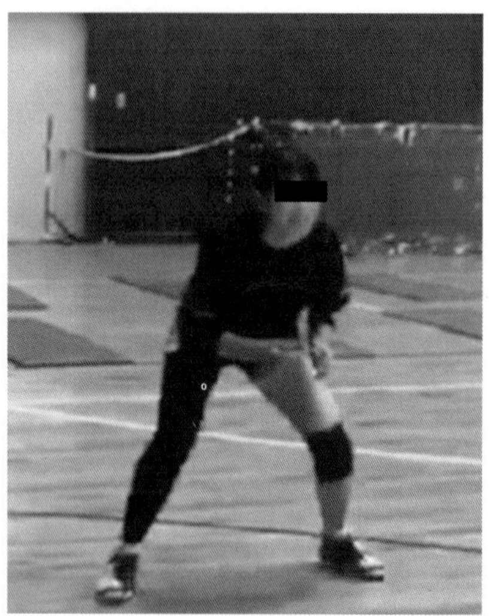

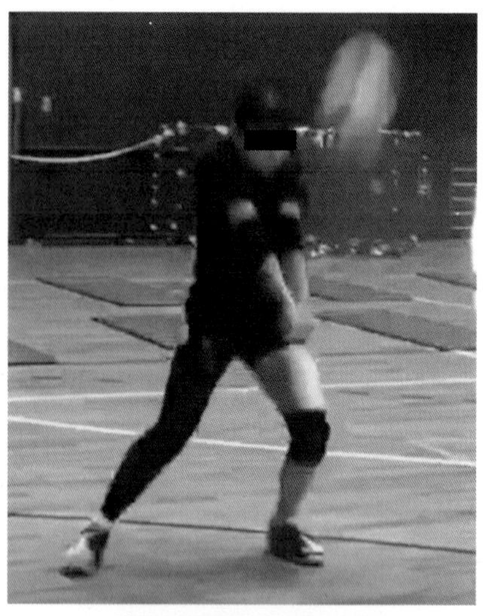

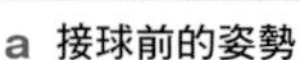

a 接球前的姿勢　　b 接來到身體附近的球的姿勢

圖b的姿勢可看出肩胛骨的上提、往前方突出，以左右上肢下垂（肩膀伸展）的動作吸收球的衝擊。

➤彙整與說明

本案例為對於扣球的反應慢了一拍，導致往左後方接球時，左肩關節被強制水平伸展而受傷。對於前向不穩定性的檢查（anterior apprehension test，load and shift test）呈現不穩定感的情況來看，認為發生了肩關節前方不穩定症。不過，從影像診斷並沒有發現明顯的前方關節盂唇損傷、沒有明顯的脫臼證據、及Castagna test呈現陽性等情況來看，將本案例視為隨著minor shoulder instability的不穩定感及肩關節前方疼痛，方針用保守治療，將復賽設為目標。

患者初次到院時，即使安靜時肩關節前方仍有疼痛症狀，從肱二頭肌長頭肌腱的壓痛、MRI診斷、超音波診斷、Yergason test為陽性等情況，判斷是同肌腱的腱鞘發生炎症。對於肱二頭肌長頭肌腱的應力，推測是肩關節前上方不穩定加上肩胛下肌的肌肉出力降低，以及肩胛骨上提功能的降低造成關節窩朝向前下方，因而助長肱骨頭的前向位移、對二頭肌溝施加壓迫、摩擦應力。認為肩胛骨上提功能的降低是隨著胸廓活動性降低、肩胛骨的錯位而造成，判斷是斜方肌上部纖維的肌肉功能降低造成提肩胛肌優先活動。

同時，分析接來到身體附近的球時的接球動作影像，確認隨著肩胛骨過度前向突出的上提。判斷是接球時球碰到下臂，而對肱骨頭施加往前方位移的力。在功能上，推測為肩胛骨上提功能降低，造成隨著肩胛骨上旋轉之肩胛區的上移不足，以及上胸椎、胸廓的活動性降低造成肩胛骨內收、後傾不足，而助長了肱骨頭的前向位移。

雖然關於成為受傷機轉的接左後方球的應對，驅幹的左旋轉受限及左胸廓的活動性降低，可能強制引起肩關節的水平伸展，不過考量到對球的反應慢了，除了改善活動性及肌力，對於反應課題的移動，以及為了即使姿勢不良也不會造成肩關節水平伸展，能夠柔軟地操作肩胛骨及胸廓的能力也是需要的。

治療及治療成效

➤治療計畫

①對於肱二頭肌長頭肌腱的炎症做物理治療（冰敷、超音波、微弱電流）
②肩胛下肌的肌出力改善
③左胸廓活動性提升運動
④肩胛骨上提運動
⑤上胸椎、胸廓活動性改善

➤治療方針

由於從評估結果判斷疼痛的原因為肱二頭肌長頭肌腱的炎症，便設定2週的安靜期，促進炎症消失。由於肩胛下肌的肌出力降低及肩胛骨上提功能的降低有助長對於肱二頭肌長頭肌腱應力的可能，因而實施belly press姿勢及bear-hug姿勢的肩胛下肌訓練，在側臥姿的主動輔助或用啞鈴的肩胛骨上提運動（**圖10**）。

圖10　肩胛骨上提運動

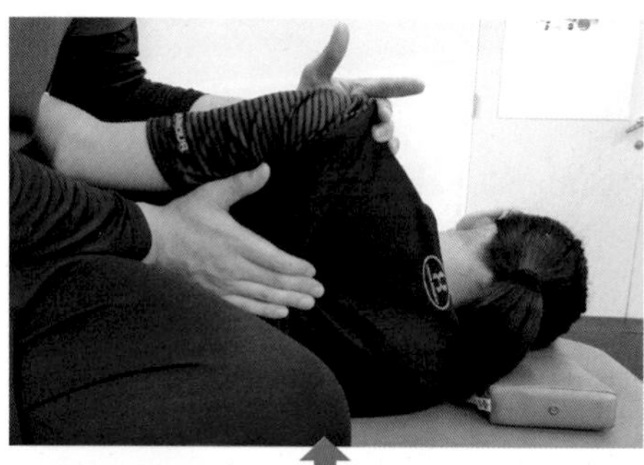

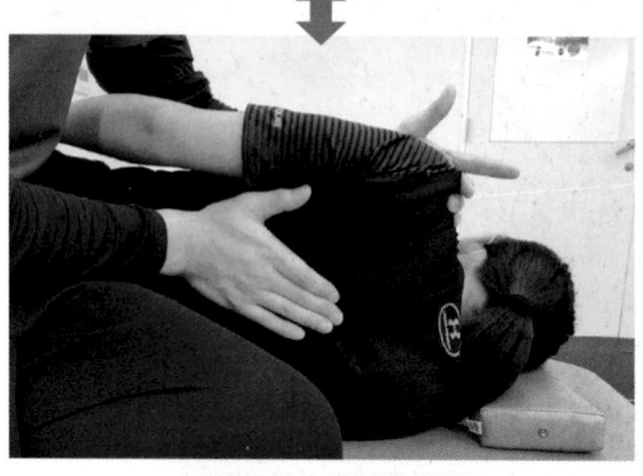

a　徒手做主動輔助運動

用一隻手對肩峰部施加些許阻力，另一隻手輔助下角部以便引導肩胛骨上旋轉。

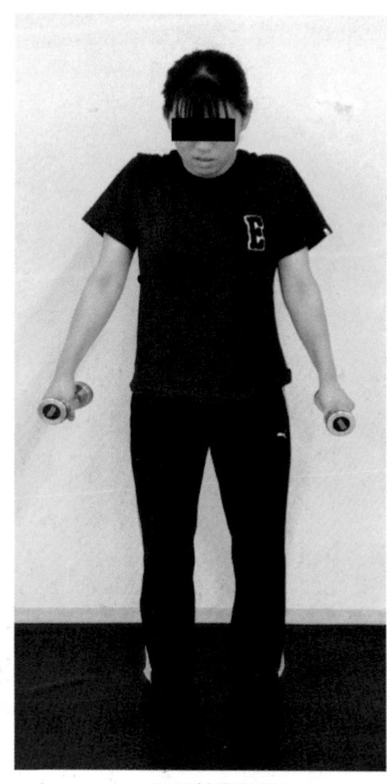

b　用啞鈴來訓練

關於復賽，隨著炎症消失，預計重新做雙手的接球練習。關於接球時成為功能問題的上胸椎、胸廓的活動性，進行以改善四肢趴地的cat&dog exercise以及從該姿勢的胸椎旋轉運動、左右肋椎關節的前方、後方旋轉為目標的運動（**圖11**），進行接球姿勢的動作確認、矯正。

恢復在肩關節外展姿勢對下臂徒手施加阻力也能支撐、沒有不穩定感的狀態後，便重新開始用左手單手接球。以左胸廓的展開為目的，實施wind-mill exercise（**圖12**），提升活動性後，在側棒姿勢做運動（**圖13**），進行用軟管在肩外展以提升支撐性為目的的運動（**圖14**），以恢復受傷姿勢下穩定的單手支撐功能。

圖11　側棒姿勢的運動

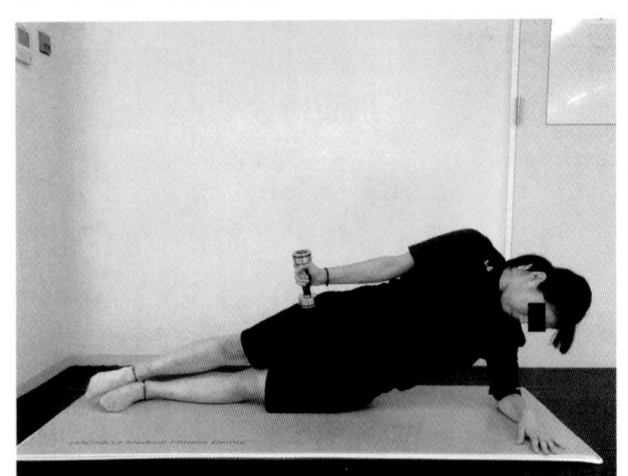

a 側棒姿勢

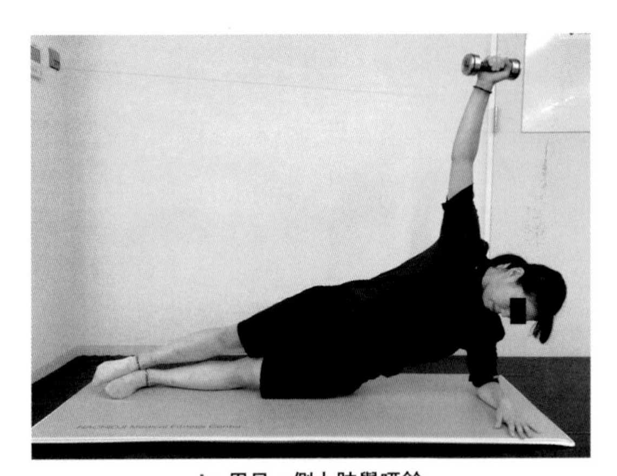

b 用另一側上肢舉啞鈴

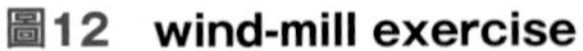

圖12　wind-mill exercise

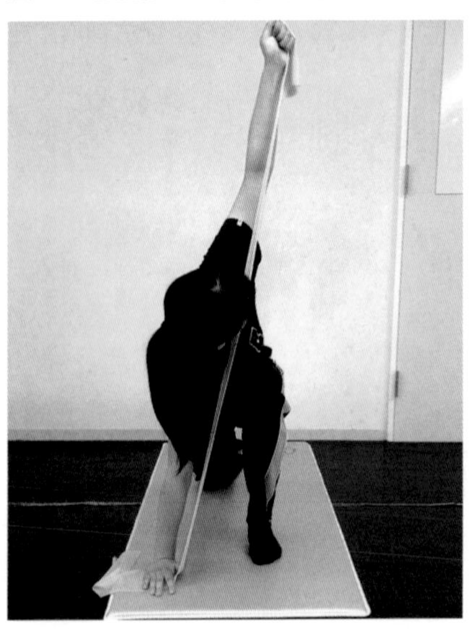

圖13　上胸椎、胸廓活動性改善運動

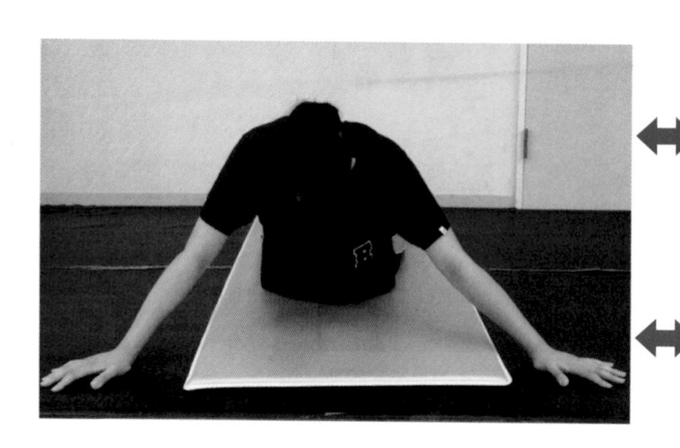

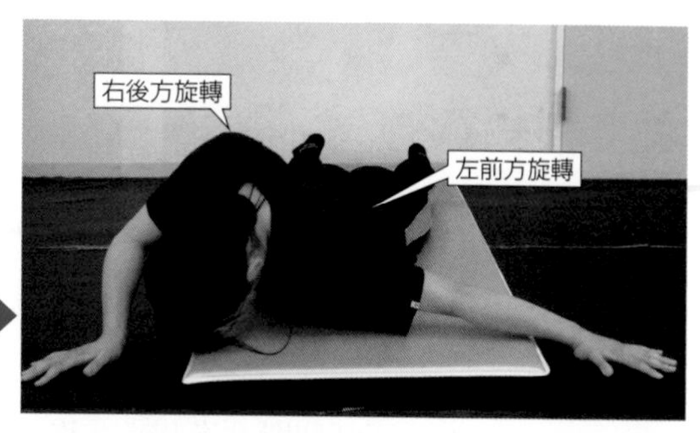

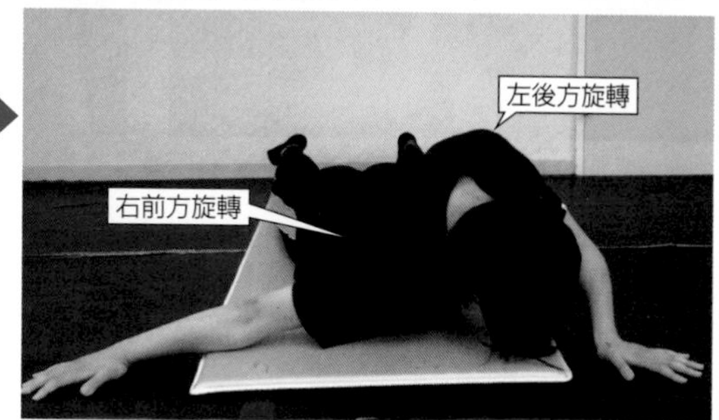

a 開始姿勢　　**b 往左右交互扭轉上胸廓**

作為肋椎關節的肋骨運動，要順暢地進行移動側的後方旋轉與另一側的前方旋轉。

圖14　在接球姿勢用軟管做肩關節外展運動

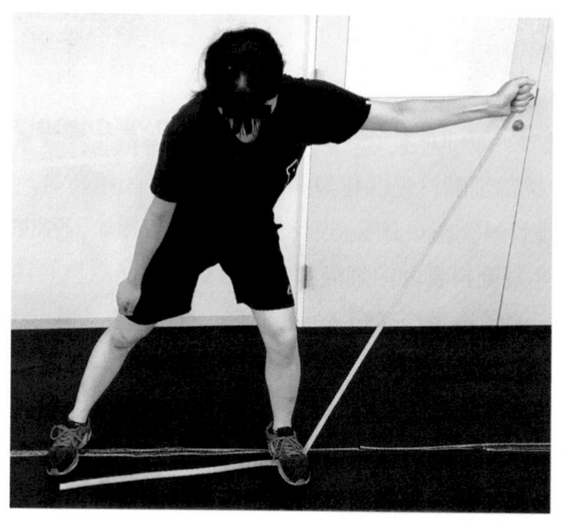

肩關節外展運動時，注意不要產生肩胛骨的前傾、內旋、肱骨頭的前向位移。

➤治療成效（循環賽結束後物理治療介入經過4週）

●炎症、疼痛評估

・熱感及腫脹為陰性，在肱二頭肌長頭肌腱確認輕度壓痛。

●超音波診斷

・無異常

●特殊檢查

■結果為陽性的檢查

・anterior apprehension test
・relocation test
・load and shift test（不穩定感）
・Castagna test
・Yocum test（肩關節前方的異常感）

■結果為陰性的檢查

・belly press test
・bear-hug test
・Whipple test
・Yergason test
・Speed test

●活動性、排列評估

・左肩關節上提無受限
・肩胛骨上提（shrug）：幾乎無左右差異（**圖15**）
・頸部旋轉：無左右差異
・軀幹旋轉：無左右差異

●肌功能評估（右／左：數值以MMT的基準為準）

・下垂姿勢外旋：5/5
・肩胛骨外展、上旋轉：5/5
・肩胛骨上提（shrug）：5/5
・肩胛骨內收：5/5

圖15　肩胛骨上提（shrug）的治療前後

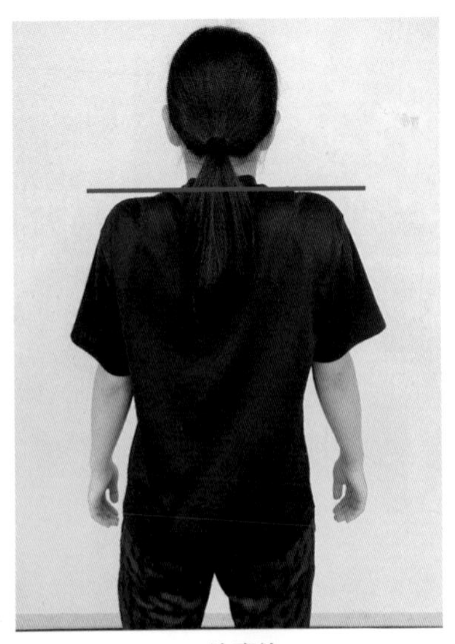

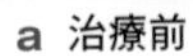

a 治療前

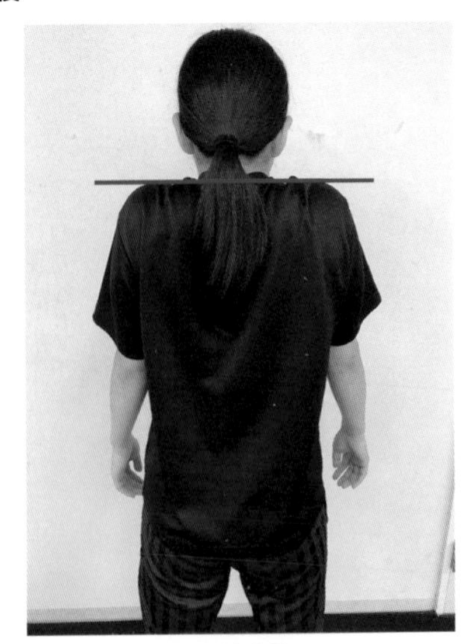

b 治療後

圖b治療後，肩胛骨可能上提至無左右差異的狀態。

●模仿比賽動作姿勢的功能評估

■雙手在身體前互握姿勢的托球動作（圖16）

・肩胛骨往後上方順利抬高

■肩關節外展（單手接球）

・對於從前方對上臂徒手施加阻力無不穩定感，支撐性良好

■on elbow的單手、單腳抬高（撲救）

・左右皆支撐性良好

➤治療經過

循環賽結束，專心接受物理治療2週後，安靜時的疼痛消失，用超音波診斷也沒有發現異常血流的增加。隨著炎症消失，上提受限也改善，接球姿勢亦獲得改善，便按照預定再度用雙手練習接球。循環賽結束，物理治療介入後經過4週，由於肩關節外展時支撐的不穩定感也消失，便不限制打球，完全復賽。最終評估的情況（循環賽結束後物理治療介入後6週），與其他選手接觸時，以及跌倒、手往後方撐地時，雖然會出現肩關節正面的疼痛，但並沒有脫臼及不穩定感的症狀，因此便繼續打球，也能作為自由選手出場整個大會。

圖16　治療前後接球姿勢的托球動作

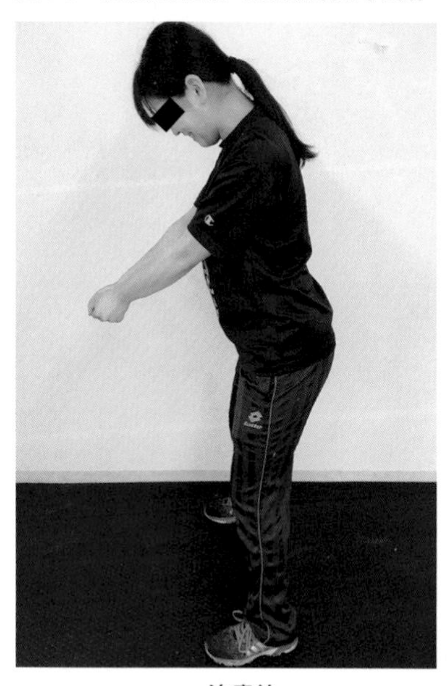

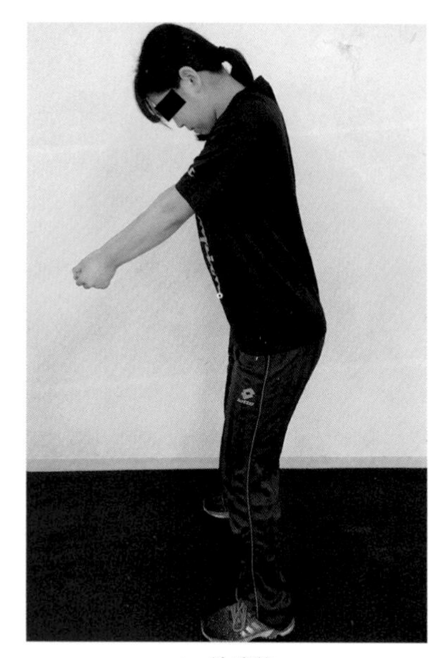

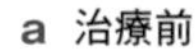

a 治療前　　b 治療後

圖b治療後，雙手在身體前互握姿勢的肩胛骨上提、後傾變得可行。

彙整

沒有明顯脫臼、半脫臼證據的minor shoulder instability，常有經影像診斷沒有發現關節盂唇損傷的情況。由於不穩定造成的肩關節穩定性降低，要考量到從各種不同的部位施加應力的可能，必須從影像診斷及身體診斷建構疼痛發生的機制。對於從評估結果推測的疼痛機制，考慮發生構造方面不穩定性的同時，促進功能方面的改善以復賽，而進行物理治療。基於更進一步確實推測疼痛機制，思考復健治療，有助於有效率的治療與復賽。

文獻

1) Magarey M, et al : Clinical diagnosis and management of minor shoulder instability. Aust J Physiother, 38(4) : 269-280, 1992.
2) Castagna A, et al : Minor shoulder instability. Arthroscopy, 23(2) : 211-215, 2007.
3) 中井大輔, ほか : 上関節上腕靱帯・中関節関節上腕靱帯tensioningによる投球障害肩の前上方安定化手術. 肩関節, 38(2) : 662-665, 2014.
4) Paletta GA, et al : Shoulder kinematics with two-plane x-ray evaluation in patients with anterior instability or rotator cuff tearing. J Shoulder Elbow Surg, 6(6) : 516-527, 1997.
5) Watson L, et al : The effects of a conservative rehabilitation program for multidirectional instability of the shoulder. J Shoulder Elbow Surg, 27(1) : 104-111, 2018.

4 肩關節的不穩定性②

Abstract

- 由於本案例為打拳擊時產生肩關節脫臼，進行肩關節穩定化手術，為了復賽而實施術後物理治療。
- 肩關節屈曲外旋受限的殘留影響競技表現，手術創部周圍的滑動性降低及術後固定造成腋窩周圍組織的滑動性、柔軟度降低為原因。
- 考量移植骨片的癒合、關節盂唇修復部的組織修復，階段性實施肌力訓練，為了在比賽動作所需的姿勢能夠使肌肉出力而實施運動訓練。
- 沿著術後療程進行物理治療時，為了更安全且順利地復賽，重要的是考量受傷機轉的動作及實際競技時所需的活動度及肌力的恢復。

病例資訊

➤基本資訊

年齡：21歲（大學四年級）

性別：男

身高：177㎝

體重：62㎏

BMI：19.8

BMI：body mass index

主症狀：害怕打左拳，無法練習。

運動：拳擊（練習頻率：每次約2小時，1週3次）

希望：7～8個月後想接受職業測試。

➤醫學資訊

病名：左肩前下方關節盂唇斷裂

病史：右肩前下方關節盂唇斷裂（約2年前進行肉眼Bristow法＋關節鏡班卡氏修補術）

➤影像資訊

用關節造影MRI水平斷面影像，發現關節盂唇的損傷（班卡氏病變）。同時，損傷的關節盂唇位移到比肩胛骨頸部還內側，確認有ALPSA損傷（**圖1**）。

ALPSA：anterior labroligamentous periosteal sleeve avulsion

➤現病史

患者約2年前被診斷出右肩前下方關節盂唇斷裂，接受手術治療。術後5個月後復出運動。雖然運動時一直沒有問題，不過在約3個月前的拳擊比賽中，用左鉤

圖1　關節造影MRI

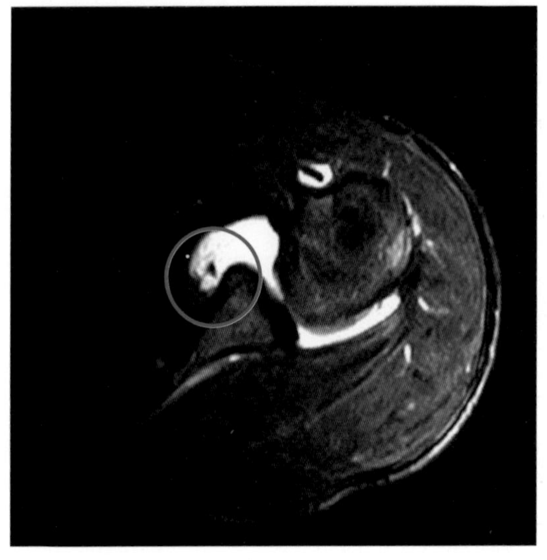

確認關節盂唇往肩胛骨頸部內側位移的班卡氏病變（ALPSA損傷）（○）。

拳擊打比賽對手的頭部側邊時，不小心在左肩關節水平伸展時打擊，左肩關節完全脫臼。在住家附近整復，固定內旋姿勢3週後，回到練習。不過，復出1個月後練習時，打左直拳時再度脫臼。由於害怕脫臼而無法練習，為了在無不穩定感的狀態下復賽，而來到本院受診。

由於希望在大學在學中接受職業考試，希望若有必要就早期接受手術。由於初診時的影像檢查確認班卡氏病變，便在初次看診4週後接受手術。

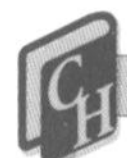

Clinical Hint

肩關節前向脫臼的受傷機制

雖然一般認為肩關節前向脫臼是外展、水平外展、外旋的組合而發生的，目前尚不清楚詳細的受傷機制。以肩關節障礙的頂尖橄欖球選手的影片調查受傷機制的分析結果顯示，分為因強制水平外展而發生的tackler型、因強制過度屈曲而發生的try-scorer型、因對於肩外側的直接外力而發生的direct impact型，特別是tackler型與try-scorer型常見肩關節脫臼[1)]。

關於肩關節脫臼術後的復賽，為了預防再度受傷，必須詳細問診關於受傷時的動作、環境和心理層面，預設從病況推測的脫臼容易發生的競賽場面，逐漸展開物理治療。

術前評估

➤問診

由於害怕脫臼，幾乎無法練習。日常生活動作中雖然不會感受到脫臼或不穩定感，但在外展、外旋時有不穩定感。

➤排列評估

・左胸廓下沉、左肩胛骨前傾

➤活動性評估（右／左，單位：°）

・屈曲：175/170
・外展：180/180
・下垂姿勢外旋：55/60
・外展姿勢外旋：85/70（不穩定感＋）
・外展姿勢內旋：45/35

➤關節穩定性評估

●呈陽性的檢查

・anterior apprehension test
・relocation test
・load and shift test（前向位移量有左右差異）

●呈陰性的檢查

・sulcus sign

手術

➤術氏

・直視下Bristow手術＋關節鏡班卡氏修補術

➤手術內容（圖2）

●直視下Bristow手術

將喙突的肱二頭肌短頭與喙肱肌的共同肌腱切離後，用長34mm的中空骨釘，在關節窩的8點鐘方向位置固定剝離的骨片。

圖2　術後X光影像

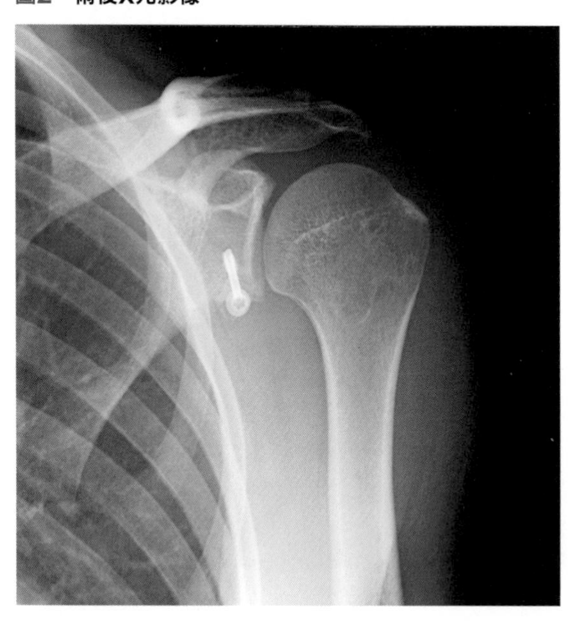

● 關節鏡班卡氏修補術

用兩支帶線錨釘（suture anchor），在關節窩的9點鐘與7點鐘位置修補斷裂的關節盂唇。

> **Memo**
>
> **骨制動術（Bristow-Latarjet法）的術後成績**
>
> 骨制動術的術式，是切離肱二頭肌短頭肌腱與喙肱肌肌腱的共同肌腱所附著的喙突，並移動至關節窩前緣後，用骨釘固定。移植骨片與共同肌腱使得患者獲得了強力的肱骨頭前方制動能力，對於接觸、碰撞型運動選手是有用的。對於進行直視下Bankart-Latarjet手術的碰撞型運動選手的再脫臼及復賽的統合分析顯示，與碰撞型運動以外的選手比較，術後再脫臼並無統計學上有意義的差異，復賽率也呈現高值，為67～100%[2]。

➤術後復健計畫

ROM：range of motion

- ～術後3週：三角巾＋護胸帶固定（**圖3**）
- 術後3週～：開始做屈曲ROM exercise
- 術後5週～：開始做下垂外旋、外展ROM exercise
- 術後7週～：開始做外展姿勢外旋ROM exercise
- 術後12週～：開始做負重的訓練
- 術後4～5個月：復出運動

➤術後經過

手術隔天，在用三角巾與護胸帶固定的狀態下出院。在固定期間，可將疼痛抑制在承受範圍內，沒有麻痺、感覺障礙、肌力降低等神經方面的徵候。出院後每週兩次到院接受物理治療，術後早期用冰敷及物理治療徹底做炎症的管理，並考量卸除固定的包紮後主動活動度順利恢復，避免對修復組織施加應力而做等長收縮的旋轉肌袖運動。同時，由於在術後固定期間，肩關節內旋固定及活動性的降低容易造成胸椎後彎、胸廓下降、肩胛骨的內旋、前傾等不良姿勢，便以患部外功能的維持、改善為目的，實施軀幹及肩胛骨的運動（**圖4**）。

圖3　三角巾與護胸帶的術後固定姿勢

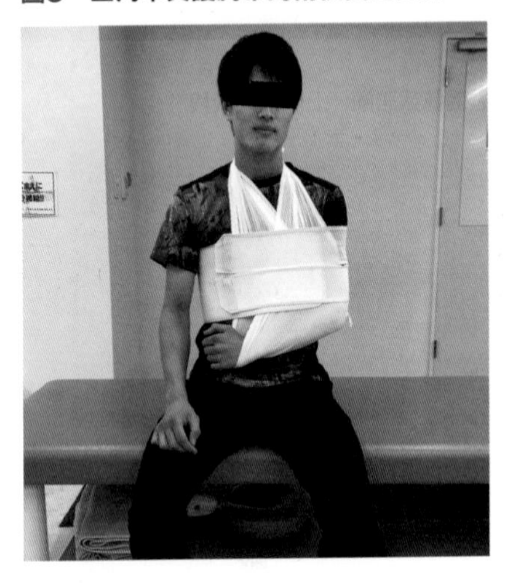

卸除固定的包紮後，遵循治療計畫，階段性實施肩關節活動度訓練。關節活動度順利恢復，在術後8週左右，便改善至日常生活不會不便的狀態。

物理治療評估（術後12週）

➤問診

沒有日常生活的疼痛及不穩定感，不方便也消失了。在術後8週，醫師許可患者不需接觸的空拳練習，不過患者提到在擺架式時在意左腋下會不經意張開。同時，由於在術後12週的超音波檢查中，關節盂唇修復處與移植骨片的固定性良好，便許可擊打60％強度以下的沙袋或護具。不過，患者表示仍有點害怕碰到拳頭。

圖4　術後固定期間的患部外運動

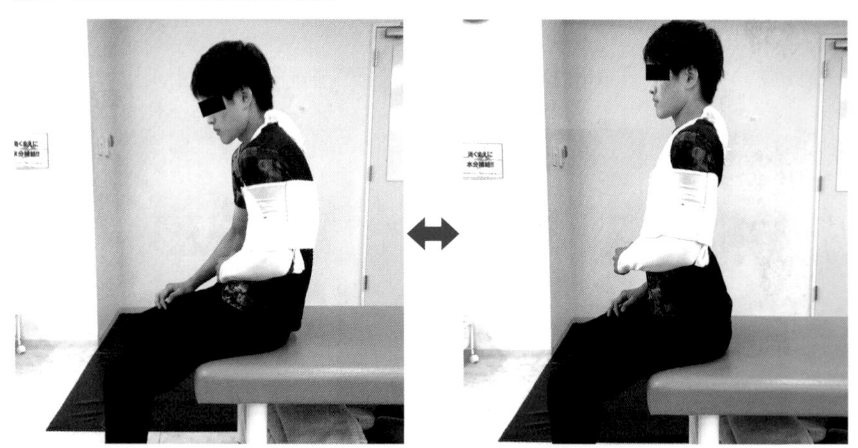

a　骨盆前後傾時的重心前後移動

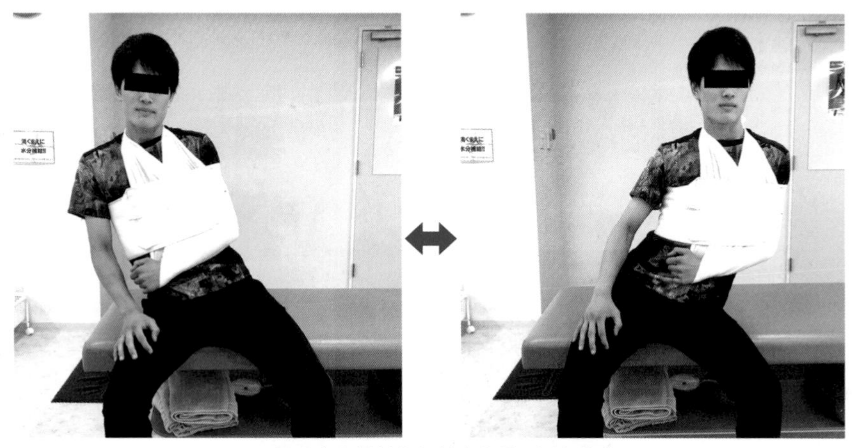

b　骨盆左右側斜向傾斜時的重心側向移動

坐在床上，固定創部的狀態，進行骨盆前後傾（**a**）及左右側向傾斜（**b**）。隨著坐壓中心的移動，促進了胸椎、胸廓、肩胛骨的運動，對於不良姿勢的改善有所成效。

➤活動性評估（只有左手，單位：°）

- 屈曲：145
- 下垂姿勢外旋：45
- 外展姿勢外旋：60
- 外展姿勢內旋：30
- 屈曲姿勢外旋：75
- 屈曲姿勢內旋：10

➤滑動性評估

- 手術創部周圍組織滑動性降低
- 三角肌後部纖維：往上側的滑動性降低
- 背闊肌：往背側的滑動性降低
- 背闊肌、大圓肌間：滑動性降低

➤肌肉功能評估（右／左，數值以MMT的基準為準）

- 外展：5/4
- 下垂姿勢外旋：5/4
- belly press姿勢：5/4
- bear-hug姿勢：5/4
- 肩胛骨外展、上旋轉：5/4
- 肩胛骨內收：5/4

➤關節穩定性評估

- anterior apprehension test、load and shift test、sulcus sign皆為陰性。

➤模仿比賽動作姿勢的功能評估

●肩關節屈曲姿勢、肘關節伸展姿勢（模仿直拳姿勢）的push動作（圖5a）

- 無疼痛、不穩定感
- 約健側80%的出力（自覺的強度）

●肩關節外展姿勢、肘關節屈曲姿勢（模仿姿勢）的push動作（圖5b）

- 雖然不會痛，有些微的不穩定感
- 約健側50%的出力（自覺的強度）

➤彙整與說明

為了維持對於肱骨頭關節窩的穩定性，矯正旋轉肌袖的運動及運動模式，促進主動或主動輔助運動為中心的活動性改善。關節活動度及肌肉功能順利恢復，成為日常生活也毫無問題的狀態。

雖然醫師許可開始打空拳，患者卻提出在意擺架式時腋下會不禁張開。從活動性評估確認屈曲外旋的受限（圖6），促進活動性的改善。作為活動度受限的因

圖5　模仿比賽動作姿勢的功能評估

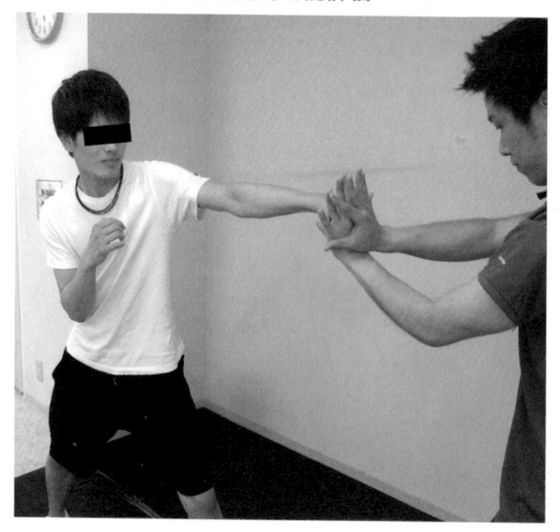

a　肩關節屈曲、肘關節伸展（直拳）

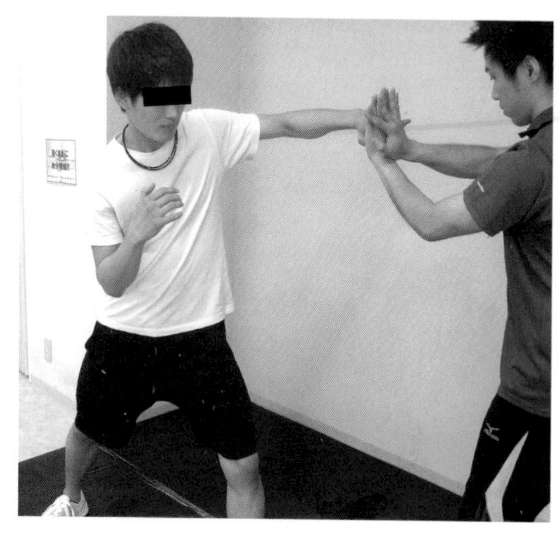

b　肩關節外展、肘關節屈曲（鉤拳）

檢者評估被推壓之力的程度及穩定性。同時，用同樣的檢查姿勢，檢者確認回推時患者是否能承受阻力，以及從不同方向施加不規則刺激時是否能保持姿勢等多面向的動作狀態。

圖6　屈曲姿勢外旋受限

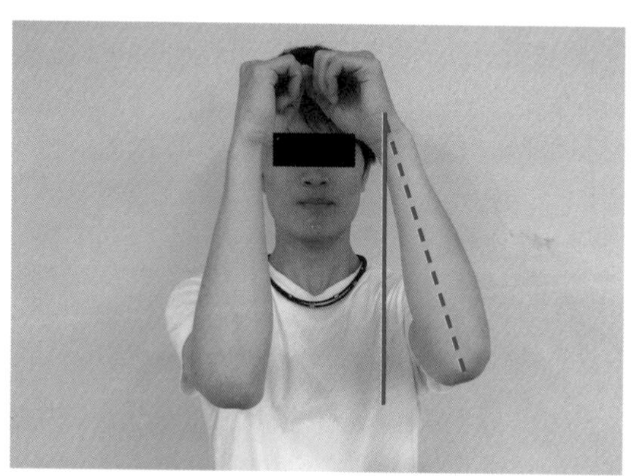

子，推測是由於直視下Bristow法在喙突下端至腋窩有5～6cm的切開創部，術創部皮膚的活動性降低，或皮下組織與三角肌前部纖維、胸大肌之間產生滑動不完全，限制了肱骨頭順暢的旋轉運動。同時，亦認為是術後的固定造成三角肌後部纖維等肩關節後方組織的柔軟性降低，而造成水平內收方向的活動性降低，背闊肌、大圓肌及肱三頭肌等腋窩周圍組織的滑動不完全及伸展性降低而造成肩關節上提時產生外旋受限，進而對屈曲姿勢的外旋限制造成影響。

由於許可打沙袋及護具，評估模仿打拳動作姿勢的上肢功能時，在模仿鉤拳動作時出現不穩定感及出力不足。由於在關節穩定性評估時沒有發現異常，認為起因在於功能障礙；作為由肌肉功能評估的基準點，留有肩周圍肌力降低，特別是為了保持肩關節外展的斜方肌、push動作所需的前鋸肌，以及為了抵抗外旋負荷的肩胛下肌下纖維的肌力降低的影響。肌力降低的原因，有術後固定期間的靜止不動造成的影響，和插入骨釘時切開肩胛下肌的影響。為了在術後12週為止移植骨片的骨癒合，和優先關節盂唇修復部的組織癒合，要避免做負重姿勢等施加負荷的訓練。

治療及治療成效

➤治療計畫

①手術創部周圍組織的滑動性改善
②肩關節屈曲外旋活動性改善
③主動關節活動度訓練（屈曲姿勢外旋、外展姿勢外旋）
④用軟管及綁手沙袋做旋轉肌袖運動
⑤用啞鈴做肩胛骨內收、push動作的運動
⑥在負重姿勢做上肢支撐訓練

➤治療方針

基於評估結果，關於屈曲姿勢時的外旋限制，對手術創部皮下組織、三角肌與胸大肌的滑動性徒手改善（**圖7a**）。同時改善三角肌後部纖維隨著肩關節水平屈曲往上側的滑動性之後（**圖7b**），將背闊肌從肩胛骨下角到肋骨往背側滑動（**圖7c**），對於肩胛骨外側邊緣的背闊肌與大圓肌之間的滑動性（**圖7d**），以及腋窩部的背闊肌、大圓肌與肱三頭肌之間的滑動性徒手改善。

說到肌力訓練，在肩關節外展姿勢拿著啞鈴做肩胛骨內收、外展運動（**圖8**），在負重姿勢做bear exercise（**圖9**）、push up動作加上側向移動的運動（**圖10**），促進上肢支撐性的提升。

圖7　以改善肩關節屈曲姿勢外旋受限為目的的徒手治療

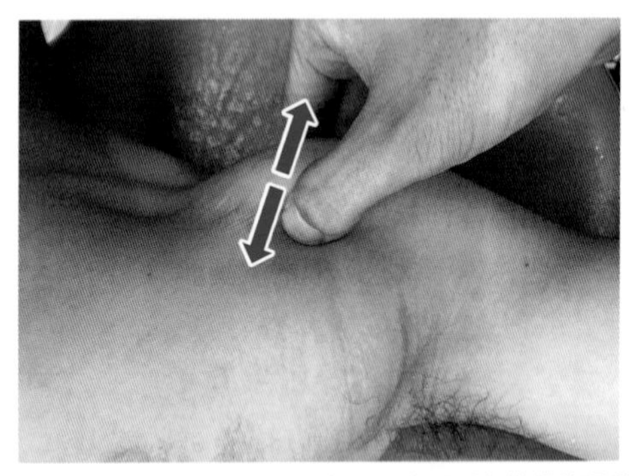

a　手術創部皮下組織與胸大肌、三角肌前部纖維的滑動性

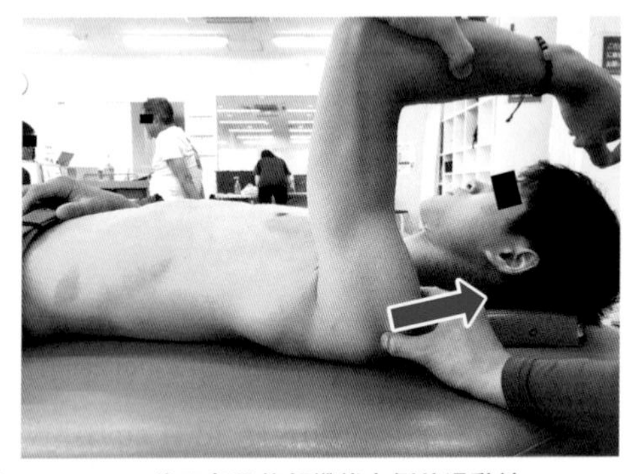

b　往三角肌後部纖維上側的滑動性

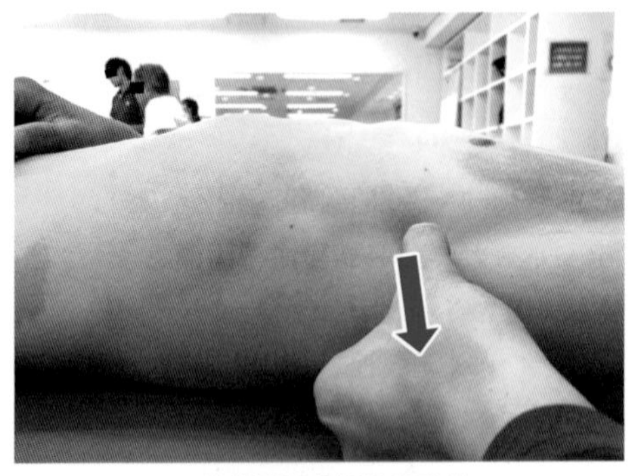

c　往背闊肌背側的滑動性

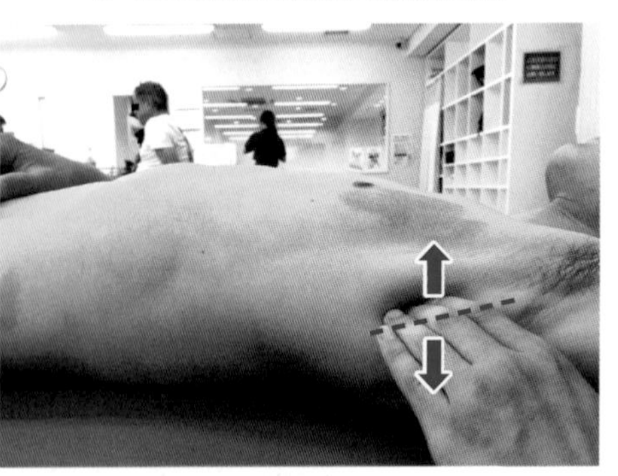

d　背闊肌、大圓肌之間的滑動性

關於治療方針，由於許可患者用自覺60％的力道對著沙袋及護具打直拳，且鉤拳是左肩受傷機轉的動作，隨著肌力恢復，徒手拮抗的不穩定感消失，出力獲得提升之後，才開始物理治療。

圖8　舉啞鈴做肩胛骨訓練

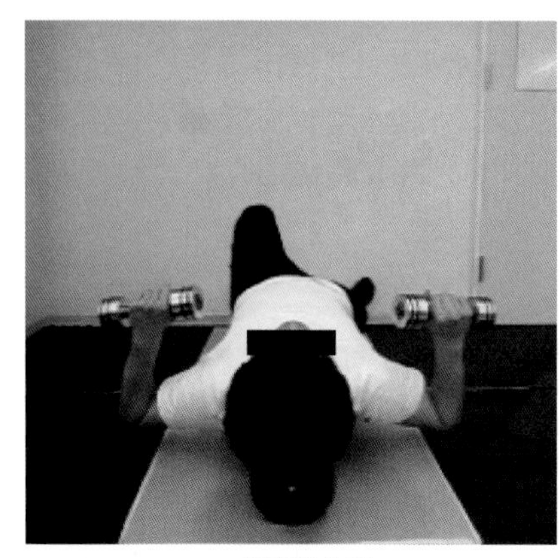

a　肩胛骨內收

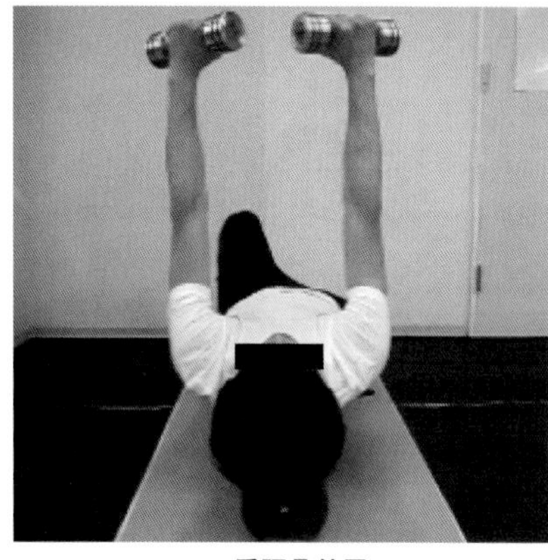

b　肩胛骨外展

注意肩胛骨內收時肩膀不會過度水平伸展，往肩胛骨外展的push動作時，讓患者意識腋下夾緊以促進前鉅肌的活動。

圖9　bear exercise（用熊的姿勢訓練）

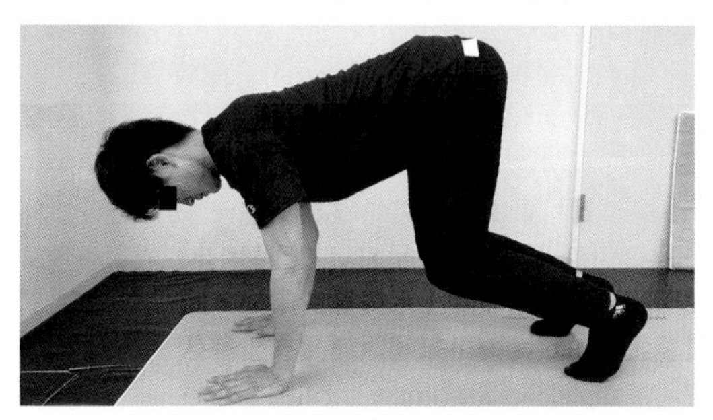

a　側面

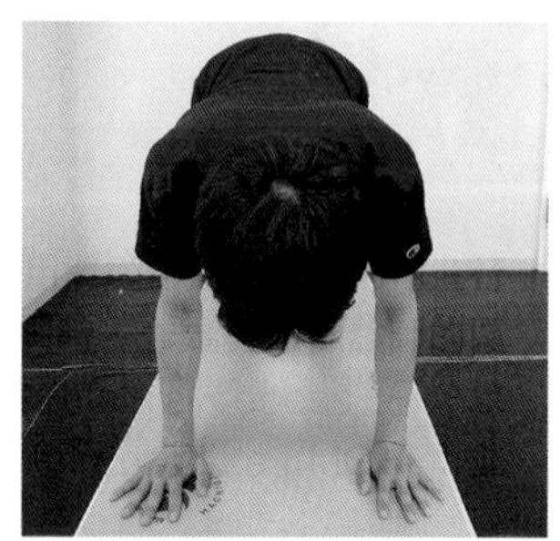

b　正面

為了對上肢施加負重，而讓重心位於前方。使肘窩朝向正面，意識肱骨外旋時的腋下夾緊。一邊保持姿勢一邊反覆深呼吸，控制腹腔內壓，以做出更有成效的運動。

圖10　push up＋側向移動運動

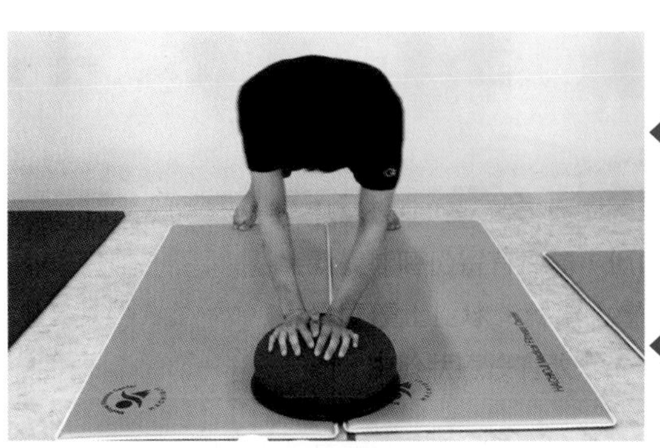

a　開始姿勢

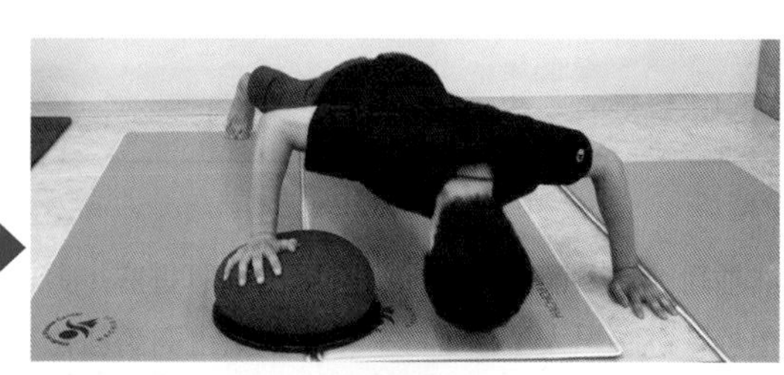

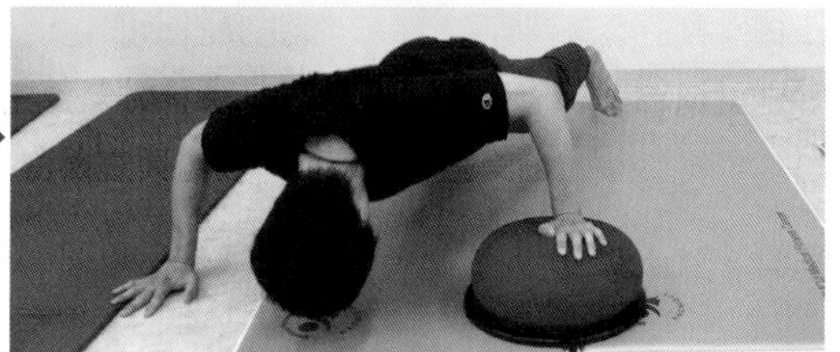

b　往側向移動狀態時的push up

➤治療效果（術後24週）

擺架式時腋下變得不會張開。能夠盡全力打直拳，也能用80～90％的強度打鉤拳。在術後5個月的CT檢查中，骨癒合恢復70～80％（**圖11**），醫師許可患者逐漸實戰練習，開始復出的實踐。

●活動性評估（只有左手，單位：°）

- 屈曲：160
- 外展姿勢內旋：50
- 下垂外旋：60
- 屈曲姿勢外旋：90
- 外展姿勢外旋：70
- 屈曲姿勢內旋：20

●滑動性評估（改善處）

- 手術創部周圍組織的滑動性
- 往三角肌後部纖維上側的滑動性
- 往背闊肌背側的滑動性
- 背闊肌、大圓肌之間的滑動性

●肌肉功能評估（只有左手，以MMT的基準為準）

- 外展：5
- bear-hug姿勢：4＋
- 下垂姿勢外旋：5
- 肩胛骨外展、上旋轉：4＋
- belly press姿勢：5
- 肩胛骨內收：5

圖11　CT（術後20週）

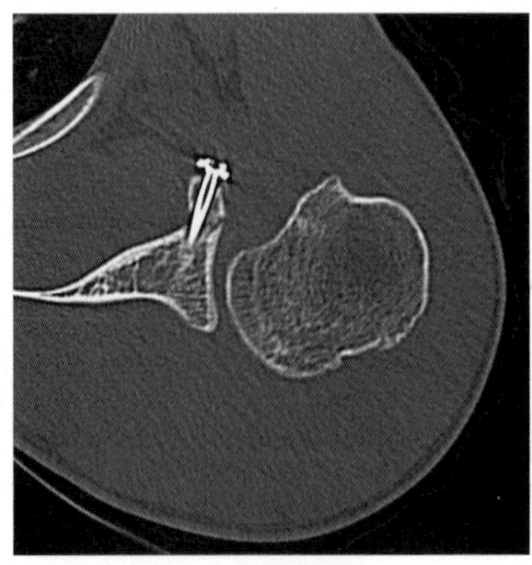

a 水平斷面影像

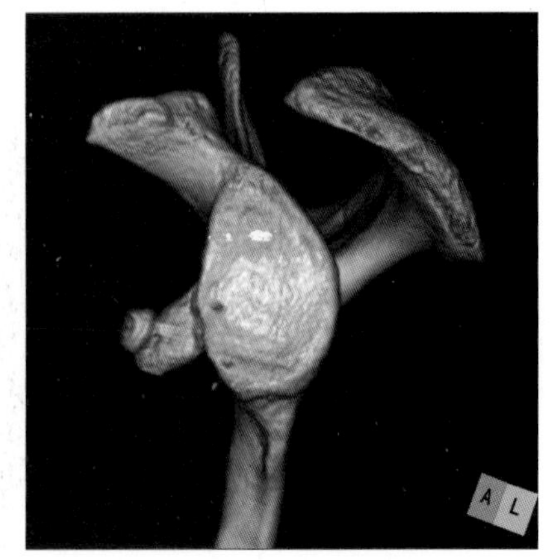

b 3D-CT矢狀斷面影像

移植骨片的骨癒合恢復70～80％，也沒有出現插入的骨釘脫落及錨釘插入部骨孔擴大的情況。

● 模仿比賽動作姿勢時的功能評估

■ 肩關節屈曲姿勢、肘關節伸展姿勢（模仿直拳姿勢）的push動作

- 無疼痛、不穩定感
- 健側同等程度的出力

■ 肩關節外展、肘關節屈曲（模仿鉤拳姿勢）的push動作

- 無疼痛、不穩定感
- 與健側同樣程度的出力

➤治療過程

關於屈曲姿勢的外旋活動度，在介入3週後（術後15週），便改善至不在意擺架式時腋下張開的程度（**圖12**）。隨著肌力恢復，打沙包及護具時的拳頭強度提升，在介入6週後（術後20週），打勾拳時的不穩定感也消失了。在最後介入時（術後24週），為了預定的職業考試，能夠在實戰訓練發揮100％的力量，為了實踐練習及提升表現而持續訓練。

彙整

對於外傷性的肩關節反覆脫臼的治療，推薦用手術治療。術後物理治療要配合術式、遵循治療計畫，展開優先做組織修復之關節活動度及肌力的恢復，一邊考量比賽動作需要的功能並一邊促進功能改善，能更有效率地復出比賽。同時，對於模仿重新比賽時成為受傷機轉的動作及比賽時所需的動作進行功能評估，能夠對於參加練習的程度及練習內容有具體的判斷，可更為安全地復賽。

圖12　治療前後的屈曲外旋受限

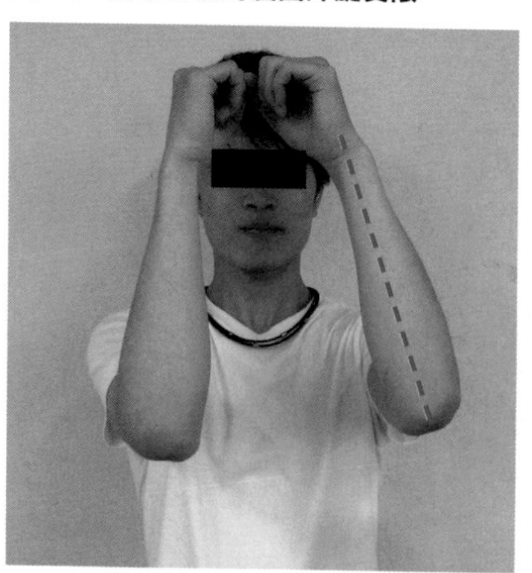

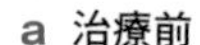

a 治療前

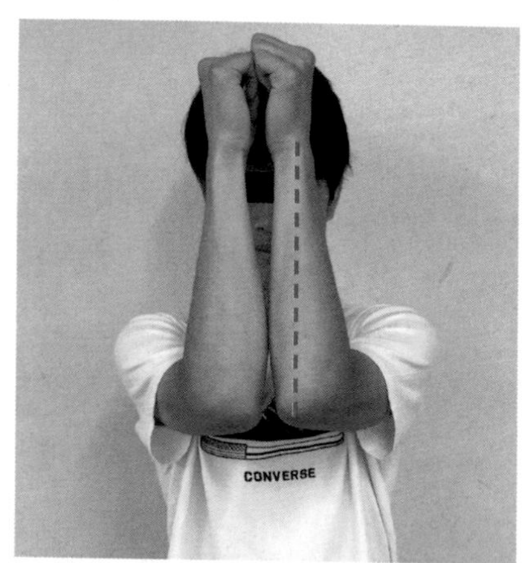

b 治療後

文獻

1) Crichton J, et al : Mechanism of traumatic shoulder injury in elite rugby players. Br J Sports Med, 46(7) : 538-542, 2012.
2) Pereira NRP, et al : Are collision athletes at a higher risk of re-dislocation after an open Bristow-Latarjet procedure? A systematic review and meta-analysis. Shoulder Elbow, 10(2) : 75-86, 2018.

5 肩胛骨排列及運動的異常

Abstract

■ 本案例在上肢下壓運動往肋鎖間隙產生疼痛、往上臂近端出現放射性疼痛，強制將肩胛骨後傾則疼痛增加。

■ 在物理治療評估時，確認肩胛骨排列（外旋、後傾、上提）及運動（下旋轉、後傾增加）的異常，判斷這些情況為運動時疼痛的原因。

■ 在治療方面，對於不良姿勢（胸椎平坦化），肌肉過度張力、伸展性降低（提肩胛肌、菱形肌群），肌肉活動、肌力降低（斜方肌上部纖維、前鋸肌下部纖維）進行復健治療，在肩胛骨排列、運動異常的改善也確認疼痛的減輕。

病例資訊

➤基本資訊

年齡：48歲

性別：男

身高：168cm

體重：64kg

BMI：22.7

BMI：
body mass index

主症狀：左手下垂時出現疼痛。工作時，拉扯物體的動作，以及將手伸入縫隙間拿取物品時，會出現疼痛。

職業：清潔人員

希望：想要工作時左肩不會痛

慣用手：右

➤醫學資訊

病名：左胸廓出口症候群

病史：左反覆性肩關節脫臼（約6年前）

＊只用保守治療讓症狀緩解

➤影像資訊

用X光影像沒有確認骨頭的軟骨損傷、脫臼症狀（**圖1**）。同時，用MRI沒有發現腫瘤性病變。

➤現病史

約6年前在其他醫院有過對於左反覆性肩關節脫臼的治療經歷。由於當時只用保守治療就改善症狀，一度結束治療。約2年前，自覺左肩周圍疼痛。由於疼痛

圖1　X光影像

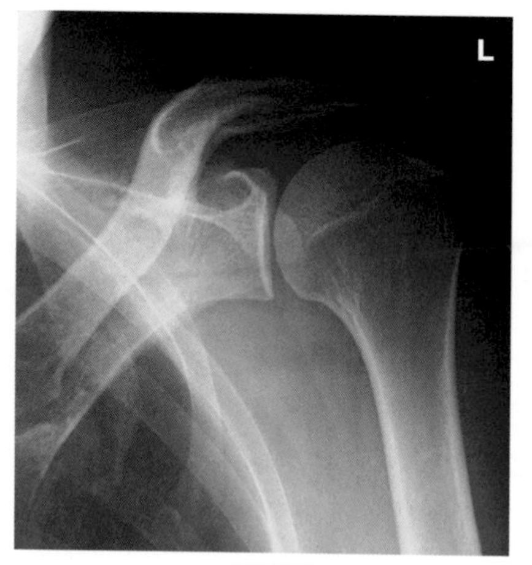

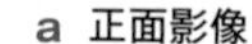
a　正面影像

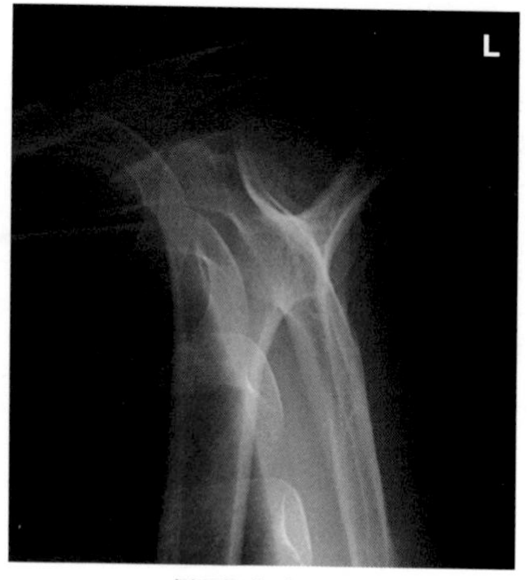

b　側面影像（Y-view）

沒有改善，約1年前再度受診，被診斷為「左胸廓出口症候群」。雖然在其他醫院接受約3個月的復健，卻沒有改善疼痛，因此經介紹來到本院受診。

物理治療評估

➤問診

在日常生活中，拿取放在高處的物品後，放下手臂時出現疼痛。工作時經常用到左臂，疼痛變嚴重時不得不中斷工作。出現疼痛後，會持續5～10鐘左右。

➤骨科測試

表1顯示對於胸廓出口症候群的骨科測試結果。用Morley test確認對鎖骨上窩的壓痛，用Wright test及Roos test確認橈骨動脈的脈搏微弱、往上臂附近的放射性疼痛。對於反覆性肩關節脫臼的骨科測試中，sulcus sign、apprehension test皆為陰性，無肩肱關節的不穩定性。

➤疼痛評估

●安靜時痛、夜間痛

無

●壓痛

鎖骨上窩、肋鎖間隙、胸小肌附著部位確認壓痛，對於肋鎖間隙的壓痛最強（**圖2**）。

●運動時痛

主動運動中，從上肢最大上舉姿勢的下沉運動，出現肋鎖間隙的疼痛、上臂附近的放射性疼痛（**圖2**）。被動運動中，從肩關節外展、外旋強制將肩胛骨往後退方向移動，疼痛增加。疼痛的程度為NRS 5。

NRS：
numerical rating scale

表1　對於胸廓出口症候群進行骨科測試的結果

測試名稱	結果
Morley	＋
Wright	＋
Roos	＋
Adson	－
Eden	－

圖2　疼痛部位

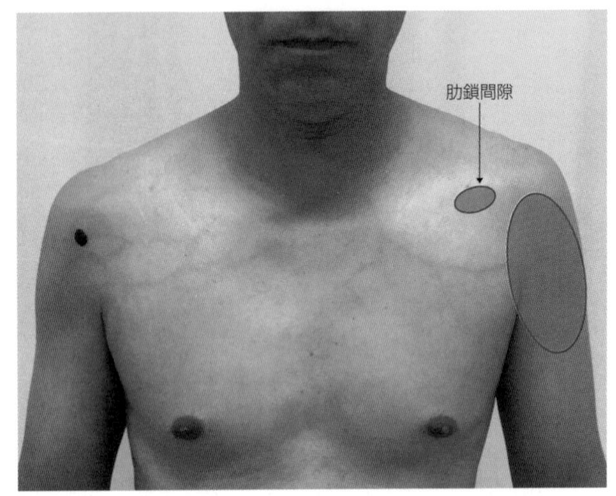

確認對肋鎖間隙的壓痛、運動時痛和上臂附近的放射性疼痛。

➤肩關節活動度測量

表2顯示肩關節活動度測量的結果。雖然左右皆沒有確認顯著的活動度受限，但患側內旋、水平內收與健側相比較大。

➤肩胛骨排列評估

●肩胛骨上旋轉－下旋轉

患側的肩胛棘的傾斜與健側同等程度，在上旋轉－下旋轉中無左右差異（**表3**，**圖3**）。

●肩胛骨前傾－後傾

對於胸廓，下角沒有突出，前傾－後傾中無左右差異（**圖3**）。

●肩胛骨內旋－外旋

與健側相比，患側內側緣稍微突出，呈現「肩胛骨外旋姿勢」的排列異常（**圖3**）。

●肩胛骨前向突出（外展）－後退（內收）

與健側相比，患側的脊椎和內側緣的距離較短。同時，在DiVeta test、AT-distance、LST中，患側皆比健側呈現低值（**表3**），「肩胛骨後退姿勢」呈現排列異常（**圖3**、**4**）。

●肩胛骨上提－下壓

患側的棘三角和下角與健側相比位於上側，「肩胛骨上提姿勢」呈現排列異常（**圖3**）。

表2　肩關節活動度測量結果

運動	右	左
屈曲	180	180p
外展	180	180p
外旋（下垂）	80	85
外旋（外展90°）	110	90p
內旋（下垂）	50	80
內旋（外展90°）	20	45
水平外展	10	10p
水平內收	105	120

單位：[°]
p：pain

表3　肩胛骨排列評估結果

測試名稱		介入前		介入後	
		右	左	右	左
肩胛棘的傾斜角度[°]	下垂	2.8	2.5	3.0	3.1
	上提90°	14.3	13.9	14.0	14.4
DiVeta Test〔cm〕		1.5	1.4	1.5	1.5
AT-distance〔cm〕		0.033	0.020	0.032	0.032
LST〔cm〕	下垂	10.0	8.5	10.1	10.0
	手放臀部姿勢	8.5	7.5	8.7	8.5
	上提90°	11.0	9.5	10.9	10.7

LST：lateral scapular slide test

圖3　肩胛骨排列（站姿）

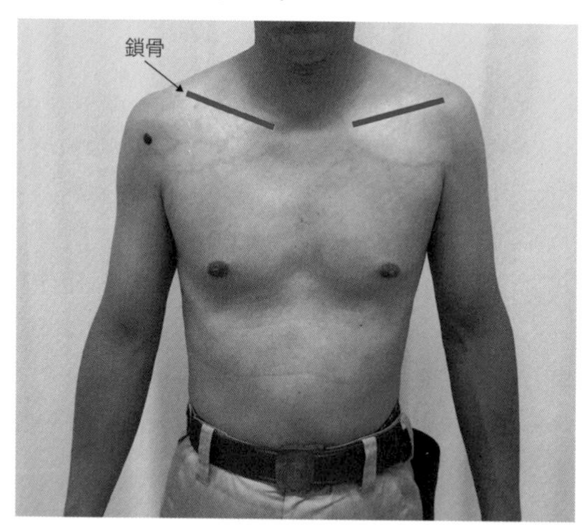

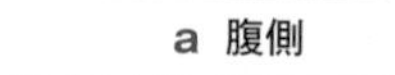

a 腹側

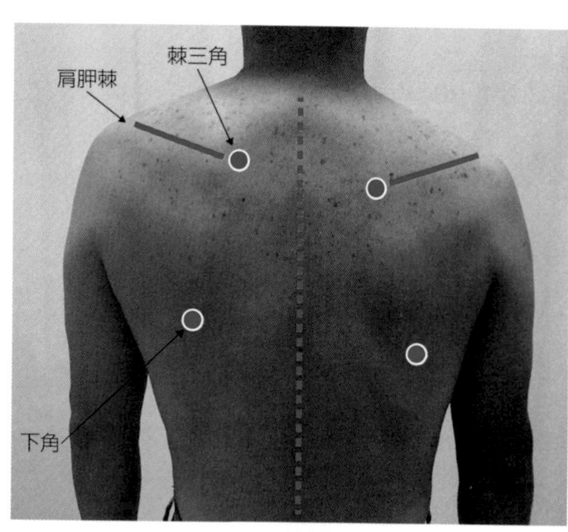

b 背側

患側（左肩）的棘三角和下角與健側相比位於上側。同時，患側的脊椎與內側緣的距離與健側相比較短。

圖4　肩胛骨排列（仰臥姿）

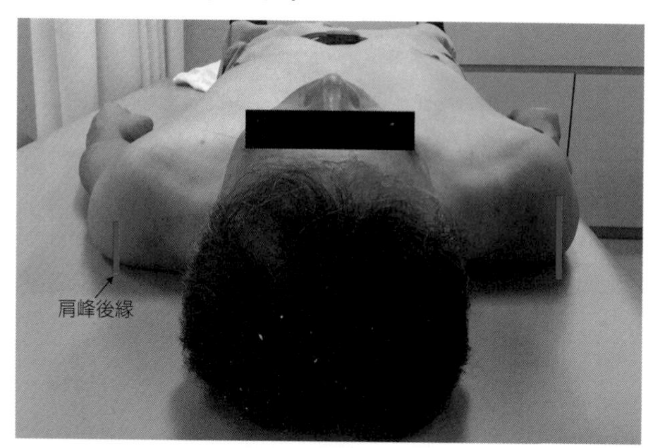

患側（左肩）的尖峰後緣和床面的距離與健側相比較短。

SDT：
scapular
dyskinesis test

➤肩胛骨運動評估（SDT）

●上提

從下垂到上肢最大上舉姿勢為止的全運動範圍中，患側的肩胛骨上提的運動量最多。

●下沉

從上肢最大上舉姿勢到上舉90°為止，患側的肩胛骨下旋轉、後退的時機早、運動量大（此時有肋鎖間隙的疼痛、上臂附近放射性疼痛的症狀）（**圖5**）。

➤肩胛骨徒手矯正（manual correction）的評估

SAT：
scapular
assistance test

●SAT

無症狀變化。

SRT：
scapular retraction
test

●SRT

固定肩胛骨後退、輔助肩胛骨後傾與外旋方向，使得疼痛增強。另一方面，固定、輔助肩胛骨上旋轉與前向突出姿勢，疼痛消失了。

➤姿勢評估

FHP：
forward head
posture

FSP：
forward shoulder
posture

表4顯示姿勢的定量化評估結果。FHP、FSP皆比同年代健康者的平均值（FHP：48°，FSP：34°）[1]還高。同時，胸椎後彎角度比同年代健康者的平均值（35°）[2]還低。也就是說，頭部及肩膀位於後方，呈現「胸椎平坦化姿勢」（**圖6**）。

圖5　肩胛骨運動（上肢下沉運動）

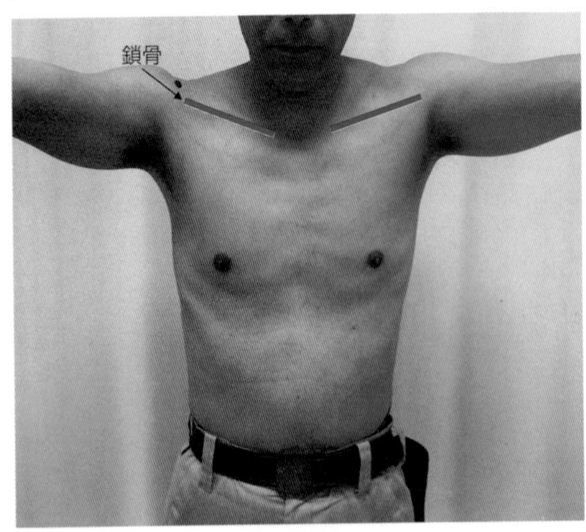

a 腹側

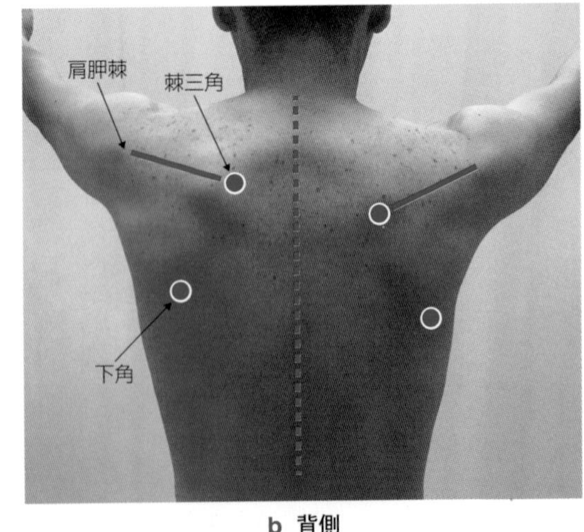

b 背側

上肢下沉運動中，患側（左肩）的肩胛骨下旋轉，後退的時機早，運動量大。

表4　姿勢評估結果

測試名稱		介入前	介入後
FHP		61	54
FSP		53	42
胸椎後彎	上	10	15
	下	0	0
	合計	10	15

單位：°

Memo　年代及性別造成的不同姿勢

雷那（Raine）等人[1]以健康者為對象，測量各年齡層的FHP、FSP，結果顯示越年長的人，頭部及肩膀的前向位移越大。同時，在不同的性別中，男性比女性呈現更大的肩膀前向位移姿勢。因此，在臨床實務進行姿勢評估時，必須要考量年代及性別的影響。

表5　健康者的FHP與FSP

	FHP		FSP	
	男	女	男	女
17～29歲	53	52	44	40
30～54歲	48	51	34	35
55歲以上	44	47	36	31

單位：°

圖6　站立姿勢

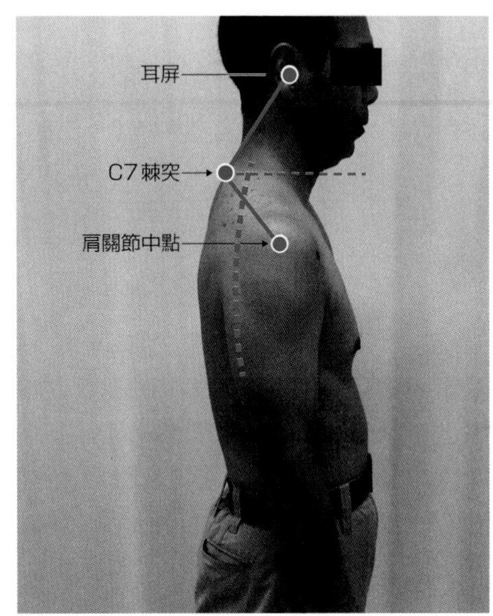

頭部及肩膀往後，呈現胸椎平坦化姿勢。

➤肌肉功能評估

●拮抗肌的張力、伸展性評估

■胸小肌

PMI：psoas muscle index

健側與患側的PMI各為7.97和7.73，患側稍微低值。不過，cut off值（7.65）稍高，沒有確認胸小肌的短縮。

■提肩胛肌、菱形肌群

被動往肩胛骨上旋轉、內旋方向移動時阻力強大。同時，在上肢最大上舉姿勢下降時，能夠感知提肩胛肌、菱形肌群過度的收縮。

●主動作肌的肌肉活動、肌力評估

■斜方肌上部纖維

MMT 5 Level。雖然能夠抵抗強烈的阻力，不過確認鎖骨小幅度上提，提肩胛肌過度收縮。

■斜方肌中部纖維

MMT 5 Level。雖然能夠抵抗強烈的阻力，卻出現肩胛骨上提造成的代償性動作。

MMT：
manual muscle
testing

■斜方肌下部纖維

MMT 4 Level。無法拮抗強大的阻力，確認肩胛骨上提造成的代償。

■前鋸肌下部纖維

MMT 4 Level。無法拮抗強大的阻力，在坐姿及仰臥姿的檢查皆往下角前向移動量較少。

➤彙整與說明

表6顯示物理治療評估結果的彙整。本案例從上肢最大上舉姿勢的下沉運動中，確認肋鎖間隙的疼痛、上臂附近的放射性疼痛。同時，雖然在鎖骨上窩、肋鎖間隙、胸小肌附著部確認壓痛，不過對於肋鎖間隙的壓痛最為強烈。

首先，在肩胛骨排列評估中，患側呈現肩胛骨外旋、後退、上提的排列異常。同時，在肩胛骨運動評估中，患側與健側相比，上肢下沉運動中的肩胛骨下旋轉、後退的時機早，運動量大。為了判斷這類肩胛骨排列、運動異常是否為疼痛的原因，便進行徒手矯正肩胛骨的評估。具體而言，上肢上提、下沉運動中，固定、輔助肩胛骨上旋轉與前向突出姿勢時，確認疼痛消失。因此，推測上肢下沉運動中的肩胛骨下旋轉、後退增加為疼痛的原因。這種解釋，認為是肩胛骨下旋轉、肩胛骨後退的增加造成肋鎖間隙變狹窄[3,4]，對於鎖骨下動脈、鎖骨下靜脈和臂神經叢的壓迫應力增加而產生疼痛。

接著，為了尋找肩胛骨排列、運動異常的原因，進行姿勢及肌肉功能的評估。在站立姿勢確認胸椎平坦化。由於這種姿勢與胸椎後彎姿勢相比，肩胛骨外旋變大[5-7]，認為是肩胛骨排列、運動異常（肩胛骨外旋、後退）的原因之一。同時，在提肩胛肌、菱形肌群，確認上肢下沉運動中的過度張力及伸展性降低。由於提肩胛肌、菱形肌群具有肩胛骨下旋轉、外旋的作用，因此這些部位過度張力、伸展性降低，將可能造成上肢下沉運動中肩胛骨下旋轉、肩胛骨後退的增加。甚至也確認斜方肌下部纖維、前鋸肌下部纖維的肌肉活動、肌力降低。這些肌肉相互協調、活動而在上肢上舉、下沉運動中對肩胛骨上旋轉作用。同時，前鋸肌下部纖維具有對於肩胛骨前向突出的作用，這些肌肉的肌肉活動、肌力降低，將可能造成上肢下沉運動中肩胛骨上旋轉、肩胛骨前向突出的減少。

表6　物理治療評估結果的彙整

項目	結果
①肩胛骨排列評估	肩胛骨外旋、後退、上提
②肩胛骨運動評估	上提動作：肩胛骨上提的運動量大
	下沉動作：肩胛骨下旋轉、後退的時機早、運動量大
③用肩胛骨徒手矯正的評估	透過固定、輔助肩胛骨上旋轉與前向突出，疼痛消失
④姿勢及肌肉功能評估	不良姿勢：胸椎平坦化
	過度張力、伸展性降低：提肩胛肌、菱形肌群
	肌肉活動、肌力降低：斜方肌下部纖維、前鋸肌下部纖維

從上述評估結果，得以判斷上肢下沉運動中的肩胛骨下旋轉、肩胛骨後退增加為疼痛的原因，此肩胛骨運動異常是由於「胸椎平坦化姿勢」、「提肩胛肌、菱形肌群的過度張力、伸展性降低」、「斜方肌下部纖維、前鋸肌下部纖維的肌肉活動、肌力降低」而造成的。

治療及治療成效

➤治療方針

改善肩胛骨排列異常（肩胛骨外旋、後退、上提）和上肢下沉運動中的肩胛骨運動異常（肩胛骨下旋轉、後退的增加）以擴大肋鎖間隙，減輕對於鎖骨下動脈、鎖骨下靜脈、臂神經叢之壓迫應力為目標。

➤治療計畫

表7顯示治療計畫。首先，對於胸椎平坦化姿勢的復健治療，進行被稱作「cat and dog exercise」之四肢著地姿勢時的①胸椎屈曲運動（參考「III章－4」的**圖30**（第150頁））。由於此時確認骨盆後傾、腰椎屈曲的代償性動作，要指導患者將骨盆保持在正中姿勢以抑制代償性動作，可選擇性進行胸椎屈曲運動。

接著對於提肩胛肌、菱形肌群的過度張力、伸展性降低的復健治療，進行②提肩胛肌、菱形肌群的牽拉，③提肩胛肌、菱形肌群的放鬆術，④shrug-exercise（上肢最大上舉姿勢）（參考「III章－4」的**圖21**（第147頁）、**圖33**（第151頁）、**圖34**（第152頁））。在牽拉時，被動地做肩胛骨上旋轉、往內旋方向移動，感到阻力時便施加約20秒左右的持續伸展。做放鬆術時，在側臥姿將上角往下側牽引，徒手做肩胛骨上旋轉的引導，以促進提肩胛肌、菱形肌群的張力減輕。特別是由於在下沉運動中，確認提肩胛肌、菱形肌群的過度收縮，肩胛骨下旋轉增加，要一邊抑制收縮一邊徒手控制肩胛骨運動。在shrug-exercise（上肢最大上舉姿勢），抑制提肩胛肌、菱形肌群的過度收縮，選擇性使斜方肌上部纖維收縮。與側臥姿的運動相同，由於比起上提動作，要在下沉動作確認有提肩胛肌、菱形肌群的過度收縮，因此要一邊回饋有無收縮一邊復健。

表7　治療計畫

問題點	計畫
胸椎平坦化姿勢	①胸椎屈曲運動（cat and dog exercise）
提肩胛肌、菱形肌群的過度張力、伸展性降低	②提肩胛肌、菱形肌群的牽拉
	③提肩胛肌、菱形肌群的放鬆術
	④shrug-exercise（上肢最大上舉姿勢）
斜方肌下部纖維、前鋸肌下部纖維的肌肉活動、肌力降低	⑤肩胛骨前向突出－後退運動（側臥姿）
	⑥前鋸肌下部纖維的肌力強化（push-up plus）
	⑦前鋸肌下部纖維的肌力強化（站姿）

最後，對於斜方肌下部纖維、前鋸肌下部纖維的肌肉活動、肌力降低的復健治療，進行⑤肩胛骨前向突出－後退運動（側窩），⑥前鋸肌下部纖維的肌力強化（push-up plus），⑦前鋸肌下部纖維的肌力強化（站姿）（參考「III章－4」的**圖35**（第152頁）、**圖36**（第153頁）、**圖37**（第153頁））。關於肩胛骨前向突出－後退運動，在側臥姿將下臂放在平衡球上，進行肩胛骨前向突出、後退方向的主動輔助運動。同時，由於肩胛骨後退運動到了末端有誘發疼痛的可能，要維持在前向突出到正中姿勢為止的範圍。確認充分進行過這些運動後，便促進前鋸肌下部纖維的肌力強化。

➤介入前後的治療效果（介入次數：2次）

●胸椎平坦化姿勢

FHP、FSP減少約10°，胸椎後彎角度擴大5°（**表4**），確認胸椎平坦化姿勢的改善（**圖7**）。

圖7　介入前後的站立姿勢

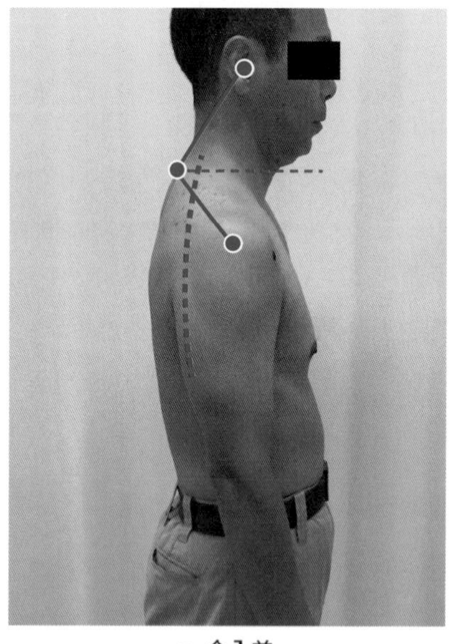

a 介入前　**b 介入後**

與介入前相比，頭部及肩膀往前方位移，胸椎後彎角度擴大。

●提肩胛肌、菱形肌群的過度張力、伸展性降低

從肩胛骨上旋轉、往內旋方向被動移動時的阻力減少，活動範圍擴大來看，確認提肩胛肌、菱形肌群伸展性的改善。同時，上肢下沉運動中出現的提肩胛肌、菱形肌群的過度收縮消失。

●斜方肌下部纖維和前鋸肌下部纖維的肌肉活動、肌力降低

雖然斜方肌下部纖維的MMT維持在Level 4，不過肩胛骨上提造成的代償性動作消失。前鋸肌下部纖維的MMT從Level 4改善至5，在坐姿及仰臥姿的檢查皆顯示下角的前向移動量增加。

●肩胛骨排列、運動異常

■肩胛骨排列異常

在介入前確認排列異常（肩胛骨外旋、後退、上提姿勢）被矯正，明顯沒有出現左右差異（**圖8**、**9**）。

圖8　介入前後的肩胛骨排列（站姿）

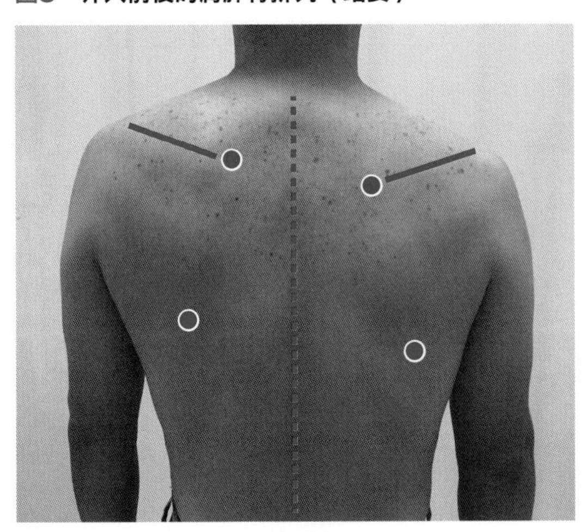

a 介入前

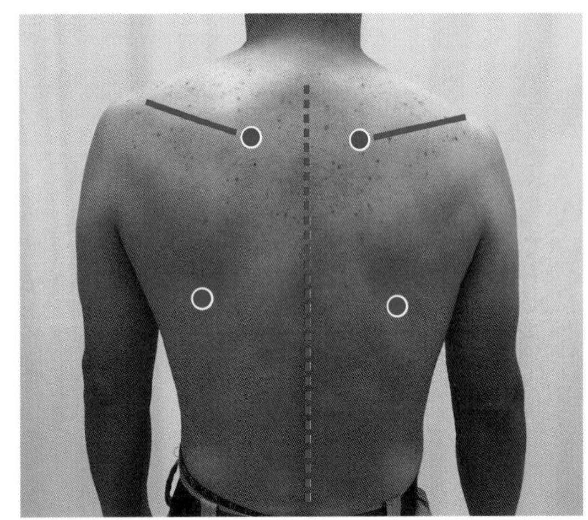

b 介入後

棘三角與下角的位置，脊椎與內側緣的距離之左右差異消失。

圖9　介入前後的肩胛骨排列（仰臥姿）

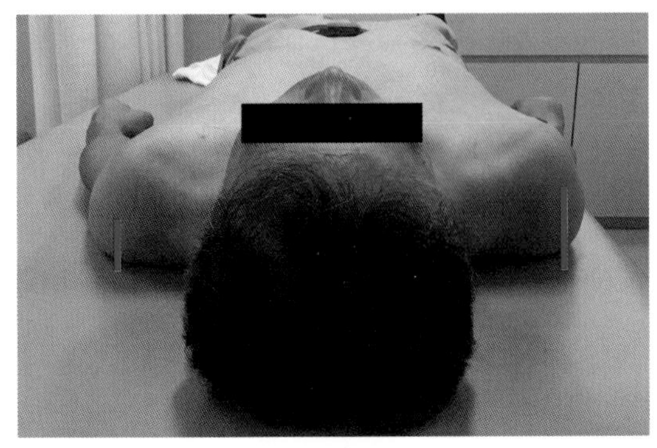

a 介入前

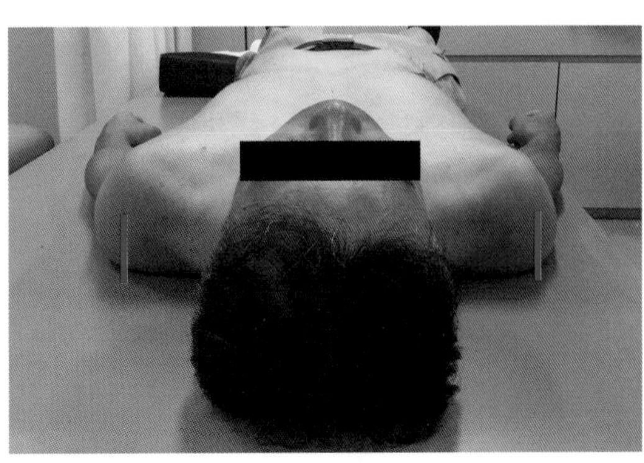

b 介入後

肩峰後緣與床面之間距離的左右差異消失。

■肩胛骨運動異常

上肢下沉運動中患側的肩胛骨下旋轉、後退與健側相比雖大，不過在介入後的左右差異消失，確認肩胛骨運動的改善（**圖10**）。

■疼痛

雖然留有壓痛，不過上肢下沉運動中肋鎖間隙的疼痛減輕（NRS5→1），上臂附近的放射性疼痛消失。

➤治療過程

每週進行一次治療的介入。在兩次介入後，隨著肩胛骨排列、運動異常的改善，上肢下沉運動中肋鎖間隙的疼痛減輕，往上臂附近的放射性疼痛消失。雖然約1個月後症狀趨於穩定，不過工作時進行伴隨過度肩胛骨後退的動作時，疼痛復發。此時，加入過去的功能訓練，追加伴隨軀幹旋轉的動作練習（**圖11**）及假設工作場面的動作練習（**圖12**），促進動作本身的改善。之後，疼痛沒有再度復發。

彙整

這是肩胛骨排列、運動異常為旋轉肌袖斷裂、肩關節不穩定、胸廓出口症候群等各式各樣肩關節疾病中所出現的功能障礙。在物理治療評估時，必須明確判斷排列、運動障礙是症狀的發生原因或是結果。因此，重要的是綜合生物力學的知識、問診及徒手檢查的結果獲得的資訊，推測症狀的發生機制。同時，由於排列、運動障礙的原因歧異，要仔細評估個別因素（姿勢、肌肉功能）。基於這種確實的評估而做的治療，將可能讓肩胛骨排列、運動異常及症狀得以改善。

圖10　介入前後的肩胛骨運動（上肢上舉、下沉）

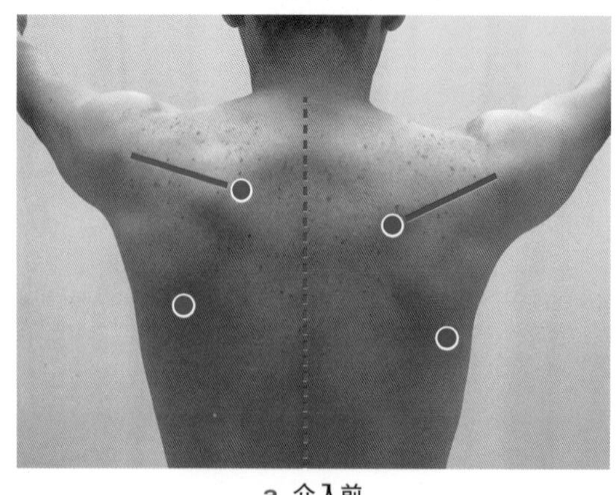

a　介入前

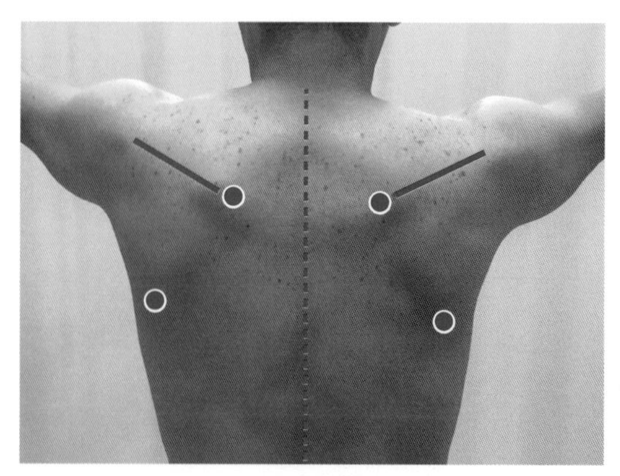

b　介入後

上肢下沉運動中肩胛骨運動的左右差異消失了。

圖11　伴隨軀幹旋轉的動作練習

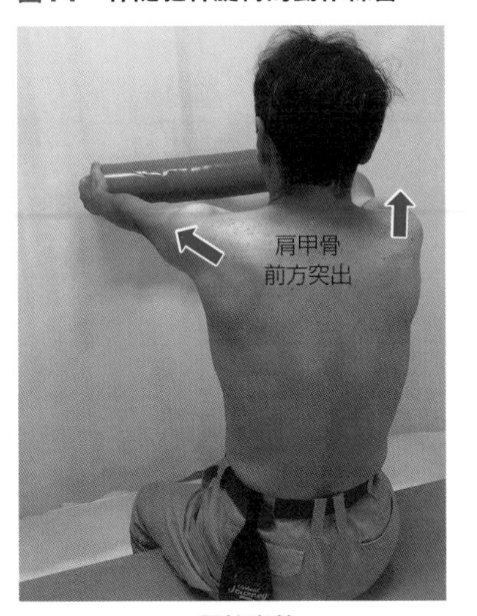

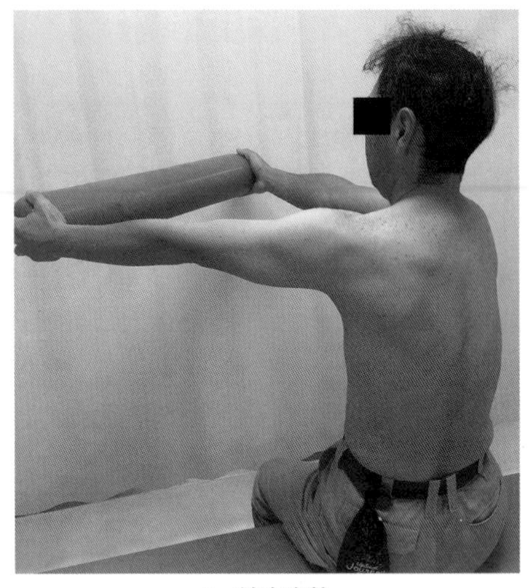

a 開始姿勢　　b 結束姿勢

患者一邊保持肩胛骨前向突出的姿勢，一邊進行軀幹左旋轉。

圖12　假設工作場面的動作練習

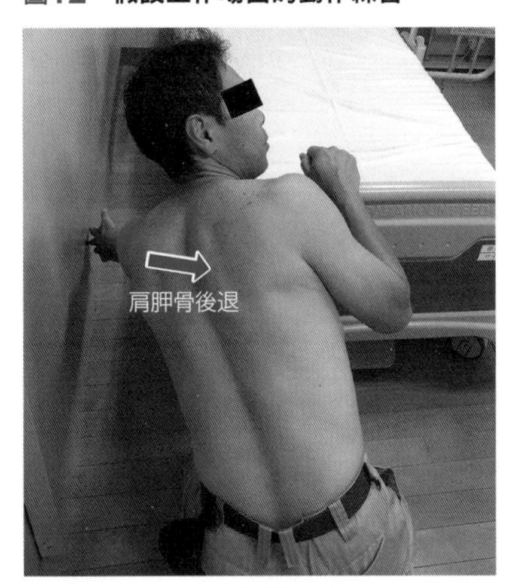

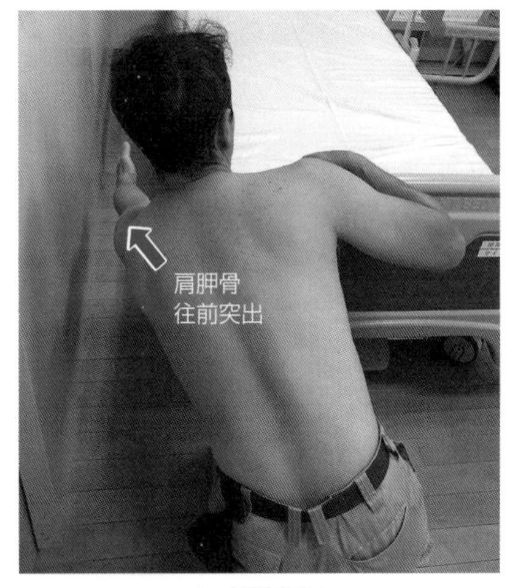

a 不好的例子　　b 好的例子

在清掃時伸手，可能隨著軀幹右旋轉＋肩胛骨後退而誘發疼痛（a）。此時指導患者抑制軀幹右旋轉，一邊使肩胛骨往前突出一邊做伸手的動作（b）。

文獻

1) Raine S, et al : Head and shoulder posture variations in 160 asymptomatic women and men. Arch Phys Med Rehabil, 78(11) : 1215-1223, 1997.
2) Lewis JS, et al : Subacromial impingement syndrome: the role of posture and muscle imbalance. J Shoulder Elbow Surg, 14(4) : 385-392, 2005.
3) Park JY, et al : Case report: Thoracic outlet syndrome in an elite archer in full-draw position. Clin Orthop Relat Res, 471(9) : 3056-3060, 2013.
4) Matsumura JS, et al : Helical computed tomography of the normal thoracic outlet. J Vasc Surg, 26(5) : 776-783, 1997.
5) Thigpen CA, et al : Head and shoulder posture affect scapular mechanics and muscle activity in overhead tasks. J Electromyogr Kinesiol, 20(4) : 701-709, 2010.
6) Finley MA, et al : Effect of sitting posture on 3-dimensional scapular kinematics measured by skin-mounted electromagnetic tracking sensors. Arch Phys Med Rehabil, 84(4) : 563-568, 2003.
7) Kebaetse M, et al : Thoracic position effect on shoulder range of motion, strength, and three-dimensional scapular kinematics. Arch Phys Med Rehabil, 80(8) : 945-950, 1999.

6 投球動作不良

Abstract

- 診斷為肩後上方關節盂唇損傷，在投球時最大外旋前後確認疼痛，在外展姿勢強制外旋時重現投球時的疼痛。
- 出現肩後方組織的柔軟度降低、上肢上舉時外旋功能降低、肩胛骨內收功能降低，肩關節功能障礙在外展外旋時的關節窩後上方引發接觸壓的增加。
- 促進肩關節的功能改善，在外展姿勢強制外旋時的疼痛消失。投球動作中，從跨步期到揮臂期的髖關節屈曲功能降低，推測產生了上肢的hyperangulation，而助長了關節窩後上方的接觸壓增加。
- 對於投球動作的復健治療，重要的是確認從病情及疼痛發生機制判斷為影響疼痛的動作不良要點，做治療或動作的矯正。

病例資訊

➤基本資訊

年齡：18歲（大學一年級）

性別：男

身高：182cm

體重：80kg

BMI：24.1

BMI：body mass index

主症狀：轉身投球時右肩出現疼痛，無法投球。

運動：棒球（外野手：右投手、左打擊），練習為每週4次、每次3小時的程度

➤醫學資訊

病名：右肩後上方關節盂唇損傷（後方型type II SLAP損傷）

病史：無記述

➤影像資訊

用關節造影MRI（脂肪抑制T2橫斷影像（外展、外旋）），在後上方關節盂唇內確認高度訊號。同時，也在大結節外側確認高訊號影像，從外展、外旋時關節盂唇損傷部幾乎一致，推測出現了肩關節夾擠（**圖1**）。

圖1　關節造影MRI

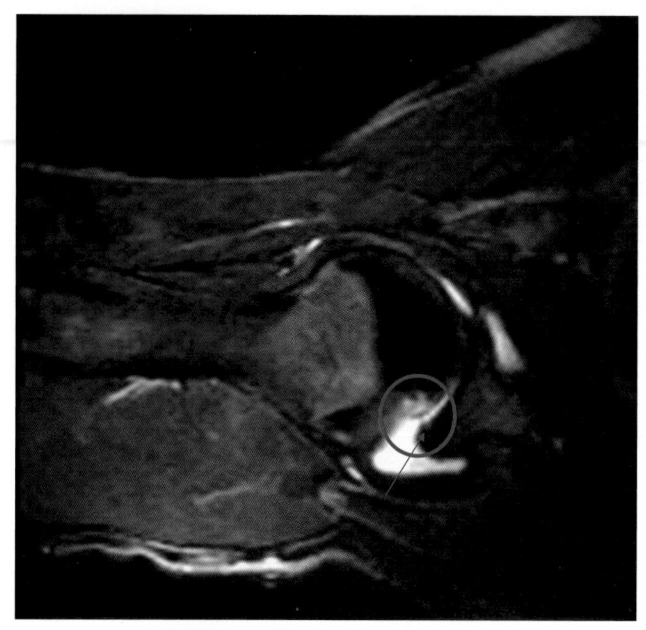

脂肪抑制T2橫斷影像（外展、外旋）

確認後上方關節盂唇的損傷（→），大結節外側的高訊號（○）。推測在同一部位出現肩關節夾擠。

Memo

對於SLAP損傷的影像診斷

一般認為對於SLAP損傷，比起MRI，使用將顯影劑注入關節內進行MRI檢查的MRA影像，診斷精度良好[1]。同時，作為與影像診斷的區別，必須注意表示上關節盂唇正常凹陷的「sublabral recess」[2]，以及前上方關節盂唇缺損與索狀的中盂肱韌帶（「cord-like」MGHL）並存的「buford complex」[3]。

SLAP：superior labrum anterior and posterior
MRA：magnetic resonance arthrography
MGHL：middle glenohumeral ligament

➤現病史

在高中三年級，位置改成投手後，在投球時出現輕微的右肩關節疼痛，但並非無法投球的狀態，而繼續練習。引退後停止投球半年左右，為了大學的練習而重新投球時仍留有疼痛，但由於惡化成即使輕輕投球，揮動手臂時便發生疼痛般而再度停止投球。就讀大學後，主要參加打擊練習，偶爾在接球時確認肩膀的疼痛，由於狀態沒有改變，為了精密檢查與復健，而來到本院受診。

物理治療評估（初診時）

➤問診

現在幾乎沒有投球，日常生活中不會疼痛。投球時在最大外旋姿勢前後疼痛，在外旋切換成內旋運動時疼痛出現。同時，不伴隨肩膀動作，只用手肘前端做運動接球的話，雖然不會疼痛，若移動肩膀揮動手臂，即使只是輕輕投球也會產生疼痛。

➤炎症、疼痛評估

無熱感、腫脹、壓痛。投球時最大外旋姿勢前後在肩膀後上方有疼痛（即使投球10～15cm，若揮動手臂就會疼痛）。

➤疼痛誘發檢查

- 在90°外展姿勢強制外旋時有疼痛（有投球時痛的重現性）（**圖2a**）。
- 在90°屈曲、內旋姿勢徒手施加阻力，無疼痛（**圖2b**）。
- painful arc sign：陰性
- relocation test：外展姿勢外旋時的疼痛減少
- scapula retraction test：外展姿勢外旋時的疼痛減少

➤活動性評估（右／左，單位：°）

- 外展姿勢外旋：110/95
- 外展姿勢內旋：45/60

圖2　疼痛誘發檢查

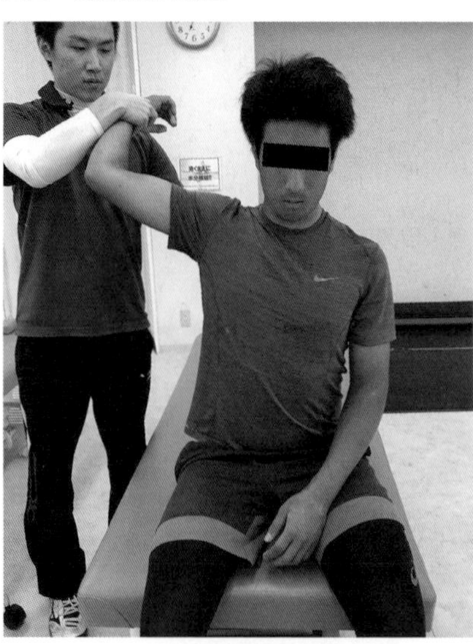

a　90°外展姿勢的強制外旋

在與HERT同樣的檢查姿勢實施。判斷在90°外展姿勢，檢者強制將患者肩膀外旋時有無疼痛。

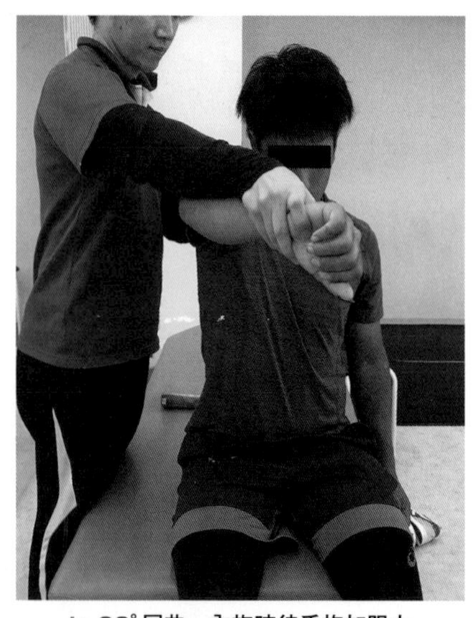

b　90°屈曲、內旋時徒手施加阻力

在與O'brien test同樣的檢查姿勢實施。判斷在90°屈曲、內旋姿勢、輕度水平內收姿勢，檢者往下方施加阻力時有無疼痛。

HERT：
hyper external rotation test

・屈曲姿勢內旋：5/15
・水平內收受限＋（**圖3**）
・輕度上舉受限＋

➤滑動性評估

・三角肌後部纖維：往上側的滑動性降低
・三角肌後部纖維、肱三頭肌間：滑動性降低
・三角肌後部纖維、棘下肌間：滑動性降低

➤肌肉功能評估（右／左：數值以MMT的基準為準）

・肩外展：5/5
・上肢下垂姿勢外旋：5/5
・上肢上舉姿勢外旋：4/5（**圖4**）
・肩胛骨下壓、內收：4/5
・肩胛骨外展、上旋轉：5/5

圖3　肩關節水平內收受限

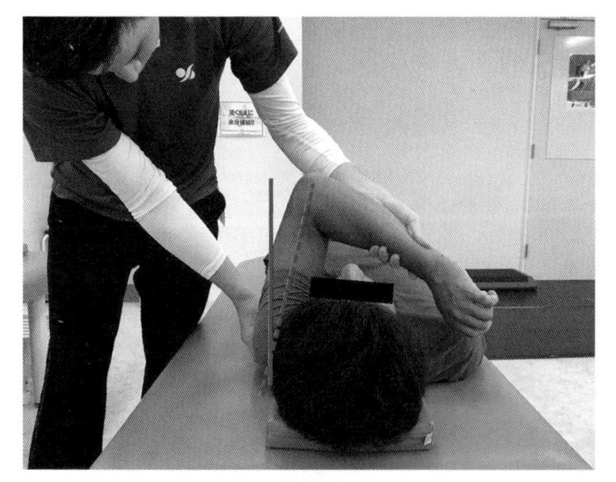

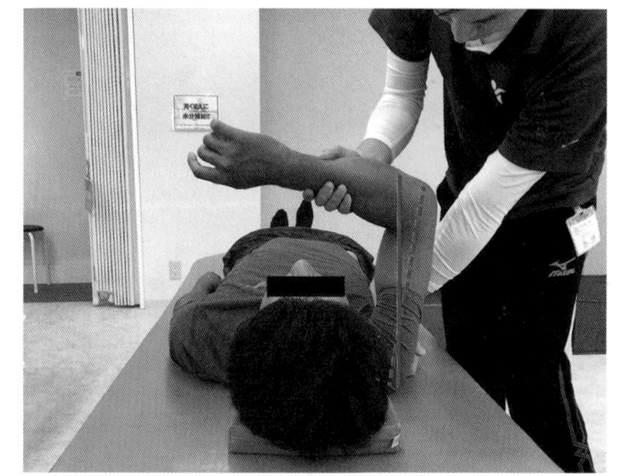

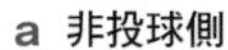

a　非投球側　　**b　投球側**

檢者用一隻手固定肩胛骨，用另一隻手將肩關節往水平內收方向引導。圖**b**的投球側確認肩關節水平內收受限。

圖4　上肢上舉姿勢外旋功能評估

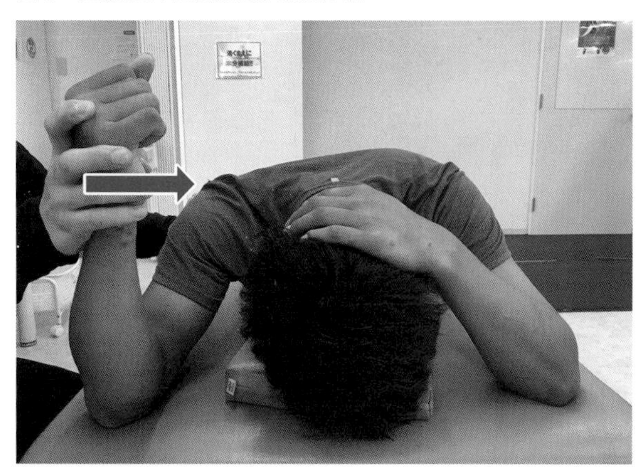

受檢者在俯臥姿將手肘放在頭部旁。檢查側在肩關節最大外旋的位置，徒手施加阻力（➡），使其維持外旋。要注意肩胛骨的上提及肘關節的屈曲、手關節的背屈等代償性動作而進行。

➤身體功能評估

●手高舉過頭做深蹲（圖5）

胸椎的伸展活動性降低，以及腰大肌的功能使得髖關節沒有充分屈曲，將造成腰背肌過度緊張而導致腰椎過度前彎，由於膝蓋往前方移動，因此無法蹲下。

➤投球動作分析（圖6、7）

表1記載投球動作各階段區分成上肢、軀幹和骨盆、下肢的動作評估。投球動作的評估要點，請參考「III章－5 投球動作的不良」的內容（第156頁）。

圖5　手高舉過頭做深蹲

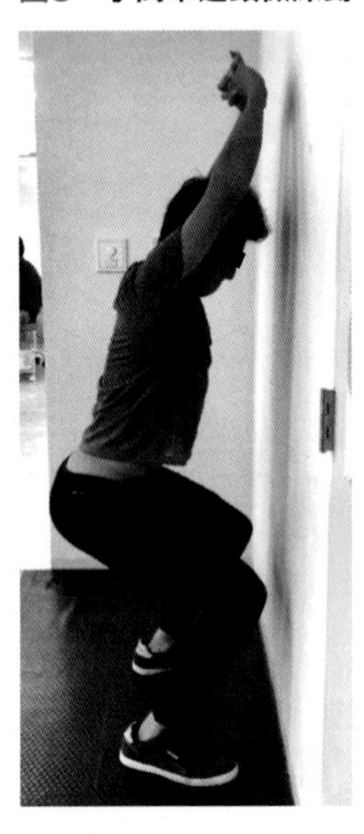

站在牆壁前，高舉雙手的狀態下蹲下。由於胸椎的伸展活動性不足，腰背肌的張力增加，腰大肌功能使得髖關節無法屈曲，因此無法蹲下。

表1　投球動作各階段的動作評估

階段	上肢		軀幹和骨盆		下肢	
準備期	－		骨盆非投球側旋轉	不足	SL髖關節屈曲	不足
跨步期	肩膀外展	對稱	軀幹旋轉	適當	PL髖關節屈曲	不足
	手	hand-on-top			SL位置、方向	適當
揮臂期	肩膀外展	不足	軀幹側向傾斜	適當	－	
	肩膀水平外展	過度				
	肩膀外旋	適當				
加速期	手肘伸展	不足	軀幹前傾	不足	SL膝蓋屈曲	過剩
減速期 完成動作期	肩水平內收	不足	軀幹前傾	不足	SL膝蓋內翻	適當

PL：pivot leg（軸心腳），SL：stride leg（跨步腳）

圖6　投球動作分析（後方）

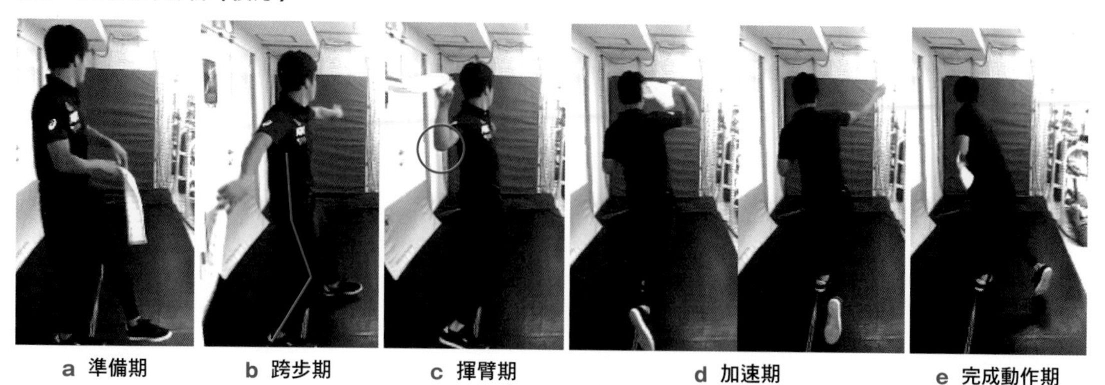

a 準備期　b 跨步期　c 揮臂期　d 加速期　e 完成動作期

圖7　投球動作分析（側向）

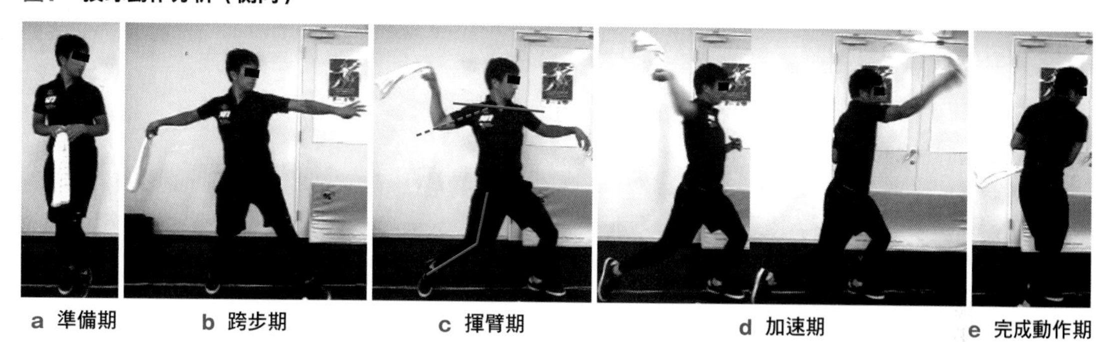

a 準備期　b 跨步期　c 揮臂期　d 加速期　e 完成動作期

➤彙整與說明

本案例是由於反覆進行投球動作，在投球時的最大外旋前後呈現右肩後上方疼痛的大學棒球選手。用影像檢查確認右肩後上方關節盂唇損傷（後方型type II SLAP損傷），在疼痛誘發檢查中也重現外展姿勢強制外旋下投球時的肩後上方疼痛，因而推測肩關節最大外旋姿勢前後的關節窩後上方與肱骨的接觸壓增加為疼痛的原因。由於肩關節外展姿勢外旋時的疼痛在relocation test及scapula retraction test中減弱，因此注重對於關節窩的肱骨頭異常運動及肩胛骨後傾、內收功能降低，實施功能評估。

在活動性評估中，三角肌後部纖維、棘下肌、肱三頭肌等肩膀後方至下方的組織確認滑動性降低，可認為這些肌肉間的滑動性降低，使得在肩關節外展姿勢外旋時的肱骨頭異常運動及肩膀水平伸展增加而引起肩關節夾擠。

另外，在肌肉功能評估中，確認上肢上舉時外旋功能降低與斜方肌下部纖維的肌肉出力降低。可認為上肢上舉姿勢的外旋功能，影響肩關節外展姿勢外旋時的向心力降低，斜方肌下部纖維的肌肉出力降低，產生了肩關節外展姿勢外旋時伴隨而來的肩胛骨後傾、內收功能降低，引起肩關節水平伸展增加而造成的肩關節夾擠。從這些評估結果，可認為促進前述功能改善，對於肩關節外展姿勢外旋時的疼痛消失很重要。

同時在投球姿勢的分析中，由於本案例是在最大外旋姿勢前一刻出現肩關節大幅水平伸展，意即在hyperangulation的狀態下形成最大外旋姿勢（肩關節水平伸展的增加），推測是動作不良也對接觸壓的增加造成影響。說到引起hyperangulation的原因，由於在跨步期的髖關節屈曲並不充分，上半身重心往後方移動，造成對投球側上肢施加伸展方向的運動，以及保持髖關節屈曲姿勢的情況下無法往投球方向做平移運動，可認為軸心腳的knee-in及伴隨而來的骨盆、軀幹投球方向的旋轉（意即「展開軀幹」），使得肩膀的外旋運動更加早期發生。

後上方關節盂唇損傷發作的時期雖然不明，由於從高中時期，同一個部位就出現過疼痛，因此推測是變更至投手的位置造成負擔增加，而影響關節盂唇損傷。再加上退出社團後調整不佳，造成肩關節向心性降低及下肢功能降低，導致投球時的疼痛惡化。

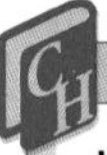

Clinical Hint

投球障礙肩的臨床推論

在病情評估的疼痛誘發檢查當中，確認投球動作時的疼痛與再現性，獲得再現性的情況，便尋找檢查時疼痛消失或減弱的條件。譬如，在外展姿勢的強制外旋或在屈曲內旋姿勢徒手施加阻力時重現投球時疼痛的情況，如relocation test[4]徒手將肱骨頭從前方制動以減輕疼痛的話，便進行使得助長肱骨頭異常運動因子獲得改善的治療。另外，如scapula assistance test[5]及scapula retraction test[6]般徒手輔助肩胛骨運動以減輕疼痛的情況，進行使肩胛骨功能異常改善的治療。這類臨床推論，是在擬定治療、決定治療部位優先順序時的重要線索。

治療及治療成效

➤治療計畫

①肩關節後方組織滑動性改善（三角肌後部纖維、肱三頭肌、棘下肌）

②上肢上舉姿勢外旋功能的改善

③肩胛骨內收功能的改善

④髖關節屈曲功能的改善

⑤手高舉過頭的深蹲運動

⑥投球動作練習

➤治療方針

基於評估結果，藉由肩後方組織的滑動性改善，與上肢上舉姿勢外旋功能的改善，將目標設為恢復肱骨頭對於關節窩維持向心之外展姿勢外旋運動。首先，為了改善肩後方組織的滑動性，便徒手對於三角肌後部纖維與肱三頭肌及棘下肌之間做復健治療（**圖8**）。由於肩後方組織的滑動性改善可造成外展姿勢外旋時的疼痛消失，便以動態向心性改善為目的，對於上肢上舉姿勢的外旋運動，用棍棒做主動輔助運動或用軟管做阻力運動（**圖9**）。關於肩胛骨內收功能，手持啞鈴做運動（**圖10**），或作為與抬高胸廓、旋轉的聯合動作而進行wind-mill運動（**圖11**）。

圖8　對於肩後方組織滑動性的徒手治療

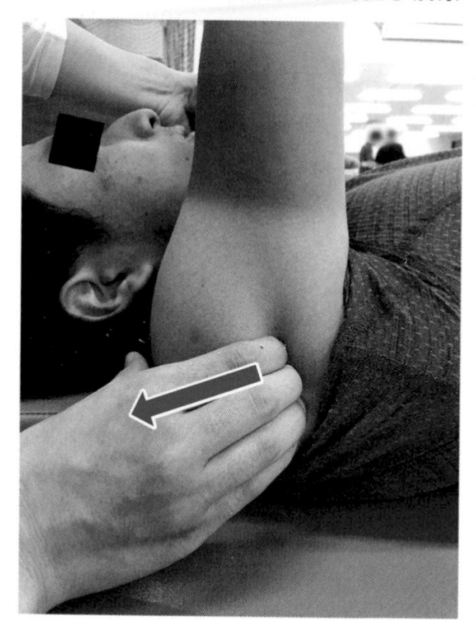

將手放在三角肌後部纖維與肱三頭肌之間滑動，改善三角肌後部纖維往上側方向的滑動性。

圖9　上肢上舉姿勢的外旋訓練

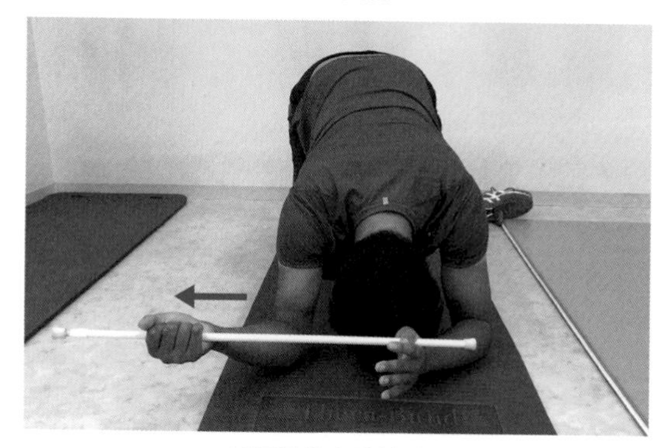

a　用棍棒做主動輔助運動

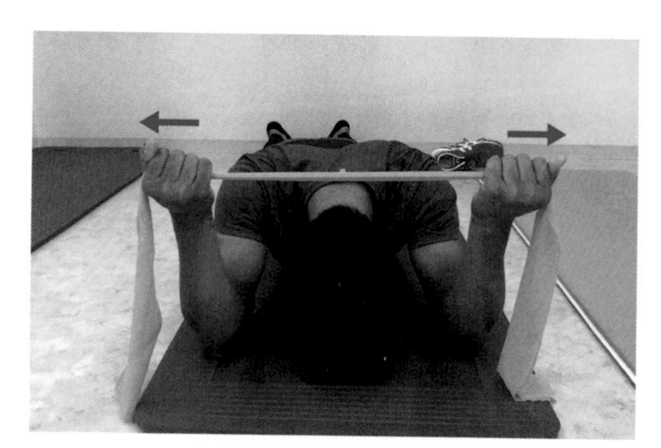

b　用軟管做阻力運動

圖10　肩胛骨內收訓練

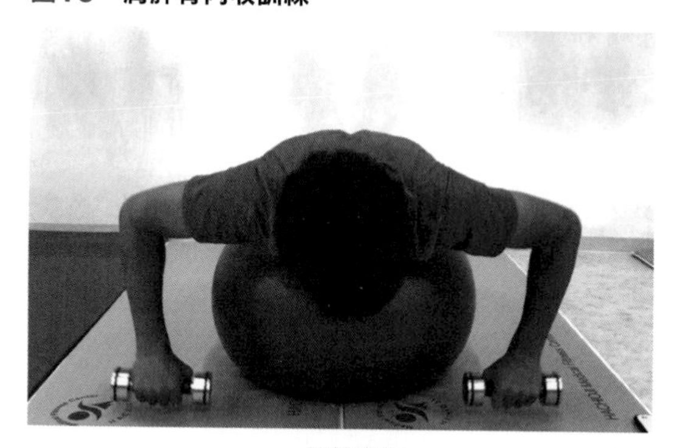

a　開始姿勢

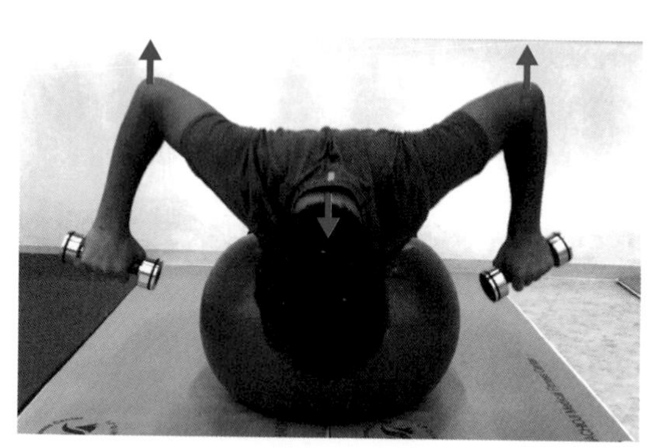

b　肩胛骨內收姿勢

將胸口壓在平衡球上做運動，以促進伴隨胸椎伸展的肩胛骨內收運動。

圖11　wind-mill exercise

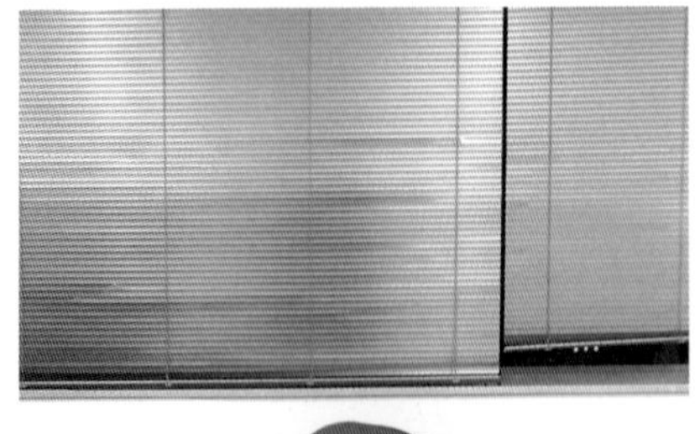
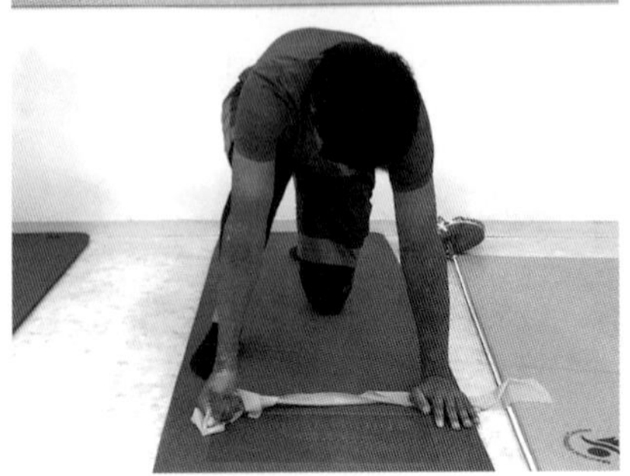
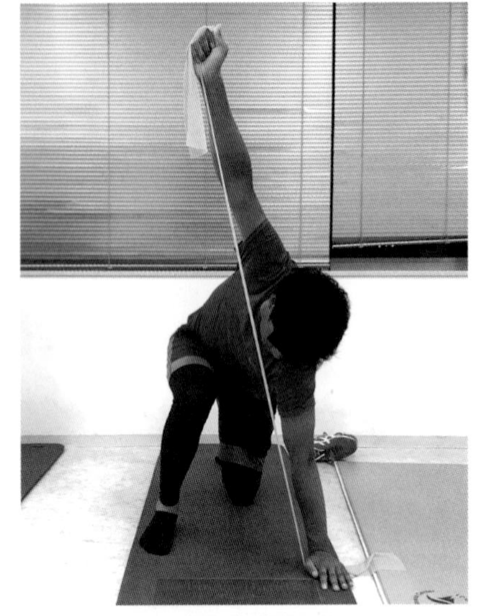

a　開始姿勢　　　　b　右胸廓張開姿勢

在a開始姿勢左腳跪地，意識運動時用與投球跨步期同樣的支撐腳。

投球動作的介入，首先確認拍攝的投球姿勢，口頭說明影響疼痛的要點。接著，以恢復揮臂期的髖關節屈曲運動為目標，實施以提升髖關節屈曲活動性及屈曲姿勢的操作性為目的，實施運動及深蹲。關於動作指導，用口頭指示患者意識軸心腳髖關節屈曲的程度，首先改善身體功能以達成投球動作的改善。

➤治療效果（物理治療開始經過4週）

●炎症、疼痛評估

・投球時疼痛減輕（壘包距離為輕度，但即使揮動手臂也無疼痛）

●疼痛誘發檢查

・在90°外展姿勢的強制外旋無疼痛。

●活動性評估（右／左，單位：°）

・屈曲姿勢內旋：10/15

・無水平內收左右差異

・無左右上提差異

●滑動性評估（改善點）

・往三角肌後部纖維上側的滑動性

・三角肌後部纖維、肱三頭肌的滑動性

・三角肌後部纖維、棘下肌間的滑動性

●肌肉功能評估（右／左：數值以MMT的基準為準）

・上肢上舉外旋：5/5

・肩胛骨下壓、內收：4+/55

●身體功能評估

■手高舉過頭的深蹲（圖12）

由於髖關節屈曲功能的改善，腰背部肌的過度張力減輕，腰椎保持自然姿勢，膝蓋不用往前突出便可蹲下。

●投球動作分析（圖13～16）

表2記載了物理治療開始4週後，各階段的上肢、軀幹、骨盆、下肢的投球動作評估。投球動作的評估要點請參考「III章－5投 球動作的不良（第156頁）」。

➤治療過程

從物理治療開始2週後，確認肩關節功能的改善，外展姿勢外旋時的疼痛消失。從外展姿勢外旋的疼痛消失後，重新開始揮動手臂朝向約5m距離的網子做投球練習。物理治療開始4週後左右，投球時的疼痛逐漸減輕，變得可做輕度投球至壘包間的距離，但仍留有使力投球時的疼痛。最終評估時（物理治療開始後18週），可無疼痛投球40m，可使出80%左右的力投球。今後將促進斜方肌中部、下部纖維的肌力強化以及下肢、軀幹功能的提升，可期待完全復出。

圖12　治療前後的手高舉過頭深蹲

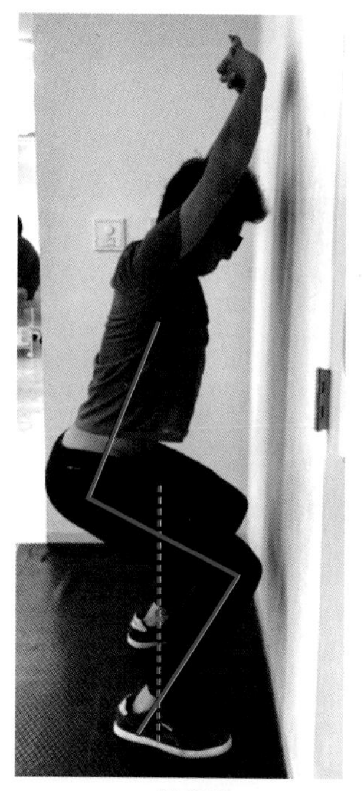

a　治療前

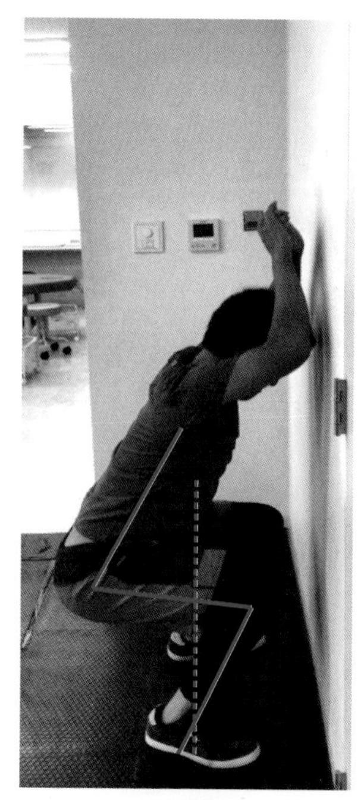

b　治療後

在圖b的治療後，髖關節的屈曲角度增加，能夠膝蓋不往前突出就蹲下。

圖13　治療後的投球動作分析（後方）

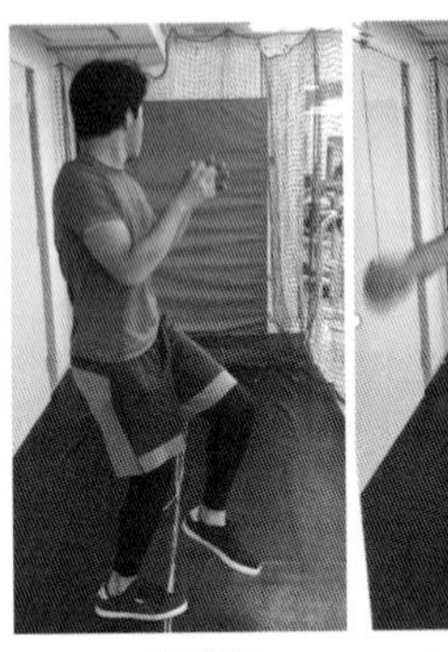

a 準備期

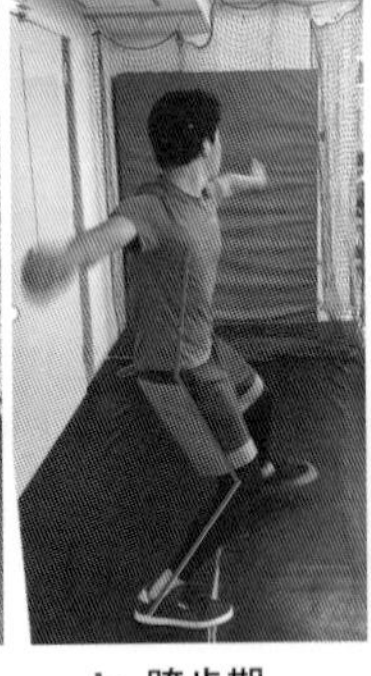

b 跨步期

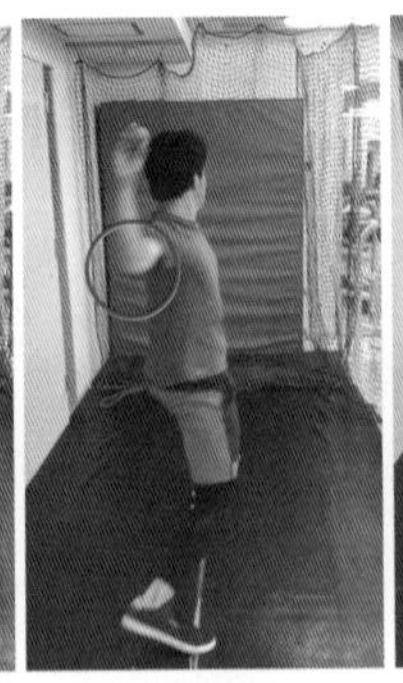

c 揮臂期

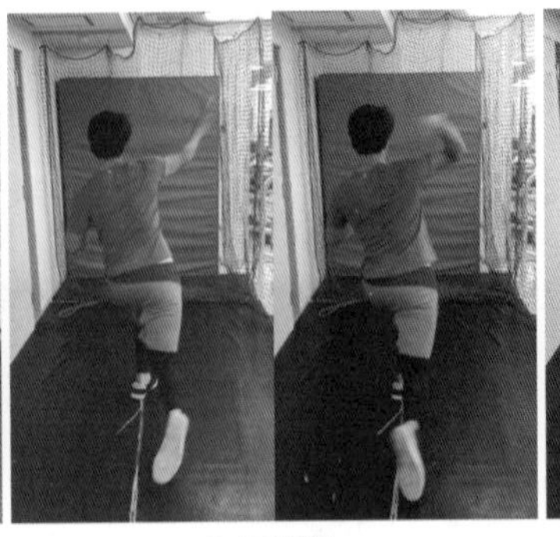

d 加速期

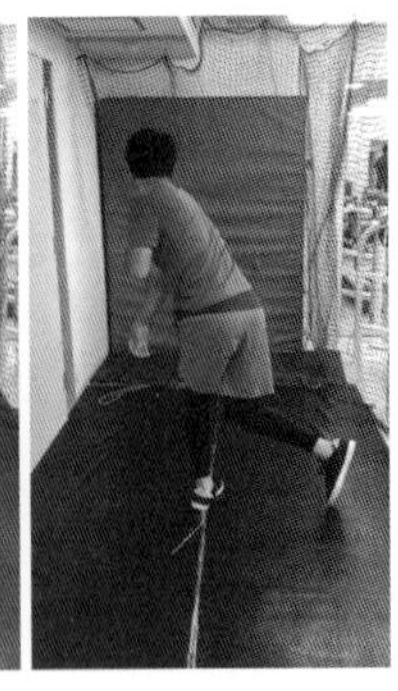

e 完成期

圖14　治療後的投球動作分析（側向）

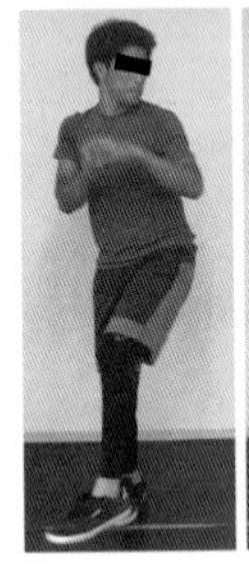

a 準備期

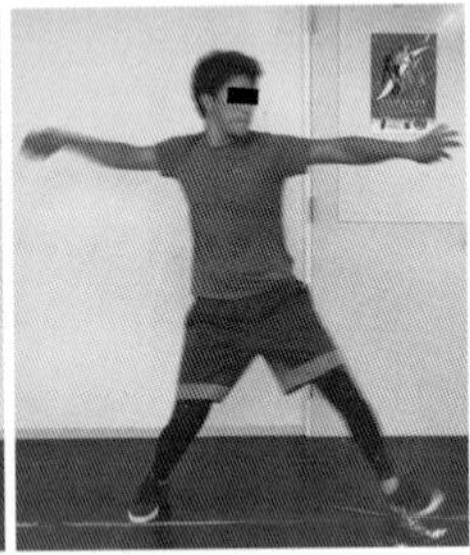

b 跨步期

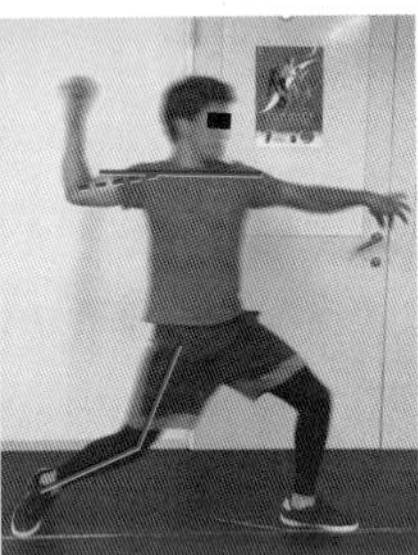

c 揮臂期

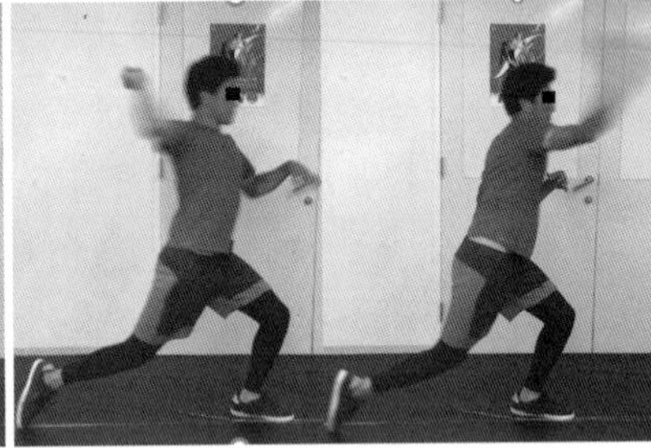

d 加速期

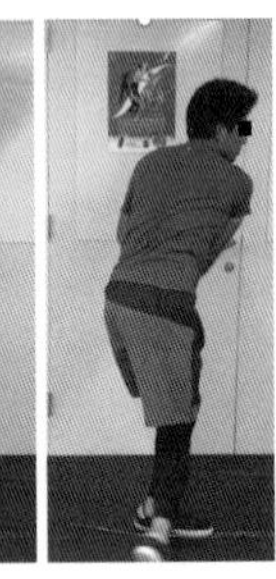

e 完成期

圖15　治療前後的投球動作評估（跨步期）

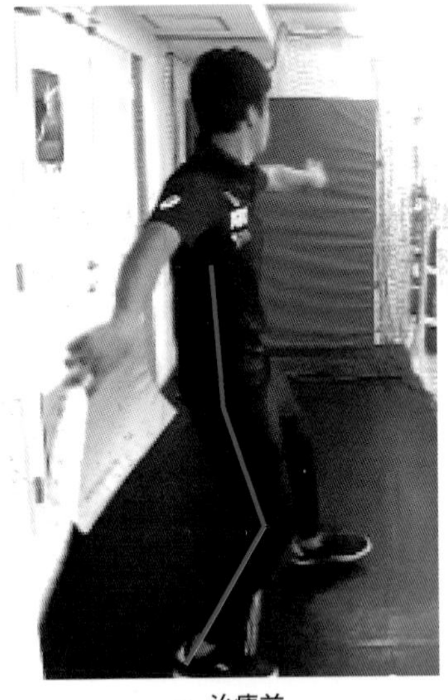

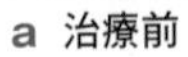

a 治療前

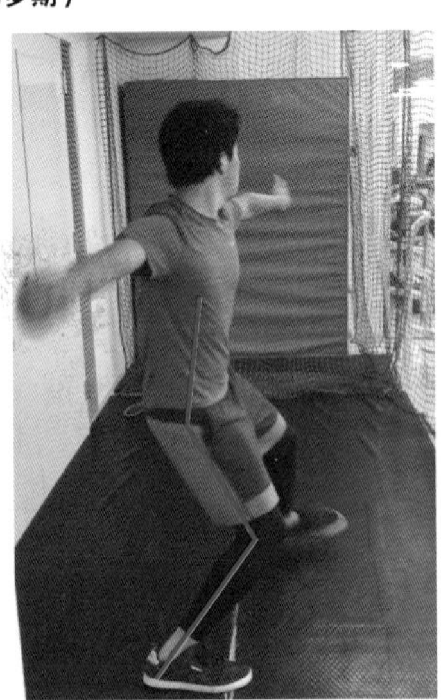

b 治療後

在圖b的髖關節屈曲增加，變得可往投球方向做平移運動。

圖16　治療前後的投球動作評估（揮臂期）

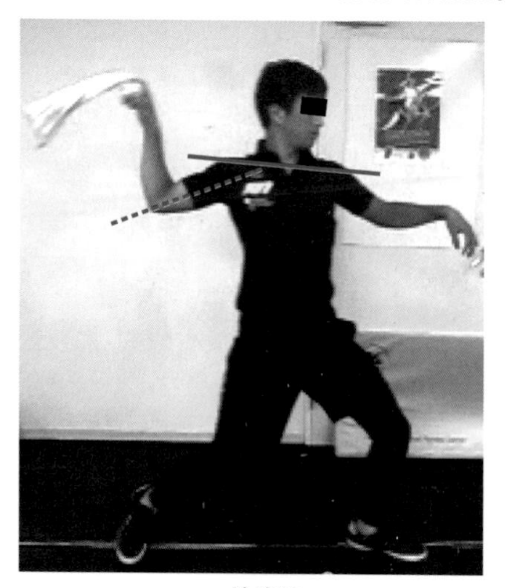

a 治療前

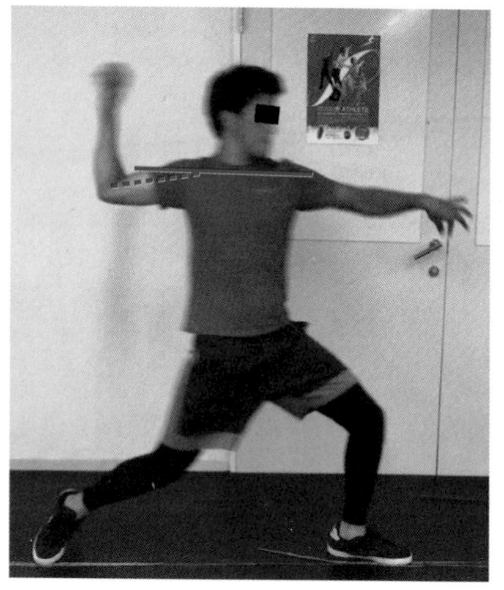

b 治療後

在圖b，hyperangulation的減輕使得肩關節外展角度增加，變得可用好姿勢做外旋運動。

表2　投球動作各階段的動作評估（治療後）

階段	上肢		軀幹、骨盆		下肢	
準備期	—		骨盆非投球側旋轉	適當	SL髖關節屈曲	不足
跨步期	肩膀外展	對稱	軀幹旋轉	適當	PL髖關節屈曲	稍嫌不足
	手	hand-on-top			SL位置、方向	適當
揮臂期	肩膀外展	稍嫌不足	軀幹側向傾斜	適當	—	
	肩膀水平外展	適當				
	肩膀外旋	適當				
加速期	手肘伸展	不足	軀幹前傾	不足	SL膝蓋屈曲	適當
減速期	肩膀水平內收	適當	軀幹前傾	不足	SL膝蓋內翻	適當
完成動作期						

PL：pivot leg（軸心腳）　SL：stride leg（跨步腳）
藍字：治療後的改善點

彙整

出現關節盂損傷的投球時肩關節疼痛，經常在最大外旋前後切換至內旋運動的情況發生疼痛。用疼痛誘發檢查重現投球時痛的話，便組合病情及功能障礙後推測疼痛發生機制，首先為了達成疼痛誘發檢查中的疼痛消失而實施治療。隨著症狀消失或減輕，逐漸重新開始投球或提升投球強度，亦實施投球動作的分析，並考量動作不良對疼痛造成的影響。關於動作分析的要點，用攝影機或手機拍攝認為是對症狀直接造成影響、或增加肩關節壓力的不良動作後確認，進行與不良動作有關的軀幹、下肢功能的改善和動作技巧的矯正，以促進投球強度的提升及預防重新發作。

文獻

1) Arirachakaran A, et al : A systematic review and meta-analysis of diagnostic test of MRA versus MRI for detection superior labrum anterior to posterior lesions type Ⅱ-Ⅶ. Skeletal Radiol, 46(2) : 149-160, 2017.
2) Jin W, et al : MR arthrography in the differential diagnosis of type Ⅱ superior labral anteroposterior lesion and sublabral recess. Am J Roentgenol, 187(4) : 887-893, 2006.
3) Tirman PF, et al : The Buford complex-a variation of normal shoulder anatomy : MR arthrographic imaging features. Am J Roentgenol, 166(4) : 869-873, 1996.
4) Jobe FW, et al : Shoulder pain in the overhead or throwing athlete. The relationship of anterior instability and rotator cuff impingement. Orthop Rev, 18(9) : 963-975, 1989.
5) Kibler WB, et al : The role of the scapula in athletic shoulder function. Am J Sports Med, 26(2) : 325-337, 1998.
6) Kibler WB, et al: Evaluation of apparent and absolute supraspinatus strength in patients with shoulder injury using the scapular retraction test. Am J Sports Med, 34(10) : 1643-1647, 2006.

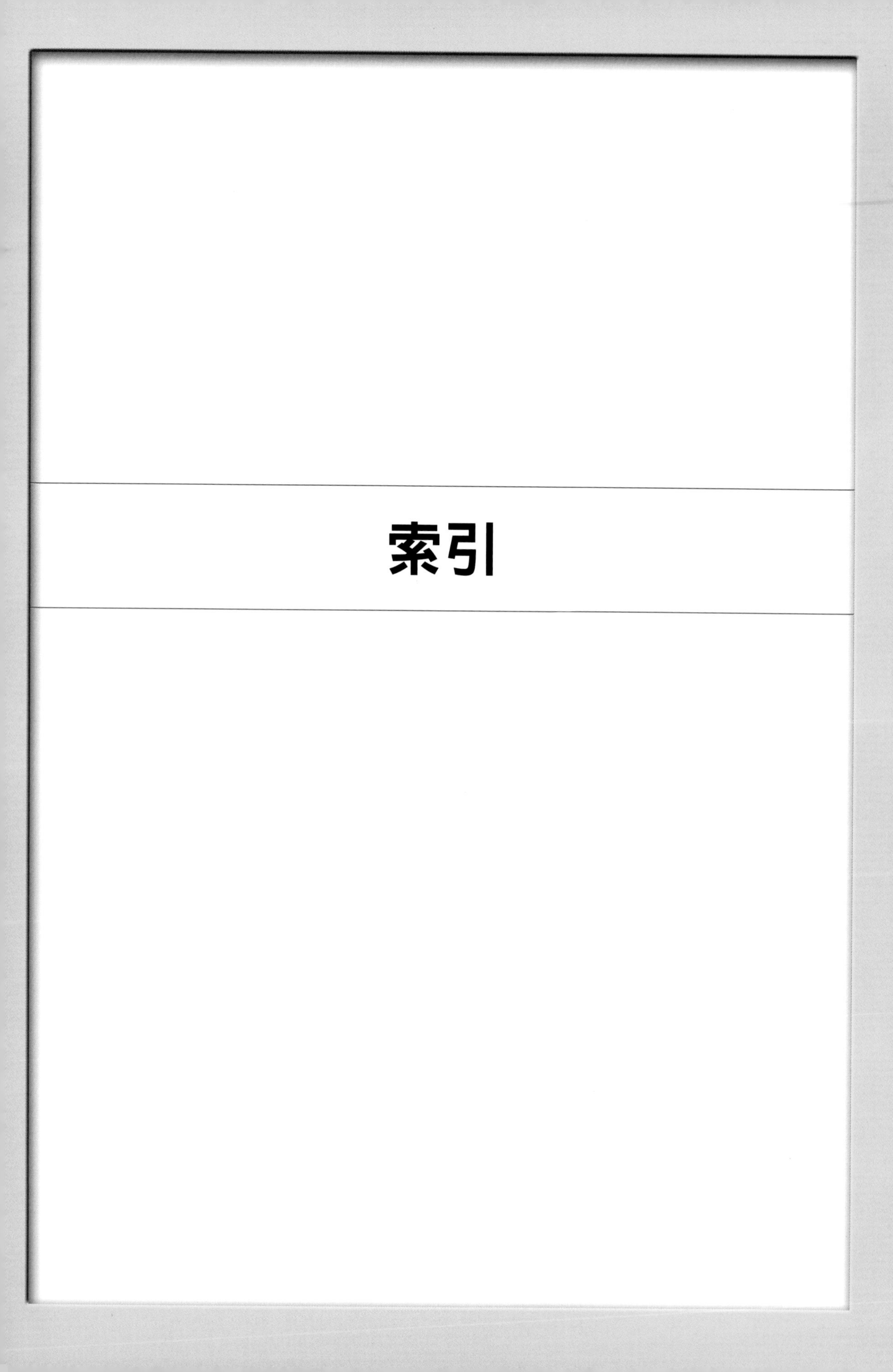

索引

二～五畫

六～八畫

九～十一畫

十二～十四畫

十五畫～以上

A

B

C

D

R

S

T

U

V

W

Z